全国科学技术名词审定委员会

公　布

医学遗传学名词

CHINESE TERMS IN MEDICAL GENETICS

2021

医学名词审定委员会

医学遗传学名词审定分委员会

国家自然科学基金资助项目

科 学 出 版 社

北 京

内 容 简 介

　　本书是全国科学技术名词审定委员会审定公布的医学遗传学基本名词，内容包括：医学遗传学基础、细胞遗传学、分子遗传学、染色体病、单基因遗传病、多基因遗传病、线粒体病和体细胞及未知模式遗传病、遗传工程与遗传学研究方法 8 个部分，共 2301 条。书末附有英汉、汉英两种索引，以便读者检索。本书公布的名词是科研、教学、生产、经营及新闻出版等部门应遵照使用的医学遗传学规范名词。

图书在版编目(CIP)数据

医学遗传学名词/医学名词审定委员会，医学遗传学名词审定分委员会审定. —北京: 科学出版社，2021.8
ISBN 978-7-03-069487-4

Ⅰ. ①医… Ⅱ. ①医… ②医… Ⅲ. ①医学遗传学–名词术语　Ⅳ. ①R394-61

中国版本图书馆 CIP 数据核字(2021)第 153151 号

　　责任编辑：商　涛　马晓伟　路　倩　张玉森/责任校对：杨　赛
　　责任印制：李　彤/封面设计：吴霞暖

科 学 出 版 社 出版
北京东黄城根北街 16 号
邮政编码：100717
http://www.sciencep.com

北京建宏印刷有限公司 印刷
科学出版社发行　各地新华书店经销
*
2021 年 8 月第 一 版　开本：787×1092 1/16
2021 年 8 月第一次印刷　印张：18 1/2
字数：425 000
定价：128.00 元
(如有印装质量问题，我社负责调换)

全国科学技术名词审定委员会
第七届委员会委员名单

特邀顾问：路甬祥　许嘉璐　韩启德

主　　任：白春礼

副 主 任：梁言顺　黄　卫　田学军　蔡　昉　邓秀新　何　雷　何鸣鸿
　　　　　裴亚军

常　　委（以姓名笔画为序）：

田立新　曲爱国　刘会洲　孙苏川　沈家煊　宋　军　张　军

张伯礼　林　鹏　周文能　饶克勤　袁亚湘　高　松　康　乐

韩　毅　雷筱云

委　　员（以姓名笔画为序）：

卜宪群　王　军　王子豪　王同军　王建军　王建朗　王家臣
王清印　王德华　尹虎彬　邓初夏　石　楠　叶玉如　田　淼
田胜立　白殿一　包为民　冯大斌　冯惠玲　毕健康　朱　星
朱士恩　朱立新　朱建平　任　海　任南琪　刘　青　刘正江
刘连安　刘国权　刘晓明　许毅达　那伊力江·吐尔干
孙宝国　孙瑞哲　李一军　李小娟　李志江　李伯良　李学军
李承森　李晓东　杨　鲁　杨　群　杨汉春　杨安钢　杨焕明
汪正平　汪雄海　宋　彤　宋晓霞　张人禾　张玉森　张守攻
张社卿　张建新　张绍祥　张洪华　张继贤　陆雅海　陈　杰
陈光金　陈众议　陈言放　陈映秋　陈星灿　陈超志　陈新滋
尚智丛　易　静　罗　玲　周　畅　周少来　周洪波　郑宝森
郑筱筠　封志明　赵永恒　胡秀莲　胡家勇　南志标　柳卫平
闻映红　姜志宏　洪定一　莫纪宏　贾承造　原遵东　徐立之
高　怀　高　福　高培勇　唐志敏　唐绪军　益西桑布
黄清华　黄璐琦　萨楚日勒图　　龚旗煌　阎志坚　梁曦东
董　鸣　蒋　颖　韩振海　程晓陶　程恩富　傅伯杰　曾明荣
谢地坤　赫荣乔　蔡　怡　谭华荣

第四届医学名词审定委员会委员名单

主　任：陈　竺
副主任：饶克勤　刘德培　贺福初　郑树森　王　宇　罗　玲
委　员（以姓名笔画为序）：
　　　　于　欣　王　辰　王永明　王汝宽　李兆申　杨伟炎
　　　　沈　悌　张玉森　陈　杰　屈婉莹　胡仪吉　徐建国
　　　　曾正陪　照日格图　魏丽惠
秘书长：张玉森（兼）

医学遗传学名词审定分委员会委员名单

顾　问：陈　竺　强伯勤　杨焕明　夏家辉　曾溢滔
主　任：贺　林
副主任：薛京伦　褚嘉祐　傅继梁　傅松滨　孙树汉
委　员（以姓名笔画为序）：
　　　　于景翠　万春玲　马用信　王　芳　王红艳　王明荣　王靖方　仇子龙
　　　　代　敏　白　静　邢清和　师咏勇　邬玲仟　关荣伟　安　威　李　丽
　　　　李　宏　李　胜　李　霓　李卫东　李兴旺　李保界　杨　富　杨昭庆
　　　　杨保胜　吴　际　汪　旭　张　岩　张　学　张　毅　张驰宇　陈照丽
　　　　宓现强　孟广勋　赵会全　赵欣之　赵彦艳　施小六　贺　光　秦胜营
　　　　秦晓峰　黄　昀　黄尚志　黄金凤　彭鲁英　蒋太交　赫　捷
秘　书：李　胜（兼）

白 春 礼 序

科技名词伴随科技发展而生,是概念的名称,承载着知识和信息。如果说语言是记录文明的符号,那么科技名词就是记录科技概念的符号,是科技知识得以传承的载体。我国古代科技成果的传承,即得益于此。《山海经》记录了山、川、陵、台及几十种矿物名;《尔雅》19篇中,有16篇解释名物词,可谓是我国最早的术语词典;《梦溪笔谈》第一次给"石油"命名并一直沿用至今;《农政全书》创造了大量农业、土壤及水利工程名词;《本草纲目》使用了数百种植物和矿物岩石名称。延传至今的古代科技术语,体现着圣哲们对科技概念定名的深入思考,在文化传承、科技交流的历史长河中做出了不可磨灭的贡献。

科技名词规范工作是一项基础性工作。我们知道,一个学科的概念体系是由若干个科技名词搭建起来的,所有学科概念体系整合起来,就构成了人类完整的科学知识架构。如果说概念体系构成了一个学科的"大厦",那么科技名词就是其中的"砖瓦"。科技名词审定和公布,就是为了生产出标准、优质的"砖瓦"。

科技名词规范工作是一项需要重视的基础性工作。科技名词的审定就是依照一定的程序、原则、方法对科技名词进行规范化、标准化,在厘清概念的基础上恰当定名。其中,对概念的把握和厘清至关重要,因为如果概念不清晰、名称不规范,势必会影响科学研究工作的顺利开展,甚至会影响对事物的认知和决策。举个例子,我们在讨论科技成果转化问题时,经常会有"科技与经济'两张皮'""科技对经济发展贡献太少"等说法,尽管在通常的语境中,把科学和技术连在一起表述,但严格说起来,会导致在认知上没有厘清科学与技术之间的差异,而简单把技术研发和生产实际之间脱节的问题理解为科学研究与生产实际之间的脱节。一般认为,科学主要揭示自然的本质和内在规律,回答"是什么"和"为什么"的问题,技术以改造自然为目的,回答"做什么"和"怎么做"的问题。科学主要表现为知识形态,是创造知识的研究,技术则具有物化形态,是综合利用知识于需求的研究。科学、技术是不同类型的创新活动,有着不同的发展规律,体现不同的价值,需要形成对不同性质的研发活动进行分类支持、分类评价的科学管理体系。从这个角度来看,科技名词规范工作是一项必不可少的基础性工作。我非常同意老一辈专家叶笃正的观点,他认为:"科技名词规范化工作的作用比我们想象的还要大,是一项事关我国科技事业发展的基础设施建设工作!"

科技名词规范工作是一项需要长期坚持的基础性工作。我国科技名词规范工作已经有 110 年的历史。1909 年清政府成立科学名词编订馆，1932 年南京国民政府成立国立编译馆，是为了学习、引进、吸收西方科学技术，对译名和学术名词进行规范统一。中华人民共和国成立后，随即成立了"学术名词统一工作委员会"。1985 年，为了更好地促进我国科学技术的发展，推动我国从科技弱国向科技大国迈进，国家成立了"全国自然科学名词审定委员会"，主要对自然科学领域的名词进行规范统一。1996 年，国家批准将"全国自然科学名词审定委员会"改为"全国科学技术名词审定委员会"，是为了响应科教兴国战略，促进我国由科技大国向科技强国迈进，而将工作范围由自然科学技术领域扩展到工程技术、人文社会科学等领域。科学技术发展到今天，信息技术和互联网技术在不断突进，前沿科技在不断取得突破，新的科学领域在不断产生，新概念、新名词在不断涌现，科技名词规范工作仍然任重道远。

110 年的科技名词规范工作，在推动我国科技发展的同时，也在促进我国科学文化的传承。科技名词承载着科学和文化，一个学科的名词，能够勾勒出学科的面貌、历史、现状和发展趋势。我们不断地对学科名词进行审定、公布、入库，形成规模并提供使用，从这个角度来看，这项工作又有几分盛世修典的意味，可谓"功在当代，利在千秋"。

在党和国家重视下，我们依靠数千位专家学者，已经审定公布了 65 个学科领域的近 50 万条科技名词，基本建成了科技名词体系，推动了科技名词规范化事业协调可持续发展。同时，在全国科学技术名词审定委员会的组织和推动下，海峡两岸科技名词的交流对照统一工作也取得了显著成果。两岸专家已在 30 多个学科领域开展了名词交流对照活动，出版了 20 多种两岸科学名词对照本和多部工具书，为两岸和平发展做出了贡献。

作为全国科学技术名词审定委员会现任主任委员，我要感谢历届委员会所付出的努力。同时，我也深感责任重大。

十九大的胜利召开具有划时代意义，标志着我们进入了新时代。新时代，创新成为引领发展的第一动力。习近平总书记在十九大报告中，从战略高度强调了创新，指出创新是建设现代化经济体系的战略支撑，创新处于国家发展全局的核心位置。在深入实施创新驱动发展战略中，科技名词规范工作是其基本组成部分，因为科技的交流与传播、知识的协同与管理、信息的传输与共享，都需要一个基于科学的、规范统一的科技名词体系和科技名词服务平台作为支撑。

我们要把握好新时代的战略定位，适应新时代新形势的要求，加强与科技的协同发展。一方面，要继续发扬科学民主、严谨求实的精神，保证审定公布成果的权威性和规范性。科技名词审定是一项既具规范性又有研究性，既具协调性又有长期性的综合性工作。在长期的科技名词审定工作实践中，全国科学技术名词审定委员会积累了丰富的经验，形成了一套完整的组织和审定流程。这一流程，有利于确立公布名词的权威性，有利于保证公布名词的规范性。但是，我们仍然要创新审定机制，高质高效地完成科技名词审定公布任务。另一方面，在做好科技名词审定公布工作的同时，我们要瞄准世界科技前沿，服务于前瞻性基础研究。习总书记在报告中特别提到"中国天眼"、"悟空号"暗物质粒子探测卫星、"墨子号"量子科学实验卫星、天宫二号和"蛟龙号"载人潜水器等重大科技成果，这些都是随着我国科技发展诞生的新概念、新名词，是科技名词规范工作需要关注的热点。围绕新时代中国特色社会主义发展的重大课题，服务于前瞻性基础研究、新的科学领域、新的科学理论体系，应该是新时代科技名词规范工作所关注的重点。

未来，我们要大力提升服务能力，为科技创新提供坚强有力的基础保障。全国科学技术名词审定委员会第七届委员会成立以来，在创新科学传播模式、推动成果转化应用等方面作了很多努力。例如，及时为 113 号、115 号、117 号、118 号元素确定中文名称，联合中国科学院、国家语言文字工作委员会召开四个新元素中文名称发布会，与媒体合作开展推广普及，引起社会关注。利用大数据统计、机器学习、自然语言处理等技术，开发面向全球华语圈的术语知识服务平台和基于用户实际需求的应用软件，受到使用者的好评。今后，全国科学技术名词审定委员会还要进一步加强战略前瞻，积极应对信息技术与经济社会交汇融合的趋势，探索知识服务、成果转化的新模式、新手段，从支撑创新发展战略的高度，提升服务能力，切实发挥科技名词规范工作的价值和作用。

使命呼唤担当，使命引领未来，新时代赋予我们新使命。全国科学技术名词审定委员会只有准确把握科技名词规范工作的战略定位，创新思路，扎实推进，才能在新时代有所作为。

是为序。

白春礼

2018 年春

路甬祥序

  我国是一个人口众多、历史悠久的文明古国,自古以来就十分重视语言文字的统一,主张"书同文、车同轨",把语言文字的统一作为民族团结、国家统一和强盛的重要基础和象征。我国古代科学技术十分发达,以四大发明为代表的古代文明,曾使我国居于世界之巅,成为世界科技发展史上的光辉篇章。而伴随科学技术产生、传播的科技名词,从古代起就已成为中华文化的重要组成部分,在促进国家科技进步、社会发展和维护国家统一方面发挥着重要作用。

  我国的科技名词规范统一活动有着十分悠久的历史。古代科学著作记载的大量科技名词术语,标志着我国古代科技之发达及科技名词之活跃与丰富。然而,建立正式的名词审定组织机构则是在清朝末年。1909 年,我国成立了科学名词编订馆,专门从事科学名词的审定、规范工作。到了新中国成立之后,由于国家的高度重视,这项工作得以更加系统地、大规模地开展。1950 年政务院设立的学术名词统一工作委员会,以及 1985 年国务院批准成立的全国自然科学名词审定委员会(现更名为全国科学技术名词审定委员会,简称全国科技名词委),都是政府授权代表国家审定和公布规范科技名词的权威性机构和专业队伍。他们肩负着国家和民族赋予的光荣使命,秉承着振兴中华的神圣职责,为科技名词规范统一事业默默耕耘,为我国科学技术的发展做出了基础性的贡献。

  规范和统一科技名词,不仅在消除社会上的名词混乱现象,保障民族语言的纯洁与健康发展等方面极为重要,而且在保障和促进科技进步,支撑学科发展方面也具有重要意义。一个学科的名词术语的准确定名及推广,对这个学科的建立与发展极为重要。任何一门科学(或学科),都必须有自己的一套系统完善的名词来支撑,否则这门学科就立不起来,就不能成为独立的学科。郭沫若先生曾将科技名词的规范与统一称为"乃是一个独立自主国家在学术工作上所必须具备的条件,也是实现学术中国化的最起码的条件",精辟地指出了这项基础性、支撑性工作的本质。

  在长期的社会实践中,人们认识到科技名词的规范和统一工作对于一个国家的科技发展和文化传承非常重要,是实现科技现代化的一项支撑性的系统工程。没有这样一个系统的规范化的支撑条件，不仅现代科技的协调发展将遇到极大困难，而且在科技日益渗透人们生活各方面、各环节的今天，还将给教育、传播、交流、经贸等多方面带来困难和损害。

全国科技名词委自成立以来，已走过近 20 年的历程，前两任主任钱三强院士和卢嘉锡院士为我国的科技名词统一事业倾注了大量的心血和精力，在他们的正确领导和广大专家的共同努力下，取得了卓著的成就。2002 年，我接任此工作，时逢国家科技、经济飞速发展之际，因而倍感责任的重大；及至今日，全国科技名词委已组建了 60 个学科名词审定分委员会，公布了 50 多个学科的 63 种科技名词，在自然科学、工程技术与社会科学方面均取得了协调发展，科技名词蔚成体系。而且，海峡两岸科技名词对照统一工作也取得了可喜的成绩。对此，我实感欣慰。这些成就无不凝聚着专家学者们的心血与汗水，无不闪烁着专家学者们的集体智慧。历史将会永远铭刻着广大专家学者孜孜以求、精益求精的艰辛劳作和为祖国科技发展做出的奠基性贡献。宋健院士曾在 1990 年全国科技名词委的大会上说过："历史将表明，这个委员会的工作将对中华民族的进步起到奠基性的推动作用。"这个预见性的评价是毫不为过的。

科技名词的规范和统一工作不仅仅是科技发展的基础，也是现代社会信息交流、教育和科学普及的基础，因此，它是一项具有广泛社会意义的建设工作。当今，我国的科学技术已取得突飞猛进的发展，许多学科领域已接近或达到国际前沿水平。与此同时，自然科学、工程技术与社会科学之间交叉融合的趋势越来越显著，科学技术迅速普及到了社会各个层面，科学技术同社会进步、经济发展已紧密地融为一体，并带动着各项事业的发展。所以，不仅科学技术发展本身产生的许多新概念、新名词需要规范和统一，而且由于科学技术的社会化，社会各领域也需要科技名词有一个更好的规范。另外，随着香港、澳门的回归，海峡两岸科技、文化、经贸交流不断扩大，祖国实现完全统一更加迫近，两岸科技名词对照统一任务也十分迫切。因而，我们的名词工作不仅对科技发展具有重要的价值和意义，而且在经济发展、社会进步、政治稳定、民族团结、国家统一和繁荣等方面都具有不可替代的特殊价值和意义。

最近，中央提出树立和落实科学发展观，这对科技名词工作提出了更高的要求。我们要按照科学发展观的要求，求真务实，开拓创新。科学发展观的本质与核心是以人为本，我们要建设一支优秀的名词工作队伍，既要保持和发扬老一辈科技名词工作者的优良传统，坚持真理、实事求是、甘于寂寞、淡泊名利，又要根据新形势的要求，面向未来、协调发展、与时俱进、锐意创新。此外，我们要充分利用网络等现代科技手段，使规范科技名词得到更好的传播和应用，为迅速提高全民文化素质做出更大贡献。科学发展观的基本要求是坚持以人为本，全面、协调、可持续发展，因此，科技名词工作既要紧密围绕当前国民经济建设形势，着重开展好科技领域的学科名词审定工作，同时又要在强调经济社会以及人与自然协调发展的思想指导下，开展好社会科学、文化教育和资源、生态、环境领域的科学名词审定工作，促进各个学科领域的相互融合和共同繁荣。科学发展观非常注重可持续发展的理念，因此，我们在不断丰富和发展已建立的科技名词体系的同时，还要进一步研究具有中国特色的术语学理论，以创建中国的术语学派。研究和建立中国特色的术语学理论，也是一种知识创新，是实现科技名词工作可持续发展的必由之路，我们应当为此付出更大的努力。

当前国际社会已处于以知识经济为走向的全球经济时代，科学技术发展的步伐将会越来越快。我国已加入世贸组织，我国的经济也正在迅速融入世界经济主流，因而国内外科技、文化、经贸的交流将越来越广泛和深入。可以预言，21 世纪中国的经济和中国的语言文字都将对国际社会产生空前的影响。因此，在今后 10 到 20 年之间，科技名词工作就变得更具现实意义，也更加迫切。"路漫漫其修远兮，吾将上下而求索"，我们应当在今后的工作中，进一步解放思想，务实创新、不断前进。不仅要及时地总结这些年来取得的工作经验，更要从本质上认识这项工作的内在规律，不断地开创科技名词统一工作新局面，做出我们这代人应当做出的历史性贡献。

2004 年深秋

卢嘉锡序

科技名词伴随科学技术而生，犹如人之诞生其名也随之产生一样。科技名词反映着科学研究的成果，带有时代的信息，铭刻着文化观念，是人类科学知识在语言中的结晶。作为科技交流和知识传播的载体，科技名词在科技发展和社会进步中起着重要作用。

在长期的社会实践中，人们认识到科技名词的统一和规范化是一个国家和民族发展科学技术的重要的基础性工作，是实现科技现代化的一项支撑性的系统工程。没有这样一个系统的规范化的支撑条件，科学技术的协调发展将遇到极大的困难。试想，假如在天文学领域没有关于各类天体的统一命名，那么，人们在浩瀚的宇宙当中，看到的只能是无序的混乱，很难找到科学的规律。如是，天文学就很难发展。其他学科也是这样。

古往今来，名词工作一直受到人们的重视。严济慈先生 60 多年前说过，"凡百工作，首重定名；每举其名，即知其事"。这句话反映了我国学术界长期以来对名词统一工作的认识和做法。古代的孔子曾说"名不正则言不顺"，指出了名实相副的必要性。荀子也曾说"名有固善，径易而不拂，谓之善名"，意为名有完善之名，平易好懂而不被人误解之名，可以说是好名。他的"正名篇"即是专门论述名词术语命名问题的。近代的严复则有"一名之立，旬月踟蹰"之说。可见在这些有学问的人眼里，"定名"不是一件随便的事情。任何一门科学都包含很多事实、思想和专业名词，科学思想是由科学事实和专业名词构成的。如果表达科学思想的专业名词不正确，那么科学事实也就难以令人相信了。

科技名词的统一和规范化标志着一个国家科技发展的水平。我国历来重视名词的统一与规范工作。从清朝末年的科学名词编订馆，到 1932 年成立的国立编译馆，以及新中国成立之初的学术名词统一工作委员会，直至 1985 年成立的全国自然科学名词审定委员会(现已改名为全国科学技术名词审定委员会，简称全国名词委)，其使命和职责都是相同的，都是审定和公布规范名词的权威性机构。现在，参与全国名词委领导工作的单位有中国科学院、科学技术部、教育部、中国科学技术协会、国家自然科学基金委员会、新闻出版署、国家质量技术监督局、国家广播电影电视总局、国家知识产权局和国家语言文字工作委员会,这些部委各自选派了有关领导干部担任全国名词委的领导,有力地推动科技名词的统一和推广应用工作。

全国名词委成立以后,我国的科技名词统一工作进入了一个新的阶段。在第一任主任委员钱三强同志的组织带领下,经过广大专家的艰苦努力,名词规范和统一工作取得了显著的成绩。1992 年三强同志不幸谢世。我接任后,继续推动和开展这项工作。在国家和有关部门的支持及广大专家学者的努力下,全国名词委 15 年来按学科共组建了 50 多个学科的名词审定分委员会,有 1800 多位专家、学者参加名词审定工作,还有更多的专家、学者参加书面审查和座谈讨论等,形成的科技名词工作队伍规模之大、水平层次之高前所未有。15 年间共审定公布了包括理、工、农、医及交叉学科等各学科领域的名词共计 50 多种。而且,对名词加注定义的工作经试点后业已逐渐展开。另外,遵照术语学理论,根据汉语汉字特点,结合科技名词审定工作实践,全国名词委制定并逐步完善了一套名词审定工作的原则与方法。可以说,在 20 世纪的最后 15 年中,我国基本上建立起了比较完整的科技名词体系,为我国科技名词的规范和统一奠定了良好的基础,对我国科研、教学和学术交流起到了很好的作用。

在科技名词审定工作中,全国名词委密切结合科技发展和国民经济建设的需要,及时调整工作方针和任务,拓展新的学科领域开展名词审定工作,以更好地为社会服务、为国民经济建设服务。近些年来,又对科技新词的定名和海峡两岸科技名词对照统一工作给予了特别的重视。科技新词的审定和发布试用工作已取得了初步成效,显示了名词统一工作的活力,跟上了科技发展的步伐,起到了引导社会的作用。两岸科技名词对照统一工作是一项有利于祖国统一大业的基础性工作。全国名词委作为我国专门从事科技名词统一的机构,始终把此项工作视为自己责无旁贷的历史性任务。通过这些年的积极努力,我们已经取得了可喜的成绩。做好这项工作,必将对弘扬民族文化,促进两岸科教、文化、经贸的交流与发展做出历史性的贡献。

科技名词浩如烟海,门类繁多,规范和统一科技名词是一项相当繁重而复杂的长期工作。在科技名词审定工作中既要注意同国际上的名词命名原则与方法相衔接,又要依据和发挥博大精深的汉语文化,按照科技的概念和内涵,创造和规范出符合科技规律和汉语文字结构特点的科技名词。因而,这又是一项艰苦细致的工作。广大专家学者字斟句酌，精益求精，以高度的社会责任感和敬业精神投身于这项事业。可以说，全国名词委公布的名词是广大专家学者心血的结晶。这里，我代表全国名词委，向所有参与这项工作的专家学者们致以崇高的敬意和衷心的感谢！

审定和统一科技名词是为了推广应用。要使全国名词委众多专家多年的劳动成果——规范名词，成为社会各界及每位公民自觉遵守的规范，需要全社会的理解和支持。国务院和 4 个有关部委［国家科委(今科学技术部)、中国科学院、国家教委(今教育部)和新闻出版署］已分别于 1987 年和 1990 年行文全国，要求全国各科研、教学、生产、经营以及新闻出版等单位遵照使用全国名词委审定公布的名词。希望社会各界自觉认真地执行，共同做好这项对于科技发展、社会进步和国家统一极为重要的基础工作，为振兴中华而努力。

值此全国名词委成立 15 周年、科技名词书改装之际，写了以上这些话。是为序。

卢嘉锡

2000 年夏

钱三强序

科技名词术语是科学概念的语言符号。人类在推动科学技术向前发展的历史长河中，同时产生和发展了各种科技名词术语，作为思想和认识交流的工具，进而推动科学技术的发展。

我国是一个历史悠久的文明古国，在科技史上谱写过光辉篇章。中国科技名词术语，以汉语为主导，经过了几千年的演化和发展，在语言形式和结构上体现了我国语言文字的特点和规律，简明扼要，蓄意深切。我国古代的科学著作，如已被译为英、德、法、俄、日等文字的《本草纲目》《天工开物》等，包含大量科技名词术语。从元、明以后，开始翻译西方科技著作，创译了大批科技名词术语，为传播科学知识，发展我国的科学技术起到了积极作用。

统一科技名词术语是一个国家发展科学技术所必须具备的基础条件之一。世界经济发达国家都十分关心和重视科技名词术语的统一。我国早在 1909 年就成立了科学名词编订馆，后又于 1919 年中国科学社成立了科学名词审定委员会，1928 年大学院成立了译名统一委员会。1932 年成立了国立编译馆，在当时教育部主持下先后拟订和审查了各学科的名词草案。

新中国成立后，国家决定在政务院文化教育委员会下，设立学术名词统一工作委员会，郭沫若任主任委员。委员会分设自然科学、社会科学、医药卫生、艺术科学和时事名词五大组，聘任了各专业著名科学家、专家，审定和出版了一批科学名词，为新中国成立后的科学技术的交流和发展起到了重要作用。后来，由于历史的原因，这一重要工作陷于停顿。

当今，世界科学技术迅速发展，新学科、新概念、新理论、新方法不断涌现，相应地出现了大批新的科技名词术语。统一科技名词术语，对科学知识的传播，新学科的开拓，新理论的建立，国内外科技交流，学科和行业之间的沟通，科技成果的推广、应用和生产技术的发展，科技图书文献的编纂、出版和检索，科技情报的传递等方面，都是不可缺少的。特别是计算机技术的推广使用，对统一科技名词术语提出了更紧迫的要求。

为适应这种新形势的需要，经国务院批准，1985 年 4 月正式成立了全国自然科学名词审定委员会。委员会的任务是确定工作方针，拟定科技名词术语审定工作计划、实施方案和步骤，组织审定自然科学各学科名词术语，并予以公布。根据国务院授权，委员会审定公布的名词术语，科研、教学、生产、经营以及新闻出版等各部门，均应遵照使用。

全国自然科学名词审定委员会由中国科学院、国家科学技术委员会、国家教育委员会、中国科学技术协会、国家技术监督局、国家新闻出版署、国家自然科学基金委员会分别委派了正、副主任担任领导工作。在中国科协各专业学会密切配合下，逐步建立各专业审定分委员会，并已建立起一支由各学科著名专家、学者组成的近千人的审定队伍，负责审定本学科的名词术语。我国的名词审定工作进入了一个新的阶段。

这次名词术语审定工作是对科学概念进行汉语订名，同时附以相应的英文名称，既有我国语言特色，又方便国内外科技交流。通过实践，初步摸索了具有我国特色的科技名词术语审定的原则与方法，以及名词术语的学科分类、相关概念等问题，并开始探讨当代术语学的理论和方法，以期逐步建立起符合我国语言规律的自然科学名词术语体系。

统一我国的科技名词术语，是一项繁重的任务，它既是一项专业性很强的学术性工作，又涉及亿万人使用习惯的问题。审定工作中我们要认真处理好科学性、系统性和通俗性之间的关系；主科与副科间的关系；学科间交叉名词术语的协调一致；专家集中审定与广泛听取意见等问题。

汉语是世界五分之一人口使用的语言，也是联合国的工作语言之一。除我国外，世界上还有一些国家和地区使用汉语，或使用与汉语关系密切的语言。做好我国的科技名词术语统一工作，为今后对外科技交流创造了更好的条件，使我炎黄子孙，在世界科技进步中发挥更大的作用，做出重要的贡献。

统一我国科技名词术语需要较长的时间和过程，随着科学技术的不断发展，科技名词术语的审定工作，需要不断地发展、补充和完善。我们将本着实事求是的原则，严谨的科学态度做好审定工作，成熟一批公布一批，提供各界使用。我们特别希望得到科技界、教育界、经济界、文化界、新闻出版界等各方面同志的关心、支持和帮助，共同为早日实现我国科技名词术语的统一和规范化而努力。

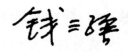

1992 年 2 月

前　言

中华医学会医学遗传学分会前任主任委员贺林院士受全国科学技术名词审定委员会（以下简称全国科技名词委）和中华医学会的委托，组织国内50多位从事医学遗传学的专家学者编撰和审定了《医学遗传学名词》。2011年6月15日在上海召开了第一次会议，按照科学技术名词审定原则与方法，拟订了编写大纲并成立了相关专业组，开始收集名词条目。同年11月25日召开了第二次会议，对专业组间词条选择的范围进行了协调。2013年1月各专业组完成了初稿，并组织编审人员进行审修。2014年初形成《医学遗传学名词》一审稿，初选名词2578条，随后每章安排两位专家互审，分别对相关专业学组的名词进行审定。

2014年12月汇总专家修改建议，形成《医学遗传学名词》二审稿，并提交全国科技名词委对二审稿进行了查重。按照全国科技名词委的建议，对查重结果做了处理，原则上保持名词和释义的一致性。

本学科内容涉及较多交叉学科，在遴选名词时有一定的灵活性，在审定中遵循的原则如下：一般原则如"可溯源"和"准确描述"；尽量选择与医学遗传学（遗传病）紧密相关的名词；尽量在释义中体现出每个名词与"医学遗传学"和"遗传病"的关系；注重医学遗传学和临床遗传学的统一；遗传病准确定义，避免多基因疾病名词中的不确定性信息，强调医学遗传学名词为专业人员服务的原则等。

2016年6月形成《医学遗传学名词》三审稿，安排有关专家对这些名词的中英文进行进一步的修改。由坚守在教学第一线的杨保胜教授等对《医学遗传学名词》三审稿进行统审和协调，于2017年7月汇总形成《医学遗传学名词》终审稿，并在全国征求意见。结合全国科技名词委的建议，在各专业组进一步修改基础上，形成公示稿和送审稿。《医学遗传学名词》分8部分，内容包括：医学遗传学基础、细胞遗传学、分子遗传学、染色体病、单基因遗传病、多基因遗传病、线粒体病和体细胞及未知模式遗传病、遗传工程与遗传学研究方法，共收录名词2301条，对每条名词都给出了定义或注释。

全国科技名词委委托杨正林、徐湘民两位资深专家对送审稿进行复审，提出了宝贵意见。对复审中提出的意见，本委员会再次进行研究并做了妥善处理。

在 11 年的审定工作中，医学遗传学名词审定分委员会得到了全国科技名词委、中华医学会及中华医学会医学名词审定委员会的指导和支持，在此一并致谢。名词审定工作要求高、难度大，难免存在疏漏之处，殷切希望学界同仁在使用本书时，多提出宝贵意见，以便今后再版时进一步修订，使之日臻完善。

医学遗传学名词审定分委员会

2021 年 5 月

编 排 说 明

一、本书公布的是医学遗传学基本名词，共 2301 条，每条名词均给出了定义或注释。

二、全书分 8 部分：医学遗传学基础、细胞遗传学、分子遗传学、染色体病、单基因遗传病、多基因遗传病、线粒体病和体细胞及未知模式遗传病、遗传工程与遗传学研究方法。

三、正文按汉文名所属学科的相关概念体系排列。汉文名后给出了与该词概念相对应的英文名。

四、每个汉文名都附有相应的定义或注释。定义一般只给出其基本内涵，注释则扼要说明其特点。当一个汉文名有不同的概念时，则用（1）（2）等表示。

五、一个汉文名对应几个英文同义词时，英文词之间用"，"分开。

六、凡英文词的首字母大、小写均可时，一律小写；英文除必须用复数者，一般用单数形式。

七、"[ ]"中的字为可省略的部分。

八、主要异名和释文中的条目用楷体表示。"全称""简称"是与正名等效使用的名词；"又称"为非推荐名，只在一定范围内使用；"俗称"为非学术用语；"曾称"为被淘汰的旧名。

九、正文后所附的英汉索引按英文字母顺序排列；汉英索引按汉语拼音顺序排列。所示号码为该词在正文中的序码。索引中带"*"者为规范名的异名或在释文中出现的条目。

目　录

01. 医学遗传学基础

01.01 总 论

01.001 遗传学 genetics
研究生物遗传与变异的本质及其规律，探索基因的结构、功能、传递、表达及变异规律的学科。

01.002 人类遗传学 human genetics
研究人类各种性状的遗传与变异的本质及其规律的遗传学分支学科。

01.003 医学遗传学 medical genetics
研究遗传因素在人类疾病的发生、传递中的作用机制及规律，探索遗传病的诊断、治疗与预防手段的遗传学分支学科。是人类遗传学在医学领域中的应用。

01.004 临床遗传学 clinical genetics
研究遗传病的咨询、诊断和治疗的学科。是医学遗传学的临床应用学科。

01.005 临床细胞遗传学 clinical cytogenetics
研究细胞遗传学理论与技术在医学中应用的遗传学分支学科。主要探索染色体改变与疾病表型的关系，涉及染色体病的诊断、预后、防治和遗传咨询。

01.006 细胞遗传学 cytogenetics
主要研究细胞中染色体的结构、变异、行为和传递等机制及其生物学效应的遗传学分支学科。

01.007 体细胞遗传学 somatic cell genetics
以体外培养的高等动植物或人的体细胞为主要研究对象，探讨生物遗传与变异规律的遗传学分支学科。

01.008 微细胞遗传学 microcytogenetics
运用人类高分辨染色体显带技术，研究染色体微细结构及结构改变后的遗传效应的学科。

01.009 分子生物学 molecular biology
从分子水平探讨生物大分子的结构及其在遗传信息和细胞信息传递中的作用，阐明遗传、生殖、生长和发育等生命基本特征的分子机制的学科。

01.010 分子遗传学 molecular genetics
利用遗传学与分子生物学技术，在分子水平研究基因结构、复制、表达及其调控的遗传学分支学科。

01.011 医学分子遗传学 medical molecular genetics
利用分子生物学技术，在分子水平揭示疾病与遗传因素的关系，探索新的疾病诊疗技术和防治途径的遗传学分支学科。

01.012 分子细胞遗传学 molecular cytogenetics
从分子和细胞层面研究生物遗传与变异的本质及其规律的遗传学分支学科。为分子生物学与细胞遗传学的交叉学科。

01.013 生化遗传学 biochemical genetics

主要研究控制生物大分子生物合成和生化代谢途径的遗传机制的遗传学分支学科。

01.014 免疫遗传学 immunogenetics
研究生物体免疫反应的遗传机制的遗传学分支学科。为免疫学和遗传学的交叉学科。

01.015 生理遗传学 physiological genetics
研究遗传因素在各种生理功能中所发挥的作用及其机制的遗传学分支学科。

01.016 病理遗传学 pathogenetics
研究疾病的发生、发展和转归等过程中相关遗传因素及作用机制的遗传学分支学科。

01.017 毒理遗传学 toxicological genetics
用遗传学方法研究环境中有害的化学、物理和生物因子对生物体遗传物质的毒性效应及作用机制的遗传学分支学科。

01.018 发育遗传学 developmental genetics
研究生物体生长发育过程中细胞分裂、分化、形态形成等过程的遗传机制的遗传学分支学科。

01.019 肿瘤遗传学 cancer genetics
研究遗传因素在肿瘤的发生、发展、易感、防治和预后等过程中的作用机制的遗传学分支学科。

01.020 辐射遗传学 radiation genetics
研究电离辐射和非电离辐射的遗传学效应与作用机制、健康效应及其防护策略的遗传学分支学科。

01.021 遗传流行病学 genetic epidemiology
研究遗传因素在家族、人群健康与疾病发生过程中的作用与机制，探索相关遗传因素与环境因子相互作用对疾病发生、流行和控制的影响机制的遗传学分支学科。

01.022 正向遗传学 forward genetics
从性状入手研究决定该性状相关基因的结构、定位、功能和传递规律的学科。

01.023 反向遗传学 reverse genetics
又称"替代遗传学（surrogate genetics）"。运用分子生物学技术，改变生物体的遗传结构，观察遗传物质修饰后的表型效应，从而确定基因的生物学功能的学科。

01.024 细胞学 cytology
研究细胞的形态、结构、功能、生长、发育等生命现象的学科。

01.025 细胞核学 karyology, caryology
研究真核细胞中全套染色体形态、结构、数目和带型的学科。

01.026 核型分类学 karyotaxonomy
根据真核细胞中染色体的数目、结构、形态等特征进行分类，进而研究生物核型进化和生物系统进化的分类学分支学科。

01.027 人类基因组 human genome
人类遗传信息的总和。包括两个相对独立而又相互关联的基因组：核基因组与线粒体基因组。

01.028 线粒体基因组 mitochondrial genome
真核细胞线粒体中所包含的全部DNA分子。

01.029 基因组学 genomics
研究生物体基因组的组成、结构与功能的学科。包括全基因组DNA序列、遗传标记图谱的构建、基因之间相互作用及其生物学效应等内容。

01.030 结构基因组学 structural genomics
研究全基因组的结构并构建高分辨率的遗传图、物理图、序列图和转录图，建立基于基因组结构的蛋白质三维结构的学科。

01.031　功能基因组学　functional genomics
利用结构基因组学所取得的结构信息，在基因组水平研究所有编码序列及非编码序列的生物学功能及其相互关系的学科。

01.032　化学基因组学　chemical genomics
利用生物活性小分子化合物探针与疾病相关基因或其编码的蛋白质之间的亲和作用进行高通量筛选，探讨个性化用药策略和以特殊人群为对象进行新药开发的学科。

01.033　营养基因组学　nutrigenomics
研究膳食组分对基因组结构与表达的影响、营养因素与基因相互作用的机制及健康效应和个性化营养干预策略的学科。

01.034　药物基因组学　pharmacogenomics
从基因组水平研究不同个体及人群对药物反应的差异，探讨个性化用药策略的学科。

01.035　环境基因组学　environmental geno-mics
研究生物体在基因组水平如何响应外界环境变化及其多样性的遗传机制，识别、鉴定基因组中环境响应相关基因及其功能的学科。

01.036　进化基因组学　evolution genomics
研究生物进化过程中基因组各种组分的动态变化和变异，揭示生物类群之间的系统发育关系和进化规律的学科。

01.037　表型组学　phenomics
研究生物个体形态发生和生理特征发育等过程中，基因组和环境因子相互作用而产生生物表型多样性的学科。

01.038　计算基因组学　computational geno-

mics
运用计算机科学技术和信息技术对基因组序列与后基因组研究所产生的数据进行破译和建模的学科。是生物信息学的分支学科。

01.039　表观基因组学　epigenomics
在基因组的水平上研究不改变基因组序列而通过表观遗传修饰调控基因或基因组表达的学科。

01.040　转录组学　transcriptomics
研究细胞或生物体在相同环境或生理条件下所产生的全部转录物的组成、结构、功能的学科。

01.041　蛋白质组学　proteomics
研究细胞或生物体产生的全部蛋白质的组成、结构、修饰、功能及相互作用的学科。

01.042　计算蛋白质组学　computational proteomics
利用计算机科学技术和信息技术对蛋白质组学的数据进行分析和建模的学科。是生物信息学的分支学科。

01.043　生物信息学　bioinformatics
运用计算机科学技术和信息技术开发新算法和数据库信息系统，对生物学过程进行数据分析和归纳甄别，确定数据所蕴含的生物学意义并建模，更新生物学与医学知识，开发新的数据分析工具的学科。是一门生物学与信息学相结合的交叉学科。

01.044　基因组医学　genomic medicine
在基因组DNA的序列结构及其生物学功能的基础上，研究疾病的发生和防治的学科。

01.045　预测医学　predictive medicine

（1）一门古老而崭新的综合性科学，是以预知先觉人体心身健康与病症状况为主，测、防、治相结合的新兴的医学科学体系。（2）根据个人基因组中有无与某种疾病相关的基因或DNA序列来预测患病风险的学科。

01.046 转化医学 translational medicine
将基础研究的成果转化成临床应用的诊断或治疗手段的一类医学模式。包括将基础医学研究的成果，转化为临床实践的技术和方法；同时又从临床治疗中提出亟须解决的基础性问题。

01.047 个性化医疗 personalized medicine
根据患者的遗传组成确定其对疾病的易感性及对药物或治疗措施的可能性反应，决定患者治疗方案的一种医疗模式。

01.048 精准医疗 precision medicine
一种将个人基因组成、环境与生活习惯差异考虑在内的疾病预防和治疗的医学模式。

01.049 人类基因组计划 Human Genome Project, HGP
于20世纪80年代提出，由美、英、日、中、德、法等国参加并于2001年完成的针对人体23对染色体全部DNA的碱基对（3×10^9）序列进行排序，对大约25 000个基因进行染色体定位，构建人类基因组遗传图谱和物理图谱的国际合作研究计划。

01.050 环境基因组计划 Environmental Genome Project, EGP
1998年美国国立环境卫生科学研究所启动的一项科学研究计划。主要目标是识别对环境暴露相关疾病危险度起决定作用的环境应答基因及其多态性特征，同时加速疾病病因学中基因与环境相互作用的流行病学研究。

01.051 后基因组时代 post-genome era
在完成若干种全基因组测序后，诠释序列包含的信息并阐明其生物学功能的一个新的发展时期。是从事分子生物学的科学工作者将研究方向向功能基因组学转移的时代趋势。

01.052 达尔文学说 Darwinism
由英国生物学家达尔文于1859年提出的学说。认为地球上所有生物都是从一种或几种不同的原始生物进化而来，生物变异的自然选择是生物进化的根本动力。

01.053 拉马克学说 Lamarckism
法国生物学家拉马克（J. B. Lamarck）于1809年提出的一种生物进化理论。认为生物存在由低等向高等进化的内在动力，进化过程遵循"用进废退"和"获得性遗传"的规律，即不用的器官在进化中可退化，生物适应环境产生的改变可以传递给后代。

01.054 新达尔文学说 neo-Darwinism
达尔文的进化学说与现代遗传理论综合形成的学说。认为进化是群体基因频率在时间进程中的变化，是群体遗传组成的变化。

01.055 新拉马克学说 neo-Lamarckism
19世纪末到20世纪初，拉马克学说追随者抛弃了生物进化的"内在动力"假设，但仍认为生物在环境作用下所产生的定向变异即获得性性状能够遗传给后代所形成的学说。

01.056 后成说 epigenesis
解释胚胎发育的一种假说。认为生物有一种内在的由低等向高等发展的动力，卵细胞和精子中都不存在生物体发育的雏形，生物体的各种组织和器官均是在个体发育过程中逐渐形成的。

01.057 一基因一多肽假说 one-gene one-

polypeptide hypothesis

一个基因决定一条多肽链结构的假说。提出多亚基的蛋白质遗传变异可以仅体现在一条多肽链上。该假说已替代了一基因一酶假说。

01.058　一基因一酶假说　one-gene one-enzyme hypothesis
1941年由美国的比德尔（G. Beadle）和塔特姆（E. Tatum）提出的一个基因控制一种酶的合成，每一种酶催化一步生化反应的假说。

01.059　遗传的染色体学说　chromosome theory of inheritance
1902年美国的萨顿（W. S. Sutton）和德国的博韦里（T. Boveri）研究发现，遗传因子（基因）和染色体在配子形成和受精过程中的行为是平行的，因此提出基因线性排列于染色体上这一学说。

01.060　遗传　heredity, inheritance
（1）性状由亲代向子代传递的现象。（2）性状由亲代向子代传递的过程。

01.061　变异　variation
亲代与子代间，同一物种或群体内的不同个体间基因型或表型的差异。

01.062　分子进化　molecular evolution
生物进化过程中生物大分子的演变现象。主要包括蛋白质分子的演变、核酸分子的演变和遗传密码的演变。

01.063　遗传病　genetic disease, hereditary disease, inherited disease
经典的遗传病概念指由亲代生殖细胞中基因突变或染色体变异导致子代发生的相关疾病。现代的遗传病概念指遗传物质改变（基因突变或染色体变异）所引起的疾病。

01.064　基因组病　genomic disorder
由人类基因组DNA结构重排而引起的一类疾病。涉及以序列为基础的邻接基因重排引起基因组的不稳定性。其发生的原因包括同源重组、低拷贝重复、拷贝数变异、非同源末端连接、反转录转座、多AT的回文结构、B-DNA构象、复制叉拖延和模板转换等。

01.065　出生缺陷　birth defect
又称"先天[性]异常（congenital anomaly）"。胚胎发育紊乱引起的形态、结构、功能、代谢、行为等方面的异常的统称。大多数出生缺陷表现为先天畸形。

01.066　先天性疾病　congenital disease
母亲在妊娠期间接触环境有害因素，或缺乏某些营养成分如叶酸等，引起的胎儿先天异常。但如家族中还有其他人患同一种病，且发病年龄相似，就可能是遗传病。

01.067　体细胞遗传病　somatic cell genetic disease
体细胞中的遗传物质突变导致的疾病。只在特异的体细胞中发生。其中一个范例是肿瘤，其恶性表型的发展通常是控制细胞生长的基因发生突变所致。

01.068　血红蛋白病　hemoglobinopathy
血红蛋白分子结构异常（异常血红蛋白病），或珠蛋白肽链合成速率异常（珠蛋白生成障碍性贫血，又称地中海贫血）所引起的一组遗传性血液病。临床表现可有溶血性贫血、高铁血红蛋白血症、由血红蛋白氧亲和力增高或减低引起组织缺氧，或代偿性红细胞增多所致发绀。

01.069　膜蛋白病　membrane protein disease
由膜蛋白遗传性缺陷而引发的疾病。如膜受体病、膜骨架蛋白病、膜转运蛋白病、膜抗原缺陷病、膜结合酶蛋白病等。

01.070 转运病 transport disease
由转运蛋白结构或功能异常引起的一类遗传

病。如转运胱氨酸能力的先天性缺陷，致使尿中胱氨酸浓度明显升高而形成的胱氨酸结石。

01.02 经典遗传学

01.071 性状 character
生物体（或细胞）的任何可以鉴别的表型特征。

01.072 相对性状 relative character
由一对等位基因（或复等位基因）所决定并有明显差异的性状。如豌豆的形状呈圆形或皱缩。

01.073 表型 phenotype
由基因型与发育环境相互作用而产生的个体可观察到的性状。狭义指某个或某些基因所表现出来的性状。

01.074 拟表型 phenocopy
又称"表型模拟"。环境改变所引起的表型改变与某基因引起的表型变化很相似的现象。

01.075 显性性状 dominant character
由显性基因控制、在杂合子中表现出来的性状。

01.076 隐性性状 recessive character
杂合子中被显性等位基因掩盖而未表现的性状。

01.077 遗传单位 genetic unit, hereditary unit
含特定遗传信息和功能的一段核苷酸序列。

01.078 基因型 genotype
一个生物体或细胞特异性状的等位基因组成。

01.079 拟基因型 genocopy
某一基因型产生的表型类似于其他基因型产生的表型的现象。

01.080 背景基因型 background genotype
与某一表型性状直接相关的基因以外的全部基因的组成。

01.081 纯合子 homozygote
又称"纯合体"。二倍体生物中，一对同源染色体的特定基因位点上有两个相同等位基因的个体或细胞。

01.082 杂合子 heterozygote
又称"杂合体"。二倍体生物中，一对同源染色体的特定基因位点上有两个不同等位基因的个体或细胞。

01.083 复合杂合子 compound heterozygote
一对同源染色体的相同位点上分别具有一个不同的突变等位基因的二倍体或多倍体。这些基因与野生型等位基因共同组成复等位基因。

01.084 反式杂合子 *trans*-heterozygote
一个显性基因与另一个非等位隐性基因连锁，并在同源染色体位点上的相应隐性基因与非等位显性基因连锁所构成的杂合子。如Ab/aB。

01.085 顺式杂合子 *cis*-heterozygote
两个连锁的非等位显性基因和相应的两个连锁的非等位隐性基因所构成的杂合子。如AB/ab。

01.086　半合子　hemizygote
只存在于一条同源染色体上，而不是成对出现的基因。如X-Y系统的雄性。

01.087　半合子基因　hemizygous gene
二倍体生物细胞中，不存在等位形式，只有一份单拷贝的基因。

01.088　同合性　autozygosity
一个基因座上的两个等位基因由同一祖先的一个等位基因通过DNA复制而产生的现象。

01.089　纯合性　homozygosity
同源染色体的相对位置上具有相同基因的状态。

01.090　同配性别　homogametic sex
带有一对相同性染色体、所产生的配子只含一种性染色体的性别。

01.091　复性　renaturation, annealing
又称"退火"。（1）核酸变性后分开的互补链，重新形成碱基对而恢复双链结构的过程。（2）蛋白质重新形成天然构象的过程。

01.092　开环　open circle
环状双链DNA分子在其一条或两条链上发生一处或多处断裂。

01.093　杂交　cross hybridization
（1）不同基因型个体之间交配，获得双亲基因组合后的子代的过程。（2）互补的核苷酸单链经复性而形成稳定双链的过程。

01.094　杂种　hybrid
基因型不同的个体间杂交所产生的后代。

01.095　有性杂交　sexual hybridization
通过雌雄配子结合产生后代的杂交。

01.096　二元杂种杂交　dihybrid cross
涉及两个非等位基因位点的两个亲本间的杂交。如AABB × aabb。

01.097　子一代　first filial generation
由两个不同基因型的纯合亲本杂交所产生的第一代杂合体。通常表示为F_1。

01.098　子二代　second filial generation
由子一代（F_1）自交或杂交所产生的子代。通常表示为F_2。

01.099　等位基因　allele
在一对同源染色体的同一位置上控制着相对性状的基因。

01.100　复等位基因　multiple allele
二倍体群体中同一基因位点上具有两个或两个以上变异状态的基因。

01.101　非等位基因　non-allele
位于同源染色体的不同位置或非同源染色体上的基因。

01.102　拟等位基因　pseudoalleles
又称"半等位基因（semi-alleles）"。所控制的性状相似、位点接近，但可通过重组而分开的基因。

01.103　隐性等位基因　recessive allele
又称"隐性基因（recessive gene）"。二倍体生物中在杂合状态下不表现，仅在纯合状态下表现出相对性状的等位基因。

01.104　半显性等位基因　semi-dominant allele
又称"不完全显性等位基因（incomplete dominant allele）"。决定不完全显性的等位基因。

01.105 配子[分离]比 gametic ratio
杂合体在形成配子时，等位基因分离而产生的携带不同等位基因的配子的比例。一对等位基因的正常配子分离比为1∶1，两对等位基因配子比为1∶1∶1∶1。

01.106 分离定律 law of segregation
又称"孟德尔第一定律（Mendel's first law）"。一对等位基因在杂合状态保持各自独立性，在形成配子时随同源染色体分离，按1∶1分配到不同配子中，使得F_2表型分离比是3∶1，基因型分离比是1∶2∶1。

01.107 自由组合定律 law of independent assortment
又称"独立分配定律""孟德尔第二定律（Mendel's second law）"。位于非同源染色体上的两对或两对以上非等位基因，在配子形成时，同一对基因各自独立地分离，分别进入不同的配子，不同对的基因可自由组合。

01.108 自由组合 independent assortment
又称"独立分配"。等位基因分离的同时，非同源染色体上的基因独立分配形成的组合。

01.109 亲本组合 parental combination
杂交后代的基因型与亲本基因型相同的组合。

01.110 遗传重组 genetic recombination
通过染色单体或者DNA链间的交换，产生基因间或基因内新的连锁关系的过程。

01.111 重组值 recombination value
又称"重组［频］率（recombination frequency）"。在二倍体生物中，F_1所产生的不同于亲代基因型的配子的比例。用于表示

基因位点或突变点间的相对距离。也可以用F_2中不同于双亲表型的子代在所有子代中的比例来计算。

01.112 等位基因间重组 interallelic recombination
同一顺反子内不同突变位点间发生交换导致的遗传重组。

01.113 交换 crossover, crossing over
在减数分裂过程中，同源染色体的非姐妹染色单体间形成交叉，因断裂和重组导致遗传物质间的局部互换。

01.114 二点测交 two-point test
涉及两个非等位基因个体与双隐性纯合子的杂交，通过分析不同类型测交后代比例以确定两个非等位基因位点间的图距。

01.115 三点测交 three-point test
涉及三个非等位基因个体与三隐性纯合子的杂交，通过分析不同类型测交后代比例以确定三个非等位基因位点在同一染色体上的排序及其图距。

01.116 庞纳特方格法 Punnett square method
又称"棋盘法"。由庞纳特（R. C. Punnett）首创的一种棋盘格，用于估测杂交后代的基因型比例和表型比例的方法。

01.117 连锁 linkage
位于同一染色体上的基因一起传递即伴同遗传的现象。

01.118 连锁定律 law of linkage
又称"遗传第三定律"。1910年摩尔根（T. H. Morgen）提出的遗传学定律。在配子形成过程中，位于同一染色体上的两个或两个以上非等位基因可随染色体伴同遗传，也可由于同源染色体的非姐妹染色单体间交换而改

变连锁状态。交换可形成重组类型配子，是生物变异的基础之一。

01.119 连锁分析 linkage analysis
研究某一基因与其他基因排列和连锁关系的方法。

01.120 连锁基因 linked gene
位于同一染色单体上的基因。

01.121 连锁群 linkage group
位于同一染色单体上的基因群。

01.122 连锁相 linkage phase
两个连锁的非等位基因在杂合体中的排列方式。

01.123 连锁值 linkage value
两个连锁基因之间的重组值。重组值越小，连锁越紧密。

01.124 连锁作图 linkage mapping
根据基因间的重组值确定基因在染色体上的相对位置和相互关系的过程。

01.125 完全连锁 complete linkage
位于同一染色体上的基因不会因交换重组而分开的现象。

01.126 不完全连锁 incomplete linkage
位于同一染色体上的基因可因交换重组而分开的现象。

01.127 不完全连锁基因 incompletely linked gene
位于同一染色体上但可因交换重组而分开的基因。

01.128 保守连锁性 conserved linkage
两个或两个以上物种染色体同源区的多个同源基因排列顺序的相同性。

01.129 单交换 single crossing over, single exchange
两个连锁基因间只发生一次交换。

01.130 交换值 crossing over value
两个连锁基因间的交换频率。

01.131 基因内互补 intragenic complementation
又称"等位［基因］互补（allelic complementation）"。一对等位基因各有一个突变但出现正常的表型现象。

01.132 并发系数 coefficient of coincidence
实际双交换值与理论双交换值的比率。

01.133 同线性 synteny
一个个体中特定基因位点与特定染色体平行存在的现象。理论上讲，连锁的基因都具有同线性。

01.134 厘摩 centimorgan, cM
又称"图距单位（map unit）"。一种表示两个基因在染色体上的相对距离的度量单位。1cM表示重组频率为1%，一般1cM相当于100万个碱基。

01.135 遗传体系 genetic system
一个物种的遗传物质结构及其传递方式。

01.136 遗传背景 genetic background
研究某一特定基因的结构功能时，基因组中其余的DNA组成即为该基因的遗传背景。

01.137 遗传多样性 genetic diversity
（1）广义指地球上所有生物所携带的遗传信息的总和。（2）狭义指种内不同群体之间或一个群体内不同个体的遗传变异总和。是由于选择、遗传漂变、基因流或非随机交配等生物进化相关因子的作用而导致物种内不同隔离种群，或半隔离种群之间等位基因频率变化的积累所造成的种群间遗传结构多样性。

01.138 单态性 monomorphism
一个物种的所有个体在特定基因位点上具有相同等位基因的现象。是只有一种基因型的现象。

01.139 二显性组合 duplex
多倍体或三倍体在一个基因座上有两个显性等位基因，而该基因座上的其他等位基因都是隐性的。

01.140 单亲遗传 monolepsis
后代性状从单一亲本获得的遗传现象。

01.141 正干涉 positive interference
连锁的基因间发生的一个交换降低另一个交换发生概率的现象。

01.142 负干涉 negative interference
连锁的基因间发生的一个单交换增加另一个交换发生概率的现象。

01.143 互补群 complementation group
反式排列时不发生互补的一组突变位点。相当于一个顺反子，即一个顺反子中的突变群。

01.144 互补分析 complementation analysis
又称"顺反测验（cis-trans test）"。通过顺反式排列是否发生互补来判断两个突变位点是否属于同一顺反子的方法。

01.145 剂量效应 dosage effect
由基因拷贝数变化所产生的基因产物数量增减而导致表型差异的现象。

01.146 上位效应 epistatic effect
影响同一性状的两对非等位基因，其中一对基因（显性或隐性的）抑制或掩盖另一对显性基因的作用时所表现的遗传效应。

01.147 生存力 viability
生物体生存和繁育后代的能力。

01.148 生活力 vitality
生物体正常生长发育的能力。

01.149 双交换 double crossing over, double exchange
两个连锁基因间发生两次交换的现象。

01.150 双亲合子 biparental zygote
雌雄配子结合形成的合子。

01.151 镶嵌显性 mosaic dominance
由于等位基因的相互作用，双亲性状在同一子代个体不同部位分别表现出显性的现象。

01.152 镶嵌现象 mosaicism
同一个体的不同细胞具有不同的遗传组成，如不同的基因、染色体结构或染色体数目的现象。

01.153 异配性别 heterogametic sex
带有一对不同性染色体、所产生的配子分别含不同性染色体的性别。

01.154 隐性致死 recessive lethal
又称"纯合致死"。只有在纯合体中才能表达的致死现象。

01.155 野生型 wild type
基因或生物体在自然界中常见的或非突变型的形式。

01.156 自主表型 autophene
某一表型完全由某特定基因型控制的现象。自主表型的突变细胞移植到野生型受体中，仍表现为突变型表型。

01.157 组成性突变体 constitutive mutant
突变后能恒定地表现突变效应的细胞或个体。

01.158 作图函数 mapping function
又称"定位函数"。用于校正基因作图时大图距不准确性的函数。当某间隔重组频率大于15%~20%，且缺少邻近标记而无法检出双交换时，需用作图函数来纠正由重组频率算出的图距值。

01.159 克隆 clone
（1）遗传组成完全相同的分子、细胞或个体组成的一个群体。（2）将某特定的基因或DNA序列插入到载体分子中，产生大量相同目的产物的操作，或无性繁殖技术操作。

01.160 遗传惰性 genetic inertia
生物体维持基因组相对平衡的自动调节机制。即遗传的恒定性。

01.161 遗传命名法 genetic nomenclature
用符号命名基因、遗传单位及其产物的规则与方法。

01.03 遗传的分子基础

01.162 核酸 nucleic acid
由多个核苷酸或脱氧核苷酸通过3′,5′-磷酸二酯键连接而成的一类生物大分子。具有非常重要的生物学功能，主要是储存遗传信息和传递遗传信息。包括核糖核酸（RNA）和脱氧核糖核酸（DNA）两类。其单体分别为脱氧核苷酸和核苷酸，由磷酸二酯键连接单体而聚合为DNA或RNA。

01.163 核苷酸 nucleotide
一类由嘌呤碱或嘧啶碱、核糖或脱氧核糖及磷酸三种物质组成的化合物。戊糖与有机碱合成核苷，核苷与磷酸合成核苷酸，四种核苷酸组成核酸。许多单核苷酸也具有多种重要的生物学功能，如与能量代谢有关的腺苷三磷酸（ATP）、脱氢辅酶等。也可以用于衡量DNA的长度。

01.164 脱氧核糖核酸 deoxyribonucleic acid, DNA
由四种脱氧核糖核苷酸经磷酸二酯键连接而成的长链聚合物。是遗传信息的载体。

01.165 配对 pairing
（1）全称"染色体配对（chromosome pairing）"。减数分裂Ⅰ前期Ⅰ同源染色体的联会。（2）双链DNA中碱基的互补排列或一条核酸链通过部分碱基的互补产生氢键，自身折成双链。

01.166 碱基对 base pair, bp
核酸中两条链间的配对碱基。如腺嘌呤-胸腺嘧啶（A-T）对、腺嘌呤-尿嘧啶（A-U）对、鸟嘌呤-胞嘧啶（G-C）对、鸟嘌呤-尿嘧啶（G-U）对等。碱基对数目是表征DNA或双链RNA的链长单位。

01.167 遗传信息 genetic information
储存在DNA或RNA分子中的指导细胞或生命体所有活动指令的总和。由亲代传递给子代，或各细胞每次分裂时由细胞传递给细胞。具体指核苷酸的排列顺序（DNA中脱氧核糖核苷酸、RNA中核糖核苷酸的排列顺序），其中包含调节序列和元件等。

01.168　基因　gene

遗传信息的基本单位。一般指位于DNA或某些RNA分子上编码特定功能产物，如蛋白质或RNA分子的一段核苷酸序列。

01.169　预测基因　predicted gene

生物信息学分析推测可能存在，但尚未有实验证据的基因。

01.170　基因测序　gene sequencing

指分析特定DNA片段的碱基序列，也就是腺嘌呤（A）、胸腺嘧啶（T）、胞嘧啶（C）与鸟嘌呤（G）的排列方式。

01.171　全基因组测序　whole genome sequencing, WGS

利用高通量测序平台对一种生物的基因组中的全部基因进行测序，测定其DNA碱基序列的方法。

01.172　[全]外显子组测序　whole exome sequencing, WES

利用序列捕获技术捕获全基因组中所有外显子区域DNA序列，富集后进行高通量测序的方法。可用于研究已知基因的单核苷酸多态性位点、插入缺失位点等，不适合用于研究基因组结构的变异。

01.173　基因网络　gene network

用来描述基因之间一系列级联式基因表达的调控系统。

01.174　互补DNA　complementary DNA, cDNA

与mRNA互补的单链DNA。通过体内RNA反转录合成，不含内含子和调控序列。

01.175　遗传标记　genetic marker

可示踪染色体、染色体片段、基因等传递轨迹的一种遗传特性。染色体上的一个位点，具有可辨认的表型，可作为鉴定该染色体上其他位点、连锁群或重组事件的标志。如绘制遗传图时，可以用已知遗传特征的基因或等位基因作为分析其他基因的参照；遗传育种时，可参照已知的遗传标记来分离突变细胞或突变个体等。广义的遗传标记包括形态学标记、细胞学标记、生物化学标记和分子标记等。

01.176　遗传指纹　genetic fingerprint

每个个体基因组所特有的遗传标记所构成的图谱。

01.177　单体型　haplotype

又称"单倍型"。在同一染色体上进行共同遗传的多个基因座上等位基因的组合。即若干个决定同一性状的紧密连锁基因构成的基因型。按照某一指定基因座上基因重组发生的数量，甚至可以指至少两个基因座或整个染色体。

01.178　基因型分型　genotyping

又称"单体型分型（haplotyping）"。研究确定染色体上一些基因或遗传标记的单体型。

01.179　遗传多态性　genetic polymorphism

同一群体的不同个体或同一物种的不同群体存在不同基因型的现象。

01.180　染色体整合位点　chromosomal integration site

染色体上能接纳外源遗传物质的位点。

01.181　多腺苷酸mRNA　polyadenylic acid mRNA

3′端带有多腺苷酸的mRNA。20个以上的腺苷酸通过3′,5′-磷酸二酯键连接成多聚体。已知真核生物的mRNA的3′端都含有多腺苷酸。

01.182 基因座 gene locus
基因组中任何一个基因、基因的一部分或具有调控作用的DNA序列在染色体上的位置。

01.183 基因家族 gene family
基因组中存在的许多来源于同一个祖先、结构和功能相似的一组基因。同一家族的这些基因的外显子具有相关性，可在基因组内集中或分散分布。

01.184 多基因家族 multigene family
基因组内结构和功能相似、从相同祖先基因进化和变异而来的一组基因。在染色体上可分散或集中分布。

01.185 跳跃基因 jumping gene
又称"可移动基因（movable gene）"。可在染色体上移动或能随机插入宿主染色体的基因。

01.186 外显肽 extein
某些蛋白质前体中经自我剪接后保存下来的一些肽段。其重新连接成为成熟的蛋白质，与被切除的内含肽相对应。

01.187 位点专一重组 site specific recombination
又称"位点特异性重组"。两条DNA分子在特定序列上发生的重组。

01.188 致死基因 lethal gene
一类因突变使生物表现出众多不利性状的基因。显性的致死基因可导致杂合子在成熟前死亡，而隐性的致死基因则对纯合子是致命的。

01.189 亚致死基因 sublethal gene
导致死亡率维持在50%~90%的致死基因。

01.190 平衡致死基因 balanced lethal gene
一对同源染色体上两个非等位的隐性致死基因，由于倒位或紧密连锁而不能重组在同一条染色体上，其后代中只有杂合子可以存活，这两个基因称为平衡致死基因。

01.191 抗性基因 resistant gene
对某些抗生素、毒素或特异因素表现出抗性功能的基因。

01.192 抑制基因 suppressor gene
影响同一性状的两对非等位基因，一对基因抑制另一对基因的表现，但前者自身无表型效应，该基因称为抑制基因。

01.193 基因剂量 gene dosage
基因组中某特定基因的拷贝数。

01.194 核糖核蛋白 ribonucleoprotein, RNP
RNA和蛋白质构成的复合物。

01.195 同源模块 synteny
不同物种间，若干个同源基因按相同顺序排列的一段染色体。

01.196 同源性 homology
两种核酸分子的核苷酸序列之间，或两种蛋白质分子的氨基酸序列之间相似的程度。

01.197 半致死基因 semilethal gene
导致死亡率维持在10%~50%的致死基因。

01.198 互补基因 complementary gene
若干非等位基因只有同时存在时才出现某一性状，其中任何一个基因发生突变时都会产生同一突变型性状，这些基因被称为互补基因。

01.199 基因相互作用 gene interaction
非等位基因相互作用，对同一性状发挥作用的遗传效应。

01.200 热点 hotspot
突变或者重组频率显著增加的位点。

01.201 点突变 point mutation
基因内一个或少数几个核苷酸对的增加、缺失或置换所造成的结构改变。

01.202 突变 mutation
生物体（细胞生物和非细胞生物）中基因或染色体发生稳定的、可遗传的结构变异的过程。

01.203 基因突变 gene mutation
由于核酸序列发生变化，包括缺失突变、定点突变、移框突变等，使之不再是原有基因的现象。

01.204 转换 transition
核酸序列中一种嘌呤/嘧啶被另一种嘌呤/嘧啶置换的突变。是点突变的一种形式。

01.205 DNA 修复 DNA repair
对受损伤的DNA进行结构和功能纠正的过程。

01.206 非同义突变 nonsynonymous muta-tion
DNA分子中碱基的改变使某一氨基酸的密码子变为另一种氨基酸密码子的突变。导致氨基酸改变。进一步分为错义突变和无义突变。

01.207 错义突变 missense mutation
DNA的突变引起mRNA中密码子改变，从而导致氨基酸发生改变的现象。如DNA中某GAA发生转换突变成AAA后，使原编码的谷氨酸（Glu）变为赖氨酸（Lys）。

01.208 无义突变 nonsense mutation
DNA的突变使mRNA中的密码子变为终止密码子，导致多肽链合成变短的现象。

01.209 同义突变 same-sense mutation
DNA的突变虽引起mRNA中密码子的改变，但由于密码子的兼并作用，并未使编码的氨基酸改变的现象。

01.210 错配 mismatch
DNA中一个位点的碱基对不符合通常的G-C或A-T配对的现象。可能是复制时错误碱基的引入或碱基的突变引起的。

01.211 错配修复 mismatch repair
一种纠正DNA复制过程中错配碱基的机制。核酸外切酶识别不能形成氢键的错配碱基，并切除一段多核苷酸，缺口由DNA聚合酶Ⅰ修补及DNA连接酶封口。

01.212 动态突变 dynamic mutation
基因组内一些简单串联重复序列的拷贝数在每次减数分裂或体细胞有丝分裂过程中发生的改变。

01.213 副突变 paramutation
一种不符合经典遗传规律的遗传方式。一个等位基因通过影响杂合体中另一等位基因的转录而产生可遗传的表型变化。

01.214 条件突变 conditional mutation
在一定条件下表现为野生表型，但在特殊条件下出现突变表型的突变。

01.215 功能获得突变 gain-of-function mutation
导致获得原先没有的功能的基因突变。

01.216 功能失去突变 loss-of-function mutation
导致原有功能丧失的基因突变。

01.217　回复[突变]体　revertant
恢复野生型表型的突变体。

01.218　回复突变　back mutation
又称"反突变（reverse mutation）"。突变基因转变为野生型基因的过程。

01.219　渗漏突变体　leaky mutant
突变后，野生型性状得以部分保留的细胞或个体。

01.220　生化突变体　biochemical mutant
代谢过程的某一生物化学步骤发生遗传改变所产生的细胞或个体。

01.221　前突变　premutation
通常指某些动态突变导致的遗传病中，三核苷酸串联重复拷贝数处于正常与异常之间的不致病动态突变阶段。最常见于脆性X染色体综合征。为脆性X基因的CGG三核苷酸串联重复序列的拷贝数处在60~200时不致病的动态突变阶段。

01.222　全突变　full mutation
某些由动态突变导致的遗传病中，三核苷酸串联重复拷贝数高到致病状态的突变。如脆性X基因的CGG三核苷酸串联重复数增加到230以上时，出现相应疾病的动态突变阶段。

01.223　截短基因　truncated gene
部分DNA序列被删除而变短的基因。

01.224　突变学说　mutation theory
1901年由德·弗里斯（H. de. Vries）等提出的一种进化学说。认为生物进化的主要根源是不连续的变异即基因突变。

01.225　突变固定　mutation fixation
诱发或自发的DNA损伤未经修复，发展为永久性遗传改变的过程。

01.226　突变率　mutation rate
在一定时间内，每一世代的所有个体发生基因突变的频率或特定基因位点上基因突变的频率。

01.227　突变谱　mutational spectrum
在一定条件下或特定群体中已观察到的特定基因存在的各种突变分布和频率的总汇。

01.228　突变热点　mutation hotspot
突变发生频率较高的位点。

01.229　突变体　mutant
又称"突变型"。携带突变基因的细胞、个体或突变基因本身。

01.230　突变性状　mutant character
基因突变产生的新性状。

01.231　突变延迟　mutational lag
基因突变后表型改变延迟的现象。

01.232　条件突变体　conditional mutant
突变发生后，在允许条件下仍然保持正常表型的细胞或个体。

01.233　条件致死突变　conditional lethal mutation
在特定条件下才能表现出致死效应的突变。

01.234　条件致死　conditional lethal
在特定条件下，生物体无法生存而死亡的现象。

01.235　温度敏感突变体　temperature sensitive mutant
只在某一温度范围内才呈现突变性状的突变体。

01.236　无义突变体　nonsense mutant

（1）携带无义突变的细胞或个体。（2）发生无义突变的基因产生的蛋白质。

01.237 无效突变 null mutation
导致无基因产物或基因产物完全失活的突变。

01.238 显性突变 dominant mutation
一个等位基因突变后即可显现其表型效应。

01.239 抑制基因突变 suppressor mutation
能部分或全部矫正由其他突变所引起的异常表型效应的突变。

01.240 易突变基因 mutable gene
任何不稳定或突变率高的基因。

01.241 诱发突变体 induced mutant
由各种遗传毒性物质诱发的突变细胞或个体。

01.242 正向突变 forward mutation
由野生型转变为突变型的基因突变。

01.243 自发突变体 spontaneous mutant
在自然状态下产生突变的细胞或个体。

01.244 慢停突变体 slow-stop mutant
大肠埃希菌中DNA复制的温度敏感型突变株。其在42℃下能够完成当前复制，但不能起始第二轮复制的突变。

01.245 体细胞超变 somatic hypermutation
体细胞中出现的高频突变。

01.246 体细胞突变 somatic mutation
发生在体细胞遗传物质中的可遗传突变。

01.247 肿瘤启动突变 tumor promoting mutation
能够促进肿瘤发生的突变。

01.248 沉默位点 silent site
突变后产生同义密码，不影响蛋白质序列的位点。

01.249 模拟突变体 mimic mutant
基因型不同而表型相同的突变体。

01.250 抗性突变 resistant mutation
能对某些抑制物或毒素（如抗生素或重金属）产生耐受的突变。

01.251 突变子 muton
DNA（基因）内发生突变的最小单位。即核苷酸对。

01.252 连续突变 read-through mutation
将终止密码子突变为一个有意义的密码子，从而合成比正常翻译产物更长的肽链的突变。

01.253 新生突变 de novo mutation
父母体细胞不携带，但子女携带的突变。分两种情况，一种是只是偶然一胎有新生突变，另一种是不止一胎有相同的新生突变。

01.254 纯合突变 homozygous mutation
一对等位基因都携带相同突变。

01.255 杂合突变 heterozygous mutation
等位基因中一个基因携带突变。

01.256 复合杂合突变 compound heterozygous mutation
又称"双等位突变"。基因不同位点的杂合突变。

01.257 最小等位基因频率 minor allele frequency, MAF
在给定人群中不常见的等位基因发生频率。如TT、TC、CC三个基因型，在人群中C的频率=0.36，T的频率=0.64，则等位基因C就为最小等位基因频率，MAF=0.36。

01.258 启动子突变 promoter mutation
突变位点存在于启动子区域或调控基因的其他DNA序列上，可使启动子的启动转录功能增效或减效的一种突变。

01.259 启动子增效突变 up-promoter mutation
又称"启动子上调突变"。发生在启动子中、能使受控基因转录活性增强的突变。

01.260 修饰碱基 modified base
被修饰的碱基。尤指核酸中的稀有碱基。是核酸（RNA和DNA）中主要碱基（腺嘌呤、鸟嘌呤、尿嘧啶、胞嘧啶等）的修饰化合物。

01.261 嘧啶二聚体 pyrimidine dimer
DNA链上相邻嘧啶以共价键连成的二聚体，由紫外线照射产生。最常见的是胸腺嘧啶二聚体。在DNA中，相邻嘧啶碱基之间形成的二聚体会阻止DNA的复制。

01.262 无嘌呤嘧啶位点 apurinic apyrimidinic site, AP site
DNA分子中的基本骨架完整，但嘌呤或嘧啶碱基已丢失的位点。

01.263 抗突变基因 antimutator
可抑制其他基因发生突变或降低其突变率的基因。

01.264 移码突变抑制子 frame shift suppressor
可抑制移码突变的因子。抑制作用可表现为同一基因中另一个位点上的一个移码突变或者一个tRNA突变。前者称基因内抑制，后者称基因间抑制。

01.265 增变基因 mutator gene
可提高基因突变率的基因。

01.266 增变体 mutator
会导致基因组突变增加的突变基因。通常编码与DNA损伤修复有关的蛋白质。

01.267 无效等位基因 null allele, amorph
完全失去活性的突变基因。

01.268 无义抑制因子 nonsense suppressor
将氨基酸连接在终止密码子处的tRNA上可抑制无义突变的因子。

01.269 诱发突变 induced mutation, mutagenesis
简称"诱变"。利用各种物理、化学和生物因子等因素，引起基因发生突变的过程。

01.270 诱变剂 mutagen
能促进细胞或生物个体的突变发生并使突变频率高于自发突变的物理、化学或生物因子。

01.271 埃姆斯实验 Ames test
由埃姆斯（Ames）发明的用鼠伤寒沙门菌组氨酸营养缺陷型（his⁻）菌株回复突变为野生型（his⁺）以检测环境中诱变剂的实验。

01.272 致畸剂 teratogen
能够导致胚胎发育畸形的物理、化学或生物因子。

01.273 颠换 transversion
特指碱基颠换。一种由嘧啶替代嘌呤或由嘌呤替代嘧啶的遗传信息的突变。

01.274 DNA 损伤 DNA damage
辐射等外源因素导致DNA分子结构的异常改变。包括链断裂、碱基破坏、交联等。

01.275 复制错误 replication error
DNA复制时核苷酸配对出现错误的现象。

01.276 复制倒位 duplicative inversion
位于中心区一侧的转座子随着中心区的倒位而改变其原来方向。

01.277 复制后修复 post-replication repair
DNA复制结束后，对DNA损伤进行的修复。这类修复通常发生在细胞周期的G_1期或G_2期，包括DNA链断裂修复、错配修复和切除修复等不同的修复方式。

01.278 复制滑动 replication slippage
又称"链滑动（strand-slippage）"。在DNA合成过程中，一条单链DNA可以发生一过性的脱位，生成一个中间性的结构后，再与另一条DNA单链错配，形成链滑动，继续DNA的复制或修复的现象。

01.279 复制型转座 replicative transposition
转座子以复制生成的一份拷贝进行转座的方式。

01.280 碱基插入 base insertion
DNA序列中增加碱基对导致的突变。

01.281 碱基缺失 base deletion
DNA序列中缺失碱基对导致的突变。

01.282 碱基置换 base substitution
DNA序列中一种碱基被另一种碱基替换导致的突变。

01.283 切除修复 excision repair
生物界广泛存在的较为复杂的一种修复方式。需要多种酶参加，将损伤区域切除，然后以互补链为模板，合成一段正确配对的、完好的碱基顺序来修补。按其切除产物的不同，可分为碱基切除修复和核苷酸切除修复两种方式。

01.284 缺口修复 gap repair
DNA双链中一条链上丢失的一个或多个核苷酸得以恢复正常的修复方式。

01.285 缺失突变 deletion mutation
由染色体部分片段或DNA序列丢失所造成的突变。

01.286 三核苷酸扩展 trinucleotide expansion
基因组内一些三核苷酸串联重复序列的重复单元的拷贝数增多或减少的变化。

01.287 脱嘌呤作用 depurination
从DNA分子中除去嘌呤碱基导致遗传密码错误的过程。

01.288 胸腺嘧啶二聚体 thymine dimer
由紫外线照射引起同一DNA链上相邻胸腺嘧啶发生化学交联而形成的环丁烷结构二聚体。

01.289 移码 frameshift
又称"读框移位（reading frame shift）"。DNA编码区插入或缺失碱基导致下游密码子发生改变的现象。

01.290 移码抑制 frameshift suppression
消除移码突变表型的效应。是独立于突变的基因外的遗传修饰。

01.291 移码突变 frameshift mutation
在基因编码序列中插入或缺失一个或几个碱基（不是3或3的倍数），造成插入或缺失位点后的阅读框改变，从而改变了翻译后氨基酸种类的突变。

01.292 渗漏突变 leaky mutation
某些基因突变后，其编码蛋白质的功能失活不完全，仍保留一些功能的突变。可能是由于突变蛋白质具有部分活性（如错义突变），或者少量野生型蛋白质被合成（如无义突变）。

01.293 赭石突变 ochre mutation
一个密码子突变为赭石密码子UAA，导致多肽链合成提前终止的突变。

01.294 整码突变 in-frame mutation
基因内核苷酸数目的增（减）为3的倍数而不造成阅读框改变的突变。

01.295 易错修复 error-prone repair
在DNA损伤时，缺乏校对功能的DNA聚合酶常在受损部位进行DNA复制以避免细胞死亡，但同时又导致较高差错率的修复方式。

01.296 限制性内切核酸酶 restriction endo-nuclease

简称"限制［性］酶（restriction enzyme）"。识别特异性DNA序列并且切割靶位点DNA双链的酶。

01.297 限制性内切核酸酶位点 restriction endonuclease site
简称"限制性酶切位点（restriction site）"。限制性内切核酸酶在DNA双链上识别的一些特殊序列。在分子生物学和基因工程中常用的Ⅱ型限制性内切核酸酶识别的多为4、6或8对核苷酸的双链回文序列。

01.298 限制性酶切片段 restriction fragment
全称"限制性内切酶酶切片段"。核酸被限制性内切核酸酶消化所产生的片段。

01.299 重组修复 recombination repair
必须通过DNA复制过程中两条DNA链的重组交换来完成的DNA修复过程。

01.04 遗传的细胞基础

01.300 人类细胞遗传学命名的国际体制 International System for Human Cytogenetics Nomenclature, ISHCN
最早由人类染色体命名常务委员会于1978年制定并公布的人类染色体命名的国际体制。对正常人类染色体核型和异常核型的表达都做了严格的规定，并提出了一些命名符号和缩写术语。

01.301 X染色体失活 X chromosome inactivation
雌性哺乳动物胚胎发育早期，体细胞的一对X染色体中任意一条失活并丧失功能的现象。

01.302 X失活中心 X inactivation center, XIC

位于X染色体上680~1200kb区段，导致X染色体特异性失活的位点。

01.303 X染色体失活特异转录因子 X inactive specific transcript, XIST
由雌性哺乳动物体细胞X染色体失活中心编码的、导致X染色体上大部分基因失活的特异转录因子。

01.304 Y小体 Y body
又称"荧光小体（fluorescence body, F body）"。用荧光染料染色，哺乳动物间期细胞核中Y染色体长臂末端可见的一个荧光小体，每一个Y小体代表一条Y染色体。

01.305 不等交换 unequal crossover, unequal exchange

同源染色体的染色单体非同源片段间因不准确配对而发生的交换。导致一条染色单体出现重复而另一条染色单体发生缺失。

01.306 不分离 nondisjunction
细胞分裂后期同源染色体或姐妹染色单体不能正常分开的现象。可导致不同子细胞中染色体数目增加或减少。

01.307 脆性X染色体 fragile X chromosome
在Xq27和Xq28交界处具有细丝样部位，使其长臂末端呈现随体样结构的X染色体。由于该部位易断裂，故称为脆性部位。

01.308 第一次分裂分离 first division segregation
一对等位基因在减数分裂 Ⅰ 时分离，分配到不同子细胞中的现象。

01.309 第二次分裂分离 second division segregation
一对等位基因在减数分裂 Ⅱ 时才分离，分配到不同子细胞中的现象。

01.310 嵌合体 mosaic
由两种以上不同核型的细胞系组成的个体。分为同源嵌合体和异源嵌合体两类。前者来源于单个合子，后者含有源自遗传上完全不同的受精产物的两组或更多组细胞，具有两个或多个遗传上不同的细胞系的个体。

01.311 染色体间重组 interchromosomal recombination
非同源染色体间自由组合而产生的重组。

01.312 染色体内重组 intrachromosomal recombination
同源染色体的非姐妹染色单体间交换产生的重组。

01.313 染色单体干涉 chromatid interference
一对同源染色体的四条染色单体非随机地参与多线交换的现象。

01.314 四线双交换 four strand double crossing over
两个连锁基因间所发生的两次交换。涉及四条姐妹染色单体，每次交换各涉及两条非姐妹染色单体。

01.315 姐妹染色单体交换 sister chromatid exchange, SCE
发生在姐妹染色单体之间的DNA片段交换。

01.316 干涉 interference
全称"染色体干涉（chromosomal interference）"。连锁的基因间发生一次单交换后影响其邻近位置上发生第二次单交换的现象。有正干涉和负干涉两种情况。

01.317 体细胞[染色体]交换 somatic crossing over
又称"有丝分裂交换（mitotic crossover）""有丝分裂重组（mitotic recombination）"。体细胞有丝分裂过程中发生的非姐妹染色单体间的片段互换。可导致杂合等位基因纯合化。

01.318 着丝粒干涉 centromere interference
着丝粒抑制邻近的染色体区段发生交换的现象。

01.319 着丝粒交换 centromeric exchange, CME
细胞分裂过程中，着丝粒与连锁的基因间发生的交换。

01.320 着丝粒作图 centromere mapping
将着丝粒作为一个基因位点，根据链孢霉顺序四分子的基因型计算某基因位点和着丝粒间的重组值，确定基因与着丝粒之间的图距。

01.321 细菌人工染色体 bacterial artificial chromosome, BAC

以具有育性的质粒（如大肠埃希菌F因子）构建的，用于在细菌（如大肠埃希菌）中克隆大片段DNA（100~300kb）的载体。

01.322 酵母人工染色体 yeast artificial chromosome, YAC

利用酵母着丝粒载体所构建的大片段DNA克隆。含有着丝粒、端粒、选择性标记、自主复制等序列，可携带长达1Mb外源DNA并在酵母中复制。

01.05 单基因遗传

01.323 遗传方式 hereditary mode

控制性状或疾病的基因在亲代和后代之间传递的方式。可将单基因病（或性状）遗传方式分为常染色体显性、常染色体隐性、X连锁（显性和隐性）、Y连锁和线粒体遗传五类。

01.324 孟德尔性状 Mendelian character

符合孟德尔遗传定律传递规律的性状。

01.325 孟德尔遗传定律 Mendel's laws of inheritance

孟德尔（G. J. Mendel）根据豌豆杂交实验所提出的遗传学定律。包括分离定律和自由组合定律。

01.326 常染色体遗传 autosomal inheritance

性状由常染色体上的基因所决定的遗传现象。与性别无关。

01.327 X连锁遗传 X-linked inheritance

位于X染色体上的基因及其控制性状的遗传方式。包括X连锁显性遗传（X-linked dominant inheritance）和X连锁隐性遗传（X-linked recessive inheritance）等。

01.328 Y连锁遗传 Y-linked inheritance

又称"限雄遗传（holandric inheritance）"。位于Y染色体上的基因及其控制性状的遗传方式。

01.329 单基因遗传病 monogenic disease, single gene disorder

简称"单基因病"，又称"孟德尔遗传病"。由一对等位基因突变引起的遗传病。其遗传符合孟德尔遗传定律。可分为常染色体显性遗传病、常染色体隐性遗传病、X连锁遗传病、Y连锁遗传病等几类。

01.330 单基因性状 monogenic character

由一对等位基因控制的性状。

01.331 遗传异质性 genetic heterogeneity

不同基因型产生相同表型的现象。

01.332 系谱 pedigree

又称"家谱"。记录某一家族各世代成员数目、亲属关系及有关遗传性状或遗传病在该家系中分布情况的图示。

01.333 系谱分析 pedigree analysis

又称"家谱分析"。根据家系中各成员的表型，分析预测某一性状或疾病在该家系中的遗传方式和后代的患病率。

01.334 先证者 propositus, proband

家族中最先被发现的具有某一特定性状或疾病的个体。

01.335 显性 dominance

由显性基因决定的，在杂合状态下性状得以

表现的现象。

01.336 显性等位基因 dominant allele
杂合状态下表现出相应性状的等位基因。

01.337 显性致死 dominant lethal
杂合体中显性等位基因所导致的死亡。

01.338 限性遗传 sex-limited inheritance
某一特定表型只在一种性别中表现的遗传
现象。

01.339 延迟显性 delayed dominance
一些显性遗传病杂合子（Aa）在生命的早期，
致病基因并不表达，达到一定年龄以后，其
作用才表现出来的现象。

01.340 修饰基因 modifier gene
通过相互作用而影响到其他基因表型效应
的基因。尤其指两个或两个以上基因的累积
效应，表型取决于致病基因和修饰基因的共
同作用。

01.341 携带者 carrier
携带突变基因、结构畸变染色体或遗传标记
却不表现出疾病表型的个体。

01.342 性别决定 sex determination
由于性染色体上性别决定基因的活动，胚胎
发生了雄性和雌性的性别差异。在哺乳动物
中，基因型若为XY，则为雄性，XX为雌性。

01.343 性连锁基因 sex-linked gene
又称"伴性基因"。位于性染色体上的基因。

01.344 性连锁遗传 sex-linked inheritance
位于性染色体上的基因所决定的性状传递
与性别相关联的遗传现象。

01.345 性连锁致死 sex-linked lethal
又称"伴性致死"。位于性染色体上的致死
基因导致的死亡。

01.346 不规则显性 irregular dominance
杂合子（Aa）在不同的条件下，有的表现显
性性状，有的表现隐性性状，或虽均表现显
性性状，但表现程度不同，使显性性状的传
递不规则的现象。

01.347 外显率 penetrance
一个群体中一定基因型的个体在特定环境
中显示预期表型的百分比。

01.348 不完全外显率 incomplete penetrance
在特定环境下，某一基因型中部分个体显示
预期表型的比例。

01.349 不完全显性 incomplete dominance
杂合子性状介于显性性状和隐性性状之间
的现象。

01.350 表现度 expressivity
具有相同基因型的不同个体间性状或遗传
病表现的程度。

**01.351 从性性状 sex-influenced character,
sex-conditioned character**
常染色体上的基因所决定的在不同性别中
表达有差异的性状。

01.352 从性遗传 sex-influenced inheritance
在常染色体显性遗传中表现出表型受性别
影响的现象。即杂合子（Aa）显示出男女性
分布比例上的差异或基因表达程度上的
差异。

01.353 等位基因异质性 allelic heterogeneity
一个基因发生不同的突变，产生相同或相似
异常表型的现象。包括遗传变异在不同组织
或细胞中的临床疾病表型效应。

01.354 多效性 pleiotropy, pleiotropism
一个基因对多种表型性状（或疾病）产生影响的现象。

01.355 多效基因 pleiotropic gene
影响多个遗传性状的基因。其发生突变会引起多种性状的改变。

01.356 反应规范 reaction norm
基因型对环境反应的幅度。即在一定的环境条件下，特定的基因型所产生的表型变动范围。

01.357 共显性 codominance
一对等位基因彼此没有显隐关系，在杂合子中两个等位基因的作用均得到完全表现的现象。

01.358 共显性等位基因 codominant allele
杂合状态下，可在同一个体或细胞中共同表达各自性状的等位基因。

01.359 假显性 pseudodominance
又称"拟显性"。杂合子的一条染色体上的显性等位基因缺失，导致其同源染色体上的隐性等位基因得以表达的现象。

01.360 交叉遗传 criss-cross inheritance
性连锁基因特有的遗传现象。（1）男性的X连锁基因只能从母亲传来，将来只能传给女儿的现象。（2）在雄性异配生物中，一个隐性突变基因纯合母本和一个野生型父本杂交，F_1中出现雄性子代像母本，雌性子代像父本的遗传现象。

01.361 基因座异质性 locus heterogeneity
群体中同一基因座间的差异。即同一个表型变异可由多个不同基因座的任何一个遗传变异机制所引起的现象。

01.362 颗粒遗传 particulate inheritance
遗传因子在子代的遗传传递过程中各自独立、不相混合的遗传方式。是孟德尔发现的一种遗传模式。

01.363 遗传早现 genetic anticipation
某些遗传病的发病一代早于一代，症状逐代严重的现象。在三核苷酸异常重复类疾病中较为常见。

01.06 多基因遗传

01.364 多基因学说 polygenic theory
1908年由尼尔森·埃勒（H. Nilson Ehle）提出的阐明数量性状遗传的基因学说。认为数量性状受一系列微效基因控制，通常具累加效应，群体中性状变异呈连续分布，无显著显隐性关系，且易受环境影响。

01.365 多基因遗传 polygenic inheritance
又称"多因子遗传"。一种涉及多个基因的遗传病的遗传模式。人类的一些遗传病不是取决于一对主效基因，而是由两对以上等位基因控制的累加效应引起的。多基因控制的性状除受多对微效基因的影响外，还受环境因素的影响。

01.366 多基因遗传病 polygenic disease
由多对等位基因控制的性状或疾病。其基本遗传规律遵循孟德尔遗传定律，但还受环境因素的影响。该类疾病发病呈家族倾向，但遗传方式复杂。

01.367 彷徨变异 fluctuating variation
变异的随机性。即在生物群体中某种性状细小的、数量上连续的变异。通常呈正态分布。

01.368　遗传率　heritability
又称"遗传力"。数量性状遗传变异成分占表型变异的比例。用来度量遗传因子与环境因子对性状表现的影响程度。分为广义遗传率和狭义遗传率。

01.369　易患性　liability
由遗传因素和环境因素共同决定的个体患病的风险。

01.370　易感性　susceptibility
由遗传因素决定的个体患病的风险。即易感性完全由基因决定。

01.07　线粒体遗传

01.371　母体影响　maternal influence
又称"母体效应（maternal effect）""延迟遗传（delay inheritance）"。由于雌性亲本中核基因的某些产物积累在卵细胞质中，使子代表型不由自身基因型决定，而出现与母体表型相同的现象。

01.372　线粒体 DNA　mitochondrial DNA,
mtDNA
位于线粒体内的双链环状DNA。传递方式与细胞核DNA不同，呈母系遗传。

01.373　线粒体遗传病　mitochondrial genetic disease
线粒体DNA或编码线粒体蛋白的核基因突变所引起的一类疾病。

01.08　肿瘤与遗传

01.374　癌基因　oncogene
一类存在于正常细胞内对细胞的增殖起正调控作用，具有潜在的诱导细胞恶性转化特性的基因。包括细胞癌基因和病毒癌基因。

01.375　癌家族　cancer family
一个家系的若干世代中有多个成员发生一种或几种不同类型的恶性肿瘤。

01.376　细胞癌基因　cellular oncogene
又称"原癌基因（proto-oncogene）"。存在于正常细胞中，与病毒癌基因同源，但通常不被激活的基因。产物有蛋白激酶类、生长因子类、生长因子受体类、细胞酶类、核内蛋白类等。该基因在某些理化因素刺激下可激活成为癌基因，导致细胞癌变。

01.377　病毒癌基因　viral oncogene
病毒具有的一种可以使宿主细胞发生癌变的基因。源自细胞中的正常基因——细胞癌基因。

01.378　乳腺癌相关基因　breast cancer-related gene, BRCA
家族性乳腺肿瘤相关的两个基因（*BRCA-1*和*BRCA-2*）。

01.379　标记染色体　marker chromosome
在肿瘤细胞内常见到结构异常的染色体，如果一种异常的染色体较多地出现在某种肿瘤的细胞内，就称为标记染色体。可分为特异性和非特异性两种。

01.380　双微染色体　double minute chromo-

some, DMC
可在肿瘤细胞中观察到的具有成对微小体的染色体。是基因扩增的主要细胞遗传学标志。为大量短小重组的DNA片段复制而成的圆形结构。

01.381　脆性位点　fragile site
染色体上可遗传的裂隙或不易着色的区域。易发生染色体断裂。

01.382　断裂点丛集区　breakpoint cluster region, BCR
又称"断裂点簇区"。位于22q11，与费城染色体形成有关。22号染色体在此区域断裂并与9号染色体相互易位。断裂处基因与9号染色体断裂点的*Abl*基因形成融合基因。

01.383　肿瘤抑制基因　tumor suppressor gene
又称"抑癌基因""抗癌基因"。通过调节细胞周期、细胞凋亡和损伤修复等机制抑制肿瘤发生的一类基因。

01.384　肿瘤抑制因子　tumor suppressor
肿瘤抑制基因的产物。通过调节细胞周期、细胞凋亡和损伤修复等机制抑制肿瘤发生。如p53和RB就是两个重要的肿瘤抑制因子。

01.385　多发性骨髓瘤　multiple myeloma
简称"骨髓瘤（myeloma）"，又称"浆细胞性骨髓瘤（plasmacytic myeloma）"。发生于骨髓的、由多灶性单克隆性浆细胞增生形成的肿瘤。肿瘤细胞产生的单克隆性免疫球蛋白引起血清和尿的M蛋白形成及异常沉积有关的临床表现。占造血组织肿瘤的10%~15%。好发于老年人，诊断时平均年龄在70岁，男性居多。

01.386　转化基因　transforming gene
能使细胞发生癌变的基因或DNA序列。

01.387　转化细胞　transformed cell
在细胞内外促癌因子的诱导下正常细胞转变成具有癌细胞属性的细胞。

01.388　转化灶　transforming focus
转化后的真核生物细胞高密度地重叠生长，在培养板上形成的细胞集落。

01.389　转化灶单位　focus formation unit, FFU
在培养的单层细胞上因接种微量肿瘤病毒所引起转化作用的细胞集落。计算病灶数可定量肿瘤病毒的感染力。

01.390　肿瘤转移　tumor metastasis
简称"转移"。肿瘤细胞从其原发灶经淋巴道、血管或体腔等途径转移到机体其他部位的过程。

01.391　转移基因　metastatic gene
一些能够促进或导致肿瘤转移的基因。如编码降解细胞外基质酶类的基因。这些基因的表达异常会导致细胞黏附能力下降，促使肿瘤细胞的扩散和转移。

01.392　转移抑制基因　metastatic suppressor gene
能直接或间接防止或抑制肿瘤细胞转移的基因。

01.393　均质染色区　homogeneously staining region
扩增的DNA片段位于染色体内，形成的大段基因组区域中，染色体显带染色时在正常区带之外的一段均匀无带纹的浅染色区域。

01.394　旁观者效应　bystander effect
直接在体内原位修饰肿瘤免疫原性，诱导产生的细胞毒性T细胞不仅可以杀伤转导基因阳性肿瘤细胞，还可以杀伤转导基因阴性肿瘤细胞的现象。使受基因治疗的瘤灶消退时，其他未治疗的瘤灶也会消退。

01.395　杂合性丢失　loss of heterozygosity, LOH
一对杂合的等位基因变成纯合状态的现象。原因是一个等位基因的部分或全部序列丢失，导致该等位基因不表达。表现为未丧失的等位基因的纯合子性状。一般出现在*p53*和*APC*等肿瘤抑制基因，致使细胞出现恶性转化。

01.396　自杀基因　suicide gene
当一个外源基因导入癌细胞后，其基因产物能与特定的化学物质反应产生有毒物质，从而将宿主癌细胞杀死，这一基因即为自杀基因。

01.397　二次打击假说　two-hit hypothesis
又称"二次突变学说（two mutation hypothesis）"。一种用于解释遗传性肿瘤家族和散发性肿瘤家族发病机制的假说。假说认为肿瘤的发生是两次突变的结果，其中遗传性肿瘤家族的第一次突变发生于生殖细胞，第二次突变发生于出生后的体细胞；散发性肿瘤家族的两次突变均发生于同一体细胞，发生率较低或不易发生。此假说1971年由艾尔弗雷德·克努森（Alfred G. Knudson）为解释视网膜母细胞瘤发生而提出。

01.09　免疫与遗传

01.398　主要组织相容性复合体　major histocompatibility complex, MHC
编码主要组织相容性抗原的一组紧密连锁的基因群。编码产物是抗原提呈和T细胞活化的关键分子，在启动特异性免疫应答和免疫调节中起重要作用。器官移植中MHC是决定个体间组织相容性的主要基因，参与移植物排斥。组成MHC的基因分为Ⅰ类、Ⅱ类和Ⅲ类。

01.399　Ⅰ类主要组织相容性复合体　major histocompatibility complex class Ⅰ, MHC class Ⅰ
编码多态的、具有免疫球蛋白样结构的一组基因群。其Ⅰ类产物提呈细胞质多肽给CD8$^+$T细胞。由一条MHCⅠ类基因编码的重链和一条非MHCⅠ类基因编码的轻链通过二硫键连接形成的异源二聚体分子，称为MHCⅠ类分子。

01.400　Ⅱ类主要组织相容性复合体　major histocompatibility complex class Ⅱ, MHC class Ⅱ
编码多态的、具有免疫球蛋白样结构的糖蛋白的一组基因群。其Ⅱ类产物通常位于抗原提呈细胞膜上，提呈胞外多肽给CD4$^+$T细胞。由α链和β链非共价结合的异源二聚体分子，称为MHCⅡ类分子。两条肽链均由MHCⅡ类基因编码，由胞外区、跨膜区和胞内区组成。

01.401　Ⅲ类主要组织相容性复合体　major histocompatibility complex class Ⅲ, MHC class Ⅲ
位于MHCⅠ和MHCⅡ类基因区之间的、编码与免疫功能相关的分泌性蛋白如补体分子和热休克蛋白等的一类基因。

01.402　组织相容性基因　histocompatibility gene
编码组织相容性抗原免疫特性的基因。

01.403　组织相容性抗原　histocompatibility antigen, H antigen

又称"移植抗原"。由组织相容性基因编码，代表个体特异性的同种异型抗原。非自身组织相容性抗原能诱发免疫应答，导致组织移植排斥反应。

01.404　H-Y 抗原　histocompatibility Y antigen, HY antigen
全称"组织相容性Y抗原"。雄性个体细胞表面的一种组织相容性抗原。基因位于Y染色体短臂，决定性腺向雄性方向发育。

01.405　Rh 抗原　Rh antigen
一种来源于恒河猴的红细胞表面抗原。因最初在恒河猴红细胞表面发现而得名。具有Rh抗原的个体为Rh阳性，没有Rh抗原的个体为Rh阴性。

01.406　次要组织相容性抗原　minor histocompatibility antigen
不同种属或同种不同个体间组织移植时，引起较弱排斥反应的细胞表面同种异型抗原。

01.407　单克隆抗体　monoclonal antibody, McAb, mAb
只识别一种抗原表位（抗原决定簇）的抗体，来自单个B细胞的克隆或一个杂交瘤细胞的克隆。

01.408　等位基因排斥　allelic exclusion
（1）控制某一性状的一对等位基因处于同一个体或细胞时，仅其中一个得以表达的现象。基因的不表达可由转录沉默或翻译阻滞等机制引起。（2）免疫球蛋白的杂合体只表达一对等位基因中的一个的现象。

01.409　获得性免疫　acquired immunity
又称"适应性免疫（adaptive immunity）""特异性免疫（specific immunity）"。机体针对某一抗原所产生的高度专一性免疫。指个体出生后通过与抗原物质接触而由淋巴细胞所产生的免疫力，具有特异性和记忆性。

01.410　获得性免疫缺陷综合征　acquired immune deficiency syndrome, AIDS
简称"艾滋病"。由人类免疫缺陷病毒（HIV）感染所致的继发性免疫缺陷病。HIV是一种能攻击人体免疫系统的病毒。它将人体免疫系统中最重要的T细胞作为主要攻击目标，大量破坏该细胞，使人体丧失免疫功能。

01.411　孟买血型系统　Bombay antigen system
又称"Hh抗原系统（Hh antigen system）"。1952年首次在印度孟买发现的ABO血型系统中的一种特殊血型。根据红细胞表面是否存在H抗原而对血液分型的人类血型系统。H抗原是A抗原和B抗原的前体。

01.412　血型系统　blood group system
由红细胞表面抗原决定的血液抗原类型。包括ABO血型系统、MN血型系统及Rh血型系统等。

01.413　人类白细胞抗原　human leucocyte antigen, HLA
人类主要组织相容性复合体基因簇编码的抗原。因率先在白细胞膜上发现而得名。

01.414　类别转换　class switch
免疫球蛋白的基因组织结构中的一种变化。其重链（C）区改变了，而可变（V）区不变。通过重链恒定区基因重组而实现。不影响抗体的特异性，但可改变抗体功能。

01.415　无效重排　non-productive rearrangement
T细胞受体或B细胞受体可变区基因重排过程中，由于基因片段连接部位发生碱基插入或缺失，导致移码和阅读框架不正确，使T细胞受体和B细胞受体基因编码无效。

01.416 高突变性 hypermutation
免疫球蛋白基因重排时，体细胞中出现的高频突变。

01.10 遗传病的诊断与防治

01.417 基因定位 gene localization
通过遗传杂交、绘制图谱或探针杂交等方法确定基因在染色体上的位置和排列顺序的过程。

01.418 基因跟踪 gene tracking
借助各种遗传标记连锁分析，推测特定性状或疾病在家系中的传递方式，预测子代是否能从亲代获得与特定表型相关的DNA片段，提供遗传咨询的方法。

01.419 基因置换 gene substitution
通过同源重组把目标基因定点整合到染色体（DNA）的特定位置，从而替换原先该位点基因的方法。

01.420 基因替代 gene replacement
用具有正常功能的基因或其他目标基因替换内源异常基因（或另一个基因）的技术。如用正常基因替换有缺陷的基因，使基因的功能得以恢复。

01.421 基因替代疗法 gene replacement therapy
通过重组DNA技术，用正常基因替换有缺陷的基因，以达到治疗相关疾病的基因治疗法。

01.422 基因座连锁分析 locus linkage analysis
用于确定基因在染色体上位置关系的分析方法。

01.423 基因转移 gene transfer
通过物理、化学或生物学手段，将外源基因或目标核苷酸序列转入相应靶细胞的过程。

01.424 剂量补偿效应 dosage compensation effect
由于雌性哺乳动物细胞中两条X染色体中的一条发生异固缩，失去转录活性，而保证了雌雄两性细胞中都只有一条X染色体保持转录活性，使两性X连锁基因产物的量保持在相同水平的遗传效应。

01.425 皮肤纹理 dermatoglyph
简称"皮纹"。灵长类手指、手掌和足趾、足掌上的真皮乳头向表皮突起形成规则嵴纹，嵴纹间形成凹陷的沟，嵴和沟形成的纹理。异常的皮纹往往与一些遗传病相关。

01.426 缺失作图 deletion mapping
又称"缺失定位"。通过一组重叠缺失突变系间的重组测验，确定相应突变所在染色体上位置的过程。

01.427 染色体作图 chromosome mapping
利用多种方法进行染色体上基因定位的过程。

01.428 遗传筛查 genetic screening
从一个群体中鉴别和选择出某种基因或基因型的过程。在人类主要为针对遗传缺陷的产前检测，以及新生儿常染色体隐性遗传异常、异常杂合子检测和出生后各阶段遗传病易感性筛查。

01.429 基因诊断 gene diagnosis
检测致病基因或疾病相关基因的改变，或患者体内病原体所特有的核苷酸序列，对疾病做出诊断的方法与策略。

01.430 基因治疗 gene therapy
采取基因替代或补偿、基因阻断或下调、基因纠正和基因表达调控等手段治疗遗传病的方法。

01.431 体细胞基因治疗 somatic cell gene therapy
改变患者体细胞的基因组成、结构或基因表达水平以治疗疾病的方法。

01.432 新生儿筛查 newborn screening
对新生儿群体进行的初筛、复查。可尽早发现那些能够及早替代治疗、早期干预的疾病，进行适当治疗或纠正，从而提高下一代的身体状况和生活质量。

01.433 遗传风险 inheritance risk
一对夫妇生育某种遗传病患儿的概率。如曾经生育过一个或几个遗传病患儿，再生育该病患儿的概率即再发风险。

01.434 遗传咨询 genetic counseling
为患者或其家属提供与遗传病相关的知识或信息服务，以及咨询者与咨询对象交流并对其进行指导的过程。

01.435 基因检测 gene test
通过血液、其他体液或细胞对DNA进行检测的技术。

01.436 产前诊断 prenatal diagnosis
在出生前对胚胎或胎儿的发育状态、是否患有疾病等方面进行的检测诊断。

02. 细胞遗传学

02.01 概　　论

02.001 细胞学说 cell theory
由德国植物学家施莱登（Schleiden）和动物学家施万（Schwann）于1838~1839年提出的学说。主要内容是一切动植物均由细胞构成，细胞是多细胞生物的最小构成单位，细胞只能由细胞分裂而来。

02.002 内共生假说 endosymbiotic hypothesis
又称"内共生学说（endosymbiotic theory）"。主张真核细胞由真核细胞的祖先吞入细菌共生进化而来的一种假说。根据这个假说，它们起源于共生于真核生物细胞中的原核生物。这种理论认为线粒体起源于好氧细菌，而叶绿体源于共生的光合自养原核生物（蓝藻）。

02.003 细胞系 cell line
原代培养物开始第一次传代后的细胞，也泛指可传代培养的细胞。其中能够连续传代的细胞称为连续细胞系或无限细胞系，不能连续培养的称为有限细胞系。

02.004 细胞谱系 cell lineage
细胞在发育中世代相承的亲缘关系。犹如人类家族的谱系。通常是从第一次卵裂开始，来源于一个祖细胞，最终分化为组织和器官细胞的所有细胞的发育史。

02.005 非同源重组 nonhomologous recombination

在非同源序列或仅有部分同源性的序列间发生的重组。是引起插入或缺失的主要原因。

02.006　淋巴细胞　lymphocyte
在适应性免疫中起关键作用的白细胞。主要指B细胞和T细胞。两者表面抗原受体具有高度多样性，经抗原激发可分化为抗原特异性效应细胞，分别介导体液免疫和细胞免疫。

02.007　T[淋巴]细胞　T lymphocyte, T cell
在胸腺中分化成熟的淋巴细胞。成熟T细胞离开胸腺，在血、淋巴和次级淋巴器官中再循环。执行细胞免疫功能，并调节其他免疫细胞的生长和分化。

02.008　细胞毒性T[淋巴]细胞　cytotoxic T lymphocyte, CTL
又称"杀伤性T细胞（killer T cell）"。成熟的细胞毒性T细胞受抗原刺激后，分化为效应细胞毒性T细胞和记忆细胞毒性T细胞。前者能特异性杀伤带抗原的靶细胞，后者对带抗原的靶细胞有记忆功能。

02.009　辅助性T细胞　helper T cell
能辅助T、B细胞进行免疫应答的T细胞功能亚群。可特异性识别抗原肽-MHC Ⅱ类分子复合物。按照其所分泌细胞因子的种类，可分为Th1细胞、Th2细胞和Th3细胞等。

02.010　CD4CD8双阳性T细胞　CD4CD8 double-positive T cell
又称"DP细胞"。胸腺内未成熟的T细胞，其膜表面同时表达CD4和CD8分子，形成于双阴性细胞发育之后。

02.011　记忆细胞　memory cell
对抗原的初次免疫应答后，淋巴细胞被刺激所产生的细胞。包括记忆B细胞和记忆T细胞。当再次暴露于原先致敏的抗原时，可出现快速的增强性应答。

02.012　巨噬细胞　macrophage
单核吞噬细胞系统中高度分化、成熟的细胞类型。由血液中单核细胞迁入组织后分化而成，在不同器官、组织中有不同类型和命名。其表达Fc受体、C3b受体和CD14，在固有免疫中发挥防御功能，也是参与适应性免疫的专职抗原提呈细胞。

02.013　成纤维细胞　fibroblast
广泛存在于结缔组织的一种中胚层来源的细胞。可分泌胶原和其他细胞外基质成分。

02.014　海拉细胞　HeLa cell
一个由宫颈癌组织培养、选育成的细胞系。该宫颈癌组织取自美国Henrietta Lacks女士活检标本，取He和La合并而得名。

02.015　核质杂种细胞　nucleo-cytoplasmic hybrid cell
将一个异源细胞核转入去核的细胞所获得的新细胞。

02.016　体细胞　somatic cell
多细胞生物体中除生殖细胞和生殖细胞前体细胞之外所有细胞的统称。

02.017　原代细胞　primary culture cell
从机体取出的组织经酶消化处理后在体外进行培养的细胞，或培养的第1代细胞与传10代以内的细胞。

02.018　微细胞　minicell
细菌或真核细胞在培养过程中从母体细胞派生出来的小型原生质体。一般不含核染色质，无转录功能，但可以包含质粒、核糖体、转移核糖核酸和各种酶类等。微细胞可经诱导产生，也可以在两个亲缘关系较远的细胞融合后，排斥异己染色体而形成。可以用作将一个或多个核外染色体导入细胞的媒介。

02.019　选择　selection
使用特殊培养条件使只具备某种特殊表型（如繁殖力或生活力）的细胞得以存活的方式。

02.020　细胞株　cell strain
具有有限分裂潜能，并在培养过程中保持其特性和标志的细胞群。其分裂次数通常为25~50次，最后死亡。

02.021　整合株　integrant
通过转染方式将外源性基因导入，使其整合到被转染细胞的基因组中所形成的具有特殊性质的培养物。

02.022　细胞松弛素 B　cytochalasin B
又称"松胞菌素（cytochalasin）"。一类真菌代谢产物。可抑制G肌动蛋白添加到集结部位，从而干扰肌动蛋白丝的聚合，破坏肌动蛋白丝的装配。常用的有松胞菌素B和松胞菌素D。

02.023　细胞培养　cell culture
在体外条件下，用培养液维持细胞生长与增殖的技术。

02.024　HAT 培养基　HAT medium
含次黄嘌呤（H）、氨基蝶呤（A）和胸腺嘧啶核苷（T）的培养基。在此培养基中，次黄嘌呤-鸟嘌呤磷酸核糖基转移酶（HGPRT）或胸腺嘧啶核苷激酶（TK）缺陷型细胞不能生长。

02.025　细胞因子　cytokine
由免疫细胞和某些非免疫细胞（内皮细胞、表皮细胞、成纤维细胞等）合成、分泌的一类具有广泛生物学活性的小分子蛋白质。一般通过结合相应受体调节细胞生长、分化和效应，调控免疫应答。

02.026　分化　differentiation
细胞和组织发育出特征性结构和功能的过程。可获得并保持特化特征，合成特异性的蛋白质。

02.027　单倍核　hemikaryon
具有配子染色体数的细胞核。

02.028　细胞杂交　cell hybridization
通过人工培养和诱导的方式将不同种生物或同种生物不同类型的两个或多个细胞合并成一个双核或多核细胞的过程。

02.029　杂合优势　heterozygote advantage
由于杂合子基因型与双亲基因型不同而表现出生命力增强的现象。

02.030　杂交细胞　hybrid cell
通过细胞融合或转染产生的含有两种细胞基因组成分的细胞。

02.031　胞质融合　plasmogamy
又称"质配"。两个或多个细胞的细胞核未发生融合，而细胞质融合的现象。

02.032　细胞质遗传　cytoplasmic inheritance
又称"核外遗传（extranuclear inheritance）""染色体外遗传（extrachromosomal inheritance）""母体遗传（maternal inheritance）"。子代性状由细胞质内基因控制的遗传现象。传递规律不符合孟德尔定律。

02.033　溶原化　lysogenesis, lysogenization
又称"溶原现象"。噬菌体的基因组与被感染的细菌基因组整合，或以质粒形式随细菌繁殖而复制，但不产生病毒颗粒、不裂解细菌的现象。

02.034　受体剪切位点　acceptor splicing site
位于内含子3′端、接纳剪接供体的部位。

02.035　同核体　homokaryon, homocaryon

基因型相同的细胞融合形成的杂交细胞。

02.036 等基因 isogene
群体内不同个体基因组中其他遗传背景完全一致条件下仅有的差异基因。

02.037 核移植 nuclear transplantation
应用显微操作技术，将某一细胞的核移入另一去核受体细胞内的过程。

02.038 强制异核体 forced heterocaryon
由两个非等位基因控制的营养缺陷型所造成的异核体。由于各自都不能在基本培养基上生长，因此在基本培养基上这种异核体的形成和生长是强制性的。

02.039 异核体检测 heterokaryon test
用异核体检验细胞质突变的方法。

02.040 异核体 heterokaryon, heterocaryon
在同一个细胞质中含有不同基因型细胞核的细胞、孢子或菌丝体。

02.041 异质体 heteroplasmon
细胞中含有不同遗传背景细胞质的个体。

02.042 异质性 heteroplasmy
一个细胞或个体含有不同遗传背景细胞质的现象。

02.043 饱和密度 saturation density
贴壁生长的细胞铺满培养器皿底部，达到汇合状态时的细胞密度。此时因接触抑制正常细胞数目不再增加。

02.044 分隔假说 compartmental hypothesis
又称"经典假说（classical hypothesis）"。关于真核细胞起源的一种假说。主张真核细胞由原始原核细胞通过有利突变的选择而逐渐进化产生，膜性细胞器由原始原核细胞

的质膜内褶进化而来。

02.045 原生质体融合 protoplast fusion
通过人为的方法，使遗传性状不同的两种细胞的原生质体融合，借以获得兼有双亲遗传性状的稳定重组子的过程。

02.046 体细胞克隆变异 somaclonal variation
一个体细胞克隆中个体之间的差异现象。

02.047 克隆变异 clonal variation
无性繁殖过程中产生的遗传变异。

02.048 克隆变异体 clonal variant
无性繁殖过程中由突变产生的变异个体。

02.049 克隆选择学说 clonal selection theory
一种抗体形成学说。由澳大利亚免疫学家伯内特（M. Burnet）于1958年提出。认为在个体发育中淋巴细胞分化成各种带有不同抗体的细胞；一种抗原侵入，只与具有这种抗原互补受体的少数淋巴细胞结合；在抗原刺激下，这种淋巴细胞会恢复分裂能力，连续分裂产生大量分泌同样抗体的淋巴细胞群。

02.050 克隆清除 clonal deletion
大量未成熟自身反应性T细胞在胸腺内接触相应的自身抗原后，发生程序性死亡而被清除的过程。是维持自身耐受最有效的机制。

02.051 缺体四体补偿现象 nulli-tetra compensation
异源多倍体中一个缺体的遗传缺陷被一个部分同源四体所补偿的现象。

02.052 瞬时转染 transient transfection
又称"短暂转染"。通过脂质体介导转染法及电穿孔等技术，将靶基因导入细胞，使被转染细胞在48小时左右出现该基因的表达

的方法。由于外源DNA以染色体外的形式存在，故基因的表达不稳定，常在短时间内消失。

02.053　稳定转染　stable transfection
外源基因转染真核细胞后整合入基因组DNA，能够长期存在于细胞中并随染色体复制而传给子代的转染方式。

02.054　无限增殖化　immortalization
又称"永生化"。真核细胞在理想的培养条件下获得无限增殖的能力。

02.055　无限细胞系　infinite cell line
又称"连续细胞系（continuous cell line）"。在体外可以持续生存、具有无限繁殖能力的细胞系。癌细胞是典型的永生化细胞，但并不是所有无限增殖化细胞都是癌细胞。

02.056　转化　transformation
（1）外源遗传物质（如质粒DNA等）进入细菌，引起细菌遗传变化的现象。但外源DNA并不整合到宿主染色体DNA上，这是其与"转导"概念不同之处。（2）用病毒、化学致癌物或X线诱发培养的细胞发生遗传变异的现象。使细胞丧失接触抑制等特性。

02.057　真核细胞转化　oncogenesis of eukaryotic cell, transformation of eukaryotic cell
真核细胞在培养中向非限制生长状态转化的过程。通常指正常细胞在内外致癌因素作用后转化为癌细胞的过程。

02.058　平衡致死系　balanced lethal system
又称"永久杂种"。利用倒位的交换抑制效应，为了同时保存两个致死基因而设计建立的果蝇品系。

02.02　细胞的基本结构

02.059　细胞表面　cell surface
细胞与细胞外环境的边界。是一个具有复杂结构的多功能体系。在结构上包括细胞被和细胞质膜。除为细胞提供一个合适的微环境外，其特异分子还能接受外界信号，引起细胞一系列反应。

02.060　细胞膜　cell membrane
又称"质膜（plasma membrane）"。包围细胞质和细胞器的界膜。是由磷脂分子构成的脂双层膜结构。将细胞内、外环境既分开又联系，与多种蛋白质结合，在调节细胞功能中起着重要作用。

02.061　膜蛋白　membrane protein
与细胞膜相结合的蛋白质。根据蛋白分离的难易及在膜中分布的位置，基本可分为三大类：外在膜蛋白或外周膜蛋白、内在膜蛋白或整合膜蛋白和脂锚定蛋白。

02.062　内膜系统　endomembrane system
真核细胞中，在结构、功能上具有连续性的，由膜围成的细胞器或结构。包括内质网、高尔基体、溶酶体、内体和分泌泡及核膜等膜结构，但不包括线粒体和叶绿体。

02.063　内膜亚单位　inner membrane subunit
线粒体内膜内表面直径9~10nm的颗粒。是氧化磷酸化的场所。

02.064　细胞质　cytoplasm
细胞中包含在细胞膜内的内容物。在真核细胞中指细胞膜以内、核以外的部分。内含细胞器和细胞骨架等组分。

02.065 内质网 endoplasmic reticulum, ER
真核细胞的细胞质内广泛分布的由膜构成的扁囊、小管或小泡连接形成的连续的三维网状膜系统。与蛋白质的合成和运输有关。膜囊外表面结合有核糖体的称为"粗面内质网（rough endoplasmic reticulum, RER）"；无核糖体的称为"滑面内质网（smooth endoplasmic reticulum, SER）"。

02.066 反面高尔基网 trans-Golgi network, TGN
简称"反面（trans-face）"，又称"成熟面"。高尔基体中离内质网最远的部分，由高尔基体反面的扁囊和小管连接成的网络。加工物通过此部位运出高尔基体。为分选加工的主要部位。

02.067 非膜相结构 non-membranous structure
在电子显微镜下可看到的除生物膜结构以外的结构。包括核糖体、中心体、微管、微丝、中间丝、核仁、染色质、细胞基质和核基质等。

02.068 血影蛋白 spectrin
红细胞膜的主要成分之一。该二聚体蛋白和锚定蛋白、肌动蛋白及其他成分构成膜支持结构。

02.069 细胞连接 cell junction
细胞表面与相邻细胞或细胞外基质结合产生的特化区域。在结构上包括膜特化部分、质膜下的胞质部分及质膜外细胞间的部分。具有细胞间信息传递、物质交换和机械性连接等作用。

02.070 细胞黏附分子 cell adhesion molecule, CAM
参与细胞与细胞之间及细胞与细胞外基质之间相互作用的分子的统称。大多数为糖蛋白，分布于细胞表面。

02.071 细胞器 organelle
真核细胞内具有一定形态、执行特定功能的结构。如线粒体、叶绿体、内质网和高尔基体等。组成了细胞的基本结构，使细胞能正常工作和运转。

02.072 溶酶体 lysosome
真核细胞细胞质中由膜包围成的泡状细胞器。含有可消化生物体内各种有机物的多种酸性水解酶。

02.073 吞噬体 phagosome
细胞通过入胞作用摄入固体物质形成的、由膜包围的结构。

02.074 微管 microtubule
一种中空管状的细胞骨架纤维。由α微管蛋白和β微管蛋白形成的异源二聚体组装而成，其内外径分别约为14nm和24nm。在细胞有丝分裂中，可作为染色体移动的轨道；在非分裂细胞内，则作为囊泡和细胞器运动的轨道。是细胞骨架成分，参与细胞支持和运动。

02.075 微管蛋白 tubulin
构成微管的蛋白亚单位。有α、β、γ、δ和微管蛋白。组成的异源二聚体聚合后形成微管。

02.076 微管组织中心 microtubule organizing center, MTOC
细胞中微管生成的发源区。起始微管的成核作用，并使之延伸。有丝分裂细胞中最主要的微管生成的发源区是中心粒。

02.077 同向转运体 symporter
将两种溶质以同向穿膜运输的载体蛋白。

02.078 微粒体 microsome

在细胞被匀浆破碎时，内膜系统的膜结构破裂后由内质网和高尔基体等膜结构重新封闭所形成的直径为20~200nm的小囊泡。

02.079　过氧化物酶体　peroxisome
又称"微体（microbody）"。真核细胞中一种由单层单位膜包围起来的细胞器。富含氧化酶、过氧化物酶和过氧化氢酶。

02.080　微管相关蛋白质　microtubule associated protein, MAP
与微管蛋白专一结合的蛋白质的统称。以恒定比例与微管结合，决定不同类型微管的独特属性，如诱导微管蛋白聚合或促进它们和其他组分（包括动力蛋白、τ蛋白及一些激酶）交联。

02.081　细胞外被　cell coat
又称"糖萼"。细胞质膜外表面被覆的多糖物质。以共价键与膜蛋白或膜脂结合形成糖蛋白或糖脂，在膜蛋白的保护和分子识别中发挥重要作用。

02.082　细胞骨架　cytoskeleton
细胞质中由微管、微丝、中间丝等纤维状结构组成的网状系统。广义的细胞骨架也包括核骨架。具有维持细胞的形态，参与物质运输、细胞运动及分裂等功能。

02.083　ATP 结合盒蛋白　ATP-binding cassette protein
简称"ABC蛋白（ABC protein）"。一个膜内在蛋白质超家族。将ATP水解释放出的能量提供给各种分子进行穿膜转运。如ABC转运蛋白A1可介导胆固醇与磷脂向其接纳体载脂蛋白A-I（apoA-I）活跃外流。

02.084　突触　synapse
神经元轴突末梢与另一神经元或其他兴奋细胞间形成的一种特化的细胞连接结构。通过它实现细胞与细胞之间的信息传递。

02.085　突触囊泡　synaptic vesicle
突触前神经末梢中含有神经递质的小型囊泡。神经冲动抵达神经末梢时，小泡将所含的神经递质释放到突触间隙而引起突触传递。

02.086　有被小泡　coated vesicle
又称"包被囊泡"。质膜胞质面由特定蛋白质（网格蛋白或其他蛋白质）包被成的有被小窝从质膜上缢断后形成的膜泡。

02.087　运输小泡　transport vesicle
又称"转运囊泡"。在细胞器之间运输蛋白质的小泡。从一个细胞器的膜上芽生再与特定细胞器的膜融合，在完成蛋白质运输的同时，为目的细胞器提供膜结构。

02.088　核基质　nuclear matrix
又称"核骨架（nuclear skeleton, karyoskeleton）"。在细胞核内主要由非组蛋白纤维组成的网架结构。DNA以袢环形式锚定在基质纤维上，DNA的复制、转录和RNA加工均与核基质有关。

02.089　核输出信号　nuclear export signal, NES
一些蛋白质（如核糖体蛋白）上与其从核孔复合体出核相关的特有氨基酸序列。使这些蛋白质定位在细胞质中，一般包含4个亮氨酸等疏水性氨基酸残基的短肽。

02.090　拟核　nucleoid
又称"类核"。原核生物、线粒体、叶绿体和病毒中遗传物质所在的区域。无真正细胞核的结构（既没有核膜，也不存在核仁，DNA或RNA裸露）。

02.091　内［吞］体　endosome

细胞在胞吞过程中形成并存在于胞质中的一种特殊细胞器。直径约500nm。按结构特点、发生阶段和功能等分为早期内体、晚期内体、循环内体、分选内体、信号内体等。主要参与入胞作用和细胞分泌途径的物质分选过程，分选后的蛋白质或脂质经特定转运途径参与细胞器的组成、出胞作用或信号转导途径等，还参与物质逆向转运回到高尔基体的过程。

02.092 小泡 vesicle
又称"囊泡"。细胞内由单位膜包围而成的含有特殊内含物的封闭双层膜性结构。细胞内的大分子和颗粒物质被运输时并不直接穿过细胞膜，而是由膜包围形成膜泡，通过一系列膜泡的形成和融合来完成转运过程。

02.093 胞吞泡 endocytic vesicle
又称"内吞小泡"。胞吞时细胞膜内陷形成的、参与胞内转运的囊泡。

02.094 分泌小泡 secretory vesicle
来自反面高尔基网的囊泡。通过与质膜融合进行出胞作用，把内容物释放到细胞外。

02.095 包被蛋白 coat protein, COP
又称"衣被蛋白"。真核细胞中介导内质网和高尔基体之间蛋白运输的一类蛋白质。可以包被在运输泡表面。

02.096 包被蛋白Ⅰ有被小泡 COPⅠ-coated vesicle
又称"COPⅠ有被小泡"。覆盖有COPⅠ衣被的运输小泡。介导从高尔基体向内质网的逆向运输及高尔基体膜囊之间的运输。

02.097 包被蛋白Ⅱ有被小泡 COPⅡ-coated vesicle

又称"COPⅡ有被小泡"。覆盖有COPⅡ衣被的运输小泡。介导从内质网向高尔基体的运输。

02.098 中间纤维 intermediate filament
又称"中间丝"。存在于真核细胞中，介于微丝和微管之间的细胞骨架纤维。直径约10nm。是最稳定的细胞骨架成分。在细胞中围绕着细胞核分布，成束成网，并扩展到质膜，与质膜相连接。由一类特殊的中间丝蛋白家族成员构成的核纤层以网络形式分布，紧贴在核膜的内侧。在细胞中主要起支撑作用，还参与细胞分化、胞内信息传递、基因表达调控等过程。

02.099 中[间]体 midbody
动物细胞在细胞质分裂晚期，位于赤道面的分裂沟细胞质中形成的致密结构。由纺锤体微管残余并掺杂有高密度物质和囊泡状物所组成。

02.100 中心粒 centriole
动物细胞中位于核附近、由9组三联体微管围成的成对圆筒状结构。具有自我复制能力。两颗中心粒在一端互相垂直，在分裂间期时位于核的一侧，细胞分裂时逐渐移向两极。与有丝分裂器的组建有关。

02.101 中心体 centrosome
由一对中心粒和中心粒周物质组成的细胞结构。是动物细胞的主要微管组织中心。

02.102 自[体吞]噬体 autophagosome
因生理或病理原因，细胞内退变或损伤的细胞器被双层膜包围形成的结构。与初级溶酶体融合，形成自噬溶酶体，使内含物得以消化。

02.103 组成性异染色质 constitutive hetero-chromatin

又称"结构性异染色质"。在细胞或生物个体发育过程中都处于凝集状态的异染色质。在整个细胞周期内总是处于凝缩状态,如着丝粒、端粒、核仁组织区等。其DNA主要是高度重复序列,含有的基因相当少。

02.104　生长因子　growth factor
刺激细胞生长和增殖的一类细胞外信号分子。常为小肽。能激活质膜上的受体,刺激目标细胞的生长。最初分离自血清成分,能促进培养细胞生长。

02.105　受体酪氨酸激酶　receptor tyrosine kinase, RTK
位于细胞表面、具有细胞外受体结构域的膜结合蛋白。生长因子等配体特异地结合到细胞外结构域后,激活其细胞内的激酶活性域,引起对底物的酪氨酸残基磷酸化,从而在细胞信号的穿膜转导中起作用。

02.106　[核]输出蛋白　exportin
存在于细胞核中、可识别并与输出信号结合的蛋白质。帮助核内物质通过核孔复合体输出到细胞质,而后快速通过核孔复合体回到细胞核。

02.107　高尔基[复合]体　Golgi body, Golgi apparatus, Golgi complex
位于真核细胞胞质中近核部位、主要由扁平膜囊和小泡规则堆摞而成的结构。是意大利科学家高尔基(Golgi)在1898年发现的、普遍存在于真核细胞中的一种细胞器。含有多种糖基化酶,负责对来自内质网的蛋白质进行加工和分选,以便分送到细胞不同部位或细胞外。

02.108　ABO 血型系统　ABO blood group system
根据红细胞表面有无特异性抗原(凝集原)A和B进行划分的血液类型系统。根据凝集原A和B的分布把血液分为A、B、AB、O四型。例如,红细胞上只有凝集原A的为A型血,其血清中有抗B凝集素。

02.109　横小管　transverse tubule
又称"T小管(T-tubule)"。横纹肌肌纤维质膜内陷形成的管状结构。功能是在肌纤维内部传递冲动信号。

02.110　T 细胞受体　T cell receptor, TCR
T细胞特异性表达的抗原受体复合物。能特异地识别组织相容性复合体分子。

02.111　胞质溶胶　cytosol
又称"细胞基质(cell matrix, cytoplasmic matrix)"。细胞质中除细胞器和不溶性细胞骨架以外的无色半透明无定形胶体物质。

02.112　间体　mesosome
一种由细菌细胞质膜内陷形成的囊状结构。多见于革兰氏阳性菌。可能与细胞壁合成、核质分裂、细菌呼吸和芽孢形成有关。

02.113　缝隙连接　gap junction
又称"间隙连接""通信连接(communication junction)"。相邻细胞的质膜间形成的一种连接结构。由许多连接子单元组成,可进行细胞间通信。

02.114　交换抑制因子　crossover suppressor
能够抑制或减少减数分裂过程中染色体交换的因子。

02.115　凝缩蛋白　condensin
一种从酵母中分离到的、可使染色体凝集的染色体结构维持蛋白家族蛋白。磷酸化的凝缩蛋白与DNA结合后,在ATP水解酶的作用下,通过介导分子内部交联使DNA超螺旋化。

02.116　胞外结构域　external domain
跨膜蛋白延伸在胞外的具有特异结构和独立功能的区域。

02.117　胞质面　cytoplastic face, cytosolic face
细胞质膜或细胞器膜面对细胞质的一面。

02.118　表位　epitope
又称"抗原决定簇（antigenic determinant）"。抗原分子中与相应抗体发生反应的特定部位。是抗原分子表面几个氨基酸残基组成的特殊序列及其空间结构，是抗原特异性的基础。多数蛋白质抗原具有多个表位，可分别被B细胞和T细胞受体所识别。

02.119　单位膜　unit membrane
由脂质双分子层和蛋白质构成的生物膜基本结构。在电镜下呈现出"暗–明–暗"三层式结构。

02.120　核仁组织区　nucleolus organizing region, nucleolus organizer region, NOR
位于染色体的副缢痕、与核仁形成有关的染色体区段。含有核糖体RNA（rRNA）的基因。具有核仁组织区的染色体数目依不同细胞种类而异，人有5对染色体即13号、14号、15号、21号、22号染色体上有核仁组织区。

02.121　核融合　nuclear fusion, karyomixis
在共同的细胞质中，两个或两个以上的细胞核间融合的现象。

02.122　核体　karyoplast
细胞经细胞松弛素处理后，排出的带有质膜和少量细胞质的细胞核。

02.123　核纤层　nuclear lamina

· 38 ·

位于细胞核内核膜下、由中间丝相互交织形成的一层高电子密度的蛋白质网络。在细胞分裂过程中对核被膜的破裂和重建起调节作用。

02.124　核小体　nucleosome
组成真核细胞染色体的基本结构单位。由组蛋白和大约200bp的DNA组成的直径约10nm的球形小体。

02.125　核小体核心　nucleosome core
染色质核小体中由四种组蛋白（H_{2A}、H_{2B}、H_3和H_4）各两分子组成的八聚体结构。

02.126　核小体核心颗粒　nucleosome core particle
真核生物核小体中，160~200bp DNA与组蛋白八聚体组成的核心结构。

02.127　核质　nucleoplasm, karyoplasm
细胞核内除染色质及核仁之外的物质。

02.128　核质比　nucleo-cytoplasmic ratio, nuclear-cytoplasmic ratio
细胞中细胞核与细胞质的体积之比。

02.129　非组蛋白　nonhistone protein, NHP
染色质结构中，除组蛋白之外的其他蛋白质成分的统称。参与基因表达调控。

02.130　信号分子　signaling molecule
在细胞内外或细胞之间传递信息的胞内外化学分子的总称。

02.131　高甘露糖型寡糖　high mannose oligosaccharide
含有N-乙酰氨基葡萄糖并只连有甘露糖的N-连接寡糖。共价地结合到粗面内质网的跨膜蛋白上，而后在高尔基体中被切除和修饰。

02.132 核基质附着区 matrix attachment region, MAR
又称"支架附着区(scaffold attachment region, SAR)"。与核基质特异性结合的DNA序列。属于非编码序列,富含AT。调控染色质组织结构。

02.133 线粒体嵴 mitochondrial crista
线粒体内膜向基质中突出的内褶物。上面有电子传递链复合物,以及将氧化磷酸化和电子传递相偶联的酶复合物(F1-F0偶联因子)。

02.134 锚蛋白 ankyrin
将血影蛋白与红细胞质膜上的整联蛋白相连的球形蛋白。属于连结蛋白家族,广泛存在于各种组织细胞中。连接膜整合蛋白到细胞骨架蛋白网络,在多种细胞功能活动中起关键作用,参与机体生长、发育、细胞内蛋白转运、细胞极性的建立和维持、细胞黏附、信号转导及mRNA转录等。

02.135 黏着连接 adhering junction
又称"锚定连接(anchoring junction)"。通过细胞骨架系统将细胞与相邻细胞或细胞与基质连接起来的结构。根据直接参与细胞连接的骨架纤维的性质不同,又分为与中间丝相关的黏着连接和与肌动蛋白纤维相关的黏着连接。前者包括桥粒和半桥粒;后者主要有黏着带和黏着斑。

02.136 膜受体 membrane receptor
位于细胞膜内或其上的、能与细胞外信号分子结合并向细胞内效应系统转导信号的蛋白质。如胆碱能受体等。

02.137 膜通道 membrane channel
由跨膜蛋白组成的膜上特殊通道结构。允许小分子溶质、离子或水分子沿电化学梯度被动穿膜扩散。

02.138 运输蛋白 transport protein
又称"转运蛋白""膜运输蛋白(membrane transport protein)"。介导离子或小分子穿膜运输的膜整合蛋白的总称。根据作用方式分成三类:载体蛋白、通道蛋白、离子泵。

02.139 跨膜蛋白 transmembrane protein, membrane-spanning protein
又称"穿膜蛋白"。一类膜整合蛋白。其多肽链能从膜(特别是质膜)的一侧跨向另一侧。包括许多受体。根据蛋白质分子穿越膜的肽段的多少,又可分为不同的家族,如七次跨膜蛋白和四次跨膜蛋白等。

02.140 跨膜[结构]域 transmembrane domain, transmembrane region
又称"穿膜域"。跨越脂质双层膜的蛋白质疏水区域。通常是一段由约20个氨基酸组成的α螺旋结构。

02.141 连接子 connexon
间隙连接的多亚基复合体单元。每一个连接子由6个穿膜的连接蛋白组成筒状,中央有直径1.5nm的通道。

02.142 流动镶嵌模型 fluid mosaic model
细胞膜结构的一种模型。认为磷脂双分子层构成膜的主体,蛋白质分子镶嵌在脂质双分子层中或位于脂质双分子层表面,细胞膜具有流动性。

02.143 内皮 endothelium
脊椎动物血管和淋巴管内壁所衬的单层细胞。来源于中胚层。为分布在心血管和淋巴管腔面的单层扁平上皮,薄而光滑,有利于物质交换和血液、淋巴的流动。

02.144 配体 ligand
与受体分子专一性结合,引起细胞反应的分子。

02.145　离子通道型受体　ionotropic receptor
又称"配体门控受体（ligand-gated receptor）""配体门控离子通道（ligand-gated ion channel）"。贯穿细胞膜或内质网膜的具有离子通道功能的亲水性蛋白质。在细胞内外的特定配体与膜受体结合时发生反应，引起门通道蛋白的一种成分发生构型变化，结果使"门"打开。分为细胞内配体和细胞外配体两种类型。

02.146　整合膜蛋白　integral membrane protein
又称"内在膜蛋白（intrinsic membrane protein）"。一类以部分插入膜的内侧或外侧，或大部分和全部插入磷脂双分子层的蛋白质或酶。位于脂双层疏水核心区的蛋白质主要呈 α 螺旋和 β 片层构象。与膜结合较紧密，一般要用较剧烈的方法（如用表面活性剂、有机溶剂或超声波处理等）才能从膜上解离和纯化下来。如多种膜受体、膜酶、通道、运载蛋白和膜孔蛋白等。在细胞的能量转换、信号转导和物质转运等重要生理功能中发挥重要调控作用。

02.147　桥粒　desmosome
又称"黏着斑（focal adhesion）"。相邻细胞间的一种斑点状黏着连接结构。其质膜下方有盘状斑，与中间丝相连，使相邻细胞的细胞骨架间接地连成骨架网。

02.148　转运体　translocon, translocator
又称"易位子""易位蛋白质"。粗面内质网膜中的多蛋白质复合物。可形成通道。新生分泌蛋白合成时可将其转运入内质网腔，也可通过水解鸟苷三磷酸（GTP）将内质网腔中的损伤蛋白质转运到细胞质溶质中。

02.149　核小核糖核蛋白颗粒　small nuclear ribonucleoprotein particle, snRNP
存在于真核生物细胞核内的核内小RNA和蛋白质组成的核糖核蛋白颗粒。

02.03　细胞的基本功能

02.150　染色质重塑　chromatin remodeling
又称"染色质重构"。通过动态调整真核细胞染色质的结构使DNA可以被转录调节蛋白结合，从而调控转录的过程。主要通过组蛋白共价修饰和核小体的移位来完成。

02.151　膜流动性　membrane fluidity
生理状态下生物膜处于流动状态的特性。包括脂质和蛋白质的侧向移动及旋转扩散、脂肪酸链沿长轴的伸缩和振荡、膜脂在双分子层之间的翻转运动等。

02.152　胞饮　pinocytosis
又称"吞饮"。细胞借助质膜向细胞内出芽形成内吞小泡或通过主动转运方式从细胞外摄取可溶性物质的过程。含吞饮物质的小泡称"胞饮体（pinosome）"。

02.153　微胞饮　micropinocytosis
通过质膜内陷形成直径小于100nm的胞饮小泡所进行的胞饮作用。

02.154　微管滑动学说　sliding microtubule theory
又称"微管滑动机制（sliding microtubule mechanism）"。解释纤毛和鞭毛运动机制的一种学说。认为真核细胞纤毛的摆动由轴丝中相邻外周二联微管间相互滑动引起。

02.155　逆向运输　retrograde transport
蛋白质在细胞内的反方向移动。通常指由高尔基体向内质网的转运。

02.156　淀粉样前体蛋白　amyloid precursor protein, APP
β-淀粉样蛋白的前体，是一种广泛存在于全身组织细胞上的单次跨膜蛋白。其基因位于21号染色体长臂上（21.q21.1—21.q21.3），编码一个含695~770bp的蛋白，其正常水解代谢仅产生少量的β-淀粉样蛋白，如果某因素促进APP的异常水解，就会促使β-淀粉样蛋白生成异常增加，从而导致阿尔茨海默病。

02.157　抗肌萎缩蛋白　dystrophin
又称"肌养蛋白"。一种少量存在于正常肌肉中的蛋白质。在多种肌营养不良症患者中缺乏或异常。起到将细胞骨架锚定于质膜上的作用。编码该蛋白质的基因发生突变将引起进行性假肥大性肌营养不良（DMD）。

02.158　受体介导的胞吞　receptor-mediated endocytosis
质膜内陷，将结合在细胞表面专一受体上的细胞外物质摄取到细胞内的过程。当特定大分子与凹陷部位的相应受体结合时，质膜上不断形成向胞质回缩的凹陷，最后从质膜上断裂形成有被小泡。这种内吞由受体介导，故具有高度选择性和转运速度快的特征。

02.159　顺向运输　anterograde transport
蛋白质从内质网穿过高尔基体向质膜转运的过程。

02.160　同步化　synchronization
自然地或人为地使培养细胞都处于细胞分裂周期中的同一阶段。分为两种：①自然界存在的细胞周期同步过程，称为自然同步

化。②通过人工选择或人工诱导产生的细胞周期同步过程，称为人工同步化。

02.161　体外受精　*in vitro* fertilization
精子和卵子在体外人工控制的环境中完成受精过程的技术。

02.162　吞排作用　cytosis
动物细胞入胞作用和外排作用的统称。

02.163　细胞介导免疫应答　cell-mediated immune response
主要由T细胞介导的免疫应答。通常通过活化的$CD4^+$T细胞或$CD8^+$T细胞发挥效应。该免疫性不能由血清抗体从一个有机体转移到另一个有机体上。

02.164　细胞融合　cell fusion
在自发或人工诱导下，使两个或两个以上的细胞合并形成一个细胞的过程。

02.165　细胞识别　cell recognition
细胞对同种或异种细胞、同源或异源细胞的认识和鉴别。主要通过细胞表面黏附分子的相互作用来实现。

02.166　细胞衰老　cell aging, cell senescence
生物发育成熟后，正常细胞随着时间变化出现功能减退，内环境稳定性下降，结构组分退行性变化，端粒缩短，趋向死亡的不可逆的现象。

02.167　指令性作用　instructive role
由基因、蛋白质或信号转导通路发出信息或刺激，决定发育过程中细胞分化方向的作用。

02.168　指令性诱导　instructive induction
诱导组织发出信息或刺激、决定反应组织分化方向的一类诱导。

02.169 主动转运 active transport
又称"主动运输"。特异性运输蛋白消耗能量使离子或小分子逆浓度梯度穿膜的运输方式。

02.170 胞吞转运 transcytosis
一种特殊的入胞作用。受体和配体在内吞中并未做任何处理，只是经细胞内转运到相反的方向，然后通过出胞作用，将内吞物释放到细胞外。主要发生在极性细胞中。

02.171 自噬 autophagy
从内质网的无核糖体附着区脱落的双层膜包裹部分胞质和细胞内需降解的细胞器形成自噬体，而后自噬体通过与溶酶体融合形成自噬溶酶体，降解其所包裹的内容物的过程。细胞借助自噬实现本身的代谢需要和细胞器的更新。

02.172 异固缩 heteropycnosis, heteropyknosis
染色质丝螺旋折叠的时期和程度与一般染色体或染色体区段不相同的现象。细胞分裂时，核内染色质要凝缩成染色体结构，对碱性染料着色很深，一旦脱离分裂期，染色体则去凝集，呈松散状态，并且着色力减弱。

02.173 正异固缩 positive heteropycnosis
染色体或染色体区段前期螺旋化的程度高于正常，而后期解螺旋的速度慢于正常的现象。

02.174 负异固缩 negative heteropycnosis
染色体或染色体区段前期螺旋化的程度低于正常，而后期解螺旋的速度快于正常的现象。

02.175 协同转运 cotransport, coupled transport
又称"协同运输"。一种分子的穿膜运输依赖于另一种分子，两者同时或先后穿膜的运输方式。后者从高浓度到低浓度的运输可为前者逆浓度梯度的运输提供能量。分为反向运输和同向运输两类。

02.176 出胞作用 exocytosis
又称"胞吐［作用］"。细胞内由膜包围的小泡通过与质膜融合将小泡内物质排到细胞外的过程。

02.177 入胞作用 endocytosis
又称"胞吞[作用]"。通过质膜内陷并使膜包围的小泡内在化的方式将物质摄入细胞的过程。

02.178 共翻译转运 cotranslational translocation
分泌蛋白合成过程中肽链边合成边转移至内质网腔中的运输方式。

02.179 核质不亲和性 nucleo-cytoplasmic incompatibility
异源的细胞核和细胞质杂交后不能形成具有完整功能合子的特性。

02.180 核质相互作用 nucleo-cytoplasmic interaction
细胞核基因与细胞质基因之间的相互作用。

02.181 贴壁依赖性 anchorage dependence
大多数正常真核细胞只有在黏附于一定的细胞外基质时才能在培养基上存活和生长的特性。

02.182 锚定 docking
通过信号识别颗粒与锚定蛋白的相互作用，将正在合成蛋白质的核糖体引导到内质网上的过程。

02.183 稳定型位置效应 stable type position

effect
基因的位置改变发生在常染色质区所导致的表型变化的遗传现象。

02.184 可塑性 plasticity
造血干细胞、骨髓间充质干细胞、神经干细胞等成体干细胞具有的跨系甚至跨胚层分化的特性。

02.185 趋化性 chemotaxis
细胞或生物个体朝向或背离某种化学物质运动的特性。

02.186 单倍剂量不足 haploinsufficiency
基因座上一个等位基因突变后，另一个等位基因能正常表达，但只有正常水平50%的基因产物不足以维持细胞正常生理功能的现象。

02.187 染色体联会 chromosome association
减数分裂时同源染色体间相互吸引及配对的现象。

02.188 接触抑制 contact inhibition
对多细胞生物的细胞进行体外培养时，分散贴壁生长的细胞一旦相互汇合接触即停止移动和生长的现象。

02.189 密度依赖的细胞生长抑制 density-
dependent cell growth inhibition
单层培养中的正常细胞一旦相互接触并达到临界细胞密度，细胞即停止分裂的现象。

02.190 凝集[反应] agglutination
颗粒性抗原（如细菌、红细胞或表面带有抗原的乳胶颗粒）与相应抗体结合，在一定条件下可形成凝集团块的现象。与沉淀类似，但是凝集的颗粒更大并且在悬浊液比在溶液中存在更多。

02.191 G蛋白 G protein
全称"GTP结合蛋白质（GTP binding protein）"。又称"鸟嘌呤核苷酸结合蛋白质（guanine nucleotide binding protein）"。与鸟嘌呤-5'-三磷酸（GTP）或者鸟苷二磷酸（GDP）结合，具有GTP酶活性，在细胞信号转导通路中起信号转换器或分子开关作用的蛋白质。有与膜受体偶联的异三聚体G蛋白和低分子量小G蛋白两种类型。

02.192 分子伴侣 chaperone, molecular chaperone
细胞内协助其他蛋白质分子肽链正确折叠和转运的蛋白质。通常不参与靶蛋白的生理功能。主要有伴侣蛋白、热激蛋白70家族和热激蛋白90家族。

02.04 染色质与染色体

02.193 染色体 chromosome
遗传信息的载体，由DNA、蛋白质和少量RNA构成，形态和数目具有种系的特性。在细胞间期核中，以染色质丝形式存在。在细胞分裂时，染色质丝经过螺旋化、折叠、包装成为染色体。为显微镜下可见的、具有不同形状的棒状小体。

02.194 染色质 chromatin
真核细胞分裂间期的细胞核内由DNA、蛋白质和少量RNA组成的线性复合结构。

02.195 常染色体 autosome, autochromosome
真核细胞中对性别决定不起直接作用，除了性染色体和线粒体之外的所有染色体。

02.196　常染色质　euchromatin
细胞分裂间期核内染色质丝折叠压缩程度低、处于伸展状态、着色浅的那部分染色质。富含单拷贝DNA序列,有转录活性。

02.197　性染色体　sex chromosome, idiochromosome
与性别决定有关的染色体。人类有X和Y两种性染色体。

02.198　W 染色体　W chromosome
性染色体之一。在ZW型性别决定的物种中,只在异配性别即雌性细胞中出现的性染色体。

02.199　X 染色体　X chromosome
性染色体之一。正常男性和女性细胞中都存在的性染色体。

02.200　X 小体　X body
又称"性染色质体(sex chromatin body)""X染色质(X chromatin)"。在正常的雌性哺乳动物及人类正常女性的两条X染色体中,只有一条有转录活性,另一条无转录活性,这条失活的X染色体在间期细胞核中呈异固缩状态,形成的一个直径约1μm、贴近核膜内缘的小体。

02.201　Y 染色体　Y chromosome
属于XY型性别决定系统的大多数哺乳动物的两条性染色体之一。在哺乳动物的Y染色体上含有的*SRY*基因能触发睾丸的生长,并由此决定雄性性状。

02.202　Y 染色体性别决定区　sex determining region of Y, SRY
又称"*SRY*基因(*SRY* gene)"。位于Y染色体短臂、约35kb的DNA序列。被认为是睾丸决定因子或男性性别决定基因。

02.203　Y 染色质　Y chromatin

决定雄性性别的染色质。Y染色体长臂远端2/3区段为异染色质,用荧光染料染色后可发出荧光,在男性间期细胞核中可显示为一荧光小体。

02.204　Z 染色体　Z chromosome
性染色体之一。在ZW型性别决定的物种中,雌性和雄性细胞中都出现的性染色体。

02.205　染色质凝聚　chromatin condensation, chromatin agglutination
染色质凝缩进一步形成染色体的过程。

02.206　染色质纤维　chromatin fiber
又称"染色质丝"。电镜下所见到的染色质的基本结构单位。粗约30nm。是由线性DNA双螺旋和组蛋白、非组蛋白、少量RNA,以及与DNA、RNA合成有关的酶构成的复合物。

02.207　染色体臂　chromosome arm
位于染色体着丝粒两侧的部分。较长的部分为长臂(q),较短的部分为短臂(p)。

02.208　染色体长臂　long arm of chromosome
着丝粒将染色体分成的两部分中较长的一端。以q为标志。

02.209　染色体短臂　short arm of chromosome
着丝粒将染色体分成的两部分中较短的一端。以p为标志。

02.210　染色体带　chromosomal band
染色体经不同处理后产生的差别染色区或荧光区。

02.211　染色体多态性　chromosome polymorphism
在健康人群中,一条或数条染色体表现出的

比较恒定的、微小的形态变异。不具有明显的表型或病理学意义。遗传符合孟德尔遗传定律。

02.212 中着丝粒染色体 metacentric chromosome
着丝粒位于染色体中部的染色体。即长、短臂相等或接近相等的染色体。

02.213 同源[染色体]配对 autosyndetic pairing
在减数分裂前期Ⅰ同源染色体的配对。

02.214 同源染色体 homologous chromosome
二倍体细胞中，形态、结构基本相同，能够配对的染色体。每条染色体来自不同的亲本。每对同源染色体携带两个拷贝的遗传物质，每条染色体各含其一。

02.215 染色中心 chromosome center, chromocenter
多线染色体中同源染色体紧密联合在一起，各染色体的着丝粒区相互聚集而形成的结构。

02.216 染色体基数 chromosome basic number
在包含若干个祖先种染色体组的物种中，每一个祖先种染色体组的染色体数。符号为X。如小麦是异源六倍体（$2n=42$），共有三个基本染色体组（A、B和D），$X=7$。

02.217 染色体结构维持蛋白 structural maintenance of chromosome protein, SMC
包括凝缩蛋白在内的一类蛋白质。参与维持染色体稳定的形态和结构。

02.218 结构域 structural domain

蛋白质多肽链内一段类似球形的、结构和功能都具有相对独立性的折叠区。介于二级结构与三级结构之间的一个层次，是蛋白质三级结构的基本单位。

02.219 染色体螺旋 chromosome coiling
由染色质丝组装为染色体时的包装形式。

02.220 染色体疏松团 chromosome puff
由于DNA或RNA的合成，多线染色体特异的带纹区局部疏松形成的泡状结构。

02.221 染色体数 chromosome number
体细胞中全套染色体的数目。是物种的特征性标志之一。

02.222 染色体显带技术 chromosome banding technique
借助一定的处理方法，使染色体的不同部位显示出不同宽窄和颜色深浅带纹的技术。这些带纹具有物种及染色体的特异性，从而可以帮助鉴别细胞内的各条染色体和结构畸变。常见的有G带、Q带、C带、N带、高分辨显带等多种染色体显带技术。

02.223 染色体支架 chromosome scaffold
中期染色体去除组蛋白后，可用电子显微镜观察到的与正常染色体大小相似的一个丝网状的、支持和维系染色体的骨架结构。

02.224 染色体组 chromosome set
单倍体细胞所含有的整套染色体。在形态和功能上各不相同，但是携带着一套控制一种生物生长发育、遗传和变异的全部遗传信息。

02.225 染色单体 chromatid
在减数分裂或有丝分裂过程中，复制后染色体中的两条子染色体。每个染色单体由一条DNA双链经过紧密盘旋折叠而成。中期染色体由两条染色单体组成，两者在着丝粒部位相互结合。

02.226 染色单体粒 chromatid grain
染色单体的染色质纤维局部盘曲增厚的部分。

02.227 染色粒 chromomere
由染色质丝局部凝缩形成的呈串珠状结构、排列在伸展的染色体上的大小可变的染色质颗粒。

02.228 染色粒间区 interchromomere
又称"间带区"。多线染色体中相邻染色粒的中间连接区。

02.229 染色线 chromonema
细胞分裂前期或间期核内的染色质细线。代表一条染色单体。

02.230 近端着丝粒染色体 acrocentric chromosome
着丝粒位于接近染色体臂端部的染色体。其染色体短臂（近端）末端常带有随体。

02.231 近中着丝粒染色体 submetacentric chromosome
又称"亚中着丝粒染色体"。着丝粒的位置介于中部和端部之间的染色体。

02.232 巨大染色体 giant chromosome
又称"巨型染色体"。在某些生物（如双翅目昆虫）的细胞中，特别是在发育的某些阶段观察到的一些特殊的、体积很大的染色体。包括多线染色体和灯刷染色体。

02.233 类染色体 chromosomoid
一些低等生物中，与染色体的功能和组成相近，但没有完整结构的遗传物质。

02.234 花斑染色体 harlequin chromosome
在DNA复制时加入5-溴脱氧尿苷（5-BrdU），5-BrdU可插入DNA分子中；当双链都插入5-BrdU时吉姆萨染色不能着色，而一条链插入5-BrdU则可着色；若细胞的培养基中加入5-BrdU，则第二复制周期时，两条姐妹染色体染色状况不同，一明一暗，称为花斑染色体。

02.235 花斑型位置效应 variegated type position effect
常染色质区内的显性基因易位到异染色质区后表达受抑制，导致某些细胞中显性和隐性性状出现嵌合斑驳的遗传现象。

02.236 环状染色体 ring chromosome
呈环状的染色体。在有些原核生物中为正常现象，在真核生物中则是一种染色体畸变。

02.237 A染色体 A chromosome
真核细胞染色体组的所有正常染色体。包括常染色体和性染色体。是相对于B染色体而言的。对个体的正常生活和繁殖是必需的。在每种生物中，所有的个体具有相同的A染色体。

02.238 B染色体 B chromosome
又称"额外染色体（extrachromosome）""超数染色体（supernumerary chromosome）"。除常规的A染色体以外的染色体。一般比A染色体小。虽有着丝粒，但数目不稳定。在有丝分裂中常不是均等分配到子细胞中，其表型效应不明显。

02.239 核心DNA core DNA
缠绕在核小体核心颗粒上的DNA。

02.240 核型 karyotype, caryotype
一个物种所特有的染色体数目和每一条染色体所特有的形态特征（染色体的长度、着丝粒的位置、臂比、随体有无等）。

02.241　[染色体]臂比　arm ratio
染色体长臂与短臂的长度之比。

02.242　[染色体]带型　banding pattern
经不同显带技术处理后的染色体显示出的相应特征性的带纹。

02.243　亚端着丝粒染色体　subtelocentric chromosome
着丝粒位于染色体的7/8以远区段的染色体。

02.244　微型染色体　mini chromosome
（1）染色体结构变异形成的小型染色体。
（2）病毒DNA与宿主的组蛋白结合而形成的类似染色体的一种结构。

02.245　主缢痕　primary constriction
又称"着丝粒区"。中期染色体上一个染色较浅而缢缩的部位。此处有着丝粒，染色体以此为界限分为两条臂。由于这一区域染色线的螺旋化程度低、DNA含量少，所以染色很浅或不着色。

02.246　限雄染色体　androsome
只出现在雄性种系细胞核中的染色体。

02.247　祖先染色体片段　ancestral chromo-somal segment
染色体上来自物种祖先的区段。

02.248　着丝粒　centromere
染色体中将两条姐妹染色单体结合起来的区域。由无编码意义的高度重复DNA序列组成。是动粒的形成部位。

02.249　着丝粒 DNA　centromeric DNA, CEN DNA
构成着丝粒的DNA序列。富含AT重复序列。

02.250　着丝粒元件　centromere element

构成着丝粒的动粒结构域、中央结构域和配对结构域。

02.251　着丝粒指数　centromere index
染色体短臂的长度与染色体全长之比。

02.252　缢痕　constriction
中期染色体上染色很浅且狭细的部位。此处染色质呈非螺旋化。

02.253　凝聚染色质　condensed chromatin
处于凝缩状态的染色质。

02.254　性指数　sex index
细胞中X染色体数目（X）与常染色体组数（A）的比值。用X/A表示。与性别决定有关。

02.255　异染色体　heterochromosome, allo-some
大小、形状或行为上与常染色体不同的一种染色体。

02.256　异染色质　heterochromatin
间期核内染色质丝折叠压缩程度高、处于凝聚状态、染料着色深的那部分染色质。富含重复DNA序列。复制延迟，一般无转录活性。

02.257　异染色质化　heterochromatinization
常染色质转变为异染色质的过程。

02.258　异周性　allocycly
全称"异染周期性"。染色体或一个染色体不同区域螺旋状态不同于其他大多数染色体的现象。可见于性染色体、核仁组织区和着丝粒。

02.259　Ag 显带　Ag-banding
又称"银显带"。用硝酸银溶液染色后，使近端着丝粒染色体短臂的核仁组织区特异性浓染的技术。

02.260　C带　C-band
又称"组成性异染色质带""着丝粒异染色质带（centromeric heterochromatic band）"。中期染色体经酸碱变性处理后再用吉姆萨染料染色，在着丝粒附近的组成性异染色质区和高度重复序列的DNA区显示出的深染的带纹。

02.261　G带　G-band
又称"吉姆萨带""G显带（G-banding）"。染色体经胰酶处理后，用一种能结合DNA的化学染料——吉姆萨染料染色，使染色体产生的深浅不同的带纹。人类的24条染色体（22条常染色体与X及Y染色体）可显示出各自特异的带纹。

02.262　N带　N-band
又称"银染核仁组织区（Ag-NOR）""N显带（N-banding）"。染色体标本经吉姆萨染料染色，将近端着丝粒染色体（13号、14号、15号、21号、22号）短臂副缢痕处的核仁组织区（NOR）浓染成黑色。具有转录活性的此区域嗜银蛋白质，可使硝酸银中的银离子还原成银颗粒而呈现黑色；没有转录活性则不着色。

02.263　费城染色体　Philadelphia chromosome, Ph chromosome
人22号染色体长臂与9号染色体长臂发生易位der（22）t（9；22）（q34；q11），变成的一个比G组染色体还小的染色体。因首先在美国费城的一例慢性粒细胞白血病患者中发现而得名。是慢性粒细胞白血病的标记染色体。

02.264　Q带　Q-band
1968年，瑞典学者卡斯佩松（T. O. Caspersson）首次应用荧光染料芥子喹吖因处理染色体标本，发现染色体因着色不同而沿其纵轴显示出宽窄和亮度不同的荧光带，这种

明暗相间的带纹被称为Q带。

02.265　R带　R-band
又称"反带（reverse band）"。染色体经过热、盐处理，使富含AT的DNA变性，利用吉姆萨染色，显示出的和G带明暗相间带型正好相反的带纹。当G带显示的染色体两臂末端为浅带时，R带正好能将此处显示出易于识别的深带。

02.266　T带　T-band
又称"端粒带（terminal band）""T显带（T-banding）"。中期染色体端粒部位经吖啶橙染色后显现的带纹。专门显示染色体端粒。可用于分析染色体端粒有无缺失、易位等畸变。

02.267　包装率　packaging ratio
又称"包装比"。染色体形成中，DNA分子的长度与包装后的染色体长轴长度之比。反映DNA分子的凝聚状态。

02.268　倍半二倍体　sesquidiploid
体细胞具有一个偶数异源多倍体全套染色体和一个二倍体物种的染色体组的个体。

02.269　副缢痕　secondary constriction
又称"次缢痕"。一些染色体上除着丝粒所处的主缢痕外的其他缢痕区。此处染色体松弛变细。其数量、位置和大小是某些染色体的重要形态特征。

02.270　端粒　telomere
真核染色体两臂末端由特定的DNA重复序列构成的结构。使正常染色体端部间不发生融合，保证每条染色体的完整性。在正常人体细胞中，随着细胞分裂而逐渐缩短。

02.271　大型染色体　megachromosome

由于染色体易位等原因形成的体积较大的染色体。

02.272 带型多态性 banding pattern polymorphism
又称"异态性（heteromorphism）"。正常人群中染色体形态的微小变异。这种变异主要表现为同源染色体大小、形态或着色等方面的变化。

02.273 单 X 染色体假说 single X hypothesis
认为雌性哺乳动物细胞中仅有一条X染色体处于活化状态，而另外一条X染色体处于失活状态的学说。

02.274 核型分析 karyotype analysis
按照染色体的数目、大小和着丝粒位置、臂比、副缢痕、随体等形态特征，对细胞内的染色体进行配对、分组、归类、编号和分析的过程。

02.275 核型模式图 ideogram
在进行核型分析的过程中，根据各染色体的标准特征绘制成的图。代表一个物种的模式特征。现在人类细胞遗传学命名的国际体制（ISCN）常用的有300条带、400条带、550条带和700条带的核型模式图。

02.276 核型图 karyogram, caryogram
又称"染色体组型图"。在分析细胞染色体时，按各种分析指标，把成对的同源染色体按形状、大小依顺序排列起来的图形。

02.277 非端着丝粒染色体 atelocentric chromosome

着丝粒不位于染色体臂端部的染色体。

02.278 随体 satellite
位于近端着丝粒染色体短臂远端的圆形或圆柱形的染色体片段。通过副缢痕与染色体主要部分相连。

02.279 随体区 satellite zone, SAT zone
具有随体的染色体上宽阔的副缢痕。

02.280 随体染色体 satellite chromosome, SAT chromosome
具有随体的染色体的统称。

02.281 假常染色体区段 pseudoautosomal region segment
人类X和Y染色体长臂端部及短臂远端的高度同源的DNA序列的区段。在这两个区域内可发生减数分裂配对和染色体互换。

02.282 兼性异染色质 facultative heterochromatin
又称"功能性异染色质"。在个体发育的特定阶段、特定生理条件或特定类型的细胞中，由常染色质凝缩并丧失基因转录活性而转变成的异染色质。

02.283 核固缩 karyopyknosis
细胞核内含物凝缩，呈现不规则深染状态的现象。是细胞死亡的表征。

02.284 丹佛体制 Denver system
1960年在美国丹佛市召开的首届人类细胞遗传会议所制定的人类有丝分裂染色体标准命名系统。

02.05 细 胞 分 裂

02.285 异形二价体 heteromorphic bivalent

（1）减数分裂时，因具有不同形态而只能

在同源部分配对的两条同源染色体。（2）一对同源染色体中，一条正常，另一条有易位或插入，只能在同源部分配对的二价体。

02.286 异源[染色体]配对 heterogenetic pairing
源自不同祖先的染色体在减数分裂前期的配对。

02.287 异形染色体 heteromorphic chromosome
形态、大小不同的染色体。

02.288 优先分离 preferential segregation
减数分裂中产生4个子细胞时，染色体或染色体片段非随机分配，结果某条染色体或染色体片段优先进入卵细胞，而其同源部分则进入不参加合子形成的极体。

02.289 复交叉 multiple chiasma
减数分裂前期Ⅰ有3条或4条染色单体参与的交叉。

02.290 有丝分裂不分离 mitotic nondisjunction
有丝分裂过程中，姐妹染色单体未分离而一起进入一个子细胞的现象。结果为一个子细胞多一条染色体，而另一个子细胞少一条染色体。

02.291 有丝分裂器 mitotic apparatus
有丝分裂过程中，由梭形纺锤体和围绕中心粒的星体组成的结构。由三种成分组成：中心粒周围形成的星体、纺锤体、基质。在维持染色体的平衡、运动和分配等方面起重要作用。

02.292 有丝分裂指数 mitotic index, MI
一个细胞群体中处于有丝分裂状态的细胞的百分数。

02.293 有丝分裂中心 mitotic center
有丝分裂过程中形成纺锤体两极与确定染色体移向两极的组织中心。其功能与中心粒有关。大多数动物细胞中心粒周围的物质起着有丝分裂中心的作用。

02.294 原核 pronucleus
真核生物受精过程中，精、卵核的核膜已经破裂，但尚未融合成合子核的状态。

02.295 卵裂期 cleavage stage
受精卵的早期分裂时期。此时体积较大的受精卵通过连续快速的有丝分裂变成许多较小的有核细胞。

02.296 秋水仙碱效应 colchicine effect
秋水仙碱能破坏纺锤体，经秋水仙碱处理后细胞有丝分裂停止在中期。

02.297 配子 gamete
有性生殖的生物由生殖系统所产生的成熟性细胞。分为雄配子和雌配子。动物的雌配子通常称为"卵细胞"，雄配子称为"精子"。

02.298 配子不亲和性 gametic incompatibility
雌配子与雄配子不能融合形成正常合子的特性。

02.299 配子染色体数 gametic chromosome number
生殖细胞中所有的染色体数。符号为n。

02.300 中间交叉 interstitial chiasma
减数分裂前期，尤其是双线期，配对染色体上显示的一些交叉缠结的现象。是同源染色体间对应片段发生交换的结果。

02.301 中期阻滞 metaphase arrest
经秋水仙碱等纺锤体形成抑制剂处理后，分

裂细胞停止在中期的现象。

02.302　重组体　recombinant
与亲代有不同基因型的子代。即通过重组作用所产生的、具有与双亲中任一方都不同的基因型的子代。

02.303　重组体分析　recombinant analysis
通过基因转化、转染、转导等途径引入宿主得到大量的重组体细胞，后采用特殊的方法从中筛选出可能含有目的基因的重组体克隆的过程。这些方法包括特异性探针的核酸杂交法、免疫化学法、遗传检测法和物理检测法等。

02.304　中央区　central space
联会复合体中两侧侧生组分之间的区域。

02.305　重组体配子　recombinant gamete
遗传物质发生重组后形成的配子。

02.306　重组后代　recombinant progeny
重组后产生的子代。因基因型的不同，重组后代具有亲本性状之外的新性状。

02.307　重组结　recombination nodule
在电子显微镜下观察到的位于联会复合体的一种结节状结构。与染色体交换有关。是直径约90nm的蛋白质复合物。

02.308　周期蛋白依赖[性]激酶　cyclin-dependent kinase, Cdk
细胞周期的关键性调节蛋白。通过与周期蛋白结合发挥其激酶活性。不同的Cdk-周期蛋白复合物通过使专一靶蛋白磷酸化的方式启动细胞分裂周期的不同阶段，使细胞从一个时相进入到下一个时相。

02.309　周期蛋白依赖[性]激酶抑制因子　cyclin-dependent kinase inhibitors, CKI
能够与周期蛋白依赖激酶结合并抑制其活性的蛋白质。在哺乳动物中分为两个家族，即CIP/KIP和INK4家族。

02.310　着丝粒错分　centromere misdivision
在染色体着丝粒区，不正常的横分裂取代纵分裂的现象。

02.311　着丝粒分裂　centric split
细胞分裂后期，两条姐妹染色体单体之间的着丝粒一分为二，使两条染色单体分离的现象。

02.312　子染色体　daughter chromosome
在有丝分裂后期，着丝粒纵裂为二，姐妹染色单体彼此分离，各自移向一极形成的新的染色体。

02.313　子细胞　daughter cell
一个细胞通过核分裂和胞质分裂形成的两个细胞。在裂殖酵母中，只有来自芽孢的细胞称为子细胞。

02.314　G$_0$期　G$_0$ phase
真核细胞暂时脱离细胞周期处于静止状态的时期。在一定条件下又可重新进入G$_1$期并进行细胞周期的运转。

02.315　S期激活子　S phase activator
负责启动S期的Cdk-周期蛋白复合体。

02.316　倍增时间　doubling time, generation time
培养细胞或细菌时，细胞数增加一倍所需的时间。

02.317　不等姐妹染色单体交换　unequal sister chromatid exchange, UESCE
一条染色体的姐妹染色单体上的非等位基因序列间的重组。

02.318 不联会 asynapsis
减数分裂时，同源染色体未能正常配对的现象。

02.319 部分同源染色体 homoeologous chromosome
形态、大小和所含基因部分相同的染色体。减数分裂联会时，不能完全地配对。

02.320 侧成分 lateral element
联会复合体中位于两侧的亚显微结构。

02.321 超前凝聚染色体 prematurely condensed chromosome, PCC
有丝分裂中期与间期细胞融合后，间期核内经诱导产生的浓缩染色体。

02.322 迟复制X染色体 late replicating X chromosome
在细胞分裂间期失活并发生异固缩的X染色体。需经解螺旋后才能进行复制，故其复制迟于其他染色体。

02.323 赤道面 metaphase plate, equatorial plate
细胞有丝分裂或减数分裂中期染色体排列所处的平面。即纺锤体中部垂直于两极连线的平面。

02.324 雌原核 female pronucleus
又称"卵原核（ovum pronucleus）"。卵子形成中，完成减数分裂Ⅱ，排出第二极体后所形成的细胞核。内含该物种单倍染色体。

02.325 促成熟因子 maturation-promoting factor, MPF
又称"M期促进因子（M phase promoting factor）""有丝分裂促进因子（mitosis promoting factor）"。是调节细胞进出M期所必需的蛋白激酶。高等生物的MPF是由两

种蛋白质组成的复合体，包括催化亚单位的周期蛋白依赖激酶1（Cdk1）和调节亚单位的细胞周期蛋白B（cyclin B）。

02.326 促分裂原 mitogen
诱导细胞发生有丝分裂的物质。如植物血凝素可诱导外周血T细胞分化、分裂和增殖。

02.327 单价体 univalent, monovalent
减数分裂时因没有同源染色体而不能联会的单条染色体。

02.328 二分体 dyad, diad
又称"二联体"。（1）每条复制后的染色体由着丝粒连在一起的两条姐妹染色单体。（2）减数分裂末期形成的两个子细胞。

02.329 二价体 bivalent
减数分裂前期Ⅰ的粗线期中两条同源染色体配对后，原来2n条染色体形成n对染色体，每一对含有2条同源染色体，这种配对的染色体称二价体。

02.330 端部联会 acrosyndesis
在减数分裂过程中，两条染色体端部的纵向配对。

02.331 端化作用 terminalization
在第一次减数分裂的双线期至中期，染色体形成短棒状结构，同时交叉点向染色体端部移行的过程。

02.332 姐妹染色单体 sister chromatid
一条染色体复制产生的两条染色单体互称为姐妹染色单体。由一个着丝粒相连，在细胞分裂的间期、前期、中期成对存在。其大小、形态、结构及来源完全相同。

02.333 非姐妹染色单体 non-sister chromatid

一对同源染色体各自产生的染色单体之间互称为非姐妹染色单体。

02.334 非同源染色体 nonhomologous chromosome
在减数分裂时不能互补配对的染色体。

02.335 分离 segregation
杂合体中成对的等位基因保持独立，在形成配子时相互分开，随机进入不同配子的遗传现象。

02.336 染色体分离 chromosomal disjunction
减数分裂中，成对的同源染色体彼此分开的过程。导致每个配子只获得各对同源染色体中的一条。

02.337 分离滞后 segregation lag
细胞分裂中个别染色体落后于其他染色体的现象。通常指细胞核所含的外源染色体在减数分裂过程中出现落后的现象。

02.338 分裂沟 cleavage furrow
细胞在进行细胞质分裂时，在分裂面处形成细胞质收缩环，继而在细胞表面出现的一条窄的凹沟。

02.339 纺锤体 spindle
有丝分裂和减数分裂过程中由微管组成的梭形结构。包括动粒微管和极微管。与染色体的排列、移动和移向两极有关。

02.340 减数分裂 meiosis, reduction division
又称"成熟分裂（maturation division）"。有性生殖个体在生殖细胞成熟过程中所发生的一种特殊的细胞分裂方式。整个分裂过程包括两次连续的分裂，而DNA只复制一次，使所形成的生殖细胞染色体数目减半。

02.341 减数分裂Ⅰ meiosis Ⅰ
又称"前减数分裂（prereductional division）""异型分裂（heterotypic division）"。在配子形成过程中，生殖细胞减数分裂的相继两次分裂中的第一次。同源染色体分离，产生的两个细胞的染色体已减半（每个细胞只获得一对同源染色体中的一条）。

02.342 细线期 leptotene, leptonema
减数分裂前期Ⅰ开始的一个阶段。染色质发生凝集，在显微镜下显示为细丝样染色体结构。

02.343 偶线期 zygotene, zygonema
又称"合线期"。减数分裂前期Ⅰ中同源染色体进行配对的阶段。随着染色体的配对，染色体间形成了联会复合体。

02.344 粗线期 pachytene, pachynema
偶线期后，同源染色体配对完毕，染色体变短变粗的时期。

02.345 双线期 diplotene, diplonema
减数分裂前期Ⅰ的第四个阶段。在此阶段染色体进一步变短，联会的同源染色体相互分离，只在交叉部位相连。

02.346 终变期 diakinesis, synizesis
又称"浓缩期"。双线期后，染色体螺旋化程度更高，变得更加粗而短的时期。此后减数分裂进入中期Ⅰ。

02.347 减数分裂Ⅱ meiosis Ⅱ
又称"后减数分裂（postmeiotic division）""同型分裂（homotypic division）"。在配子形成过程中，减数分裂Ⅰ完成后，生殖细胞减数分裂的相继两次分裂中的第二次。姐妹染色单体分离，与细胞有丝分裂相似，形成4个单倍体（n）子细胞，即生殖细胞（高等动物的卵细胞形成时，4个子细胞中有3个为不参与受精的极体）。

02.348　减数分裂后分离　postmeiotic segregation
复制后允许两条链分开时所发生的含有不同信息的DNA双链的分离。

02.349　减数分裂后融合　postmeiotic fusion
使单性生殖产生的卵细胞核经一次减数分裂形成的两个同样的单倍体核合并，产生二倍体的一种方法。

02.350　减数分裂驱动　meiotic drive
减数分裂中由于同源染色体的不等分离而使一个群体遗传结构发生变化的综合机制。与个体适应值无利害关系，可使减数分裂中分离染色体多的一方连锁群的频率增加。

02.351　检查点　checkpoint
全称"细胞周期检查点"，又称"检验点"。细胞内的一系列监控和反馈调节机制。可鉴别细胞周期进程中的错误，并诱导产生特异的抑制因子，阻止细胞周期进一步运行。有纺锤体装配检查点和DNA复制延搁检查点等。

02.352　交叉　chiasma
全称"染色体交叉（chromosome chiasma）"。在减数分裂前期Ⅰ的双线期，联会复合体中非姐妹染色单体之间发生互换的连接点。

02.353　交叉端化　chiasma terminalization
交叉向二价体的两端移动，并逐渐接近末端的过程。

02.354　交叉局部化　localization of chiasma
又称"交叉定位"。确定染色体上发生交叉的最初部位。

02.355　交叉中心化　chiasma centralization

交叉趋向染色体中心的过程。常见于无定位着丝粒或双着丝粒染色体。

02.356　联会　synapsis, syndesis
减数分裂中两条同源染色体纵向间的配对。

02.357　联会复合体　synaptonemal complex, SC
减数分裂前期Ⅰ的偶线期同源染色体联会过程中在联会部位形成的一种特异的、非永久性的蛋白质复合结构。与染色体的配对、交换和分离密切相关。

02.358　合核体　synkaryon, syncaryon
又称"融核体"。受精或细胞融合时，两个异源核融合后形成的单核杂种细胞。

02.359　后期促进复合物　anaphase promoting complex, APC
又称"周期小体"。调控细胞分裂由中期向后期转化的一种蛋白复合体。是一个由11~13个亚基蛋白组成的泛素连接酶（E3）。可以标记特定的蛋白，促进其被26S蛋白酶体降解，从而触发细胞周期中期到后期的转变。

02.360　极体　polar body
卵子发生过程中，减数分裂产生的不能发育成有功能卵细胞的单倍体小细胞。

02.361　细胞周期蛋白　cyclin
在真核细胞周期中浓度周期性、有规律升高和降低的一类蛋白质家族。该类蛋白通过活化周期蛋白依赖激酶（Cdk）调节细胞周期各时期的转换与运行。

02.362　细胞周期　cell cycle
从一次细胞分裂结束开始，经过物质积累过程，直到下一次细胞分裂结束为止的全过程。包括G_1期、S期、G_2期和M期。

02.363　间期　interphase
细胞周期从一次有丝分裂结束到下次有丝分裂开始之间的时期。分为G_1期、S期和G_2期。

02.364　G_1期　presynthetic phase, presynthetic gap1 period, G_1 phase
又称"DNA合成前期"。细胞周期中DNA合成前的间隙期。是细胞周期的第一阶段。此时期开始合成细胞生长所需要的蛋白质、糖类和脂类；没有DNA合成，但有RNA合成，为DNA复制的起始做准备。

02.365　S期　S phase
又称"合成期"。细胞周期间期中DNA合成的时期。此期可使DNA总量增加一倍。

02.366　G_2期　postsynthetic phase, postsynthetic gap2 period, G_2 phase
又称"DNA合成后期"。真核细胞分裂周期中DNA合成结束至有丝分裂（M期）开始之间的一个阶段。

02.367　M期　mitotic phase, M phase
又称"有丝分裂期"。间期之后，细胞周期中进行核分裂和细胞质分裂，产生含与亲代细胞相同遗传物质的子细胞的时期。

02.368　染色体周期　chromosome cycle
细胞分裂过程中，染色质—染色体—染色质的周期变化过程。

02.369　无丝分裂　amitosis
又称"直接分裂"。在细胞分裂形成两个子细胞的过程中，染色体形态不发生改变，也不出现纺锤体的细胞分裂类型。无核膜、核仁的消失和重建，而是直接进行的细胞核和细胞质的分裂。

02.370　有丝分裂　mitosis
真核细胞的染色质凝集成染色体，复制的姐妹染色单体在纺锤丝的牵拉下分向两极，从而产生两个染色体数和遗传性相同的子细胞核的一种细胞分裂类型。通常划分为前期、前中期、中期、后期和末期五个阶段。

02.371　核分裂　karyokinesis
从细胞核内出现染色体开始，经一系列的变化，分裂成两个子核的过程。有体细胞核分裂和减数核分裂两种基本形式，包括间期、前期、中期、后期和末期。

02.372　胞质分裂　cytokinesis, plasmodieresis
开始于细胞分裂后期，完成于细胞分裂末期，将细胞的各成分分配到两个子细胞中去的过程。可以简单归纳为四个步骤，即分裂沟位置的确立、肌动蛋白聚集和收缩环形成、收缩环收缩、收缩环处细胞膜融合并形成两个子细胞。

02.373　前期　prophase
细胞有丝分裂或减数分裂的第一个阶段。在此期间，染色质凝集，分裂极确定，核仁消失和核膜解体。在高等真核生物中常以核仁和核膜消失作为有丝分裂前期结束的标志。

02.374　前中期　prometaphase
有丝分裂中期前的一个时期，介于核被膜破裂至染色体抵达赤道面的时期。

02.375　中期　metaphase
细胞有丝分裂或减数分裂时的一个时期。染色体充分凝聚，核膜破裂后，纺锤体与着丝粒连接，染色体逐渐排列在赤道板上。

02.376　后期　anaphase
细胞有丝分裂或减数分裂过程中，子染色体被纺锤体牵向两极的阶段。

02.377　末期　telophase
细胞有丝分裂或减数分裂分裂期的最后一个阶段。主要特点是核重建和胞质分裂，两个子细胞形成，完成细胞分裂过程。

02.378　生殖核　generative nucleus
参与合子形成的单倍性细胞核。

02.379　生殖细胞　germ cell, germocyte
特殊分化的、最终产生单倍体配子的细胞。

02.380　收缩环　contractile ring
在细胞分裂过程中，由肌动蛋白构成的微丝在胞质分裂间期形成的动态环状结构。

02.381　异源联会　allosyndesis
异源多倍体在减数分裂时异源染色体间的配对。

02.382　异化分裂　heterokinesis
减数分裂过程中，异形染色体（如人类的X或Y染色体）的差异分离现象。

02.383　体细胞联会　somatic synapsis
体细胞有丝分裂时同源染色体间发生的联会。

02.384　限制点　restriction point
又称"R点"。控制细胞周期从G_1期进入S期的调节点。只有通过该点，细胞周期才能进入S期，进行DNA合成。

02.385　相互交叉　reciprocal chiasmata
涉及两条非姐妹染色单体的交叉。

02.386　新着丝粒　neocentromere
在某些染色体端部区的一种结构。在分裂期间像着丝粒一样可受纺锤体牵引而移动，导致染色体末端在分裂后期首先移动。

02.387　星体　aster
动物细胞有丝分裂时，细胞两极围绕中心体向外辐射排列的微管所组成的星形结构。

02.388　体细胞[染色体]配对　somatic pairing
有丝分裂前期和中期，同源染色体间紧密靠拢配对的现象。

02.389　抗有丝分裂药物　antimitotic drug
阻止有丝分裂的药物。如导致分裂中期阻滞的秋水仙素及长春碱，一些抗肿瘤药物也能抗有丝分裂。

02.06　染色体畸变

02.390　染色体畸变　chromosome aberration
染色体结构和数目的异常改变。染色体结构异常通常包括缺失、重复、倒位、易位、插入和形成环状染色体等；染色体数目变异包括整倍体和非整倍体变化。

02.391　倍性　ploidy
细胞中染色体组的套数状态。

02.392　同倍体　homoploid
具有均一的染色体组的细胞或个体。

02.393　整倍体　euploid
具有物种特有的一套或几套整倍数染色体组的细胞或个体。

02.394　整倍性　euploidy
细胞中染色体数目是其染色体组基数的整数倍的状态。

02.395　整单倍体　euhaploid
具有完整染色体基数的单倍体。

02.396　超倍体　hyperploid
具有一条或几条额外的染色体或染色体片段的细胞或个体。

02.397　超倍性　hyperploidy
细胞具有超倍体染色体数的现象。

02.398　单体　monosomic
二倍体中缺少两条同源染色体中一条的细胞或个体。表示为$2n-1$。

02.399　多体　polysomic
二倍体中某同源染色体在三条或三条以上的细胞或个体。

02.400　单倍体　haploid
与该物种正常配子染色体数相同的细胞或个体。

02.401　单倍体化　haploidization
二倍体细胞在有丝分裂过程中由于染色体不分离或丢失而形成单倍体的过程。

02.402　单倍性　haploidy
细胞具有单倍染色体数的现象。

02.403　单亲二倍体　uniparental disomy
体细胞中的同源染色体均来自一个亲本的个体。

02.404　多倍体　polyploid
有两套以上染色体组的细胞或个体。

02.405　多倍性　polyploidy
细胞或个体具有两套以上染色体组的现象。

02.406　多价体　multivalent
（1）参与联会的同源或部分同源的染色体多于两条时所形成的配对染色体。如三价体、四价体等。（2）所含的抗体可抗多种抗原的抗血清。

02.407　二体　disome, disomic
（1）又称"双体"。正常的$2n$个体。（2）细胞有一个染色体组，其中某染色体有两条的个体。

02.408　二倍体　diploid
有两套染色体组的细胞或个体。通常用$2n$表示。

02.409　二倍化　diploidization
将单倍体细胞的染色体数加倍形成二倍体的过程。

02.410　二倍性　diploidy
细胞或个体具有两套染色体组的现象。

02.411　亚倍体　hypoploid
相对于整倍体而言，少数染色体有所缺少的一种非整倍体。如单体、缺体和双单体等。

02.412　亚倍性　hypoploidy
细胞或个体的染色体数目少于染色体组的整倍数的现象。

02.413　亚二倍体　hypodiploid
比正常二倍体少一条或几条染色体或染色体片段的细胞或个体。

02.414　三体　trisomic
二倍体中某一对同源染色体增加了一条的细胞或个体。表示为$2n+1$。

02.415　双三体　ditrisomic
二倍体中增加两条非同源染色体的细胞或个体。表示为$2n+1+1$。

02.416　三倍体　triploid
有三套染色体组的细胞或个体。

02.417 三倍性 triploidy
细胞或个体中每一同源染色体均具有三个成员的现象。

02.418 三价体 trivalent
由三条同源或部分同源的染色体参与联会形成的多价体。

02.419 四体 tetrasomic
二倍体中某同源染色体增加两条的细胞或个体。表示为$2n+2$。

02.420 四倍体 tetraploid
有四套染色体组的细胞或个体。

02.421 四倍性 tetraploidy
细胞或个体中每一同源染色体均具有四个成员的现象。

02.422 四价体 quadrivalent
由四条同源或部分同源的染色体参与联会形成的多价体。

02.423 四分体 tetrad
（1）生殖母细胞减数分裂所产生的四个子细胞。（2）动物细胞减数分裂前期Ⅰ，两条已经自我复制的同源染色体联会形成的四条染色单体的结合体。

02.424 同源二倍体 autodiploid
又称"自体二倍体"。单倍性染色体组加倍后形成的二倍体。

02.425 同源二价体 autobivalent
在减数分裂的偶线期，来自父母双方的同源染色体配对后所形成的结构。

02.426 同源二倍化 autodiploidization
细胞中每条染色体进行加倍，形成成对染色体而达到二倍化的过程。

02.427 同源异倍体 autoheteroploid
由同源染色体组形成的异倍体。

02.428 异倍性 heteroploidy
染色体的数目与典型二倍体（或单倍体）不同的染色体组成的现象。

02.429 同源异倍性 autoheteroploidy
由同源染色体形成的异倍性。

02.430 异源二倍体 allodiploid
来源不同的单倍体形成的二倍体。

02.431 异源倍性 alloploidy
由非同源染色体形成的倍性变化。

02.432 异源多倍体 allopolyploid
由不同物种的染色体组杂交形成的多倍体或远缘杂交加倍形成的多倍体。

02.433 异源多倍性 allopolyploidy
不同物种的基本染色体组形成多倍体的现象。

02.434 异源多元单倍体 allopolyhaploid
染色体来自异源多倍体的不同染色体组的一类多元单倍体。

02.435 异源异倍体 alloheteroploid
染色体来自不同染色体组的异倍体。

02.436 异源异倍性 alloheteroploidy
由非同源染色体形成的异倍性。

02.437 非整倍体 aneuploid
又称"异倍体（heteroploid）"。染色体组中缺少或额外增加一条或若干条完整的染色体的细胞或二倍体生物。

02.438 非整倍性 aneuploidy

细胞中染色体数目不是染色体组基数的整数倍的现象。

02.439 复合非整倍体 complex aneuploid
细胞中有两种或两种以上的染色体数目异常的个体。如同时有21三体和X三体。

02.440 附加系 addition line
比正常染色体组增加了一条或多条染色体的品系。

02.441 核内复制 endoreduplication
DNA复制而细胞不进行分裂的现象。

02.442 核内多倍性 endopolyploidy
染色体数经核内有丝分裂而增加的现象。多倍化的程度与核内有丝分裂的次数成比例。

02.443 后期迟延 anaphase lag
又称"后期滞后"。在细胞分裂后期,某条或几条子染色体比其他染色体移动缓慢或停留在细胞中部不能分向两极的现象。

02.444 缺失 deletion, deficiency
突变的一种。指遗传物质(基因或染色体)缺失一部分的现象。按染色体发生缺失的部位,又可分为末端缺失和中间缺失两种。

02.445 缺失纯合子 deletion homozygote
一对同源染色体都发生了相同的缺失,含有这种同源染色体的细胞或个体称为缺失纯合子。

02.446 缺失环 deletion loop
缺失杂合子在减数分裂过程中同源染色体配对时出现的特征性的环状结构。

02.447 缺失体 deletant
遗传物质有缺失的细胞或个体。

02.448 缺失杂合子 deletion heterozygote
在一对同源染色体中,一条是正常染色体,另一条是缺失染色体的细胞或个体。

02.449 染色单体断裂 chromatid breakage
染色体两条单体中仅一条发生断裂的现象。

02.450 染色体丢失 chromosome loss
在细胞分裂的中期至后期阶段,一对同源染色体或一对姐妹染色单体中的一条由于着丝粒不能与纺锤丝相连或者因某种原因移动迟缓,导致该染色体不能进入任何一个子细胞核,造成其中的一个子细胞缺少一条染色体的现象。

02.451 节段单倍性 segmental haploidy
细胞或个体中染色体的部分片段处于单倍体的现象。

02.452 节段异源多倍体 segmental allopolyploid
不同染色体组之间同源程度较高的异源多倍体。

02.453 缺体 nullisomic
二倍体中缺少一对同源染色体的非整倍体细胞或个体。表示为$2n-2$。

02.454 奇[数]多倍体 anisopolyploid
多倍体的染色体组数目为奇数的细胞或个体。

02.455 染色体不分离 chromosome non-disjunction
细胞分裂进入中、后期时,两条同源染色体或姐妹染色单体未分别向两极移动,而是进入同一子细胞中,造成子细胞之一因染色体增加而成为超二倍体,另一个子细胞则由于染色体减少而成为亚二倍体的现象。

02.456 罗伯逊裂解 Robertsonian fission

一条中央着丝粒染色体断裂成两条端着丝粒染色体的过程。

02.457 罗伯逊易位 Robertsonian translocation
又称"着丝粒融合（centric fusion）"。两条近端着丝粒染色体之间的相互易位。在着丝粒附近断裂，两条长臂通过着丝粒融合成为一条大染色体，两条短臂则连接成一条小染色体。

02.458 臂间倒位 pericentric inversion
又称"异臂倒位（heterobrachial inversion）"。断裂点发生在染色体着丝粒两侧的倒位。

02.459 臂内倒位 paracentric inversion
又称"无着丝粒倒位（akinetic inversion）"。发生在染色体一条臂上、不包含着丝粒的倒位。

02.460 单着丝粒染色体 monocentric chromosome
具有一个着丝粒的染色体。

02.461 倒位 inversion
一种染色体结构变异。染色体发生两次断裂后，断裂点之间的片段旋转180°重接而成。

02.462 倒位环 inversion loop
倒位杂合子在进行减数分裂时两条同源染色体不能以直线形式配对，其中一条染色体要形成一个圆圈才能完成同源部分的配对，这个圆圈称为倒位环。

02.463 倒位杂合子 inversion heterozygote
某对同源染色体中，一条带有一个倒位片段，而另一条正常的杂合子。

02.464 等臂染色体 isochromosome
染色体的两臂在基因的种类、数量和排列方面均对称的染色体。可因错误分裂使着丝粒横裂为二，或在间期时因着丝粒的切断和核内有丝分裂而形成。

02.465 衍生染色体 derivative chromosome
由两条或两条以上染色体重排，或一条染色体内因插入、缺失等形成的结构畸变染色体。

02.466 等位染色单体断裂 isochromatid break, isochromatid breakage
两个姐妹染色单体在相同位置上发生断裂的染色体畸变现象。非重建性融合后形成一个双着丝粒染色单体和一个无着丝粒染色单体。

02.467 等位染色单体缺失 isochromatid deletion
在有丝分裂和减数分裂的中期或后期，某一染色体的两条姐妹染色单体在相同位置发生的同样的缺失。

02.468 端着丝粒染色体 telocentric chromosome
着丝粒位于染色体臂末端的染色体。

02.469 断裂–融合–桥循环 breakage-fusion-bridge cycle
双着丝粒染色体在细胞分裂后期向两极移动时形成的桥发生断裂，断裂的染色体复制后还会再次融合成双着丝粒染色体的周期性过程。

02.470 多着丝粒 polycentromere
一条染色体上有两个以上的着丝粒。

02.471 多着丝粒染色体 polycentric chromosome
具有两个以上着丝粒的染色体。由多条染色体发生断裂后，具有着丝粒的断端相互连接而成。常见于肿瘤细胞。

02.472 相互交换 reciprocal interchange
由染色体断裂重接导致的同源染色体的非姐妹染色单体间片段的互换。

02.473 断裂剂 clastogen
引起染色体断裂的物质。

02.474 非单着丝粒染色体 aneucentric chromosome
着丝粒不止一个的染色体。如双着丝粒染色体、三着丝粒染色体。

02.475 复合易位 complex translocation
涉及三条或三条以上染色体的易位。

02.476 染色体裂隙 chromosome gap
射线等诱因引起染色体上出现的未着色的狭缝区。

02.477 染色体融合 chromosome fusion
由于染色体断裂而使两条染色体结合形成一条单独的染色体的现象。

02.478 染色体不平衡 chromosome imbalance
基本染色体组中缺少或增加一条或多条染色体或染色体片段。

02.479 染色体断裂点 chromosome break point
沿染色体横断面发生染色体断裂的位置。

02.480 染色体粉碎 chromosome pulverization
染色体结构被破坏成各种不同程度碎片的现象。

02.481 易位 translocation
一条染色体的一个片段转接到染色体组中另一条染色体上。

02.482 相间分离 alternate segregation
相互易位杂合子减数分裂过程中形成了具双环"8"形染色体的结构，两条非邻近染色体走向一极，另两条非邻近染色体走向另一极，也就是两条正常染色体走向一极，两条易位的染色体走向另一极的分离过程。所形成的配子都具有完整的染色体组，是可育的。

02.483 相邻分离 adjacent segregation
染色体平衡易位携带者相互易位杂合子，在粗线期由于同源染色体紧密配对形成特异的十字形图像，且在相继的分裂过程中十字形图像逐渐开放形成环形，相邻的两条染色体分离至同一极的过程。

02.484 相邻分离-1 adjacent 1 segregation
相互易位杂合子组成的十字形的四条染色体，在后期Ⅰ分离时，左侧的上（正常）、下（易位）两条相邻染色体和右侧的上（易位）、下（正常）两条相邻染色体分别移至两极的分离过程。所形成的配子一般是致死的。

02.485 相邻分离-2 adjacent 2 segregation
相互易位杂合子组成的十字形的四条染色体，在后期Ⅰ分离时，上半部的左（正常）、右（易位）两条相邻染色体和下半部左（易位）、右（正常）两条相邻染色体分别移至两极的分离过程。所形成的配子一般是致死的。

02.486 整臂易位 whole arm translocation
两条非同源染色体之间整个或几乎整个臂的转换或交换。

02.487 中间缺失 intercalary deletion, interstitial deletion
同一染色体臂内发生两次断裂后，中间片段丢失，两端重接而成的状态。

02.488 重复 duplication

染色体增加了与本身相同的部分区段的现象。可分为顺接重复和反接重复，以及同臂重复和异臂重复等。

02.489　重排　rearrangement
染色体或基因结构改变造成遗传物质重新排列的现象。

02.490　重组染色体　recombinant chromosome
发生结构畸变的染色体在减数分裂中，由于易位片段和正常位置的相应片段间发生了交换，而产生的由新的片段组成的结构重排染色体。

02.491　染色体转位　chromosome transvertion
某一条染色体断裂形成的片段衔接到另一条不同染色体或与另一条不同染色体发生互换形成融合染色体，进而通过表观遗传学机制影响另一条染色体上等位基因的能力。发生在非同源染色体之间。

02.492　染色体重建　chromosome reconstitution
染色体连续断裂后经修复而重新复原的过程。

02.493　染色体重排　chromosome rearrangement
染色体部分序列由于倒位或易位而重新连接的一种染色体畸变。

02.494　结构纯合子　structural homozygote
一对同源染色体都产生了相同的结构变异，含有这类同源染色体的个体或细胞被称为结构纯合子。

02.495　结构杂合子　structural heterozygote
一对同源染色体中一条是正常的，而另一条

发生了结构畸变，含有这类同源染色体的个体或细胞称为结构杂合子。

02.496　末端缺失　terminal deletion
染色体末端节段丢失的现象。

02.497　裂隙相　gap phase
在一条染色单体或两条染色单体相同位置上同时出现的不染色的狭缝区。

02.498　平衡染色体　balance chromosome
平衡易位中两条非同源染色体各发生断裂后，互相交换片段重接而形成的染色体。因产生的染色体大多保留了原有基因总数，对基因表达和个体发育一般无严重影响。

02.499　平衡易位　balanced translocation
两条非同源染色体发生交换后，基因组成和表型均保持不变的易位。对基因表达和个体发育一般无严重影响，但可产生不平衡的配子。

02.500　简单易位　simple translocation
又称"末端易位（terminal translocation）"。一条染色体发生断裂后，其无着丝粒片段重新接到另一条非同源染色体末端的过程。

02.501　双着丝粒桥　dicentric bridge
又称"染色单体桥（chromatid bridge）""染色体桥（chromosome bridge）"。双着丝粒染色体在分裂后期，因处于着丝粒间的"中间节段"在两极间拉展而形成的桥状结构。

02.502　双着丝粒染色体　dicentric chromosome
具有两个着丝粒的染色体。常伴有一对无着丝粒断片。

02.503　无着丝粒断片　acentric fragment, akinetic fragment
没有着丝粒的染色体片段。

02.504 无着丝粒环 acentric ring
染色体的一个臂上发生两次断裂产生的断片，其两端相互连接形成的不含着丝粒的环状结构。在细胞分裂中将被丢失。

02.505 无着丝粒染色体 acentric chromosome, akinetic chromosome
没有着丝粒的染色体。实际上是没有功能的染色体。

02.506 无着丝粒–双着丝粒易位 acentric dicentric translocation
两条染色体在近着丝粒处发生交换，产生一条双着丝粒染色体和一条无着丝粒染色体的过程。

02.507 微核 micronucleus
由于基因组DNA损伤形成染色体断片，在细胞分裂后期这种滞后的染色体断片不能随有丝分裂进入子细胞，而在细胞质中形成直径小于主核1/3、完全与主核分开的圆形或椭圆形微小核。其染色同主核，但比主核淡。常用于辐射生物剂量测定和基因组不稳定性的分析。

02.508 微核效应 micronucleus effect
环境中的有毒物质导致染色体结构变化或纺锤体功能失调而形成微核的作用。

02.509 微缺失 microdeletion
无法在显微镜下检测到的染色体缺失。一般<5Mb。

02.510 位置效应 position effect
由于基因在染色体上位置的改变而产生相应表型变化的现象。

02.511 假连锁 pseudolinkage
由于相互易位杂合子总是以相邻分离方式产生可育配子，造成非同源染色体上基因间的自由组合受到严重限制的现象。

03. 分子遗传学

03.01 概 论

03.001 腺嘌呤核苷脱氨酶 adenosine deaminase, ADA
一种参与嘌呤代谢作用的酶。可以分解核酸中的腺苷。可作为哺乳类动物细胞的一种选择标记。ADA缺乏症是一种遗传病。

03.002 腺苷二磷酸核糖基转移酶 adenosine diphosphate ribosyltransferase, ADP ribosyltransferase
催化裂解多聚ADP核糖基化反应的酶。是细胞内DNA修复酶系之一。在DNA修复和细胞凋亡过程中起关键作用。

03.003 拮抗物 antagonist
某种生物活性物质的类似物。一旦与活性物的受体相结合，可使该活性物质的功能表现受到阻抗。如对激素和药物有抑制作用的化合物。

03.004 绿色荧光蛋白 green fluorescent protein, GFP
一种由238个氨基酸残基组成的蛋白质。在蓝色到紫外线波长范围的光线激发下，会发出绿色荧光。最初从水母体内提取得到。

03.005 氯霉素乙酰转移酶 chloramphenicol acetyltransferase, CAT

通过乙酰化作用使氯霉素失活的酶。现已广泛用作报告基因。

03.006 高变区 hypervariable region, HVR

（1）通常为核DNA或线粒体DNA的D环。此区域的DNA重复序列及取代序列具有多态性。（2）重链和轻链的V区分别称为VH和VL。各有3个区域的氨基酸组成和排列顺序高度可变的区域。

03.007 DNA 扩增 DNA amplification

通过复制增加一段特定的DNA序列拷贝数的过程。可发生在体内或体外。体内扩增的DNA序列可以是经过转化进入细胞的外源DNA或染色体自身的一段基因组DNA；体外扩增可通过聚合酶链反应获得。

03.008 修饰作用 modification

DNA及其他生物大分子合成之后对其进行的化学修饰。对其功能发挥具有重要作用。包括磷酸化、糖酰基化、乙酰化和甲基化等方式。

03.009 基因内重组 intragenic recombination

同一基因内突变位点之间的重组。特征是负干涉或非互补性。

03.010 基因重排 gene recombination

DNA分子核苷酸序列的重新排列。可调节基因的表达或形成新的基因。包括：①同源重组时由于错配修复而生成非交互性重组链，将一个等位基因转换成另一个等位基因的过程。②异源双链DNA错配的核苷酸对在修复校正过程中所发生的一个基因变为其等位基因的现象。

03.011 蛋白感染粒 proteinaceous infectious particle, PrP

又称"朊病毒（prion）""朊粒""普里昂"。一种不含核酸分子、只由蛋白质分子错误折叠构成的病原体。能引起哺乳类动物中枢神经系统疾病。

03.012 数量性状基因座 quantitative trait locus, QTL

对数量性状的遗传变异起作用的基因在基因组中的位置。

03.013 蛋白质组 proteome

（1）由一个基因组所表达的全部相应蛋白质。（2）在一定条件下，存在于一个体系（包括细胞、亚细胞器和体液等）中的所有蛋白质。

03.014 霍利迪结构 Holliday structure

又称"霍利迪连接体（Holliday junction）"。同源重组的两条DNA双链由于自由旋转而在一个平面上形成四条链时，在连接点呈现出的十字形结构。

03.015 霍利迪模型 Holliday model

霍利迪（R. Holliday）于1964年提出的解释同源重组的分子模型。

03.016 融合基因 fusion gene

两个基因的各自一部分或两个基因融合成的一个基因。编码产生的蛋白为融合蛋白质。

03.017 沃森–克里克模型 Watson-Crick model

又称"DNA双螺旋模型（DNA double helix model）"。沃森（J. D. Watson）和克里克（F. Crick）在1953年提出的DNA立体结构模型。认为DNA分子由两股反向平行的多聚脱氧核苷酸链，经互补碱基的氢键连接，并呈右手螺旋反式围绕同一轴心盘绕而成。

03.018 中心法则 central dogma

英国物理学家克里克（F. Crick）于1958年提出的阐明遗传信息传递方向的法则。即遗传信息从DNA传递至RNA，再传递至多肽。20世纪70年代黏端酶的发现表明，还有由RNA黏端形成DNA的机制，这是对中心法则的补充和丰富。

03.019 国际人类基因组单体型图计划 International HapMap Project

由多个国家（加拿大、中国、日本、尼日利亚、英国和美国）联合进行的项目，目的在于建立一个免费向公众开放的关于人类疾病（及疾病对药物反应）相关基因的数据库。利用HapMap数据库，研究人员通过比较不同个体的基因组序列来确定染色体上共有的变异区域。这将能够帮助发现与人类健康、疾病及对药物和环境因子的个体反应差异相关的基因。

03.020 内在表观遗传记忆 intrinsic epigenetic memory

对基因组内的病毒、转座子、癌基因等因素做出应答反应的表观遗传记忆。

03.02 复　　制

03.021 Ⅰ型 DNA 拓扑异构酶 DNA topoisomerase Ⅰ

通过将DNA双链上的一条链切开（断裂时不依赖于ATP）再封闭，从而改变DNA拓扑异构性的酶。

03.022 Ⅱ型 DNA 拓扑异构酶 DNA topoisomerase Ⅱ

通过将DNA双链切开（断裂时依赖于ATP）再封闭，从而改变DNA拓扑异构性的酶。是将松弛、闭环DNA转变为超螺旋形式的酶。包括DNA促旋酶。

03.023 DNA 聚合酶 DNA polymerase

又称"依赖于DNA的DNA聚合酶（DNA-dependent DNA polymerase）""DNA指导的DNA聚合酶（DNA-directed DNA polymerase）"。以一条DNA链作为模板催化脱氧核苷三磷酸聚合形成一条新的DNA链的酶。

03.024 DNA 连接酶 DNA ligase

催化DNA单链相邻核苷酸的游离5′-磷酸基团和3′-羟基形成磷酸二酯键的酶。

03.025 复制起点 origin of replication, replication origin

基因组中启动DNA复制所必需的特异性DNA序列。富含AT碱基对，易解链。真核细胞染色体含有多个起始点，而细菌染色体和质粒中只有一个。

03.026 模板链 template strand

又称"非编码链（non-coding strand）""负链（minus strand, negative strand）""反义链（antisense strand）"。在DNA复制或转录过程中，作为模板指导新核苷酸链合成的亲代核苷酸链。新链的碱基序列与模板链互补。

03.027 克列诺酶 Klenow enzyme

又称"克列诺片段（Klenow fragment）"。*E. coli* DNA聚合酶Ⅰ（DNA-pol Ⅰ）经胰蛋白酶或枯草杆菌蛋白酶部分水解生成的C端605个氨基酸残基片段。该片段保留了DNA聚合酶Ⅰ的5′→3′聚合酶和3′→5′外切酶活性，但缺少完整酶的5′→3′外切酶活性。DNA聚合酶Ⅰ断开后存在另一个323个氨基酸残基片段，保留了5′→3′外切酶活性。

03.028　后随链　lagging strand
在DNA复制叉中,以非连续方式(冈崎片段)合成的DNA链。由DNA连接酶催化连接成连续链。

03.029　冈崎片段　Okazaki fragment
DNA不连续复制产生的长1~2kb的片段。随后共价连接成完整的单链。是以发现这种片段的日本科学家冈崎(Okazaki)的名字命名的。

03.030　连接酶　ligase
催化相邻核苷酸的游离5′-磷酸基团和3′-羟基形成磷酸二酯键的酶。

03.031　RNA聚合酶　RNA polymerase
以一条DNA链或RNA链为模板催化合成RNA的酶。

03.032　起始前复合体　preinitiation complex, PIC
真核细胞转录时,在RNA聚合酶结合之前,装配到启动子的转录因子。

03.033　端粒酶　telomerase
催化端粒中重复单元(TAAGGG)$_n$合成的一种核糖核蛋白酶。

03.034　反转录酶　reverse transcriptase
又称"依赖于RNA的DNA聚合酶(RNA-dependent DNA polymerase)"。以RNA为模板催化合成互补DNA的酶。

03.035　内切核酸酶　endonuclease
简称"内切酶"。从核酸分子内部切割磷酸二酯键而产生核酸片段的酶。

03.036　外切核酸酶　exonuclease
从核酸分子末端相继消化降解多核苷酸的酶。大多数外切核酸酶只能沿3′→5′或

5′→3′方向分别将3′端核苷酸或5′端核苷酸切下。

03.037　共合体　cointegrant
由两个或更多的复制子通过共价键连接所形成的复制子。

03.038　复制执照因子　replication licensing factor, RLF
真核细胞中一类能够参与启动DNA复制但随后便失去其启动活性的蛋白质分子。其存在能严格控制真核细胞DNA在一个细胞周期中只复制一次。目前认为这些因子是一类微染色体维持蛋白质家族的成员。

03.039　前导链　leading strand
在DNA复制叉中,沿3′→5′端的模板链以连续方式合成的DNA新链,因其合成较早,故称前导链。

03.040　引物　primer
含游离3′-羟基并在DNA合成时引发聚合反应的寡核苷酸序列。

03.041　半保留复制　semiconservative replication
沃森和克里克于1953年提出的DNA复制方式。DNA复制时以双链中的每一条单链为模板,分别合成一条互补新链,重新合成的双链中各保留一条原有DNA单链。

03.042　半不连续复制　semidiscontinuous replication
DNA复制时,前导链上DNA的合成是连续的,后随链上是不连续的,故名。

03.043　不连续复制　discontinuous replication
后随链的复制方向与复制叉的方向相反,其

上先合成了一系列不连续的冈崎片段，然后在DNA聚合酶Ⅰ的催化下切除RNA引物，同时填补切除RNA后的空隙，再在DNA连接酶的作用下，将冈崎片段连接成一条连续的DNA单链的复制方式。

03.044　复制　replication
由核酸模板链复制出相同核酸链的过程。

03.045　复制叉　replication fork
DNA复制开始部位的Y形结构。Y形结构的双臂含有模板及新合成的DNA。

03.046　共价延伸　covalent elongation, covalent extension
滚环复制时在一条断裂的亲本链3′-羟基端上不断发生的DNA聚合作用。

03.047　滚环复制　rolling cycle replication
DNA复制的一种方式。复制叉沿着环状模板链滚动，每一轮新合成的一圈DNA链取代上一轮合成的DNA链，由此产生线状多联体DNA分子。

03.048　夏格夫法则　Chargaff rules
又称"碱基配对法则（base pairing rule）"。由奥地利生物化学家夏格夫（E. Chargaff）发现的DNA分子中四种碱基含量的规律。指腺嘌呤（A）的分子数和胸腺嘧啶（T）的分子数相等，鸟嘌呤（G）和胞嘧啶（C）的分子数相等。

03.049　碱基类似物　base analogue
又称"类碱基"。与碱基分子结构略有差异、可在DNA复制时替代正常碱基掺入的化合物。

03.03　转　　录

03.050　操纵基因　operator gene
又称"操作子（operator）"。与阻遏蛋白相结合并调控基因或操纵子转录起始的特定DNA序列。

03.051　操纵子　operon
原核生物基因组中由调节基因、启动子、操纵基因、终止子和结构基因组成的一个转录功能单位。

03.052　操纵子学说　operon theory
1961年由法国生物学家雅各布（F. Jacob）和莫诺（J. Monod）提出的关于原核生物基因结构及其表达调控的学说。

03.053　螺旋–袢–螺旋结构域　helix-loop-helix motif, HLH
又称"螺旋–环–螺旋基序""螺旋–环–螺旋模体"。存在于转录因子DNA结合域的一种蛋白质结构域。由两个α螺旋和中间的一个袢组成。可识别并结合特异的DNA序列。

03.054　螺旋–转角–螺旋结构域　helix-turn-helix motif
又称"螺旋–转角–螺旋基序""螺旋–转角–螺旋模体"。最常见的DNA结合序列。由两个α螺旋经一段伸展的短的氨基酸链连接，并扭转成一定角度。

03.055　5′帽　5′-cap
mRNA 5′端的修饰结构。在真核生物中mRNA的5′端经修饰后形成的双核苷酸端点。加帽增加了mRNA的稳定性，在细胞核中是高度调控的过程。

03.056　转录辅激活物　transcriptional coactivator
增加序列特异性转录因子活性的蛋白质。

03.057　转录复合体　transcription complex
由启动子、RNA聚合酶和其他各种转录因子
构成的复合物。

03.058　转录激活蛋白　transcription activating protein
能与启动子中特定DNA序列结合并激活基
因转录的蛋白质分子。

03.059　转录激活因子　activating transcription factor, ATF
与特定DNA序列结合以促进基因转录的蛋
白质分子。

03.060　转录激活域　transcription activating domain
转录因子中能激活基因转录的功能结构域。

03.061　转录起始复合体　transcription initiation complex, TIC
由启动子、RNA聚合酶和转录因子在转录起
始区形成的启动基因转录的复合物。

03.062　转录起始因子　transcription initiation factor
参与转录起始作用的蛋白质因子。如RNA聚
合酶的σ亚基。

03.063　转录因子　transcription factor
能识别和结合启动子、增强子或DNA特定序
列而调控基因表达的蛋白质。

03.064　转录终止因子　transcription termination factor
与DNA结合而终止RNA聚合酶转录作用的
蛋白质。

03.065　阻遏物　repressor
又称"阻遏蛋白"。与基因的调控序列结合
的调控蛋白质。与调控序列结合，对基因的

表达起阻遏（抑制）作用。

03.066　依赖于 RNA 的 RNA 聚合酶　RNA-dependent RNA polymerase
以RNA为模板，催化核苷-5′-三磷酸合成
RNA的酶。

03.067　基础转录装置　basal transcription apparatus
通用转录因子和RNA聚合酶相互作用而形
成的复合体。专一地识别被转录基因的启动
子。决定着基因转录的起始位置并启动基因
转录和RNA合成。

03.068　基础转录因子　basal transcription factor
与RNA聚合酶协同作用形成基础转录复合
物以起始转录的一种转录因子。

03.069　辅助转录因子　ancillary transcription factor
协助RNA聚合酶与启动子结合，并促进已结
合的RNA聚合酶启动转录的转录因子。

03.070　剪接变体　splicing variant, splice variant
同一前体mRNA因不同剪接方式形成的不同
的成熟mRNA，以及翻译成的不同蛋白质。

03.071　剪接前体　prespliceosome
形成功能剪接体之前的一种多组分的、由
RNA和蛋白质组成的复合体。

03.072　剪接体　spliceosome
由核内小RNA（snRNA，U1、U2、U4、U5、
U6等）和蛋白质因子（100多种）组成的、
可识别RNA前体的剪接位点并催化剪接反
应的核糖核蛋白复合体。

03.073　剪接因子　splicing factor

参与mRNA前体剪接反应的蛋白质因子。根据其功能作用，可以分为核小核糖核蛋白颗粒（snRNP）蛋白因子和非snRNP蛋白因子。

03.074　辅激活物　coactivator
又称"辅激活蛋白"。一种能够增加序列特异性转录因子对真核细胞基因转录激活作用的辅助因子。但对基础转录作用没有影响。通常与通用转录因子联结而起作用。

03.075　抗终止子　antiterminator
可使终止密码子失效而使转录继续进行的因子。如λ噬菌体N基因产物。

03.076　活化蛋白-1家族　activating protein-1 family, AP-1 family
一组反式作用因子。佛波酯类化合物通过蛋白激酶C诱导细胞核内蛋白AP-1家族的表达。

03.077　同源异形域　homeodomain
由同源异形框编码的、可与DNA结合的蛋白质结构域。

03.078　多顺反子　polycistron
受同一个控制区调控的一组基因。呈前后排列，可一并被转录和翻译而得到一组功能相关的蛋白质或酶。

03.079　多顺反子mRNA　polycistronic mRNA
两个以上相关基因串在一起转录所得到的mRNA。一般可同步翻译产生功能相关的多个蛋白质或酶。

03.080　多腺苷酸化信号　polyadenylation signal
又称"加A信号"。前体mRNA 3′端指导添加poly（A）尾的核苷酸序列。

03.081　茎–环结构　stem-loop structure
又称"发夹结构（hairpin structure）"。单链RNA或DNA分子中存在的反向重复序列，由于互补碱基间的氢键配对，长链区段回折形成的一种二级结构。配对碱基间的双链区形成"茎"，不能配对的单链区部分突出形成"环"，如tRNA的二级结构为三叶草型。RNA分子在二级结构的基础上可以进一步弯曲折叠，形成各具特色的三级结构，如tRNA的三级结构为倒L形。

03.082　发夹环　hairpin loop
多核苷酸链发夹结构中环的部分。为单链区。

03.083　反转录假基因　retropseudogene
又称"逆转录假基因"。反转录形成的、没有启动子而不能表达的cDNA片段。

03.084　反编码链　anticoding strand
DNA双链中的一条链。可作为模板指导与之互补的RNA合成。

03.085　反密码子环　anticodon loop
RNA的反密码子臂中的组分。一般含有7个核苷酸。反密码子环中部的反密码子在核糖体内与mRNA的密码子配对识别，参与蛋白质生物合成。

03.086　反密码子　anticodon
转移核糖核酸（tRNA）特有的三核苷酸序列。与mRNA密码子反向互补配对。位于tRNA的反密码子环的中部。

03.087　转录单位　transcription unit
从RNA聚合酶识别的转录起始位点至转录终止点这一段的核苷酸序列。

03.088　转录间隔区　transcribed spacer
（1）两个基因间能够被转录、通过转录后

加工去除的序列。如两个tRNA基因或两个rRNA基因之间的序列。（2）基因间不转录的DNA序列所在区域。

03.089　转录起始位点　transcription initiation site
又称"转录开始位点（transcription start site）"。DNA序列中开始进行RNA转录的位置。

03.090　转录物　transcript
又称"转录本"。基因转录和（或）进一步加工形成的RNA产物。包括：①由DNA模板转录最初产生的RNA序列。含有外显子和内含子。②通过转录和（或）进一步加工所产生的RNA序列。

03.091　转录增强子　transcriptional enhancer
能提高启动子转录效率的顺式作用元件。

03.092　转录终止子　transcription terminator
使RNA聚合酶终止mRNA合成的DNA序列。

03.093　内部指导序列　internal guide sequence, IGS
内含子中可与剪接点边界序列互补配对的区段。可引导内含子剪接。

03.094　组氨酸操纵子　his operon
由与组氨酸生物合成有关的十种酶的基因及相关调控序列组成的操纵子。见于鼠沙门菌等细菌中。

03.095　乳糖操纵子　lac operon, lactose operon
大肠杆菌中控制β-半乳糖苷，特别是乳糖降解为可利用碳源的负调控型遗传单位。由调节基因、启动子、操纵基因，以及编码β-半乳糖苷酶、半乳糖苷透性酶和半乳糖苷乙酰转移酶的基因及终止子组成。

03.096　核内不均一RNA　heterogeneous nuclear RNA, hnRNA
又称"核内异质RNA"。真核细胞核中发现的未加工的mRNA转录产物的总和。为mRNA的初级转录产物。经过一系列加工步骤才能产生成熟的、有功能的mRNA。

03.097　弱化子　attenuator
位于基因内部的不依赖于ρ的转录终止子。可以使转录提前终止而发挥抑制基因表达的作用。

03.098　顺反子　cistron
包括编码区和其上下游区域（引导区和尾部），以及在编码片段（外显子）间的割裂序列（内含子）。

03.099　顺式作用元件　cis-acting element
DNA分子上一段调控其他邻近基因的序列。

03.100　色氨酸操纵子　trp operon
细菌中负责多步骤合成色氨酸的遗传单位。是一种可调控的基因表达系统。

03.101　糖皮质激素应答元件　glucocorticoid response element, GRE
可对甾类激素做出反应从而调控基因表达的DNA序列。

03.102　血清应答元件　serum response element, SRE
血清及生长因子诱导基因表达时所必需的基因启动子中的一段DNA序列。

03.103　核心启动子　core promoter
RNA聚合酶起始转录所必需的最小DNA序列。

03.104　非转录间隔区　nontranscribed spacer
基因组中前后转录单位之间的区域。尤其特

指在一串联的基因簇中转录单位之间的序列。

03.105 互补转录物 complementary transcript
与mRNA序列互补的RNA分子。

03.106 加帽位点 cap site
mRNA中加帽结构的部位。位于成熟mRNA的5′端。

03.107 剪接供体 splice donor
又称"5′剪接位点（5′-splicing site）"。剪接体可识别的上游外显子3′端与下游内含子5′端相连的一段RNA前体序列。大部分内含子的5′边界二碱基序列为GU。

03.108 剪接酶 splicing enzyme
催化mRNA前体分子中内含子剪接反应的RNA序列。

03.109 剪接前导序列 spliced leader sequence, spliced leader, SL
位于mRNA 5′端剪接位点的前方、由约40个核苷酸组成的序列。

03.110 剪接受体 splice acceptor
内含子3′端的剪接位点。

03.111 剪接位点 splicing site
剪接体可识别的RNA前体中内含子和外显子边界的序列及接头位点。根据位置不同可以分为供体剪接位点和剪接受体位点。

03.112 剪接前导 RNA spliced leader RNA, SLRNA
提供5′端外显子进行反式剪接的小RNA分子。

03.113 外显子剪接增强子 exonic splicing

enhancer, ESE
当出现在人类基因的外显子中时，会加强外显子的剪接，从而增加含有这些外显子的mRNA比例的一种RNA序列。

03.114 编码链 coding strand
又称"有意义链（sense strand）""正链（plus strand, positive strand）"。双链DNA中与mRNA序列相同、编码蛋白质的那条DNA链。

03.115 新生 RNA nascent RNA
正在合成的核糖核苷酸链。在RNA聚合酶的延伸处，其3′端仍和DNA配对在一起。

03.116 初始微 RNA pri-miRNA
又称"初始miRNA"。由微RNA基因转录产生的初始转录本。经RNA酶Ⅲ Drosha在核内切割，产生60~75nt的前体微RNA。

03.117 错义密码子 missense codon
编码一种氨基酸的密码子突变成编码另一种氨基酸的密码子。

03.118 单链 DNA single-strand DNA, ssDNA
只含有一条链的DNA分子。

03.119 前导序列 leader sequence, leader peptide
（1）mRNA 5′端位于翻译起始密码子AUG之前的核苷酸片段。（2）蛋白质的一段具有启动穿膜作用的N端短序列。

03.120 共线性转录物 colinear transcript
与转录模板DNA序列一致的成熟mRNA。

03.121 指导序列 guide sequence
RNA编辑或RNA剪接的特定序列。在RNA编辑中指的是待编辑的mRNA与指导RNA部分匹配的序列。在RNA剪接中指的是内含子中能与两个剪接点边界序列配对的序列。

03.122 单顺反子 monocistron
编码蛋白质的基因的初级转录物。被加工成一种mRNA，一般翻译出一条多肽链。

03.123 译码 decoding
又称"解码"。在mRNA翻译过程中，将其所携带的密码子信息解读为蛋白质中氨基酸信息的过程。

03.124 增强体 enhancosome
转录因子与增强子装配形成的、具有高度三维空间结构的复合物。其中之一为构架蛋白，它将DNA弯曲并募集其他蛋白因子组装成增强体，介导基因特异的转录，从而提高基因转录的效率。

03.125 转录 transcription
以DNA为模板，在RNA聚合酶催化下合成互补的单链RNA分子的过程。

03.126 基础转录 basal transcription
由通用转录因子与TATA框结合而起始的转录作用。

03.127 转录调节 transcription regulation
转录调控因子（如转录因子）直接或间接与顺式作用元件（如增强子或沉默子等）结合，产生增强或抑制基因启动子转录活性的作用。

03.128 转录后成熟 post-transcriptional maturation
与结构基因相连的几个rRNA基因同时转录，在转录后或转录过程中分解为各个RNA的现象。

03.129 共转录 cotranscription
（1）原核生物的基因以多顺反子或操纵子形式存在，被转录为一个共同mRNA的过程。
（2）通过基因操作使不同的基因同时在细胞或组织中一起转录的过程。

03.130 转录后调节 post-transcriptional regulation
基因转录后在mRNA加工、翻译等过程中的调节。

03.131 转录后基因沉默 post-transcriptional silencing
基因转录产生的mRNA被同源的dsRNA片段结合而使翻译受到抑制的现象。

03.132 转录后加工 post-transcriptional processing
对初级转录物（RNA前体）进行剪接、加工（加帽、加尾等，以及甲基化、巯基化、异戊烯化、假尿苷形成等化学修饰），使之成为成熟mRNA、rRNA或tRNA的过程。

03.133 转录后控制 post-transcriptional control
mRNA在翻译成蛋白质之前受到的控制。

03.134 基因转录沉默 transcriptional gene silencing, TGS
在细胞核内阻断基因转录起始的方式。是基因沉默的一种形式。

03.135 转录激活 transcriptional activation
通过染色质空间构象改变或转录因子直接结合或各类辅助因子间接作用，而激活启动子起始转录的调控作用。

03.136 转录控制 transcriptional control
在转录水平上对基因表达的调控。

03.137 转录水平调控 transcriptional-level control

对确定某个基因是否被转录或转录频率的调控。

03.138 转录起始 transcription initiation
转录因子通过识别启动子上的特异顺式作用元件并募集多种蛋白质因子，形成具有RNA聚合酶活性的转录起始复合体，从转录起始位点启动转录的过程。

03.139 转录弱化子 transcriptional attenuator
DNA中与转录提前终止有关的一段核苷酸序列。

03.140 转录延伸 transcription elongation
从转录起始，RNA聚合酶沿DNA链移动使合成的RNA链不断延伸直至终止的过程。

03.141 转录终止 transcription termination
具有RNA聚合酶活性的转录复合体特异性地识别自身合成的RNA所形成的茎–环结构作为转录终止信号，并从DNA模板解离释放的过程。

03.142 转录阻遏 transcription repression
由DNA甲基化、形成特殊结构或转录阻遏物的作用等导致基因转录受阻的现象。

03.143 剪接 splicing
除去部分序列并连接DNA、RNA或多肽链片段，形成新的遗传重组体或改变原有遗传结构的过程。

03.144 自我剪接 self-splicing, self-cleaving
由RNA分子自身催化的剪接方式。

03.145 组成性剪接 constitutive splicing
真核细胞在正常生理条件下发生的常规的RNA剪接。mRNA前体分子按照固定的方式进行剪接，只产生一种成熟的mRNA分子。

03.146 组织特异性转录 tissue-specific transcription
只在特定组织中进行的转录。

03.147 可变剪接 alternative splicing
又称"选择性剪接"。同一前体mRNA分子，可以在不同的剪接位点发生剪接反应，生成不同的mRNA分子，最终产生不同的蛋白质分子的RNA剪切方式。

03.148 加尾 tailing
核酸（RNA、DNA）3′端添加核苷酸或脱氧核苷酸的过程。包括真核生物mRNA前体的3′端逐个添加100~200个腺苷酸；tRNA前体的3′端添加CCA序列；在DNA末端转移酶催化下，将一段相同的核苷酸加到限制性内切核酸酶片段末端的过程。

03.149 无细胞转录 cell-free transcription
细胞外（无细胞系统）完成的转录。

03.150 选择性转录 alternative transcription
同一基因在不同组织中，由于转录起始位点不同，通过转录而生成不同的mRNA，即在某种组织中只产生某种转录物的过程。

03.151 选择性转录起始 alternative transcription initiation
不同的启动子与RNA聚合酶有不同的亲和力，可通过不同的启动子有选择地启动基因转录的方式。

03.152 顺式剪接 *cis*-splicing
将前体mRNA中的内含子有序地剪除、把外显子连接起来的剪接方式。

03.153 RNA 复制 RNA replication
RNA病毒侵入宿主细胞后借助依赖于RNA的RNA聚合酶复制出子代RNA分子的过程。

03.154　RNA 重组　RNA recombination
RNA分子内或分子间发生的共价重新组合。

03.155　反转录　reverse transcription
又称"逆转录"。以单链RNA为模板，在反转录酶催化下转录为DNA的过程。

03.156　反转录转座　retrotransposition, re-troposition
RNA反转录成cDNA后进行转座的过程。是RNA介导的转座。转座子RNA中间物转变成DNA，并随后整合进基因组。

03.157　tRNA 剪接　tRNA splicing
切除前体tRNA分子中内含子的过程。

03.158　多腺苷酸化　polyadenylation
（1）真核基因进行RNA转录时，向其3′端加入一系列聚腺苷酸的过程。（2）不通过转录，把poly（A）加到真核细胞RNA 3′端的过程。

03.159　读框重叠　reading frame overlapping
两个或多个编码不同基因的可读框利用同一段DNA序列的现象。

03.04　翻　译

03.160　遗传密码　genetic code
核苷酸序列所携带的遗传信息。编码20种氨基酸和多肽链起始及终止的一套64个三联体密码子。

03.161　密码子　codon
又称"三联体密码（triplet code）"。由3个相邻的核苷酸组成的mRNA基本编码单位。有64种密码子，其中有61种氨基酸密码子（包括起始密码子）和3种终止密码子。决定多肽链的氨基酸种类和排列顺序及翻译的起始和终止。

03.162　起始密码子　initiation codon, start codon, initiator
mRNA翻译起始时的第一个密码子。为AUG或GUG，在细菌中也使用GUG和UUG。

03.163　赭石密码子　ochre codon
又称"UAA终止密码子"。肽链合成终止信号UAA的特异性名称。

03.164　有义密码子　sense codon
编码氨基酸的密码子。

03.165　异常密码子　altered codon
线粒体、叶绿体基因组或个别核基因中不同于通用密码的密码子。

03.166　信使 RNA　messenger RNA, mRNA
由核内不均一RNA剪接而成，可作为模板指导翻译产生具有特定氨基酸序列的蛋白质的RNA。

03.167　提前终止密码子　premature termina-tion codon, PTC
mRNA中因突变而成为终止密码子，使mRNA翻译提前终止的密码子。

03.168　终止密码子　termination codon, stop codon
又称"无义密码子（nonsense codon）""链终止密码子（chain termination codon）"。mRNA翻译过程中，起蛋白质合成终止信号作用的密码子。即UAA、UAG和UGA。

03.169　同义密码子　synonymous codon, synonym codon

编码同一种氨基酸的不同密码子（两个或多个简并密码子）。

03.170 简并密码子 degenerate codon
编码同一个氨基酸残基的两个或两个以上的密码子。如有的三联体第三位碱基不同而编码同一种氨基酸的遗传密码。

03.171 琥珀密码子 amber codon
mRNA分子上三种终止密码子之一。肽链合成终止信号UAG的特异性名称。

03.172 副密码子 paracodon
tRNA上被氨酰tRNA合成酶识别和决定其携带何种氨基酸的碱基。

03.173 多义密码子 ambiguous codon
能够编码一个以上氨基酸的密码子。多见于应激状态。如UUU除编码苯丙氨酸外，偶尔也可编码亮氨酸。产生这种现象的原因有tRNA的反密码子突变、非同源tRNA的错读或tRNA携带了非对应的氨基酸等。这是遗传多样性和生物迅速适应环境变化的原因之一。

03.174 调谐密码子 modulating codon
与稀有tRNA对应的密码子。与基因的转录频率及mRNA翻译频率调节相关。

03.175 翻译 translation
以mRNA为模板在核糖体上合成多肽链的过程。

03.176 翻译调节 translation regulation
翻译调控因子直接或间接地改变核糖体、起始tRNA、核糖体结合蛋白等组分与mRNA的相互作用，进而引起翻译蛋白质肽链的量或质变化的过程。

03.177 翻译后加工 post-translational processing
对翻译的多肽链进行化学修饰和切割以形成成熟蛋白质的过程。

03.178 翻译后切割 post-translational cleavage
蛋白质前体在酶的作用下切除某些肽段或氨基酸残基以形成活性蛋白质的过程。

03.179 翻译后修饰 post-translational modification
对蛋白质前体进行氨基酸修饰和侧链加工以形成活性蛋白质的过程。

03.180 翻译后转运 post-translational transport
合成的蛋白质在细胞内（如穿过生物膜）定位转移的过程。

03.181 翻译控制 translational control
通过调节mRNA翻译速度而调控蛋白质合成的调控方式。

03.182 翻译扩增 translational amplification
延长mRNA的寿命、提高其翻译产物生成的速度和数量的调控方式。

03.183 翻译跳步 translational hop
翻译时越过某些密码子的现象。

03.184 翻译移码 translation frameshift, translational frame shifting
又称"翻译重编码"。mRNA翻译过程中发生移码突变致使一种mRNA分子翻译成另外一种（或多种）蛋白质分子的现象。

03.185 翻译阻遏 translation repression
mRNA翻译产物过量而反馈抑制RNA进一步翻译的一种负调控方式。

03.186 共翻译 cotranslation

（1）在基因操作中，将突变基因引入细胞并与野生型基因同时翻译产生蛋白质的过程。（2）将融合基因引入细胞合成融合蛋白的过程。

03.187 共翻译分泌 cotranslational secretion
分泌型蛋白质边翻译边进行分泌的过程。

03.188 共翻译切割 cotranslational cleavage
蛋白质生成的同时进入内质网，其N端信号肽被同步切除的过程。

03.189 翻译内含子 translational intron
翻译时mRNA中被跳过的那些编码序列。

03.190 翻译增强子 translational enhancer
提高蛋白质合成效率的DNA序列。

03.191 翻译起始因子 translational initiation factor
启动蛋白质的生物合成、促进核糖体和mRNA结合的蛋白质因子。

03.192 嵌合蛋白 chimeric protein
又称"融合蛋白（fusion protein）"。利用基因工程技术，将一个蛋白质分子的部分序列插入或取代另一个蛋白质分子的序列所产生的、兼有两种原来蛋白质序列和特点的新蛋白质。

03.193 赭石抑制基因 ochre suppressor
发生突变后可解除赭石突变从而使mRNA继续翻译的tRNA基因。

03.194 转移RNA transfer RNA, tRNA
通过反密码子识别mRNA密码，将特定氨基酸转运至核糖体以合成多肽链的RNA分子。

03.195 核糖体RNA ribosomal RNA, rRNA
参与核糖体组成的非编码RNA。在核糖体的构成和翻译过程中起主要作用。

03.196 核糖体基因 ribosomal gene
编码核糖体RNA的基因。

03.197 核糖体结合序列 ribosome binding sequence, RBS
又称"SD序列（Shine-Dalgarno sequence）""核糖体结合位点（ribosome-binding site）""核糖体识别位点（ribosome recognition site）"。核糖体与mRNA分子结合并启动翻译的核苷酸序列。

03.198 内部核糖体进入位点 internal ribosome entry site, IRES
mRNA分子内（而非5′端）可被核糖体识别并启动翻译的一种顺式作用序列。

03.199 内含肽 intein
存在于某些蛋白质前体肽链内部的一些肽段。在转变为成熟蛋白质时，通过非酶促的转肽反应被切除，与其对应的是保留于成熟蛋白质中的外显肽。这些肽段具有核酸酶活性。

03.200 琥珀突变 amber mutation
突变为终止密码子UAG，从而使蛋白质合成过早终止，产生出截短的蛋白质的一种突变。

03.201 琥珀突变抑制基因 amber suppressor
tRNA编码的、把突变产生的终止密码子UAG解读为某种氨基酸的突变基因。

03.202 非翻译序列 non-translated sequence
基因或cDNA中不编码氨基酸的序列。

03.203 非翻译区 non-translational region, UTR
成熟mRNA分子5′端或3′端中不被翻译的序列。

03.204　阅读框　reading frame
又称"读码框"。以核苷酸三联体方式读取核酸序列的翻译信息。

03.205　信号序列　signal sequence
又称"信号肽（signal peptide）"。引导蛋白质定位运输的短肽。通常由18~30个疏水氨基酸构成。位于多肽链的N端。

03.206　乳白密码子　opal codon
mRNA分子上三种终止密码子之一。是终止密码子UGA的特异性名称。

03.207　链终止子　chain terminator
可使DNA复制链停止延伸的化合物。如2′,3′-双脱氧核苷三磷酸为2′-脱氧核苷三磷酸的类似物。

03.208　封闭读框　blocked reading frame
由于被终止密码子打断而不能翻译成蛋白质的阅读框。

03.209　可读框　open reading frame, ORF
自起始密码子到终止密码子之间的核苷酸三联体序列。一般情况下指某个基因的编码序列。

03.210　抗转录终止　transcriptional antitermination
又称"抗终止作用（antitermination）"。使RNA聚合酶得以越过终止密码子继续转录的过程。

03.211　框内跳译　frame hopping, bypassing
又称"跳码"。核糖体在mRNA上跳过两个或更多核苷酸序列进行翻译的过程。

03.212　连读　readthrough
又称"通读"。越过终止密码子而进行的转录或翻译。

03.213　编码　coding
特指按照RNA指令，编排特定蛋白质中氨基酸序列的过程。

03.214　简并　degeneracy
两种或多种密码子决定同一种氨基酸的现象。

03.215　摆动法则　wobble rule
tRNA反密码子第一位核苷酸与mRNA密码子第三位核苷酸之间的非沃森–克里克碱基配对规则。

03.05　基因和基因组的分子结构

03.216　CAAT框　CAAT box
又称"CAAT盒""CAAT区"。真核细胞基因启动子中含有的CAAT保守序列。位于转录起点上游–75~–80bp处。可与转录因子结合。

03.217　GC框　GC box
真核生物结构基因上游的顺式作用元件。共有序列为GGGCGG或CCGCCC。可帮助RNA聚合酶结合在转录起始点的附近。

03.218　TATA框　TATA box
又称"戈德堡–霍格内斯框（Goldberg-Hogness box）""霍格内斯框（Hogness box）"。真核细胞蛋白质编码基因启动子中的一段保守序列TATAAAT。通常位于转录起点上游–10~–35bp处。可与普通转录因子TFⅡD结合，从而形成包含RNA聚合酶的转录起始复合物。

03.219　单一序列　unique sequence
又称"单拷贝序列（single-copy sequence）"

"非重复序列（nonrepetitive sequence）"。在基因组中只含有一个拷贝的DNA序列。

03.220 嵌合 DNA chimeric DNA
来源不同的DNA分子经过重组以后形成的杂合DNA分子。

03.221 冗余 DNA redundant DNA
又称"丰余DNA"。在基因组中含有多份拷贝的DNA序列及重复序列。

03.222 散在重复序列 interspersed repeat sequence
以分散方式分布在基因组内的重复序列。

03.223 识别序列 recognition sequence
信息大分子（核酸、蛋白质等）中为某些分子所识别的特定序列。如RNA聚合酶识别的启动子中的序列、限制性内切核酸酶识别的核酸中特定的回文序列、蛋白酶识别的肽链中特定的氨基酸序列等。

03.224 适配体 aptamer
能与蛋白质或代谢物等配体特异和高效结合的RNA或DNA片段。通常用体外筛选方法制备得到。

03.225 双链 DNA double-stranded DNA, dsDNA
两条DNA单链通过碱基互补作用形成的双链DNA分子。

03.226 松弛 DNA relaxed DNA
呈非超螺旋状态的环状DNA分子。如质粒或病毒DNA基因组。通常是超螺旋结构。在酶或者物理化学因子的作用下，双链核酸分子中的一条单链出现断裂并导致超螺旋结构破坏，形成带切口的松弛DNA。

03.227 松弛型质粒 relaxed plasmid

在微生物细胞内复制不受严格控制、分子量较小的高拷贝质粒。

03.228 同源双链体 homoduplex
又称"同源双链"。由相同的或同一来源的双链构成的分子。如同一来源的两条核酸单链构成的DNA-DNA或RNA-RNA双链。

03.229 突出末端 protruding terminus
由限制性内切核酸酶作用于DNA产生的黏性末端的突出单链部分。有5′端突出和3′端突出两种情况。

03.230 异源双链 heteroduplex
（1）两种不同来源的DNA单链杂交而成的DNA双链。是碱基没有完全互补的DNA双链。（2）DNA单链与RNA杂交形成的双链。

03.231 遗传冗余 genetic redundance
基因组内有2个或2个以上功能相同的基因的现象。

03.232 卫星 DNA satellite DNA
真核细胞基因组中的高度重复DNA序列。总量可占全部DNA的10%以上。主要存在于染色体的着丝粒区域，通常不被转录。因其碱基组成中GC含量少，具有不同的浮力密度，在氯化铯密度梯度离心后呈现与大多数DNA有差别的"卫星"带而得名。

03.233 质粒 plasmid
一般指细菌基因组外独立复制的DNA分子。

03.234 非编码序列 non-coding sequence
基因组中不具有编码功能的序列。如真核生物基因的内含子、启动子等。

03.235 非编码调控区 non-coding regulatory region

基因组中具有调控基因表达功能的DNA区段。

03.236 高丰度 mRNA abundant mRNA
在细胞中有大量拷贝的mRNA。

03.237 共有序列 consensus sequence
又称"一致序列"。通过序列比较发现相似但不完全相同的核苷酸序列或氨基酸序列。

03.238 孤独基因 orphan gene, orphon
由串联重复序列衍生出来的分散的单个基因或假基因。

03.239 核外遗传因子 extranuclear genetic element
核外细胞器（如线粒体、叶绿体或质粒）中的可遗传元件。

03.240 环状 DNA circular DNA
一种具有闭环结构的单链或双链DNA分子。单链环状DNA分子必定是闭合共价的；对双链DNA而言，其一条链或两条链都可能因存在切口而是开环的。前者如乙型肝炎病毒DNA。

03.241 核心序列 core sequence
重复序列共有的核苷酸序列。

03.242 互补链 complementary chain, complementary strand
两条通过碱基配对相连接的DNA双链，彼此之间称为互补链。

03.243 环状结构域 loop domain
核苷酸序列盘绕成的不规则环形的二级结构。可以由序列两端的碱基配对产生，也可与蛋白质结合产生。

03.244 基因座控制区 locus control region,

LCR
含有可调控一个基因簇内长距离基因调控元件的DNA序列。

03.245 简单重复序列 simple repeated sequence, SRS
以 1~8bp 为基本单元的串联重复的DNA序列。

03.246 结构基因 structural gene, structure gene
编码蛋白质的基因。不包括编码调节因子（调节蛋白）的基因。

03.247 末端反向重复 inverted terminal repeat
常见于某些转座子的末端、以反方向存在的类似或相同的短序列。

03.248 末端丰余 terminal redundancy
又称"末端冗余"。DNA分子末端多次出现的相同序列。

03.249 严紧型质粒 stringent plasmid
随细菌染色体一起复制的质粒。每个细胞拷贝较少。

03.250 隐蔽剪接位点 cryptic splice site
序列同真正的剪接位点相似的位置。在异常剪接时可能替代真正的剪接位点。

03.251 内源基因 endogenous gene
生物体自身基因组内固有的基因。

03.252 匿名 DNA anonymous DNA
又称"无名DNA"。功能上未知的DNA序列。

03.253 黏粒 cosmid
又称"黏端质粒"。含有λ噬菌体cos（黏性末端）位点的人工构建的克隆载体，可被包装入噬菌体颗粒而有效地导入受体细菌。

03.254 黏[性末]端 sticky end, cohesive end, cohesive terminus

双链DNA片段末端的一种形式。其中两条链的3'端或5'端具有突出的单链末端，这种末端可以与同一DNA片段上另一末端的互补的突出序列相连而形成一个环状分子，或与另一DNA片段形成更大的DNA分子。可由多数Ⅱ型限制性内切核酸酶对DNA的切割而产生。

03.255 平端 blunt end

双链核酸（DNA或RNA）片段末端的一种形式。两条链末端完全配对。可由某种类型的限制性内切核酸酶切割造成。

03.256 内含子 intron

存在于真核生物基因中、无编码意义而被切除的序列。

03.257 边界元件 boundary element

染色体中限制共调控染色质区域边界的序列。

03.258 编码区 coding region, coding sequence, CDS

DNA或RNA中对应于蛋白质中氨基酸序列的一段核苷酸序列。

03.259 基因拷贝 gene copy

一个基因的DNA完整序列在基因组内出现一次，称为该基因的一个拷贝。

03.260 编码序列 coding sequence

编码蛋白质的DNA序列。

03.261 沉默子 silencer

降低或关闭邻近基因表达活性的一段DNA序列。

03.262 长末端重复[序列] long terminal repeat, LTR

RNA病毒基因组DNA两端重复序列。长250~1200bp，包括启动子和增强子等序列。两端由特有序列U5、U3和重复序列R组成。

03.263 长散在重复序列 long interspersed repeated sequence

以散在方式分布于基因组中的较长的重复序列。重复序列的单元长度在1000bp以上，常具有转座活性。

03.264 超变小卫星DNA hypervariable minisatellite DNA

人类基因组中的中等大小的重复序列。重复单元的长度为6~64bp。

03.265 高度重复序列 highly repetitive sequence

基因组中有数千个到几百万个拷贝的重复序列。重复单元的长度为6~200bp。

03.266 中度重复序列 moderately repetitive sequence

基因组中有十个到几千个拷贝的重复序列。重复单元的平均长度约300bp。

03.267 增强子 enhancer, enhancer element

增强真核基因转录的一段DNA序列。与反式作用因子结合而起作用。能够在相对于启动子的任何方向和任何位置（上游或下游）上发挥作用。

03.268 已加工假基因 processed pseudogene

缺少内含子的非活性基因拷贝。与活性基因的割裂结构相反。由mRNA的反转录和复制拷贝后插入基因组所产生。

03.269 外显子 exon
基因组DNA中出现在成熟mRNA分子上的序列。被内含子隔开，转录后经过加工被连接在一起，生成成熟的mRNA分子。

03.270 外显子组 exome
基因组内所有的外显子序列。与基因组的生物学功能密切相关。最可能产生明显的表型。

03.271 同向重复[序列] direct repeat
核苷酸排列顺序一致的重复序列。

03.272 同源基因 homologous gene
进化起源相同且序列组成和功能相似的基因。

03.273 套叠基因 nested gene
重叠基因的一种形式。一个基因的DNA序列位于另一个基因的DNA序列中。

03.274 尾随序列 tailer sequence
mRNA中最后一个外显子3′端以后的非编码序列。

03.275 同源异形基因 homeobox gene
编码区域中保守的长180bp的同源框序列。编码一种称为同源域的蛋白质基序（motif）。同源域的60个氨基酸为DNA结合基序。同源域蛋白与发育过程中基因的转录调控有关。

03.276 上游激活序列 upstream activating sequence, UAS
一种类似增强子、可发挥激活基因表达的作用，但只特异性地位于启动子上游的DNA序列。在酵母基因中首先发现。

03.277 上游启动子元件 upstream promoter element, UPE
真核基因启动子的组成成分。位于启动复合物组装位点的上游。

03.278 热激应答元件 heat shock response element, HSE
可对温度变化做出反应，从而调控基因表达的DNA序列。

03.279 普里布诺框 Pribnow box
原核基因转录起始点上游10bp的一段DNA序列。共有序列为TATAAT，与−35bp的TTGACA共同构成启动子。

03.280 旁侧序列 flanking sequence
又称"侧翼序列"。基因编码区两侧的非编码序列。含有调控元件，如启动子、增强子等。

03.281 启动子 promoter
DNA分子上决定RNA聚合酶转录起始位点的DNA序列。在原核基因中将调节基因与操纵基因分开。有TATA框、CAAT框和GC框等。

03.282 启动子减弱突变体 down-promoter mutant
启动子序列中一个可降低该启动子转录作用的突变体。

03.283 启动子近侧元件 promoter-proximal element
紧接启动子（22bp内）的DNA序列。与蛋白质结合而调节基因转录的DNA序列。

03.284 强启动子 strong promoter
对RNA聚合酶具有高亲和力、指导合成大量mRNA的启动子。

03.285 顺反子间区 intercistronic region
一个基因终止密码子和另一个基因起始密

码子之间的DNA片段。

03.286　染色体外 DNA　extrachromosomal DNA
存在于染色体外的DNA。包括线粒体DNA、叶绿体DNA及质粒DNA等。

03.287　同源区段　homology segment
不同核苷酸或蛋白质分子间相似的序列片段。一般具有共同的进化起源或类似的生物学功能。

03.288　无 TATA 框启动子　TATA-less promoter
缺少TATA框的启动子。

03.289　细胞器基因组　organelle genome
真核细胞线粒体、叶绿体等细胞器所包含的全部DNA分子。

03.290　真核基因　eukaryotic gene
真核生物基因组的基因。

03.291　锌指蛋白　zinc finger protein, ZNF
由28~30个氨基酸构成的指状突起。为可与DNA序列特异性结合的多肽基序。

03.292　转移 RNA 基因　transfer RNA gene, tRNA gene
编码tRNA的基因。转录后可产生tRNA。

03.293　转座因子　transposable element
生物体内非游离的、能自主复制或自剪切，并能在该生物体基因组内不断移动位置的功能性DNA片段。

03.294　转座子　transposon, Tn
除含与转座有关的元件外，还含抗药基因、抗重金属基因和接合转移基因等的转座因子。可赋予受体细胞一定的表型特征。

03.295　终止序列　terminator sequence
可终止转录的DNA序列。特指给予RNA聚合酶转录终止信号、包含终止点的DNA序列及其旁侧的边界序列。

03.296　重叠基因　overlapping gene
共享同一段DNA序列的两个或多个基因。

03.297　重复[DNA]序列　repetitive [DNA] sequence
DNA分子中重复出现的核苷酸序列。

03.298　着丝粒序列　centromeric sequence, CEN sequence
构成真核细胞染色体着丝粒的DNA序列。

03.299　自主复制序列　autonomously replicating sequence, ARS
酵母质粒中具有的DNA复制起点。启动质粒在细胞中独立复制的DNA序列。

03.300　个人基因组　personal genome
每一个人独有的基因组序列。有别于把若干个个体的基因组DNA混合后测序得到的基因组DNA序列。

03.301　核基因组　nuclear genome
单倍体细胞的细胞核所含的全部基因。

03.302　基因簇　gene cluster
基因家族中来源相同、结构相似和功能相关且彼此紧密连锁在同一染色体上的一组基因。

03.303　假基因　pseudogene
基因组中存在的一段与正常基因非常相似但不能表达的DNA序列。分为两大类：一类保留了相应功能基因的间隔序列；另一类缺少间隔序列，称为已加工假基因或反转录假基因。

03.304 间隔 DNA spacer DNA
基因组内基因间存在的一种功能未知的非编码DNA序列。存在于真核细胞及某些病毒基因组中。通常含有高度重复的DNA。

03.305 间隔区 space region, spacer region
两个转录单位之间的非转录序列，或两个tRNA（或rRNA）基因之间在转录后将被剪切的序列。

03.306 割裂基因 split gene, interrupted gene
又称"断裂基因"。真核生物基因的编码序列被若干个非编码区（内含子）分割，这类基因称为割裂基因。

03.307 超基因 super-gene, supergene
真核生物基因组内紧密连锁的几个基因座。贡献于同一性状或一系列相互有关的性状，且其表达受单独调控。

03.308 超基因家族 supergene family
DNA序列相似但功能不一定相关的若干个单拷贝基因或若干个基因家族的总称。

03.309 低度重复序列 lowly repetitive sequence
基因组中有2~10个拷贝的DNA序列。

03.310 超家族 superfamily
从共同祖先进化而来但相似性较少的一组基因或蛋白质。

03.311 GT-AG 法则 GT-AG rule
又称"尚邦法则（Chambon rule）"。割裂基因中5′端和3′端剪接点的碱基排列规则。即DNA中内含子的序列开始于"GT"，结束于"AG"。当DNA转录为RNA时，切除内含子的机制能识别这些开始和结束的核苷酸序列。

03.312 Alu 序列 Alu sequence
又称"Alu家族（Alu family）"。哺乳动物和人基因组中的一种中等重复序列。人基因组有50万~70万个拷贝，重复单元长约300bp。因该序列中有限制性内切核酸酶Alu的酶切位点而得名。

03.313 D 环 D-loop
又称"替代环（displacement loop）"。一个超螺旋DNA分子在正常条件下与一条短的、单链DNA片段一起保温，超螺旋DNA分子的一条链被DNA短片段替换而形成的环状结构。

03.314 R 质粒 resistance plasmid
又称"抗药质粒"。由一种或数种抗生素抗性基因和抗药性转移因子基因所构成的一类质粒。

03.315 常居 DNA resident DNA
同一细胞内不同类型DNA的总称。包括细胞核DNA和细胞器DNA等。

03.316 超敏位点 hypersensitive site
对DNA酶Ⅰ和其他核酸酶特别敏感的染色质区段。

03.317 反义 DNA antisense DNA
与DNA模板链互补的、不参与转录的DNA链。

03.318 反向平行链 antiparallel strand
DNA双螺旋结构中相互平行和方向相反的两条链，其中一条链的5′端对应于另一条链的3′端。

03.319 反义寡核苷酸 antisense oligonucleotide
与DNA正链序列互补的寡核苷酸。

03.320　反义基因　antisense gene
与靶DNA序列互补的反义RNA的基因。

03.321　反义肽核酸　antisense peptide nucleic acid, antisense PNA
一种由聚酰胺聚合物组成的不含戊糖的核酸类似物。骨架为肽链，可置换DNA双链中的一条DNA链。可用于基因治疗。

03.322　反转录病毒　retrovirus
能编码反转录酶的RNA病毒。病毒RNA基因组可反转录为病毒DNA，并整合在宿主染色体中。

03.323　反转录转座子　retrotransposon
又称"逆转座子（retroposon）"。先从DNA转录为RNA，再从RNA反转录成DNA而进行转座的DNA元件。

03.324　复合转座子　composite transposon
含有两侧的插入序列，内部具有一个或多个基因的可转座的DNA片段。

03.325　共价闭合环状 DNA　covalently closed circular DNA, cccDNA
通过共价键结合形成的封闭环状DNA分子。

03.326　寡核苷酸　oligonucleotide
由20个以下核苷酸通过3′,5′-磷酸二酯键连接而成的短链DNA或RNA分子。

03.327　寡基因病　oligogenic disease
由一个疾病基因决定并由几个修饰基因共同作用的一类遗传病。是连接单基因病和多基因病的桥梁。

03.328　回文序列　palindrome, palindromic sequence
又称"回文对称"。（1）单条核酸序列内以对称点为中心，两侧碱基互补的核心序列

区域。含有该区域的双链DNA从不同方向阅读不同单链时其序列一致，常见于限制性内切核酸酶的作用位点。（2）具有对称结构的DNA片段，即双链DNA中似发夹的结构，每条链从3′或5′方向阅读时其核苷酸序列均相同。

03.329　基因组　genome
单倍体细胞或病毒粒子所含的全部DNA分子或RNA分子。

03.330　基因内基因　gene within gene
位于另一个基因内含子中的基因。

03.331　C 值　C value
真核细胞单倍体（如配子）基因组中DNA的总量，或体细胞及受精卵基因组DNA含量的一半。

03.332　DNA 多态性　DNA polymorphism
群体内某个基因座存在2个或多个等位基因而造成的同种DNA分子的多样性。是单一基因座等位基因变异性在群体水平的体现。凡在群体中出现频率大于1%的变异体，不论其是正常的还是具有致病性，均称为多态性；频率低于1%的变异体，则考虑为突变。

03.333　单核苷酸多态性　single nucleotide polymorphism, SNP
同一物种不同个体的等位基因同一位点上单个核苷酸存在差别的现象。

03.334　编码区内单核苷酸多态性　coding single nucleotide polymorphism, cSNP
编码蛋白质的DNA序列中出现的单个核苷酸置换。这种置换通常不改变编码的氨基酸，或改变了编码的氨基酸，但不影响蛋白质的功能。

03.335　部分丰余　partial redundancy

又称"部分冗余"。基因组中重复出现的相同或类似碱基序列。也指一个基因有多个拷贝。

03.336　简单序列长度多态性　simple sequence length polymorphism, SSLP
微卫星DNA中由于重复单元的拷贝数不同而出现不同长度的串联重复序列的多态现象。

03.337　反向重复[序列]　inverted repeat, IR
存在于双链核酸分子中、排列方向相反的一段核苷酸序列。

03.338　限制[酶切]位点　restriction site
DNA分子中被限制性内切核酸酶识别和切割的碱基序列。

03.339　限制性片段长度多态性　restriction fragment length polymorphism, RFLP
不同个体或种群间的基因组DNA经同样一种或几种限制性内切酶消化后所产生的DNA片段的长度、数量各不相同的现象。

03.340　重复序列长度多态性　repeat sequence length polymorphism, RSLP
亚种、品系或个体间相同或相似重复单元的拷贝数不同所造成的多态现象。

03.341　DNA 指纹　DNA fingerprint
DNA经限制性内切核酸酶酶切后，以重复序列中的核心序列为探针进行DNA印迹杂交所形成的杂交带型。反映了个体DNA图谱特征。

03.342　单链 DNA 结合蛋白　single stranded DNA binding protein
DNA复制过程中，在DNA分叉处与单链DNA结合的蛋白质。防止已解链的双链还原、退火，使复制得以进行。

03.343　反式排列　trans arrangement
一个基因内的两个突变位点分别位于一对同源染色体的不同位点的排列方式。功能不可互补。

03.344　反式显性　trans-dominant
基因对另一条染色体上基因表达的控制作用。

03.345　共线性　colinearity
细菌基因中突变位点的排列次序与其翻译产物中氨基酸突变位点的排列次序一致的特性。大多数真核基因中由于内含子的存在使得这一对应关系并不完全一致。

03.346　顺反位置效应　*cis-trans* position effect
两个突变基因在染色体上呈顺式排列时表型为野生型，呈反式排列时表型为突变型的现象。

03.347　顺式排列　*cis*-arrangement
一个基因内的两个突变位点位于同一条染色体上的排列方式。功能可以互补。

03.348　顺式显性　*cis*-dominance
基因对同一染色体上基因表达的调控作用。

03.349　插入序列　insertion sequence, IS
能在基因（组）内部或基因（组）间改变自身位置的一段DNA序列。通常是转座子的一种。一般长度为0.7~1.4kb。只能引起转座效应而不含其他任何基因。

03.350　核苷酸倒位　nucleotide inversion
DNA序列中核苷酸的排列次序颠倒导致突变。

03.351　互补性　complementarity
两条DNA或RNA多核苷酸链之间，或一条DNA或RNA链内部通过碱基间（A与T或U、

G与C）氢键彼此配对的特性。

**03.352　非复制转座　non-replicative transpo-
sition**
转座子不经复制而直接进行转座的方式。

**03.353　非同源末端连接　non-homologous
end-joining, NHEJ**
在不依赖DNA同源性的情况下，为了避免
DNA或染色体断裂的滞留及因此造成的
DNA降解或对生命力的影响，强行将两个
DNA断端彼此连接在一起的一种特殊的
DNA双链断裂修复机制。

03.354　基因重复　gene duplication
又称"基因倍增"。基因在基因组中拷贝数
增加的过程。

03.355　基因混编　gene shuffling
外显子和内含子重新组合获得新性状的过程。

03.356　逆向转座　inverse transposition
转座子在原位转录生成RNA，再反转录生成
DNA的转座方式。

03.357　转座　transposition
又称"移位"。转座因子改变其在DNA分子
上位置的过程。

03.358　转座酶　transposase
识别并切割转座因子末端使转座因子转座
的酶。

03.06　小分子 RNA

03.359　非编码 RNA　non-coding RNA
一类能转录但不编码蛋白质，具有特定功能
的RNA小分子。其主要功能有：参与mRNA
的稳定和翻译水平的调节、参与蛋白质的运
输、参与RNA的加工和修饰、影响染色体的
结构等。包括长链非编码RNA（lncRNA）、
转移RNA（tRNA）、核糖体RNA（rRNA）、
非编码小RNA（snmRNA）等。

**03.360　非编码小 RNA　small non-messenger
RNA, snmRNA**
细胞中一大类由几十个核苷酸到几百个核
苷酸组成的、不编码蛋白质的RNA。本身或
与蛋白质结合形成的复合体有生物学功能。
如核小RNA（snRNA）、核仁小RNA
（snoRNA）、微RNA（miRNA）、干扰小
RNA（siRNA）、时序小RNA（stRNA）、
Piwi相互作用RNA（piRNA）等类型。

**03.361　核[内]小 RNA　small nuclear RNA,
snRNA**
真核生物细胞核中的小分子RNA，链长为
几十到一百多个核苷酸。通常尿苷酸（U）
含量较高，与蛋白质组成核小核糖核蛋白
颗粒参与细胞质中的信使核糖核酸前体
的剪接。

**03.362　核仁小 RNA　small nucleolar RNA,
snoRNA**
真核生物细胞核仁中的小分子RNA，链长为
几十到一百多个核苷酸。已发现的主要功能
是参与细胞质中的核糖体核糖核酸（rRNA）
和核仁小核糖核酸的加工。如参与假尿苷化
和2′-甲基化。

03.363　微 RNA　microRNA, miRNA
真核生物中一类内源产生的通过序列互补
方式识别并具有转录后基因调控功能的小
分子RNA。长度约为22个核苷酸。通过与靶
mRNA特异结合，从而抑制转录后基因表达。

在调控基因表达、细胞周期、生物体发育时序等方面起重要作用。

03.364 干扰小 RNA small interfering RNA, siRNA

又称"干扰短RNA（short interfering RNA）"。受内源或外源（如病毒）双链RNA诱导后，细胞内产生的一种长22~24个核苷酸的双链小RNA分子。能引起特异的靶信使核糖核酸降解，以维持基因组稳定，保护基因组免受外源核酸入侵和调控基因表达。

03.365 时序小 RNA small temporal RNA, stRNA

一类长度约为22个核苷酸的非编码RNA，是微RNA大家族的成员。与生物发育时间顺序调控有关，如早期报道的线虫lin-4和let-7时序小RNA。

03.366 Piwi 相互作用 RNA Piwi-interacting RNA, piRNA

一种长29~30nt、同Piwi蛋白相互作用的RNA序列。可使相关基因的表达沉默。

03.367 核酶 ribozyme

具有酶活性的RNA分子。具有多种形式，能调节基因的表达，并具高效性和特异性，在基因治疗中有一定作用。

03.368 自切割 RNA self-cleaving RNA

又称"自剪接RNA"。具有自身切割功能的RNA分子。

03.369 隐蔽 mRNA masked mRNA

在未受精卵细胞等真核细胞中以失活状态存在的mRNA。

03.370 互补 RNA complementary RNA

能与另一条核酸（DNA或RNA）链互补的RNA分子。

03.371 巨型 RNA giant RNA

细胞核内的一种分子量很大的RNA。在核内代表mRNA的前体。

03.372 前核糖体 RNA precursor ribosomal RNA, pre-rRNA

简称"前［体］rRNA"。真核生物中RNA聚合酶Ⅰ转录产生的rRNA初级转录物。经过转录后的加工过程产生各种rRNA。

03.373 前信使 RNA pre-messenger RNA, pre-mRNA, precursor mRNA

又称"前［体］mRNA"。未经剪接加工的结构基因转录产物。即初级转录产物。

03.374 反义 RNA antisense RNA

与mRNA核苷酸序列互补的RNA。可与mRNA互补结合而阻碍mRNA翻译。

03.375 套索 RNA lariat RNA

又称"套索中间体（lariat intermediate）"。RNA前体剪接时生成的中间体RNA。由于切下的内含子序列和剪接中间体的结构形状像一个套索而得名。

03.376 指导 RNA guide RNA, gRNA

在RNA编辑中起模板作用的一种长60~80nt的小分子RNA。功能是提供核苷酸插入或删除的信息。由小环DNA及大环DNA编码的指导RNA均带有编辑区的序列信息，可介导编辑过程。

03.377 胞质[内]小 RNA small cytoplasmic RNA, scRNA

细胞质中的小分子RNA。在控制基因表达中起重要作用。如5Sr RNA、5.8Sr RNA等。

03.378 双链 RNA double-stranded RNA, dsRNA

具有抑制基因表达作用的双链的RNA。

03.07 基因表达的调控

03.379 表达谱 expression profiling
mRNA在不同细胞或组织内的表达情况。通常由细胞cDNA的微阵列分析所得。广义上也包括蛋白质表达谱。

03.380 表达文库 expression library
克隆至载体并可以表达的cDNA文库。

03.381 持家基因 house keeping gene
又称"管家基因"。维持细胞基本生命活动所需而持续表达的基因。

03.382 必需基因组 minimal genome
一个生物能在某一特定环境下生存所需要的最少的基因集合。

03.383 调节基因 regulatory gene, regulator gene
控制结构基因转录起始和产物合成速率，或能影响其他基因活性的一类基因。

03.384 双顺反子mRNA bicistronic mRNA
翻译生成两种蛋白质的同一个mRNA分子。

03.385 即早期基因 immediate early gene
细胞受刺激或激活后立即转录的基因。

03.386 反式作用因子 trans-acting factor
通过直接或间接结合DNA上的调控元件，对基因表达发挥调节作用（激活或抑制）的蛋白质。

03.387 RNA诱导沉默复合物 RNA-induced silencing complex, RISC
一定数量的外源性双链RNA（dsRNA）进入细胞后，被Dicer酶切割成短的21~23bp的双链小干扰RNA（siRNA），siRNA与解旋酶和其他因子结合形成的复合物。

03.388 碱性亮氨酸拉链 basic leucine zipper, bZIP
又称"碱性拉链模体（basic zipper motif）"。真核细胞转录因子DNA结合基序之一。由一个亮氨酸拉链和碱性氨基酸区组成。

03.389 亮氨酸拉链 leucine zipper
存在于真核生物转录因子中的一种基序。由伸展的氨基酸组成。每7个氨基酸中的第7个氨基酸是亮氨酸，亮氨酸是疏水性氨基酸，排列在螺旋的一侧，所有带电荷的氨基酸残基排在另一侧。当2个蛋白质分子平行排列时，亮氨酸之间相互作用形成二聚体，形成"拉链"。在"拉链"式的蛋白质分子中，亮氨酸以外带电荷的氨基酸形式同DNA结合。

03.390 应答元件结合蛋白 response element binding protein
与基因调控区应答元件相结合的蛋白质。

03.391 DNA酶Ⅰ超敏感位点 Dnase Ⅰ hypersensitive site
在对染色质进行DNA酶Ⅰ处理时，发生切割的少数特异性位点。当一个基因处于转录活性状态时，含有这个基因的染色质区域对DNA酶Ⅰ的敏感性比无转录活性区域高得多。

03.392 促分裂原活化的蛋白激酶 mitogen-activated protein kinase, MAPK
简称"MAP激酶"。接受胞外刺激，通过级联反应而激活的丝氨酸/苏氨酸蛋白激酶。调节多种细胞活性，如基因表达、有丝分裂、分化、增殖及细胞生存和凋亡等。

03.393　沉默等位基因　silent allele
在染色体基因座的一对等位基因中，不被激活表达的那一个等位基因。

03.394　沉默基因　silent gene
生物体中由于种种原因不表达，或者是表达减少的特定基因。

03.395　调谐子　modulator
调节基因表达能力与水平的核苷酸序列。

03.396　富含 AU 的元件　AU-rich element, ARE
天然不稳定mRNA 3′端非编码区的AUUUA重复序列。是一种顺式作用元件。

03.397　遗传印记　genetic imprinting
同一基因由于亲代的性别不同传递给子女时其表达可能不相同，从而引起不同的效应，产生不同表型的现象。

03.398　甲胎蛋白　alpha fetoprotein, AFP
一种癌胚抗原。胎儿期在卵黄囊和肝脏中合成并分泌出来，出生一年后维持低水平，患肝病时升高，明显增高见于肝细胞性肝癌和畸胎瘤。已作为临床诊断原发性肝癌的常规指标之一。

03.399　Bcl-2 基因　Bcl-2 gene
B细胞淋巴瘤中染色体易位激活的原癌基因。编码一种质膜蛋白，可抑制细胞凋亡。

03.400　DCC 基因　gene deleted in colon carcinoma
一种肿瘤抑制基因（18q21.2）。75%的结肠癌患者缺失该基因。

03.401　erb 基因　erb gene
来自鸡白细胞增多症病毒的癌基因。包括erbA和erbB两个癌基因。erbA基因与一种类固醇激素受体基因同源，而erbB基因与编码表皮生长因子（EGF）受体的基因同源。

03.402　p16 基因　p16 gene
又称"多肿瘤抑制因子（multiple tumor suppressor 1, MTS1）"。一种细胞周期中的基本基因。直接参与细胞周期的调控，负调节细胞增殖及分裂。在人类50%肿瘤细胞株中均发现有纯合子缺失突变。

03.403　癌胚抗原　carcinoembryonic antigen, CEA
一种正常胚胎组织所产生，出生后逐渐消失，或仅存极微量的蛋白多糖复合物。当细胞癌变时，其表达可明显增多。

03.404　ABL 家族　ABL family
与恶性肿瘤的发生发展密切相关的非受体型酪氨酸激酶家族之一。包括Abl、Arg两个成员。Abl基因位于9q34，其编码产物有抑制细胞生长的作用。

03.405　合子基因　zygotic gene
受精后开始表达的基因。

03.406　激素应答元件　hormone response element
被细胞核激素受体超家族成员特异性识别和结合的DNA序列。受体与其作用后可激活或抑制基因的表达。

03.407　金属应答元件　metal response element, MRE
对金属元素做出反应，从而调控基因表达的DNA序列。

03.408　绝缘子　insulator
一种DNA调控元件。长约数百个核苷酸对，通常位于正调控元件或负调控元件之间而起作用。

03.409　开关基因　switch gene
控制个体发育途径及起始和终止的基因。引起总发育体系在可选择的相关细胞途径中进行转换。其产物控制正常发育，某些情况下也可造成致癌性的转化。

03.410　免疫应答基因　immune response gene, *Ir* gene
决定机体对特异抗原产生免疫反应的基因。

03.411　近端序列元件　proximal sequence element, PSE
核内小RNA基因转录起始点上游55bp处的高度保守的近侧序列。

03.412　母体效应基因　maternal-effect gene
又称"母体基因（maternal gene）"。在卵子发生过程中进行表达，表达产物（母体因子——蛋白质和mRNA）存留卵子中，受精后通过这些母体因子影响胚胎发育的基因。

03.413　热激基因　heat shock gene
曾称"热休克基因"。在温度发生异常改变或其他应激条件下启动转录或转录效率提高的一类基因。

03.414　上游可读框　upstream open reading frame
mRNA前导序列中的可读框。可作为顺式作用元件将mRNA的翻译速率与氨基酸水平相偶联。

03.415　奢侈基因　luxury gene
又称"组织特异性基因"。只在特定类型细胞中表达的基因。

03.416　生长抑制基因　growth suppressor gene
抑制细胞生长的基因。

03.417　时序基因　temporal gene
按照发育阶段的顺序进行表达的基因。

03.418　应答元件　response element
位于启动子或增强子区域的DNA序列。可以结合特异的转录因子并对基因转录进行调控。

03.419　去稳定元件　destabilizing element
真核生物mRNA中的一段序列。可作为一种控制元件调节mRNA的稳定性。

03.420　选择者基因　selector gene
决定胚胎细胞或组织选择某个特定发育途径的基因。这些基因如发生突变，会导致生物体的结构畸形。

03.421　晚期基因　late gene
细胞受刺激或激活后较晚转录的基因。

03.422　珠蛋白基因　globin gene
编码珠蛋白的基因。血红蛋白的某个珠蛋白分子含2条α链和2条β链，分别由α链基因和β链基因编码。

03.423　组成性基因　constitutive gene
不受细胞环境影响而恒定表达的基因。其编码产物对细胞的正常功能是必需的。构成细胞基本组分的基因和与细胞基本代谢相关的基因通常都属于组成性基因。

03.424　反式剪接　trans-splicing
将来自不同的RNA初级转录物的外显子序列剪接成一个mRNA分子的过程。

03.425　反向剪接　reverse splicing
已被切除的内含子重新插入原来的两个外

显子之间的过程。

03.426 反式作用 trans-acting
DNA通过其产物（RNA或蛋白质）间接调节基因表达的作用。

03.427 反向调节 retroregulation
由DNA片段对mRNA翻译进行的调节。这些DNA片段位于编码该mRNA的基因下游。

03.428 负调控 negative control
一种转录调节机制。通过阻遏物与操纵子的结合而关闭结构基因的转录。

03.429 基因表达 gene expression
通过转录和翻译，把DNA分子编码的遗传信息转变成蛋白质的过程。

03.430 基因沉默 gene silencing
在转录或翻译水平显著抑制或终止基因表达的现象。可使基因表达停止。

03.431 基因表达调控 gene expression regulation
在内、外环境因子作用下，基因表达在多层次受到的多种因子的调控。基因表达调控的异常是造成疾病的重要原因。

03.432 基因间抑制 intergenic suppression
一个基因的突变消除另一个基因突变表型的效应。

03.433 基因丰余 gene redundancy
又称"基因冗余"。在基因组内有两个或更多个基因编码同一种或十分相似的蛋白质的现象。这些基因可以在同一条染色体上或在不同染色体上。

03.434 基因失活 gene inactivation
由于调控元件的突变，基因移位至异染色质部位，或编码序列出现突变、移框等因素导致基因不能正常表达的现象。

03.435 邻近依赖性调节 context-dependent regulation
转录因子对转录的调节受到其同启动子上结合的其他转录因子的相对位置的影响，或受共同参与的转录因子丰度的影响。

03.436 启动子减效突变 down-promoter mutation
又称"启动子下调突变"。发生在启动子中使受控基因转录活性降低的突变。

03.437 启动子清除 promoter clearance
真核基因在转录起始后期，启动子上转录起始复合体离开启动子进入延伸反应的过程。

03.438 去阻遏作用 derepression
使阻遏物失活从而使原先受阻遏的基因得以表达的过程。

03.439 增量调节 up regulation
又称"上调""正调控（positive regulation）"。由转录诱导物启动转录的一种使目的基因表达量上调的调节方式。

03.440 顺式作用 cis-acting
同一染色体上的DNA序列直接控制其邻近基因表达的作用。

03.441 瞬时表达 transient expression
外源基因进入受体细胞后，没有整合进受体细胞基因组而立即转录、表达出基因产物的方式。

03.442 同源依赖基因沉默 homology-dependent gene silencing
转入的外源基因抑制其相应内源基因的表达或内源基因影响转入基因表达的现象。

03.443 无义介导的 mRNA 衰变 nonsense-mediated mRNA decay, NMD
真核生物细胞质中广泛存在的、保守的mRNA质量监视系统。可降解异常的mRNA，如含有无义突变、移码突变、剪接不完全（含部分内含子）和3′非翻译区过长的mRNA，避免产生异常蛋白质。

03.444 无义阻抑 nonsense suppression
越过终止密码子继续翻译，使终止密码子的肽链终止功能被阻抑的现象。

03.445 显性负调控 dominant negative regulation
突变基因的产物（蛋白质或RNA）影响野生型基因产物的功能，进而以反式显性产生表型效应的调节方式。

03.446 异常剪接 aberrant splicing
由剪接识别序列突变导致的mRNA前体的错误剪接。造成外显子的插入或缺失及内含子的插入，从而产生异常的翻译产物。

03.447 诱导型表达 inducible expression
某些基因在通常情况下不表达或表达程度很低，但在诱导物（如代谢产物）的作用下，该基因的表达被启动或增强。

03.448 重复序列诱导的基因沉默 repeat-induced gene silencing, RIGS
在一个基因座中插入了多份基因拷贝而引起的顺式转录基因沉默事件。减少拷贝数可以消除重复序列诱导的基因沉默。

03.449 RNA 编辑 RNA editing
基因转录产生的mRNA中，由于核苷酸的缺失、插入或置换，使翻译生成的蛋白质的氨基酸组成不同于基因序列中的码信息的现象。

03.450 RNA 沉默 RNA silencing
一种由RNA介导的转录后基因沉默现象。

03.451 RNA 加工 RNA processing
初级转录物转变为成熟RNA的过程。如通过剪接切除内含子，mRNA的5′端加帽、3′端加尾，tRNA 3′端接CCA，以及许多修饰过程。

03.452 RNA 剪接 RNA splicing
真核生物基因转录产生的初级转录物（hnRNA）通过剪去内含子序列，将外显子序列连接在一起的过程。

03.453 超表达 overexpression
内源基因或导入的外源基因由于过度激活使基因表达量超过体内正常生理水平的现象。

03.454 拷贝数依赖型基因表达 copy-number dependent gene expression
基因产物的多少与基因的拷贝数呈正相关的现象。

03.08 表观遗传学

03.455 表观遗传学 epigenetics
研究非DNA序列变化情况下，相关性状的遗传信息通过DNA甲基化、染色质构象改变等途径保存并传递给子代的机制的学科。

03.456 表观突变体 epimutant
因表观遗传因素改变产生的突变体。

03.457 表观遗传变异 epigenetic variation
在基因的核苷酸序列不发生改变的情况下，

由修饰如DNA甲基化、组蛋白的乙酰化等导致基因的活性发生改变，使基因决定的表型出现变化，且可传递少数世代的现象。这种变化是可逆的。

03.458　表观遗传信息　epigenetic information
细胞或生物体中与DNA序列无关的、由DNA和组蛋白表观修饰所构成的可以传递给后代的信息。

03.459　表观等位基因　epiallele
有表观突变效应的等位基因。

03.460　表观基因组　epigenome
全基因组表观遗传修饰的图谱。如甲基化图谱。每个生物体、每种细胞可有多种表观基因组。

03.461　甲基转移酶　methyltransferase
又称"甲基化酶（methylase）""转甲基酶（transmethylase）"。将甲基基团添加到底物的酶。底物可以是小分子、蛋白质或核酸。

03.462　去甲基化酶　demethylase
又称"脱甲基化酶"。去除甲基的酶的一个广义的名称。能从DNA、RNA、蛋白质中去除甲基。

03.463　脱乙酰酶　deacetylase
从蛋白质中去除乙酰基团的酶。

03.464　组蛋白脱乙酰酶　histone deacetylase, HDAC
从组蛋白中去除乙酰基的酶。与表观遗传变异相关。可能与一些转录阻遏蛋白相关。

03.465　CpG 岛　CpG island
又称"CpG二核苷酸（CpG dinucleotide）"。基因组中富集CpG二联体的一些区域。主要位于基因的启动子区域。启动子区CpG岛的未甲基化状态是基因转录所必需的，而CpG序列中胞嘧啶（C）的甲基化可抑制基因转录。

03.466　差异甲基化区域　differentially methylated region, DMR
不同样本或来自不同亲本的DNA中具有的不同甲基化水平的DNA区域。通常富含胞嘧啶（C）和鸟嘌呤（G）。可能参与基因（如印记基因）的表达调控。

03.467　半甲基化 DNA　hemimethylated DNA
两条链中只有一条链上的胞嘧啶被甲基化的DNA。

03.468　印记框　imprinting box
与印记基因单亲表达有关的碱基甲基化修饰的区域。

03.469　组蛋白密码　histone code
构成核小体的组蛋白的共价修饰。包括乙酰化、甲基化、磷酸化、泛素化、糖基化、ADP核糖基化、羰基化等。可导致遗传密码出现不同的解读，产生表观遗传效应，扩展DNA遗传密码的信息。

03.470　完全甲基化位点　fully methylated site
DNA双链都被甲基化的回文序列。

03.471　保持甲基化酶　maintenance methylase
在已经半甲基化的目标位点再加上一个甲基基团时所需要的酶。

03.472　腺苷二磷酸核糖基化　adenosine diphosphate ribosylation
组蛋白修饰方式之一。通过改变组蛋白的电荷，改变组蛋白与DNA结合的特性，或产生蛋白质识别模块的结合表面，从而能募集专一蛋白复合物到其表面起作用，来影响染色质的结构和功能。是较为精细的基因表达调控方式之一。

03.473　表观遗传非对称性　epigenetic asymmetry
具有相同DNA序列的两个基因组，对基因的表达和抑制具有不同调控方式的特性。如发生不同的可逆和可遗传的修饰。

03.474　表观突变　epimutation
基因的核苷酸序列未发生改变的情况下出现的可遗传的表型变化。如DNA甲基化和去甲基化、染色质组蛋白的乙酰化和去乙酰化等引起基因表达活性的改变。

03.475　表观遗传修饰　epigenetic modification
基因组DNA的化学修饰（如甲基化），以及染色质组蛋白的化学修饰作用（如组蛋白的乙酰化）。

03.476　DNA甲基化　DNA methylation
在甲基转移酶的催化下，DNA的CG两个核苷酸的胞嘧啶被选择性地添加甲基基团的化学修饰现象。通常发生在5′胞嘧啶位置上，具有抑制基因表达和保护该位点DNA不受特定限制性内切核酸酶降解的作用。

03.477　印记丢失　loss of imprinting
基因组印记消失的现象。通常是由于基因组甲基化形式的改变而使基因表达活性发生改变。

03.478　印记失活　imprinting off
已打上印记的基因处于失活状态的现象。如父源印记等位基因失活，则母源等位基因得到表达，反之亦然。

03.479　甲基化可变位置　methylation variable position
同一个体不同类型细胞的DNA甲基化的不同位置。

03.480　DNA修饰　DNA modification
通过一系列化学加工使DNA结构发生某些变化的过程。如DNA甲基化等。

04. 染色体病

04.001　染色体病　chromosome disease
由染色体数目或结构异常所导致的疾病。一般分为常染色体病和性染色体病。

04.002　常染色体病　autosomal disease
由常染色体（1~22号染色体）数目或结构异常所导致的疾病。临床表现主要为生长发育迟缓和先天性智力障碍，多伴有五官、骨骼、皮纹等方面的畸形和异常。

04.003　性染色体病　sex chromosome disease
由性染色体（X和Y染色体）数目或结构异常所导致的疾病。临床表现多为性别特征发育异常，可有生育障碍和其他异常。

04.004　1p36缺失综合征　1p36 deletion syndrome
由1p36缺失导致的先天性疾病。主要临床表现为智力障碍、语言能力迟缓、发育迟缓、心脏及视力疾病等。具体症状严重程度取决于染色体缺失的部位及大小。

04.005　1p 部分单体综合征　partial monosomy 1p syndrome

一般由新发生的1p中间或末端缺失所导致的单体综合征。核型有46，XX，del（1）（p21—p32）等。临床表现主要为重度智力障碍、生长发育迟缓、头盖骨畸形、骨畸形，多伴有天性心脏病。患者可存活至成人期。

04.006　1 号环状染色体综合征　ring chromosomal 1 syndrome

一种1号染色体呈环状畸形的染色体病。核型有46，XX，r（1）等。临床表现主要为中度智力障碍、出生体重轻、生长发育迟缓、重度侏儒等，可伴先天性髋关节脱位，以及慢性粒细胞白血病。

04.007　2p15—p16.1 微缺失综合征　2p15—p16.1 microdeletion syndrome

一类由2号染色体短臂位置发生微小缺失所导致的染色体病。临床表现主要为智力障碍、孤独症倾向、脑结构异常、视力异常、神经运动缺乏、注意力低下等。

04.008　2p 部分三体综合征　partial trisomy 2p syndrome

一种2号染色体短臂部分为3体的染色体病。多数由携带者遗传，少数可源自新的突变。核型有46，XX，dup（2）（p14—p23）；46，XX（XY），−7，+der（7），t（2；7）（p23；q36）mat等。临床表现为重度智力障碍，生长发育迟缓，眼距宽、斜视、鼻孔朝天、骨畸形。男性有隐睾、小阴茎。患者一般可活至儿童早期。

04.009　2q37 缺失综合征　2q37 deletion syndrome

2q37.7位置上发生片段缺失所导致的一种染色体病。患者常存在轻至重度的发育迟缓及智力障碍、手指短小（通常发生在第四掌骨/跖骨）、多器官异常、外观及行为异常等表征。多为散发病例。

04.010　2q 部分单体综合征　partial monosomy 2q syndrome

一种2号染色体长臂部分为单体的染色体病。多源于新发生的突变，少数源自平衡易位携带者。核型有46，XX，del（2）（q21—q24）等。根据缺失片段大小及位置的不同，临床表现和其他异常特征可呈现较大差异。主要表现为生长发育迟缓、小头、眼距宽、先天性心脏病、生殖器发育不良等。患者多在儿童期死亡。

04.011　2q 部分三体综合征　partial trisomy 2q syndrome

一种2号染色体长臂部分为3体的染色体病。多数源自亲代的染色体平衡易位携带者，亦可源自新发生的突变。核型有46，XX，dir dup（2）（q21—q33）等。几乎每个病例都涉及q34—qter片段重复。临床表现为智力障碍、出生体重轻、眼距宽、鼻孔朝天、腭裂、先天性心脏病、女性阴蒂肥大。预后差，患者多在幼年死亡。

04.012　3p 部分三体综合征　partial trisomy 3p syndrome

一种3号染色体短臂部分为3体的染色体病。核型有46，XX，−4，−14，+der（4），+der（14），t（3；4；14）（p12；q13；p13）mat，9qh+mat等。临床表现为中至重度智力障碍，小头，方形脸，眼距宽，内眦赘皮，鲤鱼嘴，先天性心脏病，消化道畸形，男性隐睾、小阴茎，指纹多为斗纹。患者多在婴儿期死亡。

04.013　3q 部分单体综合征　partial monosomy 3q syndrome

一种3号染色体长臂部分为单体的染色体病。核型有46，XY，del（3）（q23—q25）等。临床表现为智力障碍、生长发育迟缓、出生体重轻、第五指弯曲。患者多在婴儿期死亡。

04.014　3q 部分三体综合征　partial trisomy 3q syndrome

一种3号染色体长臂部分为3体的染色体病。核型有46，XY，–22，+der（22），t（3；22）（q21；p11）mat等，均涉及3q27带的重复。临床表现为重度智力障碍、脑部畸形或癫痫、生长发育迟缓、面部畸形、脊柱发育不全、男性隐睾及小阴茎、先天性心脏病、肾畸形、多毛征、通贯掌、真皮嵴发育不良。大部分患者在婴儿期死亡。

04.015　4p 部分单体综合征　partial monosomy 4p syndrome

又称"沃尔夫–赫希霍恩（Wolf-Hirschhorn）综合征"。一种因4号染色体短臂缺失导致的染色体病。缺失的关键片段为p16.1。核型有46，XX，del（4）（p11；p15.2）等。临床表现为生长发育迟缓、出生体重轻、重度智力障碍，癫痫；眼距宽，虹膜和晶状体异常、斜视；鹰形鼻，鼻孔呈三角形；通贯手，指纹中弓形纹多，先天性马蹄内翻足；生殖系统发育不良如男性隐睾、尿道下裂，女性卵巢及子宫发育不良、阴道缺如。预后极差，患者多在婴儿期死亡。

04.016　4p 部分三体综合征　partial trisomy 4p syndrome

一种4号染色体短臂部分为3体的染色体病。绝大多数源自携带者遗传，半数患者有4p易位到近端着丝粒染色体上。临床表现为宫内生长发育迟缓，重度智力障碍，癫痫；眼距宽，眼裂小；儿童期有"盒形鼻"；骨骼畸形，手、足畸形；通贯手，指纹中螺形纹多。1/3以上患者在婴儿期死亡。

04.017　4 号环状染色体综合征　ring chromosomal 4 syndrome

一种4号染色体呈环状畸形的染色体病。源

自新发生的染色体突变。核型有46，XY，r（4）（p16；q35）等。嵌合体的症状随其正常细胞的比例增高而减轻。临床表现为生长发育迟缓，智力障碍；眼距宽，鹰钩鼻，腭裂；骨成熟延迟，上肢畸形，拇指缺如；生殖器异常。患者多在婴儿期死亡，少数可活到儿童早期。

04.018　5p 部分单体综合征　partial monosomy 5p syndrome

又称"猫叫综合征（cri-du-chat syndrome）"。一种因5号染色体短臂末端断裂缺失导致的染色体病。核型有46，XY（XX），5p-。临床上以宫内生长发育迟缓、出生体重及身长低于正常、哭声类似猫叫为特征。

04.019　5p 部分三体综合征　partial trisomy 5p syndrome

一种5号染色体短臂部分为3体的染色体病。多数源自亲代携带者。常在已出现5p部分单体的家系中发现。核型有46，XX，–13，+der（13）t（5；13）（p14；q34）mat。无明显生长发育迟缓现象。临床表现为中至重度智力障碍、癫痫、前额扁平、窄眼距、肥胖、矮身材、肌张力减退，男性可有隐睾。婴儿死亡率低，有活到成年期者。

04.020　5q 部分三体综合征　partial trisomy 5q syndrome

一种5号染色体长臂部分为3体的染色体病。多数源自亲代携带者。核型有46，XX，dup（5）（q13；q22）等。临床表现为出生前后生长发育迟缓，智力障碍，眼距宽，人中长，上唇薄，可伴先天性心脏病。患者多数能活到儿童期。

04.021　6q 部分单体综合征　partial monosomy 6q syndrome

一种6号染色体长臂部分为单体的染色体病。多源自新发生的突变。常见核型为46，

XX, del（6）（q13; q15）等。临床表现为智力障碍、精神及运动障碍、癫痫,多伴有先天性心脏病、通贯掌。有的患者可活到儿童早期。

04.022 6q 部分三体综合征 partial trisomy 6q syndrome
一种6号染色体长臂部分为3体的染色体病。多数源自亲代携带者。核型有46, XX, +der（22）, t（6; 22）（q26; p12）mat等。临床表现为生长发育迟缓、重度智力障碍、人中长、鼻梁扁平、小颌、曲指、通贯掌、四肢畸形。患者一般可活过婴儿期。

04.023 6 号环状染色体综合征 ring chromosomal 6 syndrome
一种6号染色体呈环状畸形的染色体病。多源自新发生的突变。患者多数为嵌合体。核型有46, XY, r（6）（p25; q26）等。临床表现为出生体重轻、生长障碍、骨龄发育延迟、中度智力障碍、塌鼻梁、耳低位畸形、腭弓高。患者一般在婴儿期死亡。

04.024 7p 部分单体综合征 partial monosomy 7p syndrome
一种7号染色体短臂部分为单体的染色体病。一般源自新发生的突变。核型有46, XX（XY）, del（7）（p15）等。临床表现为生长发育迟缓、轻度智力障碍、小头、眼裂狭小、鼻突出、耳低位、颈短、关节活动受限、并指/趾畸形、先天性心脏病。预后差,患者多在婴儿期死亡。

04.025 7p 部分三体综合征 partial trisomy 7p syndrome
一种7号染色体短臂部分为3体的染色体病。核型有46, XX, dup（7）（p）等。临床表现为重度智力障碍、前囟宽、眼距宽、小颌、耳大、骨骼畸形、手足异常,皮纹以斗纹为主,可伴先天性心脏病。患者一般在婴儿期死亡。

04.026 7[号染色体]三体综合征 trisomy 7 syndrome
因人体的基因组额外的一条7号染色体所导致的先天性染色体病。源自新发生的突变。核型有46, XX/47, XX, +7和XX（XY）, +7。临床表现类似波特综合征,包括早产、小头、眼距宽、塌鼻梁、短颈、畸形足、外生殖器异常、肛门闭锁等。患者多在新生儿期死亡。

04.027 8p 部分单体综合征 partial monosomy 8p syndrome
一种因8号染色体短臂缺失导致的染色体病。多数源自新发生的突变。核型有46, XY, del（8）（p12; p23）等。临床表现为生长发育迟缓、中至重度智力障碍、小头、内眦赘皮、突出的"双弓形"上唇、乳距宽、生殖器异常、先天性心脏病。患者一般可活到青春期。

04.028 8p 部分三体综合征 partial trisomy 8p syndrome
一种8号染色体短臂为部分3体的染色体病。多数源自亲代携带者。核型有46, XY, -13, +der（13）, t（8; 13）（p11; q34）pat等。临床表现为生长发育迟缓、重度智力障碍、癫痫、骨骼畸形、短指、足畸形、通贯掌、先天性心脏病、男性阴茎小及隐睾。多数患者可活过青春期。

04.029 8q 部分单体综合征 partial monosomy 8q syndrome
又称"Langer-Giedion综合征"。一种8号染色体长臂部分为单体的染色体病。关键性片段为q24。核型有46, XY, del（8）（q13—q22）等。临床表现为生长发育迟缓、人中突出而伸长、梨形鼻、异位齿、耳大而突出、翼状肩、短指/趾、关节异常、长骨多发性外生骨疣、毛发稀疏、指甲发育不良。多数患者可活到成年期。

04.030　8q 部分三体综合征　partial trisomy 8q syndrome
一种8号染色体长臂为部分3体的染色体病。大部分源自亲代携带者。核型有46，XX（XY），−2，+der，t（2；8）（q37；q23）mat等。临床表现为轻至重度智力障碍、长脸、宽眼距、鼻孔前倾、小颌、外耳发育不良、椎骨及胸骨异常、趾异常、男性隐睾或女性闭经、先天性心脏病。多数患者可活过儿童期，少数可活到成年。

04.031　8[号染色体]三体综合征　trisomy 8 syndrome
因人体的基因组额外多一条8号染色体所导致的先天性染色体病。多数源自新发生的染色体畸变。大部分病例为嵌合体。男性多于女性。核型有46，XX/47，XX，+8等。临床表现为轻度生长发育迟缓，智力从正常到中度或重度智力障碍，语言障碍，癫痫，听觉传导下降；宽眼距，短颈，四肢长，指畸形，髌骨缺如，脊柱畸形；隐睾，尿道下裂；可伴先天性心脏病。单纯性8号三体型多在胚胎期流产，嵌合体多可活到成年期。

04.032　9p 部分单体综合征　partial monosomy 9p syndrome
一种9号染色体短臂为部分3体的染色体病。多数源自新发生的染色体末端缺失或中间缺失。核型有46，XX（XY），del（9）（p13）等，多数涉及p21—pter片段的缺失。临床表现为智力障碍；三角形头，眼球凸出，人中长，鼻梁塌、鼻孔前倾，上腭高拱；颈短而宽，蹼颈；指及趾较长，明显凸起的"方形"指甲，指纹多为螺纹；生殖器发育异常，女性小阴唇过度发育，男性小阴茎或隐睾、尿道下裂。大多数患者可活到幼儿期。

04.033　9p 四体综合征　tetrasomy 9p syndrome
一种含9号染色体短臂等臂染色体的罕见遗传病。核型有47，XY，t（9p，9p）等。临床表现与9p部分三体综合征相似：严重生长发育迟缓和智力障碍，脑积水，前囟大且迟闭，眼距宽，斜视，耳低位、耳畸形，通贯手，肌张力低下，睾丸发育不良，可伴有心脏畸形，唇裂、腭裂等。预后一般相对较好，但存活者有严重智力障碍。

04.034　9q 部分单体综合征　partial monosomy 9q syndrome
一种9号染色体长臂部分为单体的染色体病。多数源自新发生的突变。核型有46，XX，del（9）（q11；q21）等。临床表现为身材矮小、智力障碍、前额突出、眼距宽、人中突出、小颌、窄而呈朱红色的上唇。患者一般能活到幼年期。

04.035　9q 部分三体综合征　partial trisomy 9q syndrome
一种9号染色体长臂部分为3体的染色体病。源自新的突变或携带者。核型有46，XY（XX），dup（9）（q11；q33）等。临床表现为生长发育迟缓、运动和智力障碍、小头、长喙状鼻、上唇覆盖下唇、明显肌萎缩、指和趾异常。患者一般能活到幼年期。

04.036　9 号环状染色体综合征　ring chromosomal 9 syndrome
一种9号染色体呈环状畸形的染色体病。源自新发生的突变。核型有46，XX，r（9）（p22；q33）等。带有许多由9号染色体短臂末端缺失所致的特征。临床表现为轻度生长发育迟缓、智力障碍、三角形头、眼球突出、耳畸形、生殖器异常，可伴先天性心脏病。患者一般能活到儿童期。

04.037　9[号染色体]三体综合征　trisomy 9

syndrome

由人体的基因组额外多一条9号染色体所导致的先天性染色体病。源自新发生的突变。核型有46，XX/47，XX，+9等。临床表现与各组织内三体细胞所占比例相关，包括生长发育不良，严重智力障碍，鼻根短、鼻尖球形、裂缝样鼻孔，骨骼发育不良，脊柱畸形，隐睾、小阴茎，先天性心脏病。纯三体型一般自然流产，嵌合型个体可成活，但常在婴儿期死亡。

04.038　10p 部分单体综合征　partial monosomy 10p syndrome

一种10号染色体短臂部分为单体的染色体病。大多数源自新发生的突变。核型有46，XX（XY），del（10）（p13）等。临床表现为宫内生长发育迟缓、智力障碍、短头或三角形头、内眦赘皮、眼距过近、耳郭发育不良、唇裂、乳距宽，可伴先天性心脏病、肾畸形、尿道及生殖器异常。多数患者在婴儿期死亡。

04.039　10p 部分三体综合征　partial trisomy 10p syndrome

一种10号染色体长臂部分为3体的染色体病。多数源自携带者，少数由新发生的染色体畸形所致。核型有46，XX，−5，+der（5），t（5；10）（p15；p11）mat等。临床表现为生长发育迟缓、严重智力障碍、额高凸、眼缺损、鼻塌而短、唇裂和腭裂（类似"海龟嘴"）、手屈而畸形、扁平足，可伴先天性心脏病及肾异常。预后差，多数患者在胎儿期或婴幼儿早期死亡。

04.040　10q 部分单体综合征　partial monosomy 10q syndrome

一种10号染色体长臂部分为单体的染色体病。多数源自携带者或新发生的突变。核型有46，XX，del（10）（q24；q25.2）等。临床表现为早产，出生体重轻，严重智力障

碍，矮身材，小头，鼻梁凸出，眼距宽，人中长，手和足畸形、并指/趾，脊柱畸形、骨瘘，可伴先天性心脏病、呼吸困难。患者在婴儿期可发生死亡。

04.041　10 号环状染色体综合征　ring chromosome 10 syndrome

一种10号染色体呈环状畸形的染色体病。源自新发生的染色体突变。核型有46，XY，r（10）（p15；q26）等。临床表现为严重生长发育障碍、中度智力障碍，宽眼距、眼异常，粗短鼻，指纹多箕，男性睾丸未降，偶见先天性心脏病。患者预后与染色体异常的位置和数量相关，一般可活到儿童期以后。

04.042　11p 部分单体综合征　partial monosomy 11p syndrome

又称"11p缺失综合征（WAGR syndrome）""肾母细胞瘤–无虹膜–性器官及尿道畸形–智力发育迟缓综合征（Wilms tumor, aniridia, genitourinary anomalies and mental retardation syndrome）"。一种11号染色体短臂部分为单体的染色体病。核型有46，XY，del（11）（p21；p15）等。染色体缺失片段不同可导致症状不同，多数患者表现为典型的AGR三联征症状：额突出、性腺发育不良和有发生肾母细胞瘤的倾向、智力障碍。患者一般可活到儿童期。

04.043　11p 部分三体综合征　partial trisomy 11p syndrome

又称"贝–维综合征（Beckwith-Wiedemann syndrome）"。一种11号染色体短臂部分为3体的染色体病。大多数源自亲代染色体平衡易位携带者。关键片段为p11.1及p11.2。核型有46，XX，dup（11）（p11.2；p14.1）等。临床表现为生长发育迟缓、严重智力障碍，婴儿期囟门大，小额，眶上嵴发育不良，斜视，鼻梁宽、鼻短，唇裂或腭裂，肌张力减退，宽的指和趾。患者一般可活到儿童期，

但肾上腺癌及肾母细胞瘤发生率高。

04.044 11q 部分单体综合征 partial monosomy 11q syndrome
一种11号染色体长臂部分为单体的染色体病。大多数源自染色体新发生的畸变。核型有46，XY（XX），del（11）（q23）等。临床表现为生长发育迟缓，智力障碍，三角形头，前额隆凸，眼距宽，内眦赘皮，斜视，耳畸形，鼻短，腭弓高尖，指及趾畸形、马蹄内翻足，可伴心脏畸形。患者一般能活到儿童期。

04.045 11q 部分三体综合征 partial trisomy 11q syndrome
一种11号染色体长臂部分为3体的染色体病。大多数源自亲代染色体平衡易位携带者。核型有46，XX（XY），−5，+der（4）t（4；11）（q35；q23.1）mat和pat等。临床表现为生长发育迟缓、出生体重轻、严重智力障碍、小头、鼻短、人中长、腭裂、宽乳距、肢屈曲、并指/趾、髋关节脱位、锁骨异常、小阴茎、隐睾，可伴先天性心脏病。患者一般在婴儿期死亡。

04.046 11q 缺失综合征 11q deletion syndrome
又称"雅各布斯综合征(Jacobsen syndrome)"。由包括11q24.1在内的11q片段缺失所导致的罕见遗传缺陷。大多数为新生缺失导致的散发病例。临床表现多样，包括面容异常、智力障碍、听力障碍、关节炎、胸痛、心脏疾病、出凝血异常等。

04.047 12p 部分单体综合征 partial monosomy 12p syndrome
一种12号染色体短臂部分为单体的染色体病。源自新发生的突变。核型有46，XX（XY），del（12）（p11）等。临床表现为生长发育迟缓、严重智力障碍、癫痫、小头、枕骨突出、弓形眉、尖鼻子、小颌、男性隐睾，可伴先天性心脏病。多数患者能活到儿童期。

04.048 12p 部分三体综合征 partial trisomy 12p syndrome
一种12号染色体长臂部分为3体的染色体病。多数源自携带者。核型有46，XX（XY），−21，+der（21），t（12；21）（p11；p11）mat等。临床表现为严重智力障碍、癫痫，枕骨扁平、前额浮凸、宽眼距，内眦赘皮，宽鼻梁、鼻短、人中长而宽、面颊突起、下唇外翻，胸骨短，手指细尖呈永久屈曲状、平足，肌张力减退，可伴先天性心脏病。患者一般可活到儿童期。

04.049 12 号环状染色体综合征 ring chromosomal 12 syndrome
一种12号染色体呈环状畸形的染色体病。源自新发生的突变。核型有46，XX（XY），r（12）等。临床表现为生长发育障碍、语言及智力障碍、头小、内眦赘皮、塌鼻梁、额部血管瘤、颈短而具蹼、阴囊发育不全、隐睾。患者一般可活到儿童期。

04.050 13q 部分单体综合征 partial monosomy 13q syndrome
一种13号染色体长臂部分为单体的染色体病。常见13q14单体综合征及13q22—qter单体综合征。13q14单体综合征核型有46，XX（XY），del（13）（q14.1；q14.3）等。一般认为13q14.1—q14.3缺失是视网膜母细胞瘤发生的关键片段。临床表现为儿童期单侧或双侧视网膜母细胞瘤、生长发育障碍、智力障碍。13q22—qter单体综合征核型有46，XX（XY），del（13）（q22）等。临床表现为发育及智力障碍，50%病例有虹膜和脉络膜缺损。患者多死于婴儿期。

04.051 13 号环状染色体综合征 ring chromosomal 13 syndrome

一种13号染色体呈环状畸形的染色体病。绝大多数为新发生的染色体病。核型有46，XX（XY），r（13）（p13；q21）等。临床表现为出生体重轻、严重智力障碍、小头、额缝融合、前囟小、三角形头、脑畸形、眼距宽、虹膜缺损、耳郭畸形、拇指缺如或发育不良、尿道下裂、肛门闭锁或异位，可伴心脏畸形及肾异常。患者可在婴儿期死亡，但多数可活到儿童期。

04.052 13[号染色体]三体综合征 trisomy 13 syndrome

又称"帕塔综合征（Patau syndrome）"。因人体的基因组额外多一条13号染色体所导致的先天性染色体病。典型核型是47，XX（XY），+13。临床表现为智力和运动障碍、癫痫、多指、眼耳缺陷、腭裂和肾脏缺陷等多重器官组织异常。因患者多在新生儿及婴儿期死亡，一般不会向子代遗传。

04.053 14 部分三体综合征 partial trisomy 14 syndrome

一种14号染色体部分为3体的染色体病。多数源自亲代携带者。核型有47，XX，+del（14）（q22）等。临床表现为生长发育障碍、（常有）严重智力障碍、小头、小眼球、畸形耳郭、宽鼻梁、鲤鱼嘴、裂腭、短颈、脐疝、锥形指、马蹄内翻足、肋骨异常，可伴先天性心脏病。患者可在婴儿期死亡，多数也可活到十多岁。

04.054 14 号环状染色体综合征 ring chromosomal 14 syndrome

一种14号染色体呈环状畸形的染色体病。多数为新发生的染色体畸变。断裂点多发生在q24。核型有46，XX（XY），r（14）等。临床症状较轻，临床表现为生长发育障碍及不同程度的智力障碍、癫痫、塌鼻、鲤鱼嘴、足畸形。幸存者多可活到成年。

04.055 14[号染色体]三体综合征 trisomy 14 syndrome

因人体的基因组额外多一条14号染色体所导致的先天性染色体病。多数源自新发生的突变。患者多为嵌合体。核型有47，XX（XY），+14等。临床表现为出生后生长发育迟缓、智力障碍、小头、眼距宽、睑裂不对称、耳发育不良、人中长、腭裂、短颈、鸡胸，可伴先天性心脏病。患儿通常死于宫内，少有存活到儿童期者。

04.056 15q 三体综合征 trisomy15q syndrome

因15号常染色体的长臂出现三体现象导致的染色体病。以15q22—qter三体综合征常见。核型有46，XY，−21，+del（21）（q22；q22）mat等。临床表现为生长发育及智力障碍、头形异常、癫痫，可伴先天性心脏病。常导致先天流产，患者多死于婴儿期。

04.057 15q 部分缺失 15q partial deletion

因15号染色体长臂部分缺失导致的染色体病。导致这些病症的最少染色体缺失区域被称为PWS/AS核心区域，大致位置在15q11—q13。如果是来自母亲的该拷贝的染色体长臂缺失，会导致快乐木偶综合征，患者面部常有笑容，缺乏语言能力，存在智力障碍。如果是来自父亲的该拷贝的染色体长臂缺失，则会导致普拉德–威利（Prader-Willi）综合征，表现为智力减退、肌张力减退及性腺功能减退等。

04.058 16p 部分三体综合征 partial trisomy 16p syndrome

一种16号染色体长臂部分为3体的染色体病。源自亲代携带者或新发生的染色体突变。核型有46，XX−21，+der（21），t（16；21）（p11；q22）mat等。临床表现为出生前生长发育障碍、智力障碍、头颅不对称、耳郭发育不良、眼距宽、腭裂、鲤鱼嘴、小颌、短颈、拇指发育不良、生殖器异常，可伴先天性心脏病。患者多死于婴儿期，有的也可活到成年。

04.059　16q 部分单体综合征　partial monosomy 16q syndrome
一种因16号染色体长臂缺失导致的染色体病。多数为新发生的末端或中间缺失的染色体疾病。核型有46，XX，del（16）（q21）等。临床表现为生长发育障碍、意识及运动障碍、前囟门大、头盖缝宽、额缝显著、眼距宽、耳低位畸形、鼻梁塌而宽、短颈、窄胸、趾错位、马蹄内翻足，可伴先天性心脏病及肾发育异常。患者一般在1岁内死亡。

04.060　16q 部分三体综合征　partial trisomy 16q syndrome
一种16号染色体短臂部分为3体的染色体病。多数源自亲代染色体平衡易位携带者。核型有47，XX（XY），del（16）（q11）等。临床表现为耳畸形、指或趾异常、男性隐睾，常伴有先天性心脏病。患者多在婴儿期死亡。

04.061　16[号染色体]三体综合征　trisomy 16 syndrome
因人体基因组额外多一条16号染色体所导致的先天性染色体病。是导致妊娠前三个月流产的最常见原因之一。

04.062　17p 部分三体综合征　partial trisomy 17p syndrome
一种17号染色体短臂为部分3体的染色体病。源自亲代染色体平衡易位携带者或新生的染色体畸变。确认携带者再生出非整倍体后代的危险率明显升高。核型有46，XY，–5，+der（5），t（5；17）（p15；p11）pat 等。临床表现为生长缺陷、智力障碍、癫痫、眼距宽、上睑下垂、腭弓高、耳畸形、短颈、锤状趾、生殖器异常。有的患者可死于婴儿期，多数可存活到儿童期。

04.063　17 号环状染色体综合征　ring chromosomal 17 syndrome
一种17号染色体呈环状畸形的染色体病。大多数源自新发生的突变。核型有46，XY（XY），r（17）（p13；q25）等。临床表现为生长及智力障碍、癫痫、内眦赘皮、唇突出、指纹多尺箕，可伴有多发性"咖啡牛奶斑"。患者通常可活到儿童期。

04.064　18p 四体综合征　tetrasomy 18p syndrome
一种含18号染色体短臂等臂染色体的罕见遗传病。病因可能与母龄高有关。核型有47，XX（XY），+i（18p）等。临床表现与18p 部分三体综合征相似，包括重度智力障碍、长头、窄长脸、鼻梁高、内眦赘皮、斜视、脊柱畸形、膝外翻、四肢细长、肌肉发育差、指关节挛缩、行动困难、生殖器发育不良，可伴有心脏或肾脏畸形。患者可活到儿童期。

04.065　18[号染色体]三体综合征　trisomy 18 syndrome
又称"爱德华综合征"。因人体基因组额外多一条18号染色体所导致的先天性染色体病。女婴发病数多于男婴。大部分病例为单纯性18三体型，核型为47，XX（XY），+18。临床表现为生长发育迟缓、小头、小下颌、角膜混浊及小眼球、耳小、形似"动物耳"，常有唇裂或腭裂、颈短、手短、指/趾异常、重叠指、特殊握拳姿势、生殖器发育不良、肛门闭锁，大多伴有心脏畸形。患者多在新生儿期死亡。

04.066　19[号染色体]三体综合征　trisomy 19 syndrome
因人体基因组额外多一条19号染色体所导致的先天性染色体病。源自新发生的突变。

核型有46，XY/47，XY，+19等。临床表现为妊娠期羊水过多、胎头水肿、大脑发育不全、眼距宽、耳畸形、塌鼻、尖短鼻、短颈、腹部隆凸或腹水、通贯掌、匙形指甲、棒状足，常伴有白细胞、血小板减少。患者一般在婴儿期死亡。

04.067　20[号染色体]三体综合征　trisomy 20 syndrome

因人体基因组额外多一条20号染色体所导致的先天性染色体病。源自新发生的突变。核型有47，XX（XY），+20等。临床表现为多发性先天性畸形、脊柱异常、肠胃系统发育异常等。患者多在婴儿期死亡。

04.068　21[号染色体]单体综合征　monosomy 21 syndrome

一种21号染色体为单体的染色体病。多数为新发生的染色体畸变。常见核型为45，XX（XY），−21，多为嵌合体。临床表现为生长发育迟缓、中至重度智力障碍、癫痫、小头、窄额、鼻根宽、腭弓高或腭裂、小颌、关节挛缩、指/趾异位、肌张力低下，可伴心脏畸形。患病胎儿多数在胚胎期流产，活产儿也多在20个月内死亡。

04.069　21号环状染色体综合征　ring chromosomal 21 syndrome

一种21号染色体呈环状畸形的染色体病。核型有46，XY，r（21）（p11；q22）等。临床表现为生长发育迟缓，智力障碍；双耳不对称，眼距宽，鼻梁宽且突出，内眦赘皮，常伴有白内障及眼球震颤；口小，人中窄，腭裂；幽门狭窄，腹股沟疝；输尿管异常，尿道下裂，隐睾；脊椎畸形，多余脊椎及多余肋骨；血小板减少，血γ球蛋白过少；可伴先天性心脏病及肾发育不全。患者一般在儿童早期死亡，幸存者可活到成年期。

04.070　21[号染色体]三体综合征　trisomy 21 syndrome

又称"唐氏综合征（Down syndrome）"。因人体的基因组额外多一条21号染色体所导致的先天性染色体病。常可分为单纯型三体，典型核型为47，XY（XX），+21，母亲妊娠年龄越大，胎儿患本病的风险越高；嵌合型三体，典型核型为46，XY（XX）/47，XY（XX），+21；易位型21三体即部分三体罗伯逊易位型，典型核型为46，XY（XX），−14，+t（14。21）。小儿染色体病中最常见的一种。临床表现为发育迟滞，智力障碍，面部扁平、表情呆滞，鼻梁发育不全，眼距增宽，张口吐舌，流涎，身材矮小，手指粗短，特异性的皮肤纹理如双手通贯手，三叉点高位，以及第四指和第五指尺侧或桡侧弓形纹等，常伴消化道畸形、生殖系统发育障碍及先天性心脏病等。

04.071　22q11.2缺失综合征　22q11.2 deletion syndrome

又称"胸腺发育不全""迪格奥尔格综合征（DiGeorge syndrome, DGS）""腭−心−面综合征（VCFS）"。由22q11.2区域缺失所引起的一组免疫缺陷综合征。临床表现复杂，可累及生长发育、语言、精神、内分泌等多个方面。典型表现是胸腺及甲状旁腺发育不全，生后即出现以顽固性低钙抽搐、T细胞缺陷为主的免疫缺陷，常伴有先天心脏畸形等。

04.072　22q13缺失综合征　22q13 deletion syndrome

又称"费伦−麦克德米德（Phelan-McDermid syndrome）"。由22q13区域缺失引起的临床综合征。报道核型有46，XY，del22（22q12—qter）等，相关的断点在22q13.1和22q13.3。多数患者为单纯性22q13缺失，约1/4的患者则可能为不平衡异位或结构重组所致。多为新发生的染色体突变导致的散发病例。临床表现为新生儿生长发育迟缓、张力过低、语言迟缓或严重语言发展障碍及上睑下垂、长脸等外观异常。

04.073 22[号染色体]单体综合征 monosomy 22 syndrome
一种22号染色体为单体的染色体病。源自新的突变。报道的核型有45，XX（XY），−22和45，XX，−22/46，XX，r（22）等。临床表现为中度智力障碍、枕部扁平、长头、面容异常、耳大、连眉、手指间皮肤并连、足趾外翻、肌张力低下，常患有先天性免疫缺陷及严重的呼吸道感染。一般见于自然流产和死产中，少有存活。

04.074 22[号染色体]三体综合征 trisomy 22 syndrome
因人体的基因组额外多一条22号染色体所导致的先天性染色体病。源自新的突变或携带者。是妊娠前三个月自发流产的最常见原因之一。典型核型有46，XX（XY），+22等。临床表现为生长发育迟缓、严重智力障碍、语言困难、癫痫、小头、无嗅脑、颅不对称、枕部扁平、上睑下垂、斜视、虹膜破裂、腭裂或腭高拱、外耳道闭锁、短颈且具蹼、脐疝及腹股沟疝、男性阴茎小、肌萎缩、肌张力低下、行走困难，可伴先天性心脏病及肾发育不全。

04.075 12P四体综合征 isochromosome 12P mosaicism
又称"帕利斯特−基利安综合征（Pallister-Killian syndrome, PKS）"。一种因12号染色体形成四倍体导致的罕见遗传病。这种四倍体以嵌合体的形式出现。临床表现主要为智力迟钝、癫痫、肌张力低下、皮肤色素减退，患者还会表现出耳聋眼盲、心功能不全、胃食管反流、白内障等多处器官发育不良。

04.076 三体性 trisomy
二倍体中某一对同源染色体增加了一条染色体的现象。染色体数目为$2n+1$。

04.077 四体性 tetrasomy
二倍体中某同源染色体增加两条染色体的现象。染色体数目为$2n+2$。

04.078 性腺发育不全 gonadal dysgenesis
又名"特纳综合征（Turner syndrome）"。一种常见的女性性染色体异常疾病。约50%的患者是由父亲X染色体减数分裂不分离而引起。核型是45，XO和45，XO/46，XX，即嵌合型。外观呈女性体型，出生体重轻，生长发育迟缓，身材小，一般智力正常；后发际低，乳距宽；部分合并内脏畸形，如心脏畸形、主动脉缩窄、肾畸形、结肠闭锁等；还表现为指/趾甲发育不良、条索状性腺、外生殖器保持婴儿型、卵巢与小阴唇发育不良、青春期无性征发育、原发性闭经等。

04.079 XXY综合征 XXY syndrome
又称"克兰费尔特综合征（Klinefelter syndrome）"。核型为47，XXY，后发现亦可有嵌合型47，XXY/46，XY。额外的X染色体可能来自卵子或精子。临床表现为男性外观，身材高，四肢长，一般在青春期后才表现出各种临床症状；有女性化表现，如无胡须，体毛少，喉结小或无，发音尖或为女性声音；皮肤较白，乳房过度发育，腋下毛发稀少或缺如，阴毛呈女性化分布；睾丸小，阴茎发育不良，性功能差，缺乏精子，大部分不育。有的病例有轻至重度智力障碍和（或）患精神分裂症倾向。患者一般能活过成年。

04.080 XX男性综合征 XX male syndrome
又称"德·拉·沙佩勒综合征（de la Chapelle syndrome）""男性逆转综合征"。一种罕见的性染色体病。通常是由于父亲的X和Y染色体在减数分裂时发生了交叉，使父源性0的X染色体从Y染色体获得了男性*SRY*基因，当与母源性的X染色体形成XX核型时，呈现出男性特征。患者外表男性特征明显，具有男性心理状态，但睾丸小，无阴毛或阴毛稀少。

04.081　超X综合征　super X syndrome
又称"超雌综合征"。含3条及以上X染色体的遗传病。核型为47，XXX；48，XXXX；49，XXXXX。一般源于新的突变，可能系卵细胞减数分裂时不分离引起。临床异常特征随X染色体数目增加而加重。患者外表为女性，一般发育正常，但存在智力障碍，阴毛、腋毛和头发稀少，性腺发育不良，有不同程度闭经或月经失调、多数患者生育能力低下或无生育能力。

04.082　超Y综合征　super Y syndrome
又称"超雄综合征"。含2条及以上Y染色体的遗传病。一般源自新发生的突变。由于精子形成过程中在减数分裂Ⅱ发生Y染色体不分离，使部分精子含有两条Y染色体，与正常含有一条X染色体的卵子结合而形成。已报道的核型包括47，XYY；48，XYYY；49，XYYYY；嵌合型47，XYY/46，XY等。临床表现为高身材，智力低于平均水平，中枢神经系统异常；患者缺少自制力，情绪控制不良，常有脾气暴烈，易激动，在有狂暴倾向的精神不正常患者中XYY核型比较多；面部不对称，耳长，骨骼畸形，睾丸轻度功能障碍，肌张力低下，动作不协调。患者一般寿命正常。

04.083　四X综合征　tetra X syndrome
含4条X染色体的遗传病。患者性染色体为4条X染色体，核型为48，XXXX。产生原因是在卵细胞形成过程中的减数分裂Ⅰ、Ⅱ时，X染色体连续发生不分离。临床表现为身材矮小，轻至中度智力障碍，骨骼成熟延迟，月经失调，乳腺发育不良，卵巢功能差，多不孕。

04.084　五X综合征　Penta X syndrome
又称"XXXXX综合征"。一种含有5条X染色体的遗传病。表型差异大，病程轻重变化大，与21三体综合征类似。临床表现为智力障碍、耳线下移、鼻梁低、鼻腔扁平、颈短、睑裂侧偏、发音不良，可伴有动脉导管未闭、肾脏和心脏异常等。

04.085　威廉姆斯综合征　Williams syndrome
由染色体7q11片段缺失导致的疾病。临床主要表现为婴幼儿喂食困难、生长发育迟缓、嗜睡、特殊面容、斜视、先天性心脏病（主动脉瓣上狭窄），有的还伴有肌无力及肾脏缺陷，血液中钙含量高，情绪易大幅波动，对噪声及音乐敏感。

05. 单基因遗传病

05.01　遗传性酶病

05.001　遗传性酶病　hereditary enzymopathy
由基因突变导致酶失活或活性改变引起的遗传病。。

05.002　2-羟基戊二酸尿症　2-hydroxyglutaric aciduria
一种常染色体隐性遗传病。分为L-2-羟基戊二酸尿症和D-2-羟基戊二酸尿症两种亚型，分别与L2HGDH和D2HGDH基因关联，其中前者更为常见，也更为严重，可影响到中枢神经系统。主要临床表现为患者尿中羟谷氨酸含量升高。

05.003　2-甲基丁酰辅酶A脱氢酶缺乏症　2-methylbutyryl-CoA dehydrogenase deficiency
一种常染色体隐性遗传病。由于*HADH2*基因突变导致机体不能正确代谢异亮氨酸。多发于男孩。临床表现为渐进性运动能力丧失、智力障碍及癫痫等。

05.004　3-甲基巴豆酰辅酶A羧化酶缺乏症　3-methylcrotonyl-CoA carboxylase deficiency, 3MCC deficiency
又称"3-甲基巴豆酸尿症"。一种常染色体隐性遗传病。患者缺少酶来降解带有亮氨酸的蛋白质。由*MCCC1*或*MCCC2*基因突变导致。患者一般出生时正常，但在1岁或者早期出现进食困难、呕吐、腹泻及肌张力过低等。

05.005　3-羟酰基辅酶A脱氢酶缺乏症　3-hydroxyacyl-CoA dehydrogenase deficiency
一种常染色体隐性遗传病。*HADH*（4q25）基因突变使得机体在脂肪酸氧化途径中不能完全降解中短链脂肪酸。常发生于婴幼儿期和少年阶段。主要表现为食欲低下、呕吐及胰岛素过量，某些个体会出现癫痫、昏迷和突然死亡。

05.006　3-甲基戊烯二酸尿症　3-methylglutaconic aciduria, 3-MGCA
一组非常罕见的亮氨酸代谢缺陷性常染色体隐性遗传病。临床表现无特异性。尿有机酸定量分析发现大量3-甲基戊烯二酸可做出诊断。

05.007　3-羟[基]-3-甲戊二酸单酰辅酶A合成酶缺乏症　3-hydroxy-3-methylglutaryl-CoA-lyase deficiency
一种常染色体隐性遗传病。*HMGCL*基因突变使得机体不能有效降解亮氨酸，并且在脂肪代谢时不能产生酮体。常常发生在患儿1岁左右，临床表现为血糖极低，并且由于有机酸的积累使得血液带酸性。低血糖和血酸性会损害组织尤其是中枢神经系统的功能。

05.008　3-羟基异丁酸尿症　3-hydroxyisobutyric aciduria
一种常染色体隐性遗传病。由缬氨酸代谢中酶缺陷导致。何种酶缺陷尚未肯定，可能为3-羟基异丁酸脱氢酶或甲基丙二酸半醛脱氢酶缺乏。表现为患者尿中3-羟基异丁酸增高。

05.009　6-丙酮酰-四氢蝶呤合成酶缺乏症　6-pyruvoyl-tetrahydropterin synthase deficiency
一种常染色体隐性遗传病。由6-丙酮酰-四氢蝶呤合成酶缺陷引起四氢生物蝶呤缺乏而导致恶性高苯丙氨酸血症。

05.010　14δ-氨基酮戊酸脱氢酶缺乏症　14δ-aminolevulinate dehydrogenase deficiency
一种常染色体隐性遗传病。胆色素原合酶/δ-氨基酮戊酸脱氢酶（delta aminolevulinate dehydratase, ALAD）编码基因位于9q34。ALAD的部分或完全缺失，会影响血红素的合成。

05.011　17β-羟基类固醇脱氢酶缺陷症　17β-hydroxysteroid dehydrogenase deficiency
呈常染色体隐性遗传、由缺乏睾丸酶即睾酮17β-羟基类固醇脱氢酶所导致的综合征。会影响男性与女性第一和第二性征的发育，表现为男性假两性畸形伴青春期后男性化，有时为男性女性型乳房。实验室检查可发现血浆睾酮减少，雄烯二酮增加。

05.012 神经节苷脂贮积症 gangliosidosis
一种常染色体隐性遗传的脂类贮积病。由神经节糖苷等脂类的积聚导致。可分为GM1神经节苷脂贮积症和GM2神经节苷脂贮积症两类。

05.013 GM1 神经节苷脂贮积症 GM1 gangliosidoses
一种常染色体隐性遗传病。表现为β-半乳糖苷酶缺陷，伴有中枢及外周神经系统细胞（尤其是神经细胞）内酸性脂类物质的异常贮运。分为早期婴儿型、晚期婴儿型和成人型三个亚型。症状包括神经退行性变、癫痫发作、肝大、脾大、骨骼畸形等。

05.014 GM2 神经节苷脂贮积症 GM2 gangliosidoses
一种常染色体隐性遗传病。由β-己糖胺酶缺陷导致，该酶在溶酶体内催化神经节糖苷等脂肪酸衍生物的生物降解。包括泰-萨克斯病、GM2神经节苷脂贮积症变异型O和AB变种三个亚型。

05.015 D-甘油酸血症 D-glyceric academia
又称"甘氨酸脑病""非酮性高甘氨酸血症"。一种常染色体隐性遗传病。主要表现为血液中聚集了高浓度的甘氨酸。主要是由于人体内降解甘氨酸的相关酶缺陷，导致大量甘氨酸在各组织处聚集。如果大量聚集在脑部，会导致严重的脑部疾病。

05.016 法布里病 Fabry disease, Anderson-Fabry disease
一种X连锁遗传的溶酶体贮积病。发病机制为GLA基因突变导致α-半乳糖苷酶A的活性缺失或下降，致使鞘糖脂代谢出现异常，引起机体内一系列脏器的缺血性损害。主要表现为角膜漩涡状混浊、特征性晶状体混浊，以及结膜血管和视网膜血管迂曲。通过眼科常规检查可帮助及时发现和诊断，以降低其

死亡率。

05.017 戈谢病 Gaucher disease
又称"家族性脾性贫血症"。最常见的一种常染色体隐性遗传性溶酶体贮积病。由于作用于葡糖脑苷脂的葡糖脑苷脂酶遗传性缺陷，导致葡糖脑苷脂在患者体内细胞（尤其是单核细胞）积聚，以及脂肪在脾脏、肝脏、肾脏、肺、脑和骨髓堆积。症状包括脾大、肝功能异常、肌肉病症、骨质损伤等。

05.018 黏多糖贮积症Ⅰ型 mucopolysaccharidosis type Ⅰ
一种常染色体隐性遗传病。有两种亚型，均为α-艾杜糖醛酸酶缺乏症，系该酶的某种等位基因突变所致。

05.019 黏多糖贮积症ⅠH型 mucopolysaccharidosis type ⅠH
又称"赫尔勒综合征（Hurler syndrome）"。由于溶酶体内α-L-艾杜糖醛酸酶缺乏，导致硫酸皮肤素、硫酸乙酰肝素过多地贮积在皮肤、动脉、心瓣膜等组织细胞中而引起的一种致残、致死性的常染色体隐性遗传性代谢病。主要表现为面容粗陋、骨骼畸形、角膜混浊、肝脾大、严重智力障碍，经常发生上呼吸道感染及心肺合并症。

05.020 黏多糖贮积症Ⅱ型 mucopolysaccharidosis type Ⅱ
又称"亨特综合征（Hunter syndrome）"。一种X染色体隐性遗传病。发病于婴儿期，病情呈进行性加重。是IDS基因突变导致艾杜糖-2-硫酸酯酶缺陷，进而影响硫酸皮肤素（DS）和硫酸乙酰肝素的降解，并使之在全身脏器和组织内沉积，引起以骨骼发育障碍、智力障碍、面容粗陋、心血管和呼吸系统异常为特点的多器官病变。临床表现多样，患者一般成年前夭折，多死于呼吸道感

染及心力衰竭。

05.021 黏多糖贮积症Ⅲ型 mucopolysaccharidosis typeⅢ

又称"圣菲利波综合征（Sanfilippo syndrome）"。一种常染色体隐性遗传病。其各亚型缺乏的酶不同。ⅢA型为硫酸酰胺酶（曾称类肝素-N-硫酸酯酶）缺乏，ⅢB型为α-N-乙酰葡萄糖胺酶缺乏，ⅢC型为N-乙酰转移酶缺乏，ⅢD型为葡糖胺-6-硫酸酯酶缺乏，以上酶都是硫酸类肝素降解所需要的，因此其缺乏均可引起硫酸类肝素（HS）在体内的蓄积，使尿中排出HS增多。此类酶缺乏主要引起神经系统不同程度的破坏，神经元呈气球样变，脑室扩大，脑组织内硫酸类肝素、糖脂和GM神经节苷脂含量增加，基底神经节损伤等。

05.022 黏多糖贮积症Ⅳ型 mucopolysaccharidosis type Ⅳ

又称"莫基奥综合征（Morquio syndrome）"。一种常染色体隐性遗传病。分为A、B两种类型：A型由GALNS（16q24.3）基因突变导致；B型由GLB1（3p21.33）基因突变导致。临床表现为心脏发育障碍（扩大的心脏）、骨骼发育障碍，包括身材矮小、膝盖外翻、关节过度活动、巨大手指等。

05.023 黏多糖贮积症Ⅵ型 mucopolysaccharidosis typeⅥ

又称"马罗托-拉米综合征（Maroteaux- Lamy syndrome）"。由N-乙酰半乳糖胺-4-硫酸酯酶缺乏导致的常染色体隐性遗传病。临床上分重型和轻型。基因在5号染色体长臂5q13.3区。酸性黏多糖以硫酸皮肤素沉积为主，占尿排出酸性黏多糖的70%~95%，其余可能为硫酸软骨素和硫酸类肝素。

05.024 黏多糖贮积症Ⅶ型 mucopolysaccharidosis typeⅦ

又称"斯莱综合征（Sly syndrome）""戈尔伯杰综合征""β-葡萄糖苷酸酶缺乏症"。一种常染色体隐性遗传病。特征为智力正常或略落后、骨骼改变、特殊面容、侏儒、肝脾大和有疝气。尿中可以排出过多硫酸皮肤素。葡萄糖苷酸酶基因定位于7q21.11。

05.025 黏多糖贮积症Ⅷ型 mucopolysaccharidosis typeⅧ

一种常染色体隐性遗传病。病因是N-乙酰氨基葡萄糖-6-硫酸酯酶缺乏，使体内蓄积大量的硫酸角质素（KS）和硫酸类肝素（HS），两者在尿中以3∶1的量排出。临床表现出黏多糖贮积症Ⅲ型和Ⅳ型的共同特征，如侏儒、智力障碍、脏器受累和骨骼畸形，无角膜混浊。

05.026 莱施-奈恩综合征 Lesch-Nyhan syndrome

由次黄嘌呤-鸟嘌呤核糖磷酸转移酶基因（HGPRT）突变导致的X连锁遗传病。患者因无法正常代谢核酸导致严重的痛风、肾结石、中度智力障碍、多动及不由自主地咬伤自己的手指和嘴唇。

05.027 尼曼-皮克病 Niemann-Pick disease, NPD

又称"鞘磷脂沉积病（sphingomyelin lipidosis）"。常染色体隐性遗传的先天性糖脂代谢性疾病。特点是单核巨噬细胞和神经系统有大量含神经鞘磷脂的泡沫细胞。目前至少有五种类型。为神经鞘磷脂酶缺乏导致的神经鞘磷脂代谢障碍。

05.028 诺里病 Norrie disease

一种导致眼盲的X染色体隐性遗传病。由NDP（Xp11.4）基因突变引起。该基因编码的蛋白对视网膜细胞的分化和眼及内耳供血非常重要。患者眼部会出现白内障和瞳孔变白等病变，部分患者会在青春期出现听力丧失、精神病症状、肢体协调障碍。

05.029　N-乙酰谷氨酸合成酶缺陷症
　　　　N-acetylglutamate synthase deficiency
一种由N-乙酰谷氨酸合成酶基因（17q21.31）突变导致的常染色体隐性遗传病。为单碱基突变导致的移码变异。其尿素循环不能正常代谢，使组织液中的氨不能转化为尿素，并在血液中积累，成为高氨血症Ⅰ型。新生儿出现该病症，如果没有及时诊断将会导致婴儿死亡。

05.030　申德勒病　Schindler disease
一类常染色体隐性遗传的先天性代谢障碍。由N-乙酰半乳糖胺酶（22q11）缺乏造成溶酶体糖蛋白过量积累所致。乙酰半乳糖胺酶的缺乏可导致全身鞘糖脂积累而产生相应的临床症状。可分为三种类型：Ⅰ型发病于婴儿期，病情通常较严重如失去身体和脑协调能力等，如不治疗4岁前易死亡；Ⅱ型在成人期发病，症状较轻；Ⅲ型症状可轻可重，重者可表现为癫痫发作及智力障碍，轻者表现为语言障碍或行为问题。

05.031　史-莱-奥综合征　Smith-Lemli-Opitz
　　　　syndrome
因先天胆固醇合成障碍造成的多发畸形综合征，属常染色体隐性遗传。是由于7-脱氢胆固醇（7-DHC）还原酶缺陷导致胆固醇的合成障碍。由美国儿科医生史密斯（Smith）、比利时医生莱姆利（Lemli）和德国医生奥皮茨（Opitz）报道。临床表现为生长发育迟缓、智力障碍、小头，常伴尿道下裂、双侧隐睾，常见并指。

05.032　β-甘露糖苷贮积症　beta mannosidosis
又称"β-甘露糖苷病"。由位于4q22—q25的β-甘露糖苷酶基因（MANBA）突变引起的一种先天性常染色体隐性遗传的溶酶体病。由β-甘露糖苷酶活性降低引发，起病年龄变

化很大。常见的临床表现为智力障碍、行动异常、听力损失、反复呼吸道感染、骨骼畸形、肝脾大等。

05.033　β酮硫解酶缺乏症　beta ketothiolase
　　　　deficiency
又称"线粒体乙酰乙酰基辅酶A硫解酶缺乏症"。一种异亮氨酸代谢异常导致常染色体隐性遗传病。致病基因位于11q22.3—q23.1。临床表现变异较大，可表现为婴儿期反复发作的分解代谢危象，或至成人期仍无症状。最常见的表现为生长发育障碍，间歇发作的严重代谢性酸中毒，酮症伴有呕吐（常有吐血）、腹泻（常有血便）等，其次为神经系统表现，少见表现为心肌受累。

05.034　氨甲酰磷酸合成酶Ⅰ缺乏症　carba-
　　　　moyl phosphate synthetase Ⅰ deficiency
一种由CPS1基因突变导致的常染色体隐性遗传病。患者体内氨甲酰磷酸合成酶Ⅰ缺乏可导致氨基酸代谢障碍，使得血中氨的浓度增高。出生后数天内即可发病，表现为嗜睡、拒食、肌张力低下，进高蛋白食物可加重病情。患者多早年夭折，存活时间长者有严重的智力发育不全和神经并发症。

05.035　氨酰基脯氨酸二肽酶缺乏症　proli-
　　　　dase deficiency
一种由氨酰基脯氨酸二肽酶缺乏导致的常染色体隐性遗传病。以难治性下肢皮肤溃疡、反复感染、智力障碍、脾大、特殊体态与面容及大量亚氨基二肽尿为主要特征。

05.036　片层状鱼鳞病　lamellar ichthyosis
一种罕见的、与角质形成细胞转谷氨酰胺酶缺乏有关的常染色体隐性遗传性皮肤病。临床上以广泛的鳞屑和角化过度为特征。典型皮损为大面积板层状、棕褐色、中央附着、边缘高起的鳞屑，可伴有眼睑外翻、瘢痕性脱发及掌跖角化。

05.037　经典半乳糖血症　classic galactosemia
由半乳糖-1-磷酸尿苷酰转移酶（galactose-1-phosphate uridylyltransferase）缺陷导致尿苷二磷酸（UDP）半乳糖合成减少及半乳糖和半乳糖-1-磷酸堆积的一种常染色体隐性遗传病。主要表现为生长发育迟缓、智力障碍、语言障碍、白内障导致的弱视和肝大等。

05.038　半乳糖激酶缺乏症　galactokinase deficiency
一种常染色体隐性遗传的二型半乳糖血症。主要标志为半乳糖激酶生成半乳糖-1-磷酸减少导致的半乳糖和半乳糖醇积聚。症状较轻，主要由晶状体半乳糖积聚导致患病儿童发生白内障。

05.039　半乳糖表异构酶缺乏　galactose epi-merase deficiency
一种常染色体隐性遗传的、与半乳糖差向异构酶缺陷相关的罕见半乳糖血症。为三型半乳糖血症。

05.040　半乳糖唾液酸贮积症　galactosialidosis
一种常染色体隐性遗传的、与组织蛋白酶A相关的溶酶体贮积病。

05.041　半乳糖血症　galactosemia
一种影响个体半乳糖代谢的罕见常染色体隐性遗传病。患者存在半乳糖代谢缺陷。目前主要的治疗方案是杜绝饮食中乳糖和半乳糖的摄入。

05.042　苯丙酮酸尿　phenylketonuria
一种常染色体隐性遗传病。由于苯丙氨酸代谢途径中的酶缺陷，使得苯丙氨酸不能转变为酪氨酸，导致苯丙氨酸及其酮酸蓄积并从尿中大量排出。临床表现主要为智力障碍、惊厥发作和色素减少。

05.043　丙二酰辅酶 A 脱羧酶缺乏症　ma-
lonyl-CoA decarboxylase deficiency
由编码丙二酰辅酶A脱羧酶的*MLYCD*（16q24）基因突变导致的常染色体隐性遗传病。因丙二酰辅酶A脱羧酶缺陷使细胞内丙二酸含量增加，三羧酸循环受限制及乳酸代谢增加，出现乳酸尿和丙二酸尿。临床表现为生长发育迟缓，肌张力减退，腹泻及呕吐等。

05.044　丙酸血症　propionic acidemia
一种常染色体隐性遗传病。丙酰氨基辅酶A羧化酶遗传性缺陷或生物素辅酶代谢障碍，导致丙酸不能转化为D-甲基丙二酸而在血中蓄积。

05.045　丙糖磷酸异构酶缺乏症　triosephos-phate isomerase deficiency
由*TPI*（12p13）基因突变导致的一种常染色体隐性遗传病。*TPI*基因编码产物是糖酵解的关键酶——磷酸丙糖异构酶。为非常罕见的糖分解酵素病。临床表现为慢性溶血性贫血、心肌病、容易受病原体感染、严重的神经功能障碍，多数患者在儿童期死亡。

05.046　长链 3-羟酰基辅酶 A 脱氢酶缺乏症　long-chain 3-hydroxyacyl-CoA dehy-drogenase deficiency
由编码长链3-羟酰基辅酶A脱氢酶的*HADHA*基因突变导致的常染色体隐性遗传病。引起脂肪酸代谢障碍，导致早发性的心肌病变、血糖过低、神经疾病、色素性视网膜病和猝死。

05.047　促肾上腺皮质激素缺乏症　adreno-corticotropic hormone deficiency
一种常染色体隐性遗传病。涉及*TBX19*基因突变和*POMC*基因突变。关联分析表明促皮质素释放激素基因突变可致病。临床表现为乏力、低血糖、体重降低、毛发减少，不及时治疗可威胁生命。

05.048 胆固醇酯沉积症 cholesteryl ester storage disease

又称"沃尔曼病（Wolman disease, WD）"。由胆固醇和甘油三酯在血液、淋巴及淋巴组织中沉积而引起的一种罕见的常染色体隐性遗传性溶酶体沉积病。发生的原因是溶酶体中酸性酯酶缺乏。在这一病症中，胆固醇比甘油三酯沉积速度更快。临床表现为肝大并导致肝硬化和慢性肝衰竭，可能伴有严重的早发动脉粥样硬化，后期可能发生肾上腺和黄疸中钙沉积。

05.049 低磷酸酯酶症 hypophosphatasia, HOPS

一种常染色体显性/隐性遗传病。致病基因为组织非特异性碱性磷酸酶基因（*TNSALP*）。是一种罕见的代谢性疾病，以骨和牙齿矿化不足、血清和骨骼碱性磷酸酶活性降低，以及尿和血液中磷酸氨基乙醇含量升高为特征。临床表现差异很大，既有最严重的无矿化骨形成，亦有仅表现为牙齿早失而无骨骼的改变。目前尚无特殊疗法，重症病例死亡率为60%。

05.050 短链酰基辅酶 A 脱氢酶缺乏症 short-chain acyl-CoA dehydrogenase deficiency

一种常染色体隐性遗传的脂肪酸氧化障碍。酰基辅酶A脱氢酶基因（12q22—qter）突变导致酰基辅酶A脱氢酶短链缺乏或不足，使短链脂肪酸不能在线粒体彻底氧化产生能量，导致相关的症状和体征，如呕吐、嗜睡、低血糖及发育延缓等。

05.051 多发性硫酸酯酶缺乏症 multiple sulfatase deficiency

由硫酸酯酶的修饰因子基因（*SUMF1*）突变导致的一种常染色体隐性遗传病。表现为异染性脑白质病变和多个组织中积累酸性黏多糖。如尿液中积累过量的硫苷脂和黏多糖；脑脊液蛋白含量升高，神经元迅速坏死。在各个病例中，至少有9种硫酸酯酶各有不同的缺陷，并且混有6种不同综合征的临床特征。

05.052 双糖酶缺乏症 disaccharidase deficiency

一种常染色体隐性遗传病。因小肠黏膜刷状缘双糖酶缺乏，使双糖的消化、吸收发生障碍，患者进食含有双糖的食物时发生的一系列症状和体征。分为原发性和继发性两种。乳糖酶缺乏时，进食牛奶或乳糖后可引起腹鸣、腹痛或有绞痛，腹泻重者粪便呈水样、酸臭有泡沫。

05.053 戊二酸血症 I 型 glutaric acidemia type I

由戊二酰辅酶A脱氢酶缺陷导致的常染色体隐性遗传病。患者无法降解体内的赖氨酸、羟赖氨酸和色氨酸，戊二酸、戊二酰辅酶A、3-羟基戊二酸、戊烯二酸等中间产物在体内大量堆积可导致脑等器官损伤，尤其是负责调节运动的基底神经节。临床表现为巨头症、肌无力、行动困难、脑出血、眼出血等。

05.054 戊二酸血症 II 型 glutaric acidemia type II

一种导致体内蛋白质和脂肪能量代谢缺陷的常染色体隐性遗传病。由于*ETFA*、*ETFB*和*ETFDH*基因突变导致编码蛋白在线粒体中无法发挥正常的代谢功能。代谢不完全的蛋白质和脂肪在体内堆积可造成酸中毒和低血糖，表现为虚弱、行为异常、呕吐、肝大、心力衰竭等。

05.055 枫糖尿病 maple syrup urine disease

一种常染色体隐性遗传病。因患者尿液有枫糖的气味而得名。至少由四种基因突变导致：*BCKDHA*（19q13.1—q13.2）、*BCKDHB*

（6q14.1）、*DBT*（1p21.2）和*DLD*（7q31.1）。患者因支链α酮酸脱氢酶复合体缺陷而出现有机酸血症的症状。具体表现为食欲缺乏、生长发育迟缓、肌张力减退、腹泻、呕吐和神经衰弱等。

05.056 高 IgD 伴周期性发热综合征 hyperimmunoglobulinemia D with recurrent fever syndrome
一种常染色体隐性遗传的周期性发热综合征。致病基因为甲羟戊酸激酶基因（*MVK*），约80%的患者携带*V377I*突变。常在1岁内发病，以反复发热、剧烈腹痛、腹泻、关节痛、关节炎、颈淋巴结肿大、皮疹为主要临床表现。典型者每次发作3~7天，4~7周发作1次，间隔期患儿完全健康。随年龄增长，发作频率及发热程度趋于减少和降低。血清IgD水平持续升高（>100U／ml）具有诊断意义，但血清高IgD并非持续存在，特别是<3岁的婴幼儿。

05.057 高脯氨酸血症 hyperprolinemia
脯氨酸代谢障碍引起脯氨酸蓄积的一种常染色体隐性遗传病。可分为两类：Ⅰ型是脯氨酸氧化酶缺乏所致，血中脯氨酸为正常值的3~10倍，可无明显临床症状，或仅有智力障碍；Ⅱ型是二氢吡咯-5-羟酸脱氢酶缺乏所致，血脯氨酸水平为正常水平的10~15倍，常出现惊厥、智力障碍等神经系统异常。

05.058 高甲硫氨酸血症 hypermethioninemia
一种常染色体显性/隐性遗传病。致病基因有*MAT1A*、*GNMT*和*AHCY*等。主要表现为甲硫氨酸代谢障碍所致血中甲硫氨酸浓度升高，常没有明显临床症状，部分患者可出现学习障碍、精神发育迟滞及其他神经系统异常、运动功能减退、尿液有特殊气味等；也可伴有其他代谢异常，如同型胱氨酸尿症、酪氨酸血症、半乳糖血症等。

05.059 高赖氨酸血症 hyperlysinemia
一种常染色体隐性遗传病。发病机制与赖氨酸α-酮戊二酸还原酶缺陷有关。主要表现为血、尿和脑脊液中赖氨酸浓度增高，精神和运动功能发育停滞，身材短小，肌张力减退等。

05.060 高色氨酸血症 hypertryptophanemia
一种常染色体隐性遗传的代谢性疾病。实验室检查可见血中色氨酸浓度升高、色氨酸尿、吲哚酸尿等。临床表现为关节挛缩、关节痛、关节松弛、情绪不稳、性欲亢进等。

05.061 高缬氨酸血症 hypervalinemia
由缬氨酸转氨酶缺乏引起的支链氨基酸代谢性疾病。为常染色体隐性遗传。患儿出生后不久即表现出嗜睡、呕吐、食欲减退、眼球震颤、体格智力发育迟缓等相关症状；患者血、尿缬氨酸浓度升高，亮氨酸或异亮氨酸浓度正常，给患者以缬氨酸负荷可出现脑电图异常。

05.062 谷胱甘肽合成酶缺乏症 glutathione synthetase deficiency
由谷胱甘肽合成酶基因（*GSS*）突变导致谷胱甘肽合成酶缺陷的常染色体隐性遗传病。患者体内无法有效产生谷胱甘肽，致使细胞在能量代谢过程中受到中性有害分子的破坏。分为轻度、中度和重度三类。重度患者可出现智力障碍、运动失调、复发性细菌感染等。

05.063 瓜氨酸血症 citrullinemia
一种常染色体隐性遗传病。有两种类型：Ⅰ型为尿素循环障碍类疾病，由精胺丁二酸合成酵素的功能异常所致；患者无法将瓜氨酸转变成精胺丁二酸，导致瓜氨酸的累积及高血氨症。Ⅱ型由体内Citrin蛋白功能缺乏所引起。临床表现包括意识改变、头痛、精神欠佳、昏睡、呕吐等。

05.064 胍基乙酸甲基转移酶缺陷 guanidinoacetate methyltransferase deficiency
一种主要影响神经系统和肌肉甲胍基乙酸代谢的疾病。为常染色体隐性遗传。与 *GAMT* 基因突变相关。该基因编码的胍基乙酸甲基转移酶参与甘氨酸、精氨酸和甲硫氨酸合成甲胍基乙酸的两步反应，尤其控制第二步胍基乙酸生成甲胍基乙酸的过程。患者通常于出生后数月即发病，造成运动和认知功能发育迟缓、停滞甚至退化。

05.065 同型半胱氨酸尿症 homocystinuria
一种常染色体隐性遗传病。属先天性甲硫氨酸代谢紊乱性疾病。由于脑、肝内胱硫醚β合成酶缺陷，导致同型半胱氨酸合成胱氨酸障碍，引起同型半胱氨酸、甲硫氨酸蓄积，可造成结缔组织、肌肉、心血管系统、神经系统等异常。主要表现为精神萎靡、嗜睡、惊厥、精神发育迟缓、肌张力低下、共济失调、视神经萎缩等。

05.066 胱硫醚尿症 cystathioninuria
一种常染色体隐性遗传病。基因定位于1p31.1。无明显病理特征，表现为血浆胱硫醚的异常堆积，尿液排泄增加。

05.067 红细胞生成性原卟啉症 erythropoietic protoporphyria
由 *FECH* 基因突变导致的常染色体显性/隐性遗传病。由于卟啉亚铁螯合酶不足，导致组织中原卟啉水平的异常升高。

05.068 琥珀酸半醛脱氢酶缺陷病 succinic semialdehyde dehydrogenase deficiency
一种罕见的由琥珀酸半醛脱氢酶基因（*ALDH5A1*，6p22）突变导致的常染色体隐性遗传病。琥珀酸半醛脱氢酶缺乏导致抑制性神经递质γ-氨基丁酸不能转化为琥珀酸，而被还原为4-羟基丁酸。主要临床表现为发育延迟、肌张力减退及智力障碍。约半数患者可表现为共济失调、癫痫发作、行为问题及反射减退等。

05.069 尿黑酸尿症 alkaptonuria
又称"褐黄病（ochronosis）""加罗德综合征（Garrod syndrome）"。一种常染色体隐性遗传病。尿黑酸加双氧酶基因（*HGD*，3q21）突变导致尿黑酸、酪氨酸和苯丙氨酸在体内积累，软骨和相关组织色素沉积、钙化及发炎。皮肤、心血管系统、泌尿系统也不同程度地受到影响。男性表现较严重。有儿童型和成人型。

05.070 黄嘌呤尿 xanthinuria, lithoxiduria
一种常染色体隐性遗传病。由于黄嘌呤氧化酶（存在于肝及肠黏膜中）缺陷，导致次黄嘌呤不能氧化为黄嘌呤，黄嘌呤不能进一步氧化为尿酸而引起嘌呤代谢障碍。

05.071 肌氨酸血症 sarcosinemia
一种罕见的代谢障碍性常染色体隐性遗传病。可以由先天性肌氨酸代谢错误或后天性叶酸缺乏导致肌氨酸不能转换为甘氨酸所致。肌氨酸脱氢酶基因（9q33—q34）突变导致肌氨酸无法转变为甘氨酸。主要表现为血浆和尿中的肌氨酸浓度增加。

05.072 肌肽血症 carnosinemia
又称"肌肽酶缺乏症"。由 *CNDP1* 基因突变导致的常染色体隐性遗传病。肌肽酶缺乏导致肌肽不能正常分解为丙氨酸和组氨酸，使得尿、脑脊液、血液和神经组织中肌肽量明显增加。患者出生时正常，多于出生后1个月开始发病。表现为难治性癫痫大发作、肌阵挛发作及肌强直等神经症状，同时表现为进行性智力障碍、生长发育迟缓等。

05.073 急性间歇性卟啉病 acute intermittent porphyria
又称"肝性卟啉病""吡咯卟啉病"。一种

常染色体显性遗传病。为卟啉病中较常见的一种。因胆色素原脱氨酶基因（11q23.3）缺失，不能正常合成血红素，导致卟啉或其前体δ-氨基酮戊酸（ALA）和胆色素原（PBG）浓度异常升高，并在组织中蓄积，从尿和粪便排出，主要累及神经系统和皮肤。特征为腹部绞痛、顽固性便秘、精神症状和尿中排泄大量ALA及PBG。

05.074　甲基丙二酸血症　methylmalonic aca-demia

一种常染色体隐性遗传病。属于有机酸血症的一种。由多个基因的突变导致：mUT（6p21）、$mmAA$（4q31.1—q31.2）、$mmAB$（12q24）、$LmBRD1$（6q13）、$mmACHC$（1p34.1）和$C2ORF25$（2q23.2）。患者通常在婴儿时期发病，出现进行性脑病和高氨血症状，不经治疗可死亡。

05.075　甲羟戊酸尿症　mevalonic aciduria

一种常染色体隐性遗传病。由于编码甲羟戊酸激酶的MVK（12q24）基因突变，导致甲羟戊酸无法转化为5′磷酸甲羟戊酸而不断累积。临床表现为生长发育迟缓、肌张力减退、贫血、肝脾大、非均一性红细胞、智力障碍等。

05.076　精氨酸血症　argininemia, arginase deficiency

又称"精氨酸酶缺乏症"。由编码精氨酸酶的$ARG1$（6q23）基因突变导致的常染色体隐性遗传病。由于缺乏精氨酸酶，导致精氨酸和氨在血液中积累，当氨在血液中浓度过高时，对机体有毒害作用，特别是对神经系统危害很大。临床上通常在3岁发病，表现为由肌肉强直引起的僵硬，特别是腿部，还伴有生长迟缓、发育减慢、智力缺陷、癫痫、震颤、运动失调等。

05.077　卵磷脂胆固醇酰基转移酶缺乏症

lecithin cholesterol acyltransferase deficiency

一种常染色体隐性遗传病。由LAT（16q22.1）基因突变导致的脂蛋白代谢障碍。临床表现为弥散性角膜混浊、溶血性贫血和肾衰竭蛋白尿。

05.078　墨角藻糖苷酶缺乏病　fucosidosis

一种罕见的常染色体隐性遗传性溶酶体贮积病。患者体内的墨角藻糖苷酶无法在细胞中正常地降解墨角藻多糖。症状通常随患病时间延长而加重。

05.079　肾上腺脑白质营养不良　adrenoleuko dystrophy, ALD

一种X染色体遗传病。致病基因$ABCD1$定位于Xq28。脑白质肾上腺萎缩导致过氧化物酶体β氧化受阻，组织中出现饱和长链脂肪酸富集（主要出现在肾上腺皮质、中枢神经系统髓质、睾丸间质细胞中）。

05.080　鸟氨酸氨甲酰基转移酶缺乏症　ornithine transcarbamylase deficiency

一种X染色体隐性遗传性鸟氨酸循环代谢缺陷症。由于鸟氨酸氨甲酰基转移酶基因（OTC，Xp21.1）突变导致氨代谢障碍，尿液中氨和乳清酸积累，损害全身各个器官。发病时间为出生初期和中年。临床表现为食欲缺乏、能量代谢异常、呼吸急促和体温不稳。持续发病会导致发育不良和智力障碍。

05.081　鸟氨酸转位酶缺陷症　ornithine translocase deficiency

又称"高氨血症-高鸟氨酸血症-同型瓜氨酸尿综合征"。一种尿代谢异常的常染色体隐性遗传病。由于$SLC25A15$基因突变，导致线粒体鸟氨酸转位酶不能在线粒体内正常转运鸟氨酸。临床表现为食欲缺乏、能量代谢异常、呼吸急促和体温不稳。持续发病会导致发育不良和智力障碍。

05.082　嘌呤核苷酸磷酸化酶缺乏症　purine nucleoside phosphorylase deficiency
一种常染色体隐性遗传的原发性免疫缺陷综合征。特征性病变为反复感染、神经功能障碍和自身免疫反应三联征。患者会有免疫缺陷，只有免疫系统中的T细胞和B细胞不受此缺陷影响。

05.083　葡萄糖-6-磷酸脱氢酶缺乏症　glucose-6-phosphate dehydrogenase deficiency, G6PD
俗称"蚕豆病"。因缺乏葡萄糖-6-磷酸脱氢酶导致红细胞破裂的贫血症。为X染色体不完全显性遗传。

05.084　全羧化酶合成酶缺乏症　holocarboxylase synthetase deficiency
因生物素利用障碍，不能催化生物素与生物素依赖的羧化酶结合而产生的有机酸代谢病。为常染色体隐性遗传。已知的致病基因为HLCS。一般在出生后几个月内出现临床症状，主要表现为免疫缺陷病、呼吸系统疾病、消化系统及神经系统异常，如喂养困难、难治性皮疹、肌张力低下、共济失调等，并可合并酮症酸中毒、高乳酸血症、高氨血症、低血糖等代谢紊乱，及时有效地补充生物素可有效避免或减轻各种症状。

05.085　肉碱-脂酰肉碱转位酶缺乏症　carnitine-acylcarnitine translocase deficiency
由SLC25A20基因突变导致的一种常染色体隐性遗传病。该基因编码的酶缺乏时，长链酰基肉碱不能转运至线粒体内，因此尿中可有短链酰基肉碱排出。出生数小时即可发病，表现为心律失常和呼吸困难，并可导致新生儿猝死。此外，还可表现为低酮性低血糖、肝大、心肌病等。

05.086　肉碱棕榈酰基转移酶Ⅰ缺乏症　carnitine palmitoyltransferase Ⅰ deficiency
由CPT1A基因突变导致的一种常染色体隐性遗传病。该基因编码的酶缺乏时，肌肉长链脂肪酸不能进入线粒体进行氧化代谢，最终导致肌细胞中的自由脂肪酸不能进入线粒体进行能量代谢，从而沉积在肌细胞中。临床表现为肌痛、肌无力、肌痉挛，持久运动和长时间空腹可引起肌肉发硬及发作性肌红蛋白尿。

05.087　肉碱棕榈酰基转移酶Ⅱ缺乏症　carnitine palmitoyltransferase Ⅱ deficiency
由CPT2基因突变导致的一种常染色体隐性遗传病。该基因编码的酶缺乏时脂酰肉碱虽可转运通过线粒体膜，但不能有效转变成脂酰辅酶A，导致线粒体内长链酰基肉碱积聚。长链酰基肉碱可被转运至线粒体外，故患者血浆酰基肉碱显著增高，可能加重心律失常，表现与肉碱转运酶缺陷相同。

05.088　乳清酸尿症　orotic aciduria
一种尿液中积累过量乳清酸的常染色体隐性遗传病。由一种双功能蛋白乳清酸磷酸核糖转移酶和乳清酸磷酸脱羧酶的功能变异导致的乳清酸代谢异常。临床除尿液中乳清酸过量外，还有巨幼细胞贫血，不能通过维生素B_{12}或叶酸补偿治疗。根据临床表型的不同，可分为两个亚型。

05.089　三甲基胺尿症　trimethylaminuria
一种常染色体隐性遗传病。三甲胺（trimethylamine, TMA）是一种胺类，带有腐臭鱼类的味道，正常情况下在肝脏由黄素单加氧酶（FMO）3催化代谢成无臭的三甲胺氧化物（trimethylamine oxide, TMO）。患者因为FMO3（1q23—q25）基因突变而无法代谢TMA，导致呼吸、尿液、汗液及腺体分泌物散发出TMA的臭鱼味。

05.090 糖原贮积症Ⅰa型 glycogen storage disease type Ⅰa, GSD Ⅰa
又称"冯·基尔克病（von Gierke disease）"。一种常染色体隐性遗传病。糖原贮积症中最常见的一种。由葡萄糖-6-磷酸酯酶缺陷引起。该缺陷可导致肝脏通过糖异生过程利用糖原生成自由葡萄糖的能力减弱，致使血液中葡萄糖含量下降及糖原在肝脏和肾脏大量堆积。临床表现为低血糖、肝大、肾脏肿大、乳酸酸中毒、高脂血症等。

05.091 糖原贮积症Ⅱ型 glycogen storage disease type Ⅱ, GSD Ⅱ
又称"蓬佩病（Pompe disease）""酸性麦芽糖酶缺乏症"。溶酶体酸性麦芽糖酶缺乏引起的糖原贮积症。为常染色体隐性遗传。由酸性α-葡萄糖苷酶缺陷导致，使体内糖原无法有效降解。糖原的过度积聚导致肌无力，并影响心脏、骨骼肌、肝脏、神经系统等诸多器官和组织。

05.092 糖原贮积症Ⅲ型 glycogen storage disease type Ⅲ, GSD Ⅲ
又称"科利病（Cori disease）"。一种以糖原脱支酶缺陷为主要标志的先天性代谢疾病。为常染色体隐性遗传。治疗方案为高蛋白饮食，以促进患者体内糖异生过程。

05.093 糖原贮积症Ⅳ型 glycogen storage disease type Ⅳ, GSD Ⅳ
又称"支链淀粉病"。一种常染色体隐性遗传病。发病机制为糖原分支酶缺失，致使体内糖原代谢出现障碍，造成糖原在肝脏和心脏内大量沉积，可导致肝硬化甚至死亡。

05.094 糖原贮积症Ⅴ型 glycogen storage disease type Ⅴ, GSD Ⅴ
一种由肌磷酸化酶缺陷导致的糖原贮运代

谢疾病。为常染色体隐性遗传。通常于童年时期即发病，但多数病例在30~40岁才得到确诊。症状包括伴有肌肉疼痛的运动不耐受、易疲劳、痛性痉挛、肌肉无力、肌红蛋白尿症等。

05.095 色氨酸加氧酶缺乏症 tryptophan oxygenase deficiency
又称"哈特纳普病（Hartnup disease）"。一种影响中性氨基酸（尤其是色氨酸等）吸收的遗传代谢疾病。为常染色体隐性遗传。致病基因SLC6A19编码一种受钠离子调控而不受氯离子调控的神经氨基酸转运体，主要在肾脏和肠中表达。临床表现为发育停滞、光敏感、间歇性运动失调、眼球震颤等。

05.096 生物素酶缺乏症 biotinidase deficiency
又称"多羧化酶缺乏症"。一种与生物素相关的常染色体隐性遗传的代谢性疾病。致病基因为生物素酶基因BTD（3p25）。表现为依赖生物素的多种羧化酶活性缺失，致血中有机酸积聚，从而导致皮肤、神经、免疫、呼吸及消化等多系统和组织损害。如果早期采用生物素治疗，预后良好，否则将引起中枢神经系统的不可逆损害。患者在患病早期即可死于代谢性酸中毒。

05.097 二氢嘧啶脱氢酶缺乏 dihydropyrimidine dehydrogenase deficiency
一种由二氢嘧啶脱氢酶缺失或在体内含量显著下降导致的尿嘧啶与胸腺嘧啶代谢障碍。为常染色体隐性遗传。患者在使用氟尿嘧啶（一种抗癌药物）时会产生致命毒性。

05.098 四氢生物蝶呤缺乏症 tetrahydrobiopterin deficiency
四氢生物蝶呤缺乏使苯丙氨酸不能转化成其他分子，导致身体苯丙氨酸过量积累的常染色体隐性遗传病。*PTS*、*GCH1*、*QDPR*、*PCDB*（分别定位于11q22.3—q23.3、14q22.1—q22.2、4p15.31、10q22）产物在四氢生物蝶呤的合成过程中起重要作用，其突变均可导致四氢生物蝶呤缺乏。临床上轻度症状为短暂的肌无力，严重者为智力障碍、运动障碍、吞咽困难、癫痫发作、行为问题、发育问题及体温不能调控等。

05.099 髓过氧化物酶缺乏症 myeloperoxidase deficiency
一种由髓过氧化物酶（MPO）基因突变导致的常染色体隐性遗传病。表现为噬菌免疫细胞溶酶体中髓过氧化物酶缺乏。虽然被归类到免疫缺陷遗传病范畴，但多数病例并不表现出免疫缺陷。

05.100 天冬氨酰葡糖胺尿症 aspartylglucosaminuria, AGU
一种常染色体隐性遗传的溶酶体贮积症。是7种已鉴定的糖蛋白积累性疾病之一。表现为精神运动性抑制、面部扭曲、肝脾大、腹壁疝、骨骼异常。

05.101 无过氧化氢酶血症 acatalasia, Takahara disease, acatalasemia, ACAT
由*CAT*基因突变导致的常染色体隐性遗传病。可伴有严重的进行性坏死性龈炎、牙槽骨坏死等牙周组织破坏表现。

05.102 烯醇化酶缺乏症 enolase deficiency
一种罕见的常染色体显性遗传性葡萄糖代谢症。烯醇酶是一种糖酵解酶。其缺乏对血红细胞的影响最为显著，表现为球形红细胞贫血症，易引发溶血性贫血。

05.103 先天性红细胞生成性卟啉病 congenital erythropoietic porphyria
又称"贡特尔病（Gunther disease）"。一种由尿卟啉原Ⅲ合成酶缺陷导致的常染色

体隐性遗传性血红素代谢病。由于病例罕见，其病理目前仍不明确。症状包括多毛症、血尿症、溶血性贫血等。

05.104 先天性类脂性肾上腺皮质增生症 congenital lipoid adrenal hyperplasia
由*STAR*（8p11.2）或*CYP11A*（15q23—q24）基因突变导致的常染色体隐性遗传病。患者盐皮质激素及糖皮质激素的合成发生障碍。因性激素无法正常合成，女性患者可进入青春期但第二性征发育迟缓，不育；男性患者男性化不足，无法进入青春期，不育。

05.105 先天性肾上腺皮质增生症 congenital adrenal hyperplasia
由于肾上腺皮质激素生物合成酶系中某种或数种酶的先天性缺陷，使皮质醇等激素水平改变所导致的常染色体隐性遗传性疾病。临床表现和生化改变取决于缺陷酶的种类和程度，可表现为糖皮质激素、盐皮质激素和性激素水平改变，以及相应的症状、体征和生化改变，如胎儿生殖器发育异常、钠平衡失调、血压改变和生长迟缓等。

05.106 3β-羟基类固醇脱氢酶缺陷症 3β-hydroxysteroid dehydrogenase deficiency, 3β-HSD
3β-羟基类固醇脱氢酶缺陷使脱氢表雄酮大量堆积，部分脱氢表雄酮可通过肾上腺外途径转化为睾酮，导致女性轻度男性化。

05.107 17β-羟基类固醇脱氢酶缺陷症 17β-hydroxysteroid dehydrogenase deficiency
又称"17-酮类固醇还原酶缺陷"。由于17β-羟基类固醇脱氢酶缺陷致雄烯二酮转化为睾丸酮有障碍，雄烯二酮与睾丸酮的比值较正常人明显增高，患儿外阴男性化不完全，呈男性假两性畸形。治疗常切除睾丸

和阴蒂，施阴道成型术，青春期后补充雌激素。

05.108　先天性糖基化障碍　congenital disorder of glycosylation, CDG
一种罕见的先天性代谢障碍性疾病。为常染色体隐性遗传。由蛋白质或脂肪的异常糖基化导致。在患病婴幼儿中经常导致几种不同的器官系统（尤其是神经系统、肌肉和肠道）较为严重、有时致命的障碍。

05.109　腺苷酸琥珀酸裂解酶缺乏症　adenylosuccinate lyase deficiency
一种常染色体隐性遗传病。腺苷酸琥珀酸裂解酶基因*ADSL*（22q13.1）缺失导致精神运动性抑制，伴随癫痫及忧郁等，大部分患者患有中度以上的精神发育迟滞。有两种假说解释这些症状：ADSL缺失导致嘌呤核苷酸合成受阻假说和琥珀酰嘌呤累积产生神经毒性假说。

05.110　腺苷酸脱氨酶缺乏症　adenosine deaminase deficiency ADA
一种常染色体隐性遗传病。腺苷酸脱氨酶（ADA）缺乏可导致细胞中腺苷酸、脱氧腺苷酸、脱氧腺苷三磷酸及*S*-腺苷同型半胱氨酸浓度的增加。ADA在淋巴样组织，特别是胸腺中浓度较高，故ADA缺乏症导致成熟T细胞、B细胞严重不足，会引发重症联合免疫缺陷症。患者的症状可通过注射ADA得到一定程度的缓解，通过移植相容的正常骨髓得到纠正。

05.111　腺嘌呤磷酸核糖基转移酶缺乏症　adenine phosphoribosyltransferase deficiency
一种常染色体隐性遗传病。腺嘌呤磷酸核糖转移酶缺乏使得不溶性的二羟基腺嘌呤累积于尿液，易形成肾结石，进而造成急性肾衰竭及肾损伤等。

05.112　亚氨基甘氨酸尿症　iminoglycinuria
一种常染色体隐性遗传病。发病机制是肾小管的亚氨基酸（脯氨酸、羟脯氨酸、甘氨酸）转运系统缺陷导致它们的重吸收障碍。主效基因是*PAT2*，另外*SIT1*、*SLC6A19*、*SLC6A18*对表型也有重要影响。表现为脯氨酸、羟脯氨酸和甘氨酸排出增加，一般无症状，无须特殊治疗，但有时也可以出现与甘氨酸、脯氨酸等代谢障碍相关的并发症，如耳聋、失明、神经系统疾病等。

05.113　延胡索酸酶缺乏症　fumarase deficiency
一种由延胡索酸酶缺乏导致的常染色体隐性遗传的代谢性疾病。通常可以通过检测尿液中延胡索酸进行诊断。临床症状表现为智力障碍、反常面部特征、脑畸形和癫痫等。

05.114　遗传性果糖不耐受症　hereditary fructose intolerance
一种由肝脏中醛缩酶B基因缺陷导致的常染色体隐性遗传病。醛缩酶B催化果糖-1-磷酸转化为磷酸二羟丙酮和甘油醛，其缺陷导致果糖无法在体内充分代谢。主要症状包括果糖摄入引发的呕吐、低血糖、黄疸、肝大、高尿酸血症、肾衰竭等。主要治疗方案为饮食杜绝果糖和蔗糖。

05.115　遗传性酪氨酸血症　hereditary tyrosinemia
一种由富马酰乙酰乙酸盐水解酶缺乏引起酪氨酸代谢异常、严重肝损伤及肾小管缺陷的临床综合征。为常染色体隐性遗传。

05.116　遗传性粪卟啉病　hereditary coproporphyria
一种与粪卟啉原Ⅲ氧化酶相关的肝性卟啉症。为常染色体显性遗传。主要症状包括紫色尿、畏光、腹部疼痛、神经障碍等。感染、激素变化、饮食、饮酒、服药等都可能影响症状的严重程度。目前没有针对性药物，只能通过摄入高碳水化合物及高葡萄糖饮食，同时避免饮酒及服用敏感药物来避免和缓解症状。

05.117　乙基丙二酸脑病变　ethylmalonic encephalopathy
一种常染色体隐性遗传的先天性代谢缺陷。对肠胃系统、循环系统及部分神经系统均有影响。症状包括发育滞后、肌张力弱、癫痫发作和不正常的运动。患儿可能会出现由皮下出血引起的红点皮疹及由血液中氧气减少引起的手足青紫。慢性腹泻是其另一个共同特征。由*ETHE1*基因变异引起。

05.118　4-α-羟苯丙酮酸羟化酶缺陷症　4-α-hydroxyphenylpyruvate hydroxylase deficiency
一种影响乙酸代谢的常染色体显性遗传病。主要标志为代谢性酸中毒及酪氨酸血症。

05.119　异丁酰辅酶 A 脱氢酶缺乏症　isobutyryl-CoA dehydrogenase deficiency
一种罕见的常染色体隐性遗传的代谢性疾病。与人酰基辅酶A脱氢酶8（ACAD8）基因的功能缺陷有关，ACAD8主要介导缬氨酸的代谢。患儿出生时正常，幼儿至儿童期开始出现相关症状，表现为喂养困难、生长发育迟缓、体弱、癫痫、贫血等。

05.120　异戊酸血症　isovaleric academia, IVA
一种罕见的常染色体隐性遗传的代谢性疾病。由于亮氨酸分解代谢中的关键酶异戊酰辅酶A脱氢酶缺陷，导致异戊酸在体内大量蓄积，侵害神经系统和造血系统。主要特点为急性发作期有特殊的"汗脚"味。可分为急性型和慢性型，急性型在出生几周内急性发病，表现为反复呕吐、嗜睡、骨髓抑制、昏迷及智力发育落后等；慢性型为1岁左右发病，症状较轻，患者仅表现为非特异性不

能耐受空腹或发育落后。

05.121　婴儿神经轴索营养不良　infantile neuroaxonal dystrophy
一种常染色体隐性遗传的进展性神经变性疾病。多数患儿的致病基因为磷脂酶A_2的编码基因*PLA2G6*。主要特征为以末梢神经为主的轴索球样改变。患儿6~18个月时出现相关临床症状，表现为智力运动倒退、对称性锥体束征、进展性痉挛性四肢瘫、视力丧失及痴呆。

05.122　婴儿游离唾液酸贮积病　infantile free sialic acid storage disease
一种罕见的常染色体隐性遗传的溶酶体贮积病。发病与分布于溶酶体膜的一种阴离子转运体SLC17A5的功能缺陷有关。表现为唾液酸转运出溶酶体障碍，从而在溶酶体过度蓄积，使患儿出现严重的发育迟缓、肌张力减退、面容粗陋、癫痫、骨骼畸形、肝脾大等。

05.123　有机酸血症　organic acidemia
一种氨基酸代谢异常的常染色体隐性遗传病。尤其是支链氨基酸的代谢缺陷。较常见的有甲基丙二酸血症、丙酸血症、异戊酸血症和槭糖尿症四种。临床表现为尿液中有机酸浓度异常、发育迟缓和神经损伤。

05.124　原发性果糖尿症　essential fructosuria
一种常染色体隐性遗传病。基因定位于2p23.3—p23.2。肝果糖激酶先天缺乏，导致果糖由尿液中排出。

05.125　黏脂贮积症Ⅳ型　mucolipidosis type Ⅳ
一种由*MCOLN1*（19p13.3—p13.2）基因突变导致的常染色体隐性遗传病。表现为精神运动性抑制，角膜混浊、视网膜变性及其他眼科异常，胼胝体发育异常，缺铁及胃pH异常等。通常在1岁前发病，病情进展较为缓慢。

05.126　脂肪沉积症　lipid storage disorder

一组与细胞或组织脂肪累积相关的代谢性遗传病。为常染色体隐性/X染色体隐性遗传。无法代谢脂类造成脂类过度累积，对细胞或组织造成永久性损伤。

05.127　免疫缺陷–着丝粒不稳定–面部异常综合征　immunodeficiency-centromeric instability-facial anomalies syndrome

简称"ICF综合征（ICF syndrome）"。一种罕见的由DNA甲基转移酶缺陷导致的常染色体隐性遗传的免疫性疾病。致病基因为 *Dnmt3b*。表现为血中免疫球蛋白减少、反复感染、面部畸形、舌肥大等。

05.128　中链酰基辅酶 A 脱氢酶缺乏症　medium-chain acyl-CoA dehydrogenase deficiency

由 *ACADM*（1p31）基因突变导致的常染色体隐性遗传病。患者因降解6~12个碳原子的中等长度脂肪酸的酶复合体出现缺陷，导致反复出现低血糖昏迷、生酮作用受损及血浆和组织肉碱水平降低。

05.129　组氨酸血症　histidinemia

一种罕见的由组氨酸酶缺乏导致的代谢性疾病。为常染色体隐性遗传病。表现为血、尿和脑脊液等体液中组氨酸、组胺、咪唑等浓度升高，而组氨酸代谢产物尿苷酸的浓度降低。临床症状在儿童早期逐渐出现，表现为多动、口吃、发育迟缓、学习困难等。

05.130　酪氨酸血症 I 型　tyrosinemia type I

又称"肝肾酪氨酸血症"。由延胡索酰乙酰乙酸水解酶（FAH）遗传性缺乏导致的一类疾病。发病率因人群和地区而异，一般为1/10 万左右。*FAH*（15q23—q25）基因点突变是致病的主要原因，其中错义突变、剪接突变、无义突变为主要突变类型。

05.02　分　子　病

05.131　分子病　molecular disease

由于基因或DNA分子的缺陷，致使细胞内RNA及蛋白质合成出现异常，人体结构与功能随之发生变异的疾病。DNA分子的此种异常，有些可随个体繁殖而传给后代，如镰状细胞贫血，是合成血红蛋白的基因异常导致的贫血性疾病。

05.132　脑白质营养不良　leukodystrophy

一种常染色体显性遗传病。由胶质纤维酸性蛋白（GFAP）基因（17q21，11q13）突变造成，已经发现超过20个突变点。基因突变会改变GFAP的特性，进而干扰星形细胞的功能。临床依其症状出现的年龄，分为三种亚型：婴儿型、青春型和成人型，其中婴儿型最常见。

05.133　阿兰–赫恩登–达德利综合征　Allan-Herndon-Dudley syndrome

一种罕见的X连锁隐性遗传性脑发育不良性疾病。由于 *SLC16A2*（Xq13.2）基因突变，使得三碘甲状腺原氨酸（T_3）不能及时运输到大脑中，导致中至重度的精神发育迟滞和运动障碍。只发生于男性。

05.134　奥尔波特综合征　Alport syndrome, AS

又称"遗传性肾炎"。一种常染色体显性/隐性/X连锁遗传病。约85%AS患者为X连锁显性遗传型，为编码IV型胶原蛋白α5链基因（*COL4A5*，Xq22）突变所致；常染色体隐性遗传型是 *COL4A3* 或 *COL4A4*（2q36—q37）基因突变所致。临床特征以血尿为主，部分病例可表现为蛋白尿或肾病综合征。常伴有神经性听力障碍及进行性肾功能减退。

05.135　阿尔斯特伦综合征　Alstrom syndrome, ALMS

源于*ALMS1*（2p13）基因突变的一种常染色体隐性遗传病。随病程进展病症将加重，包括视觉障碍、听力丧失、糖尿病、心脏疾病、肾脏疾病、肝脏疾病等。此外，患儿的智力发育不受影响。

05.136　安德森综合征　Andersen syndrome

又称"安德森心律不齐阵发性麻痹""伴心律失常型周期性瘫痪""7型QT间期延长综合征"。一种常染色体显性遗传病。70%的患者源于*KCNJ2*（17q23.1—q24.2）基因突变。当此基因发生突变时，会影响钾离子的流动，进而影响骨骼肌及心肌细胞收缩功能，产生阵发性麻痹及心律不齐等现象。发病时可为高血钾、正常或低血钾，对应用钾盐敏感；表现为肌强直和发育畸形、心电图改变，大量补充生理盐水可恢复。

05.137　巴思综合征　Barth syndrome, BTHS

又称"酸尿症Ⅱ型"。由*Tafazzin*（Xq28）基因突变导致的一种X连锁遗传病。表现为多系统疾病，包括心肌病〔扩张型或肥厚型，可能与左心室致密化和（或）内膜弹力纤维增生症有关〕，中性粒细胞减少症（慢性、周期性或间歇性），欠发达的肌肉和骨骼肌肉无力，生长延迟等。

05.138　巴拉卡特综合征　Barakat syndrome, HDR

一种常染色体显性遗传病。位于10pter—p13或10p14—p15.1的基因缺陷，单倍剂量不足的锌指转录因子GATA3或突变的*GATA3*基因可能是遗传的根本原因。表现为以甲状旁腺功能减退症、神经性耳聋和肾脏疾病为临床特征的遗传与发育障碍。

05.139　贝特莱姆肌病　Bethlem myopathy

由编码Ⅵ型胶原蛋白的基因（*COL6A1*、*COL6A2*、*COL6A3*）突变引发的一种常染色体显性遗传病。临床较为罕见，属于先天性肌萎缩疾病。童年期发病，表现为踝、肘和手指关节的非进行性挛缩，肌肉软弱无力，呈Gower征阳性（走路时左右摇摆似鸭步，腰部前凸，仰卧起立时必先翻身俯卧，以双手掌撑地呈跪位，再双手撑膝盖、大腿才能直立），但进展较慢，50岁左右出现行走困难等症状。

05.140　结晶样视网膜色素变性　crystalline retinal degeneration

又称"别蒂结晶样营养障碍（Bietti crystalline dystrophy）"。一种常染色体隐性遗传的视网膜退行性疾病。与原发性视网膜色素变性有关，可视为原发性视网膜色素变性的变异型。致病基因为*CYP4V2*（4q35.1），编码蛋白为细胞色素P450。多于青中年时期发病。表现为进行性夜盲和视野缩小，眼底及角膜缘结晶样脂质小体沉积。

05.141　先天性夜盲症　congenital night blindness

一种在黑暗条件下视力很差或完全不能视物的常染色体隐性遗传病。有两种亚型：Ⅰ型的突变基因为*Arrestin*（2q31），Ⅱ型的突变基因为*GRK1*（13q34）。在白光下，患者眼底有黄点或灰点；在黑暗中2~3小时后，眼底颜色能恢复正常。

05.142　巴滕病　Batten disease, Spielmeyer-Vogt-Sjögren-Batten disease

一种由*CLN3*（6p12.1）基因突变导致的罕见、致命的神经退行性疾病。为常染色体隐性遗传。一般于童年发病。病程包括渐进性痴呆、癫痫发作，并逐步丧失视觉能力。

05.143　比尔斯综合征　Beals syndrome
一种由位于5q23—q21的*Fibrillin-2*（*FBN2*）基因突变导致的罕见的常染色体显性遗传的结缔组织疾病。特点是挛缩、蜘蛛足样指/趾、脊柱侧弯和耳皱褶。

05.144　贝克肌营养不良　Becker muscular dystrophy, BMD
又称"良性假肌肉萎缩症"。一种X连锁隐性遗传病。是由于*Dystrophin*（Xp21.2）基因突变造成其编码的蛋白质功能障碍，导致平滑肌细胞没有足够的抗肌萎缩蛋白，致使肌细胞膜结构不稳定而发病的。特点是缓慢渐进的双腿和骨盆的肌肉无力。

05.145　布卢姆综合征　Bloom syndrome
又称"侏儒面部毛细管扩张综合征"。一种常染色体隐性遗传病。致病基因*BLM*（15q26.1）编码DNA解旋酶类。多见于东欧犹太人后裔，80%以上患者为男性。患者身材矮小，对日光敏感，故面部常有微血管扩张性红斑。由布卢姆（Bloom）于1954年首次报道类似红斑狼疮的先天性毛细血管扩张性红斑侏儒而得名。

05.146　X连锁无丙种球蛋白血症　X-linked agammaglobulinemia
又称"布鲁顿无丙种球蛋白血症（Bruton's agammaglobulinemia）"。一种X连锁隐性遗传病。突变基因*Btk*位于染色体Xq22区域。表现为原发性丙种球蛋白缺乏。

05.147　克鲁宗真皮骨综合征　Crouzono-dermoskeletal syndrome
一种由4号染色体上成纤维细胞生长因子受体3基因突变导致的常染色体显性遗传病。某些特征和症状类似克鲁宗综合征，包括头盖骨的过早接合、面部宽、眼球突出、眼斜视、钩形鼻。患者智力一般正常。区别于克鲁宗综合征的症状是有棘皮症。

05.148　葡萄糖转运体1缺陷综合征　glucose transporter 1 deficiency syndrome, GLUT1-DS
又称"德维沃病（de Vivo disease）"。一种常染色体显性遗传病。基因定位于1p35—p31.3。主要影响大脑。患病婴儿在出生时头的大小是正常的，但大脑和头骨的发育往往十分缓慢。后天表现为发育迟缓或智力障碍，也可能有其他神经系统问题，如异常僵硬的肌肉拉紧（痉挛）、协调运动障碍（共济失调）和言语困难（构音障碍）。

05.149　登特病　Dent disease
一种少见的影响肝脏的X连锁隐性遗传病。分子机制是肾氯通道*CLCN5*（Xp11.22）基因突变。特点是高蛋白尿症、高钙尿症、肾结石、肾钙质沉着症、慢性肾脏疾病。

05.150　埃勒斯–当洛综合征　Ehlers-Danlos syndrome
由胶原蛋白合成缺陷导致的一组结缔组织疾病。为常染色体显性/隐性/X连锁遗传。

05.151　吉尔伯特综合征　Gilbert syndrome
一种能够导致胆红素升高的常染色体隐性遗传病。发病机制为*UGT1A1*基因启动子区域发生突变，导致葡萄糖醛酸转移酶活性下降。症状包括黄疸、药物代谢缺陷、腹泻、中性粒细胞减少等。

05.152　格兰茨曼血小板功能不全　Glanzmann thrombasthenia
一种罕见的常染色体隐性遗传性血液病。患者血小板缺乏糖蛋白Ⅱb/Ⅲa，因此在血液凝结过程中无法与血浆纤维蛋白原、粘连蛋白和玻璃体结合蛋白等连接，致使出血时间大大延长。症状包括鼻出血、月经过多、手术后出血过多等。

05.153　克鲁宗综合征　Crouzon syndrome,

CS
又称"鳃弓综合征"。一种由成纤维细胞生长因子受体2基因突变导致的常染色体显性遗传病。影响第一鳃弓的发育。第一鳃弓是上颌骨和下颌骨的早期形式，对婴儿发育非常重要。在胚胎时期症状就非常明显，尤其是正面区，胎儿耳位明显较正常人低，耳多畸形，常表现为听力丧失。最重要的症状是头盖骨的接合，患者头宽而短，头部器官距离较远，眼球突出，为鸟状鼻，肱骨股骨较短。

05.154 血色病Ⅰ型 hemochromatosis type Ⅰ
一种常染色体显性/隐性遗传病。由于 *HFE* 基因突变导致铁吸收异常增多，转铁蛋白结合能力饱和，大量游离铁沉积在肝、胰、垂体、心脏、关节、皮肤等组织和器官，造成多器官损伤。临床表现为皮肤色素沉着、肝硬化、糖尿病、心脏扩大、心律失常、心力衰竭、垂体损害和睾丸萎缩等。

05.155 眼白化病Ⅰ型 ocular albinism type Ⅰ
一种眼球白化的常染色体隐性遗传病。突变基因为 *GPR143*（Xp22.3），该基因编码一种细胞膜受体，参与细胞糖代谢过程。患者通常伴随眼球震颤。多见于男性患者。

05.156 肌营养不良 muscular dystrophy
一组主要累及骨骼肌的遗传性疾病。临床表现为慢性进行性骨骼肌无力萎缩。血清肌酶升高，肌电图提示肌源性改变。肌肉活检病理以肌纤维萎缩、变性、坏死为主。基因突变和相关蛋白检测是确诊和分型的重要依据。尚无特效治疗方法。

05.157 假性醛固酮增多症 pseudohyperaldosteronism
又称"利德尔综合征（Liddle syndrome）"。一种常染色体显性遗传病。肾脏上皮钠通道的持续性激活，可由 *SCNN1B* 或 *SCNN1G* 基因突变引起。临床表现为早发性高血压、低钾血碱中毒和低血浆肾素活性。

05.158 佩尔格-韦特异常 Pelger-Huet anomaly
一种中性粒细胞细胞核缺失分叶的常染色体显性遗传病。突变基因为核纤层蛋白B的受体基因（1q42.1）。表现为染色质组织和细胞核形状异常、骨骼发育不良和癫痫症状。

05.159 斯蒂克勒综合征 Stickler syndrome
在胎儿发育期由几种胶原基因突变导致的常染色体显性/隐性遗传病。主要影响结缔组织特别是胶原。可分为三种类型，即COL11A1型、COL11A2型和COL2A1型。主要临床表现为不同的面部外观异常、眼异常、听力丧失及关节问题。

05.160 丹吉尔病 Tangier disease
与胆固醇及磷脂转运有关的基因 *ABCA1*（9q22—q31）突变导致的常染色体隐性遗传病。*ABCA1* 突变使胆固醇及磷脂不能运输至细胞外与胆固醇结合形成高密度脂蛋白，导致血浆中高密度脂蛋白几乎缺如，胆固醇在多种组织中积累。患者常有轻度高血脂、神经系统疾病、脾大、肝大及心血管疾病等。

05.161 汤姆森病 Thomsen disease
一种由编码氯通道的基因发生突变导致的常染色体显性遗传性肌病。临床表现为先天性肌强直及肌肥大。氯通道基因定位于染色体7q35。

05.162 蒂莫西综合征 Timothy syndrome
一种罕见的由Cav1.2离子通道基因突变导致的常染色体显性遗传的致死性疾病。编码Cav1.2的 *CACNA1C* 基因定位于染色体12p13.3。临床表现为躯体畸形、神经及发育缺陷，包括心脏QT间期延长、心律失常、先天性心脏病、并指/趾及孤独症等。

05.163　汤斯–布罗克斯综合征　Townes-Brocks syndrome
一组由*SALL1*基因突变导致的常染色体显性遗传的先天性畸形综合征。*SALL1*基因定位于16q12.1，编码产物是一种与TRF1/PIN2相互作用的转录抑制因子。临床表现包括无肛畸形、手足畸形、耳发育畸形、肾发育不良、心脏畸形、尿道下裂、隐睾等多种畸形。

05.164　下颌骨颜面发育不全　mandibulofacial dysostosis
又称"特雷彻·柯林斯综合征（Treacher Collins syndrome）"。一种罕见的常染色体显性遗传的颅面部畸形。由*TCOF1*（5q32—q33.1）基因突变引起。临床表现为颅面骨（特别是颧骨、下颌骨）发育不全，双眼外眦下移，巨口，面部瘘管和外耳畸形等，形成特征性的鱼面样面容。

05.165　β-脂蛋白缺乏症　abetalipoproteinemia, ABL
全称"棘红细胞β-脂蛋白缺乏症"。一种常染色体隐性遗传病。表现为脊髓后索、脊髓小脑束、周围神经脱髓鞘变性。

05.166　珠蛋白生成障碍性贫血　thalassemia
又称"地中海贫血"。由于编码珠蛋白链的基因突变，导致血红蛋白合成减少或丧失所引起的一种常染色体隐性遗传性溶血性疾病。编码球蛋白β、δ链的基因定位于11号染色体上，而珠蛋白α链由16号染色体上紧密连锁的两个基因编码。主要临床表现为溶血性贫血。根据受到影响的球蛋白链的不同，可分为α、β、δ三种类型。

05.167　α-珠蛋白生成障碍性贫血　alpha thalassemia
又称"α-地中海贫血"。一种常染色体隐性/X连锁遗传病。患者编码α珠蛋白的基因*HBA1*和*HBA2*片段丢失，不能正常合成血红蛋白，因而形成贫血。

05.168　β-珠蛋白生成障碍性贫血　beta thalassemia
又称"β-地中海贫血"。一种常染色体隐性/X连锁遗传病。由β珠蛋白基因突变导致，主要是基因的点突变，少数为基因缺失。

05.169　伴α-珠蛋白生成障碍性贫血X连锁智力低下综合征　X-linked alpha thalassemia mental retardation syndrome, ATR-X
又称"伴α-地中海贫血X连锁智力低下综合征"。为X连锁隐性遗传。由经典的α珠蛋白基因突变所致，如定位于Xq21.1的*ATRX/XH2*基因突变。α-珠蛋白生成障碍性贫血仅为伴随的无症状表型，突变体女性携带者未见明显表型，男性携带者通常有中度智力发育迟缓，在表型上还伴有厚嘴唇、塌鼻梁、小身材等。

05.170　δ-珠蛋白生成障碍性贫血　delta thalassemia
一种常染色体隐性遗传病。大约3%的成人血红细胞是由α链和δ链组成的，突变会影响基因产生δ链的能力。当有两个δ的突变时，就无法合成血红素α2；如果只有一个δ突变，那么突变基因会降低合成血红素α2的能力。

05.171　镰状细胞性状　sickle cell trait
血红蛋白基因发生杂合性突变所导致的一种性状。为常染色体显性遗传。不表现出临床症状。

05.172　镰状细胞贫血　sickle cell anaemia
一种由血红蛋白β链基因纯合性突变导致的常染色体隐性遗传的血液病。血红蛋白β球蛋白基因定位于11p15.5。纯合性突变产生的

β球蛋白与α球蛋白亚单位形成血红蛋白S（HbS），在缺氧状态下，使红细胞呈镰刀状，变形性差，可导致溶血性贫血及多种并发症。非洲黑种人为*HBB*（珠蛋白基因）突变高发人群。

05.173　白细胞黏附缺陷症　leukocyte adhesion deficiency, LAD
一种罕见的常染色体隐性遗传病，白细胞整合素β2亚家族（p150/p95、LFA-1等）成员表达缺陷，导致巨噬细胞、中性粒细胞和淋巴细胞黏附、趋化和吞噬等功能障碍。

05.174　进行性假肥大性肌营养不良　Duchenne muscular dystrophy, DMD
又称"迪谢内肌营养不良"。一种由抗肌萎缩蛋白基因异常导致抗肌萎缩蛋白dystrophy的严重缺陷引起的X连锁隐性遗传性肌营养不良。由法国人迪谢内（Duchenne）于1861年命名。临床表现为3~5岁起病，进行性四肢近端无力、萎缩，腓肠肌假性肥大，多数在20岁左右死于呼吸衰竭和心力衰竭。血清肌酶明显升高，肌电图提示肌源性损害。肌肉活检病理显示肌纤维萎缩、变性、坏死，间质结缔组织增生。基因和基因编码蛋白的检测是确诊的重要依据。

05.175　埃默里–德赖弗斯肌营养不良　Emery-Dreifuss muscular dystrophy
简称"埃–德肌营养不良"，曾称"良性肩腓性肌营养不良伴早期挛缩"。一种以上肢近端肌肉和胫前肌无力、萎缩为主要表现的遗传性肌病。由德国人德赖弗斯（Dreifuss）和埃默里（Emery）于1966年首次描述。X连锁隐性遗传型的致病基因定位于Xq28；常染色体显性遗传型则多由染色体1q21—q23上的*LMNA*基因异常而导致核纤层蛋白A/C缺陷。多在儿童期发病，病情进展缓慢，可有翼状肩胛，后期骨盆带肌受累。多有心肌受累。肌电图提示肌源性损害。肌肉活检

病理可见肌纤维大小不等，肌纤维萎缩，肌纤维比例失常，少数可见肌纤维内有镶边空泡。

05.176　亨廷顿病　Huntington disease, HD
一种逐渐进展的常染色体显性遗传性神经退行性疾病。发病机制与*HTT*基因的CAG重复序列异常增加有关。临床特征为进行性加重的舞蹈样不自主运动、精神异常和痴呆三联征，还可有共济运动失调、走路不稳、吞咽困难和语言障碍等。主要病理改变为大脑某些区域选择性的神经细胞丢失，CT显示脑萎缩。

05.177　杰克逊–韦斯综合征　Jackson-Weiss syndrome
一种常染色体显性遗传的囟门早闭综合征。与*FGFR2*（10q25—q26）基因突变所致成纤维细胞生长因子信号系统功能异常有关。临床特征为颅缝早闭、面部发育不良和足畸形。足畸形可见踇趾异常增大，向外侧弯曲。由于颅缝提前闭合，颅盖骨停止生长，不能与脑组织的生长协调发展，最终导致患者有严重的形态和功能异常。

05.178　脊髓延髓性肌萎缩　spinal and bulbar muscular atrophy
又称"肯尼迪病（Kennedy disease）"。一种X连锁隐性遗传病。属于运动神经元变性疾病。基因定位于X染色体q11—q12，因编码雄激素受体的基因第一外显子的三核苷酸（CAG）序列拷贝数目增多而致病。主要为男性发病，多于40~60岁发病，病情进展缓慢，累及延髓和脊髓运动神经元，临床表现为肢体近端无力肌萎缩，也可累及咀嚼肌、面肌、延髓肌，引起发音、吞咽、进食困难。常伴有内分泌改变如男性乳房女性化，勃起功能障碍、不育、糖尿病、高脂血症。

05.179　安特利–比克斯勒综合征　Antley-

Bixler syndrome

一种由*FGFR2*（10q26.13）基因突变导致的常染色体隐性遗传病。临床特征为骨骼异常融合，主要发生于颅部、髋部及手臂部位。

05.180 伯特–霍格–迪贝综合征 Birt-Hogg-Dubé syndrome, BHD

一种累及肺、皮肤和肾脏的罕见常染色体显性遗传病。致病基因为卵泡素基因，位于17p11.2。表现为肺囊肿、皮肤纤维卵泡瘤和肾肿瘤，可并发自发性气胸。

05.181 阿克森费尔德综合征 Axenfeld syndrome

又称"角虹膜发育不良症""视觉张力综合征"。一种常染色体显性遗传病。与青光眼相关，表现为牙齿畸形和眼前端的不完全发育。患者角膜与虹膜早期发育有问题。最典型的特征为角膜后弧形环，通常伴有身材矮小、面部畸形及精神障碍。40%患者携带三个基因（*Pax6*、*PITX2*和*FOXC1*）的突变。

05.182 皮质下梗死伴白质脑病的常染色体显性遗传性脑动脉病 cerebral autosomal dominant arteriopathy with subcortical infarct and leukoencephalopathy, CADASIL

由位于19p13的*Notch3*基因突变导致的一种常染色体显性遗传性脑血管病。为成年发病，发病平均年龄为45岁，表现为反复发作的脑卒中和后期进行性痴呆。主要临床表现为逐渐进展的缺血性脑卒中样病程、假性延髓性麻痹、进行性血管性痴呆、先兆症状的偏头痛发作和精神症状。脑内广泛多发的白质灶、明确的磁共振成像（MRI）白质异常信号及病理学明确的小动脉病变是基本特征。

05.183 海绵状白质脑病 spongiform leucoencephalopathy

又称"卡纳万病（Canavan disease）"。一种常染色体隐性遗传病。美国人卡纳万（Canavan）于1931年首次描述了这种脑部疾病。由天冬氨酰化酶活性缺乏导致脑白质海绵状改变、脱髓鞘和小脑萎缩。婴儿期发病，表现为运动和智力发育迟滞、抽搐等。

05.184 尖头多指/趾并指/趾畸形 acrocephalopolysyndactyly

又称"卡彭特综合征（Carpenter syndrome）"。由位于6p11的*RAB23*基因突变导致的一种常染色体隐性遗传病。临床表现为尖头（颅缝早闭）、特殊面容、眼距宽、短指、多指/趾、并指/趾。较大儿童可有肥胖、智力障碍、性腺功能减退等。

05.185 切纳尼–伦斯并指/趾 Cenani-Lenz syndactylism

一种常染色体隐性遗传的手足发育异常的综合征。可能由位于15q13—q14的*FMN1*和*GREM1*基因突变引起。临床表现为勺状手，以及腕骨、掌骨和指骨的骨性融合及腕骨组织的破坏等，或伴随桡尺骨融合、趾骨融合等。

05.186 科芬–劳里综合征 Coffin-Lowry syndrome, CLS

一种X连锁遗传病。致病基因*RPS6KA3*定位于Xp22.2。常引发一些精神症状，有时也伴有生长异常、心脏异常、脊柱后侧凸及听觉和视觉的异常。

05.187 科恩综合征 Cohen syndrome

一种常染色体隐性遗传病。致病基因*COH1*定位于8q22.2。常见的症状大致有四肢细长并伴有肥胖、颌小、人中短和高拱状腭，以及不同程度的智力缺陷并偶有癫痫和耳聋。

05.188 躯干发育异常 campomelic dysplasia

由*SOX9*基因突变导致的一种常染色体显性遗传病。表现为软骨内成骨异常导致的长骨弯曲畸形，同时伴有性别反转。是一种罕见但通常是致死性的先天性骨骼异常综合征。临床表现多为胫骨中段或股骨中段前弓、骨化中心延迟、髋脱位、骨盆狭窄、髋臼浅及脊椎骨化中心延迟等。

05.189　德朗热综合征　de Lange syndrome
一种常染色体显性遗传病。与该病相关的基因有*NIPBL*（5p13.2）、*SMC1A*（Xp11.22）*SMC3*（10q25.2）。影响儿童的身体发育和智力发育。缺陷的基因可由亲代遗传而来，但绝大部分患者都是由自发突变引起。

05.190　多发性错构瘤综合征　multiple ha-
　　　　　martoma syndrome
又称"考登综合征（Cowden syndrome）"。由*PTEN*（10q23.3）基因突变导致的一种常染色体显性遗传病。特征是形成多发性错构瘤，累及所有源自3个胚层的器官。主要临床表现为胃肠道多发性息肉，伴有面部小丘疹、肢端角化病和口腔黏膜乳突样病变。

05.191　库拉里诺综合征　Currarino syndrome
又称"库拉里诺三联征"。由*HLXB9*同源框基因突变导致的一种常染色体显性遗传病。患者骶骨无法正常形成，在骶骨前面的前骶骨范围有团块，肛门或直肠畸形，可出现前脑膜突出或前骶骨及畸形瘤。

05.192　德尼–德拉什综合征　Denys-Drash
　　　　　syndrome, DDS
由先天性或幼儿期肾病综合征、肾母细胞瘤、性腺发育不良三方面畸形共同组成的临床综合征。为常染色体显性遗传。由法国医生德尼（Denys）于1967年首先报道，美国儿科医生德拉什（Drash）于1970年报道。与染色体11p13上的*WT1*基因缺陷有关。

05.193　外胚层发育不良　ectodermal dyspla-
　　　　　sia
由*CDH3*基因突变导致的一种常染色体隐性遗传病。外胚层发育障碍可引起牙、毛、甲、汗腺等的完全或部分缺失及皮肤受累。临床表现为外胚层发育不良、先天性缺指畸形和黄斑营养不良。

05.194　埃利伟综合征　Ellis-van Creveld
　　　　　syndrome
又称"软骨外胚层发育不良综合征"。一种常染色体隐性遗传病。突变基因为*EVC*和*EVC2*。临床表现包括四肢及肋骨短小、多指畸形、指甲和牙齿发育不良，以及先天性心脏缺陷，其中60%为主心房隔膜形成产生一个共同的心房。

05.195　隐眼综合征　cryptophthalmos syn-
　　　　　drome
又称"弗雷泽综合征"。一种常染色体隐性遗传病。*FRAS1*基因主要参与早期发育中皮肤上皮组织的形成。*FREM2*基因缺陷表现为多种发育缺陷，包括上下眼睑未分离，生殖器、鼻、耳、喉、肾等畸形，以及智力障碍。在部分病例中发现并指/趾。1962年由弗雷泽首次报道，1969年弗朗索瓦（Francois）结合自己观察的病例，进行了较全面、系统的综述。

05.196　格雷格头多指/趾综合征　Greig ce-
　　　　　phalopolysyndactyly syndrome
由*GLI3*基因突变导致的一种常染色体显性遗传病。影响四肢、头部和面部发育。症状严重程度因人而异，包括多指/趾、指/趾畸形、并指/趾、眼距过宽、巨头症、额部过大、发育迟缓等。

05.197　神经纤维瘤病Ⅰ型　neurofibromato-
　　　　　sis typeⅠ
由神经纤维瘤蛋白基因（17q11.2）突变导致

的神经纤维瘤。在皮肤上形成突起肿瘤。为常染色体显性遗传。容易导致长骨骨质减少、腿部骨骼弯曲。视神经也容易形成肿瘤。

05.198 神经纤维瘤病Ⅱ型 neurofibromatosis type Ⅱ
由 *Merlin*（22q12）基因突变导致的神经纤维瘤。为常染色体显性遗传。具体表现为听神经瘤形成导致听力丧失、平衡能力缺失及面部神经麻痹。部分患者会形成脑瘤。

05.199 约翰松-布利泽德综合征 Johanson-Blizzard syndrome
一种外胚层发育不良性疾病。为常染色体隐性遗传，致病基因为 *UBR1*。表现为多系统的异常，如胰腺分泌功能不足、胰岛素分泌减少、甲状腺功能减退、生长素分泌不足、垂体功能减退、面部畸形、听力丧失、肛门闭锁等。

05.200 科伊特尔综合征 Keutel syndrome
一种常染色体隐性遗传病。致病基因为基质 Gla 蛋白的编码基因 *MGP*。以广泛的软骨（包括耳、鼻、喉、气管和肋骨）异常钙化为特点，还表现为肺动脉瓣狭窄、末端指节缩短、听力障碍、皮肤松弛、精神发育迟滞等。

05.201 金德勒综合征 Kindler syndrome
一种常染色体隐性遗传病。致病基因为 *KIND1*。以先天性皮肤异色症伴创伤性大疱形成及进行性皮肤萎缩为特点，新生儿期或儿童早期有创伤性或自发性大疱、光敏感、掌跖角化过度等。

05.202 克尼斯特发育不良 Kniest dysplasia
一种常染色体显性遗传病。致病基因为 *COL2A1*。临床表现为身材矮小、关节肿大、进行性关节挛缩和脊柱侧弯、脊柱扁平、长

骨缩短呈哑铃状，以及面中部发育不良、扁平鼻、视网膜脱离、腭裂、耳聋等。组织学表现为硬干酪样软骨组织。

05.203 拉福拉病 Lafora disease, myoclonic epilepsy of Lafora
由 *EPM2A*（6q24.3）或 *EMP2B*（6p24.3）基因突变导致的一种常染色体隐性遗传病。以癫痫大发作和/或肌痉挛为主要症状，在患者大脑皮质神经细胞内可发现拉福拉小体。

05.204 拉龙综合征 Laron syndrome, Laron dwarfism
由生长激素受体基因 *GHR*（5p13—p12）突变导致的一种常染色体隐性遗传病。患者对生长激素不敏感，出现身材矮小和骨龄延迟等临床症状。

05.205 拉森综合征 Larsen syndrome
一种常染色体显性/隐性遗传病。分为两种：Ⅰ型由 *FLNB*（3p14.3）基因突变导致，Ⅱ型可能由 *CHST3*（10q22.1）基因突变导致。主要临床症状包括多发性脱臼、腭裂等。

05.206 心脏皮肤综合征 cardiocutaneous syndrome
又称"LEOPARD 综合征（LEOPARD syndrome）""进行性心肌病性雀斑样痣病（progressive cardiomyopathic lentlginosis）"。由 *PTPN11*（12q24.1）或 *RAF1*（3p25）基因突变导致的一种常染色体显性遗传病。"LEOPARD"一词是其突出表现的缩写，L（黑子）、E（心电图异常）、O（两眼距离过远）、P（肺动脉狭窄）、A（生殖器异常）、R（生长迟缓）、D（耳聋）。可影响皮肤、骨骼和心脏等多个器官。

05.207 利-弗劳梅尼综合征 Li Fraumeni syndrome

一种常染色体显性遗传病。可分为三种类型：Ⅰ型由*TP53*（17p13.1）基因突变造成；Ⅱ型由*CHEK2*（22q12.1）基因突变造成；Ⅲ型定位于1q23，未找到致病基因。主要发生于儿童和年轻成人。患者易患软组织肉瘤、乳腺癌、脑肿瘤和肾上腺皮质癌。

05.208　勒斯-迪茨综合征　Loeys-Dietz syndrome, LDS

一种常染色体显性遗传病。临床表现为动脉迂曲和动脉瘤、眼距过宽、腭裂、颅缝早闭等。分为四种亚型：Ⅰ型有器官距离过远、腭裂、颅缝早闭症状，ⅠA型由*TGFBR1*（9q22）基因突变导致，ⅠB型由*TGFBR2*（3p22）基因突变导致；Ⅱ型无器官距离过远、腭裂、颅缝早闭症状，ⅡA型由*TGFBR1*基因突变导致，ⅡB型由*TGFBR2*基因突变导致。

05.209　马歇尔综合征　Marshall syndrome

由*COL11A1*（1p21.1）基因突变导致的一种常染色体显性遗传病。临床表现为近视、听力损失、关节过度延伸和关节炎，以及腭裂等。

05.210　精神发育迟缓-失语-拖曳步态-拇指内收综合征　mental retardation, aphasia, shuffling gait, adducted thumbs syndrome

简称"MASA综合征"。由*L1CAM*（Xq28）基因突变导致的一种X连锁隐性遗传病。以其四种主要临床症状[精神发育迟缓（M）、失语症（A）、拖曳步态（S）及拇指内收（A）]的首字母组合而命名。

05.211　麦克劳德综合征　McLeod syndrome

由*XK*（Xp21.2—p21.1）基因突变导致的一种X连锁隐性遗传病。患者多为50多岁发病。临床表现为外周神经病、心肌病和溶血性贫血，部分患者出现刺状红细胞。

05.212　梅克尔综合征　Meckel syndrome, MKS

一种常染色体隐性遗传病。由多个基因的突变导致：MKS1的编码基因*MKS1*（17q23）；MKS2的编码基因*MKS2*（11q13，致病基因不明）；MKS3的编码基因*TMEM67*（8q21.13—q22.1）；MKS4的编码基因*CEP290*（12q21.3）；MKS5的编码基因*RPGRIP1L*（16q12.2）；MKS6的编码基因*CC2D2A*（4p15.3）。临床表现为肾发育不良、中枢神经系统畸形和肝发育不良等。

05.213　米勒-迪克尔综合征　Miller-Dieker syndrome

一种常染色体显性遗传病。患者17p13.3上的一个或几个基因微缺失，其中*LIS1*基因缺失使神经元细胞无法正常迁移而导致无脑回畸形，*YWHAE*基因可能与发育迟缓和特殊面容相关。临床表现为特殊面容、精神发育迟滞，以及脑、心、胃肠道异常。

05.214　科斯特曼综合征　Kostmann syndrome

一种严重的慢性中性粒细胞缺乏症。为常染色体隐性遗传。临床表现为中性粒细胞计数低于 5×10^8/L、反复细菌感染、骨髓粒细胞分化阻碍在早幼粒或中幼粒阶段，易转化为骨髓增生异常综合征或急性白血病。

05.215　莱利斯综合征　Lelis syndrome

一种常染色体隐性遗传病。临床表现为皮肤和牙齿等外胚层器官发育障碍，致病基因仍然不明。

05.216　莫厄特-威尔逊综合征　Mowat- Wilson syndrome

由*ZEB2*（2q22）基因突变导致的一种常染色体显性遗传病。主要临床表现为先天性巨结肠、小头畸形、精神发育迟滞及特征性面容。

05.217 明克综合征 Muenke syndrome
一种常染色体显性遗传病。由于*FGFR3*（4p16.3）基因突变，导致发育过程中囟门过早闭合，影响头部和面部外形，部分患者智力和身体发育受影响。

05.218 穆利布雷侏儒 Mulibrey nanism
由*TRIM37*（17q22～q23）基因突变导致的一种常染色体隐性遗传病。临床表现为生长发育迟缓、颈粗而短、方肩、三角形脸、肝大、眼底有微黄的斑点。

05.219 内瑟顿综合征 Netherton syndrome
由*SPINK5*基因突变导致的一种常染色体隐性遗传病。伴有结节毛、鱼鳞癣。患者皮肤容易损失水分而干燥。

05.220 胸腺发育不全 thymus hypoplasia
又称"胸腺不发育（thymus aplasia）""涅泽洛夫综合征（Nezelof syndrome）"。一种胸腺发育不良的免疫缺陷症。为常染色体隐性遗传。遗传分析表明该病与免疫细胞表面受体基因*CD44*的突变相关。患者的免疫球蛋白含量正常。

05.221 奥梅恩综合征 Omenn syndrome
一种因T细胞异常而产生自身免疫反应的免疫缺陷症。为常染色体隐性遗传。由重组激活基因*RAG1/2*（11p13）或*DCLRE1C*（10p）的突变引起，导致T细胞对胸腺组织中某种自身抗原起免疫反应。表现为肝脾大、慢性腹泻、红色皮肤并有屑样脱皮、白细胞增多及淋巴结病变。

05.222 化脓性关节炎–坏疽性脓皮病–痤疮综合征 pyogenic arthritis, pyoderma gangrenosum, acne syndrome
简称"PAPA综合征（PAPA syndrome）"。一种常染色体显性遗传病。突变基因*PSTPIP/CD2BP1*（15q24.3）编码一个炎症相关蛋白，与自身免疫反应相关。PAPA为化脓性关节炎、坏疽性脓皮病和痤疮（Pyogenic Arthritis, Pyoderma gangrenosum, Acne）首字母的缩写。从青少年时期开始发病，主要影响皮肤和关节器官。

05.223 施瓦赫曼–戴蒙德综合征 Shwachman-Diamond syndrome
一种常染色体隐性遗传病。致病基因*SBDS*定位于7q11.21，其编码蛋白的功能尚不清楚，可能与RNA代谢及核糖体组装有关。主要表现为胰腺外分泌功能不足、骨髓功能障碍、骨骼异常及身材矮小。

05.224 西门子大疱性鱼鳞病 ichthyosis bullosa of Siemens, IBS
一种常染色体显性遗传病。致病基因为位于12q13.13的角化蛋白2A基因（*KRT2*）。患儿出生时皮肤即有红斑和水疱，继而为角化过度性鳞屑所替代，主要累及四肢屈侧皮肤；在四肢及腹部等部位常有角质层脱落所造成的裸露区，与周围深色粗糙的苔藓样鳞屑对比鲜明。

05.225 冯·希佩尔–林道病 von Hippel-Lindau disease
由肿瘤抑制基因*VHL*（3p25.3）突变导致的一种常染色体显性遗传病。以中枢神经系统和视网膜发生毛细血管性血管网状细胞瘤、肾透明细胞瘤、嗜铬细胞瘤、胰腺和内耳肿瘤为特点。

05.226 肠病性肢端皮炎 acrodermatitis enteropathica
由位于8q24.3的*SLC39A4*基因突变导致的一种常染色体隐性遗传病。为影响锌元素的代谢性障碍性疾病。症状一般为缺锌、骨膜炎、秃顶及腹泻等。

05.227 常染色体显性遗传多囊肾病 auto-

somal dominant polycystic kidney disease, ADPKD

又称"成人型多囊肾病"。一种常染色体显性遗传的单基因遗传病。约85%的患者由*PKD1*（16p13.3）基因突变所致，约15%由*PKD2*（4q22.1）基因突变所致，由*PKD3*（11q12.3）基因突变导致的患者很少。以肾脏双侧性、多发性、进行性增大的囊肿形成为主要表现，最终导致肾衰竭，常伴有多囊肝。

05.228 常染色体遗传夜间发作性额叶癫痫 autosomal dominant nocturnal frontal lobe epilepsy, ADNFLE

一种常染色体显性遗传病。相关的4个已知基因包括*CHRNA4*的α和β、*CHRNB2*（1q21.3）和*CHRNA2*（8p21.2），涉及不同的乙酰胆碱受体。在睡眠期突然剧烈发作，并伴随复杂的运动反应，如紧张捏拳、上下扬肢、膝部弯曲、呻吟哀叫等恐怖症状，有时与噩梦难以区分。多见于儿童。

05.229 常染色体隐性遗传多囊肾病 autosomal recessive polycystic kidney disease, ARPKD

又称"婴儿型多囊肾病""儿童型多囊肾病"。由*PKHD1*（6p21.1—p12）基因突变导致的常染色体隐性遗传病。特点为肾集合管扩张和肝内胆管扩张及纤维化。本病可并发肺发育不全、肝囊肿及纤维化，可合并肾功能不全、高血压、肝功能不全及尿路感染。多见于婴幼儿。50%以上受损的新生儿因肾脏病变导致早期发育时羊水过少、肺部发育不全而死亡。存活的新生儿80%活不过10岁。诊断发现该病可严重影响尿液的浓缩能力及酸代谢毒性，导致高血压。成年患者还伴有门静脉高压、食管静脉曲张、脾功能亢进等症状。

05.230 成骨不全 osteogenesis imperfecta

一种由骨胶原蛋白基因突变导致骨质脆弱的常染色体显性遗传病。组成胶原蛋白的甘氨酸被其他体积较大的氨基酸替代，这种替代导致胶原蛋白相互间形成铰链时中间突起，无法形成紧密的结构，被细胞自身所降解，引起骨脆性效应。根据突变位点的不同，该病可分为8种亚型。

05.231 齿状核红核苍白球丘脑下部萎缩 dentatorubral-pallidoluysian atrophy, DRPLA

一种常染色体显性遗传病。发病的分子机制是*DRPLA*（12p13.31）基因中的一段不稳定三核苷酸（CAG）的杂合性扩增（正常等位基因为7~34次重复，*DRPLA*为49~88次重复）。临床症状有精神发育迟滞、癫痫、肌阵挛、舞蹈样手足徐动症和痴呆。

05.232 脆性X［染色体］综合征 fragile X syndrome

一种X染色体遗传病。多数病例由*FMR1*基因启动子的（CGG）不稳定扩增和甲基化异常导致。脑部*FMR1*基因转录抑制及蛋白质水平下降。表现为中至重度智力障碍及面部特征异常（如长脸、大耳、突颌等）。

05.233 低α-脂蛋白血症 hypoalphalipoproteinemia

一种高密度脂蛋白缺乏症。呈常染色体显性遗传。相关基因有*ABCA1*、*LCAT*和*APOA1*。表现为冠心病、动脉粥样硬化高发。

05.234 低钾性周期性麻痹 hypokalemic periodic paralysis

一种以反复发作的骨骼肌弛缓性瘫痪为特征的常染色体显性遗传病。致病基因有*CACNA1S*、*SCN4A*和*KCNE3*等。发病机制为低钾导致终板电位下降而去极化受阻，从而出现对称性弛缓性骨骼肌瘫痪，持续数小时至数天，发作期血钾水平降低，此时补钾有效，发作间隙期完全正常。女性的外显率较低。好发于青壮年。

05.235　低镁血症继发低钙血症　hypomagnesemia with secondary hypocalcemia

一种常染色体隐性遗传病。致病基因为*TRPM6*，其表达产物为一种离子通道蛋白。由于消化道对镁的吸收障碍引起低血镁，导致甲状旁腺激素的分泌减少，从而继发血钙水平降低。患儿出生后6个月内即可出现神经系统症状，表现为肌肉痉挛、手足抽搐、惊厥等，如不进行有效治疗，可导致精神发育迟滞或死亡。

05.236　动脉扭曲综合征　arterial tortuosity syndrome, ATS

一类罕见的先天性常染色体隐性遗传的结缔组织病。相关基因定位于20q13.1，该区域包含7个基因，任一基因的突变都可能导致ATS。表现为包括主动脉在内的动脉扭曲与扩张，同时伴随着高度扩张的皮肤和关节。

05.237　短QT综合征　short QT syndrome

一种心电系统的常染色体显性遗传病。*KCNH2*、*KCNQ1*和*KCNJ2*基因突变导致钾通道活性增强，心肌细胞间钾离子流动异常所致。*KCNH2*、*KCNQ1*和*KCNJ2*基因分别位于7q35—q36、11p15.5和17q23.1—q24.2。临床症状和体征包括体表心电图QT间期明显缩短（小于300ms），T波峰高尖，常伴有房性或室性心律失常。

05.238　多发性骨骺发育不良[症]　multiple epiphyseal dysplasia

一种常染色体显性/隐性遗传病。分为至少5个亚型。突变基因为*COMP*、*COL9A2*、*COL9A3*、*DTDST*和*MATN3*。各个亚型有显性或隐性突变。主要临床表现为关节部位骨骺和软骨的发育不良，伴随风湿性或骨质性关节炎

类似的疼痛症状；发病部位可以在各个运动性关节，包括膝关节、髋关节和手腕关节等。可从青少年时期开始发病。

05.239　多发性内分泌肿瘤综合征Ⅰ型　multiple endocrine neoplasia typeⅠ, MENⅠ

一种常染色体显性遗传病。与*MEN1*（11q13）基因缺失或突变相关。外显率至50岁时高达90%，为两处或两处以上激素分泌组织的肿瘤，可为良性的激素分泌腺瘤，也可伴有恶性肿瘤。临床特征是容易发生甲状旁腺增生、胰腺和十二指肠的神经内分泌细胞瘤及垂体瘤，90%以上的患者具有原发性甲状腺功能亢进。

05.240　多发性内分泌肿瘤综合征Ⅱ型　multiple endocrine neoplasia typeⅡ, MENⅡ

一种常染色体显性遗传病。与*RET*（10q11）基因突变相关，外显率接近100%。包括三种疾病：多发性内分泌肿瘤Ⅱa型（MENⅡa）、多发性内分泌肿瘤Ⅱb型（MENⅡb）和家族性（非MEN型）甲状腺髓样癌（FMTC）。临床表现以甲状腺髓样癌、嗜铬细胞瘤和甲状腺功能亢进为特征。

05.241　X连锁严重联合免疫缺陷病　X-linked severe combined immunodeficiency

一种X染色体连锁的免疫缺陷病。因IL-2Rγ链基因突变，使T细胞发育停滞于原T细胞（pro-T）阶段，导致重度联合免疫缺陷病。

05.242　耳脊椎骨骺发育不良综合征　otospondylomegaepiphyseal dysplasia, OSMED

一种影响骨骼生长发育的常染色体隐性遗传病。由于软骨胶原蛋白基因*COL11A2*的突变，影响了脊柱、面部和长骨两端骨骺的发育过程。除了导致骨骺变大以外，部分患者

还表现出听力丧失。

05.243 骨发育不全症Ⅱ型 atelosteogenesis type Ⅱ
一类严重的软骨和骨发育紊乱的常染色体隐性遗传病。与骨发育基因*SLC26A2*相关。病例很少见，或为死胎，或是很早死于呼吸衰竭。出生的这类胎儿通常表现为短肢、窄胸、凸腹，也伴有面部奇特、内外屈足、拇指异位等。

05.244 全面性癫痫伴热性惊厥附加症 general epilepsy with febrile seizures plus
一种常染色体显性遗传病。致病基因包括钠通道编码基因*SCN1A*和*SCN2A*及γ-氨基丁酸受体编码基因*GABRG2*，外显率达60%以上。常以家族为整体进行诊断，在家系中存在的多种表型和多种发作形式组成了临床发作谱。包括热性惊厥、热性惊厥附加症、热性惊厥附加症伴其他全面性发作，如热性惊厥附加症伴失神、肌阵挛或失张力性发作等。

05.245 肝豆状核变性 hepatolenticular degeneration
又称"威尔逊病（Wilson disease）"。一种常染色体隐性遗传的铜代谢缺陷病。与基因*ATP78*有关。以不同程度的肝细胞损害、脑退行性病变和角膜边缘铜盐沉着环、急性血管内溶血、肾脏损伤、骨骼损伤为主要临床表现。

05.246 高血钾性周期性麻痹 hyperkalemic periodic paralysis, HYPP
一种常染色体显性遗传病。致病基因为电压门控钠通道α亚单位编码基因*SCN4A*。表现为周期性肌无力，有时可有不同程度的肌僵直和肌痉挛。诱发因素有运动后休息、高钾饮食、应激、疲劳、天气变化等。部分患者发作期可见血钾升高。

05.247 胱氨酸尿症 cystinosis, CTNS
一种常染色体隐性遗传病。相关基因定位于17p13。起因于胱氨酸无法被携带通过溶酶体膜而堆积在溶酶体，造成很多器官的细胞功能不良，最严重的是肾脏的损害。可分为三型：肾病变型（幼儿型）、中间型（少年型）、良性型（成人型），其中肾病变型（幼儿型）最常见。

05.248 高免疫球蛋白E综合征 hyperimmunoglobulin E syndrome, HIES
又称"乔布综合征（Job syndrome）"。一种罕见的常染色体显性/隐性遗传的免疫缺陷性疾病。已知的相关基因为*STAT3*。表现为血清IgE水平升高、皮肤湿疹、反复的葡萄球菌感染、严重的肺部感染、乳牙不脱落而同时拥有两套牙齿等。患者表现为中性粒细胞趋化性降低、T细胞功能受损。

05.249 多囊肾病 polycystic kidney disease
一种常染色体显性/隐性遗传病。双侧肾脏皮髓质均可累及，但在程度上可不同。

05.250 过度生长综合征 overgrowth syndrome, Simpson-Golabi-Behmel syndrome
一种由磷脂酰肌醇蛋白聚糖-3（GPC3）基因突变导致的X连锁隐性遗传病。*GPC3*是细胞生长和分化的负调控基因，其缺失或突变可导致过度生长。主要表现为产前、产后胎儿生长过度，伴有多脏器和骨骼系统发育异常，以及高发性胚胎性肿瘤。

05.251 果糖吸收不良 fructose malabsorption
一种由小肠上皮细胞缺陷导致的常染色体显性遗传的消化疾病。为饮食果糖不耐受症。导致小肠内果糖浓度升高。在中欧地区的发病率为30%~40%，其中约一半患者有明显症状。

05.252 脑海绵状血管瘤 cerebral cavernous malformation, CCM
一种常染色体显性遗传病。致病基因分别为 *KRIT1*、*CCM2* 和 *PDCD10*。该病患儿出生时即出现低流速血管畸形，呈海绵状的静脉畸形，可在婴幼儿期至青少年期被发现，多数表现为较稳定而缓慢的发展过程。病变多生长在皮下组织内，往往侵入深部肌肉，有增长倾向，可严重破坏邻近组织的周围组织，使肢体变形，甚至破坏致残。此外，骨骼、肝、脾、胃肠和其他内脏等几乎全身任何部位都可以发生。

05.253 灰色血小板综合征 gray platelet syndrome
一种罕见的常染色体显性/隐性遗传的先天性出血病。由血液中血小板α颗粒或颗粒中某些蛋白的缺失或减少导致。

05.254 活化蛋白 C 抗性 thrombophilia due to activated protein C resistant
一种因对活性蛋白C拮抗而导致的常染色体显性遗传的凝血紊乱。在凝血机制中，因子Ⅴ和Ⅷ是重要的促凝因子，而活性蛋白C（APC）通过降解因子Ⅴ和Ⅷ阻止凝血。在病理条件下，因子Ⅴ（1q23）的APC剪切位点发生Arg534Gln（或Arg506Gln）突变，使得APC不能降解因子Ⅴ和Ⅷ，造成凝血时间延长，易形成血管栓塞，增加心脏病、脑卒中及血液循环疾病的风险。

05.255 脊髓小脑[性]共济失调 spinocerebellar ataxia, SCA
一种主要累及小脑、脑干和脊髓的遗传性共济失调。包括多种亚型，大部分为常染色体显性遗传，极少数为常染色体隐性遗传或X连锁遗传，多为基因内编码谷氨酰胺的CAG重复序列扩增而致病。一般为青年或中年发病，临床主要表现为小脑性共济失调，在不同亚型中尚可伴有眼球运动障碍、缓慢眼动、视神经萎缩、视网膜色素变性、锥体束征、锥体外系症状、肌萎缩、周围神经病和痴呆等。

05.256 脊髓小脑性共济失调 6 型 spinocerebellar ataxia 6, SCA6
一种罕见的常染色体显性遗传的脊髓小脑运动失调症。由定位于19p13上的钙通道基因*Cav2.1*三核苷酸重复序列CAG扩增引起。发病晚。主要特征为小脑萎缩导致进行性永久性的小脑功能丧失。临床表现为发音困难、眼球运动障碍、外周神经疾病、运动及平衡失调。

05.257 脊髓小脑性共济失调 13 型 spinocerebellar ataxia13, SCA13
一种常染色体显性遗传的脊髓小脑运动失调症。由编码电压门控钾通道Kv3.3的基因*KCNC3*（19q13.3—q13）突变引起。发病早。主要表现为缓慢的进行性小脑共济失调、发音困难、智力障碍、眼球震颤等。

05.258 脊髓小脑性共济失调 35 型 spinocerebellar ataxia 35, SCA35
由*TGM6*（编码转谷氨酰胺酶-6）基因突变导致的一种不常见的共济失调综合征。致病基因由中南大学唐北沙等于2010年首次发现，定位于20p13—p12.2。主要表现为病程进展缓慢、躯干或肢体共济失调、手震颤，斜颈和智力障碍罕见。发病年龄可为青少年期至50岁。

05.259 [家族性]A1 型短指/趾症 [familial] brachydactyly type A1, BDA1
1903年发现的第一种符合孟德尔遗传定律的常染色体显性遗传病。上海交通大学贺林科研团队首次将其致病基因定位于2q35的*IHH*基因，并发现*IHH*的点突变可促进该病的发生。易感基因还有*BDA1B*（5p13.3—p13.2）。主要表现为患者的中间指/趾节缩短，甚至与远端指/趾节融合。

05.260 共济失调伴选择性维生素 E 缺乏症
ataxia with isolated vitamin E deficiency, AVED

α-维生素E（维生素E的主要形式）转运蛋白（α-TTP）的基因发生一系列突变导致α-TTP的转运功能障碍，引起维生素E在血及组织中浓度下降，从而引发的一系列神经系统及其他组织的损伤。呈常染色体隐性遗传。临床特征为共济失调、腱反射减弱或消失、深感觉障碍、构音障碍及维生素E缺乏，血浆维生素E水平均低于5μg/ml。

05.261 家族性淀粉样多发性神经病 familial amyloid polyneuropathy, FAP

与TTR基因（编码转甲蛋白transthyretin）的80多个位点突变相关的一种常染色体显性遗传病。FAP的病理基础是转甲蛋白变异和广泛沉积。临床上以进行性的周围神经、自主神经病变和不同程度的内脏器官淀粉样蛋白质沉积为特征。原位肝移植可消除肝脏来源的变异转甲蛋白淀粉样沉积物。

05.262 家族性腺瘤性息肉病 familial adenomatous polyposis, FAP

由APC（5q21）基因突变导致的一种常染色体显性遗传病。患者出生时并无症状，成年后结肠与直肠逐渐出现肉眼可见的息肉，通常最早期的临床症状是腹泻、血便，结直肠镜检查可发现多发性腺瘤性息肉。如不将大肠切除，患者40岁左右常发生大肠癌。

05.263 结直肠家族性腺瘤性息肉病 colorectal adenomatous polyposis

由APC（5q22.2）基因突变导致的一种常染色体显性遗传病。主要症状为结肠和直肠内息肉（息肉也见于胃、十二指肠和小肠等部位）及其诱发的直肠癌和直肠外肿瘤（包括

头骨骨瘤、甲状腺癌、表皮样瘤囊肿、纤维瘤囊肿、脂肪质囊肿等）。

05.264 家族性幼年性息肉病 familial juvenile polyposis, FJP

与SMAD4（18q）基因突变有关的一种常染色体显性遗传病。临床特点是幼儿（通常小于5岁）发生消化道多发性息肉，息肉为错构瘤型，不同于单发结直肠幼年性息肉，其息肉局部可以发生不典型增生，且这些不典型增生改变可进一步形成大肠癌。

05.265 甲状旁腺功能亢进–颌骨肿瘤综合征
hyperparathyroidism-jaw tumor syndrome, HPT-JT

一种常染色体显性遗传病。致病基因HRPT2定位于1q25—q31。特征是甲状旁腺腺瘤或癌，下颌骨和上颌骨的骨性纤维性病变（骨化性纤维瘤）、肾囊肿和肿瘤。与MEN I 相关性甲状腺功能亢进相比，表现为更加具有侵袭性的过程，患者倾向于更严重的高钙血症，甚至出现高钙血症危象，并且有更高的甲状旁腺癌发病率。

05.266 甲状腺激素抵抗综合征 thyroid hormone resistance syndrome

一种罕见的由甲状腺激素受体基因（3p24.3）突变导致的常染色体显性/隐性遗传病。临床表现为甲状腺功能正常，但全身多数组织器官对甲状腺激素反应减低。根据其发病及临床表现可分为三种类型：全身性甲状腺激素抵抗综合征、选择性垂体对甲状腺激素抵抗综合征和选择性外周组织对甲状腺激素抵抗综合征。

05.267 脊髓性肌萎缩 spinal muscular atrophy

一类因运动神经元变性导致肌无力和肌萎缩的常染色体隐性遗传病。根据起病年龄和病变程度可分为四型：婴儿型、晚发婴儿型、幼年型和成年型。

05.268 睑缘粘连–外胚层发育不良–唇腭裂综合征 ankyloblepharon-ectodermal dysplasia-clefting syndrome, AEC

又称"海伊–威尔斯综合征（Hay-Wells syndrome）"。一种常染色体显性遗传病。已知的150多种外胚层发育不良疾病中的一种。主要影响由胚胎中外胚层分化发育而来的组织，如皮肤、毛发和指甲等。由 *TP63/TP73L* 基因上的一个错义突变引起。临床表现为毛发稀疏粗糙、睫毛稀少缺失、指甲畸形、牙齿畸形、少汗和头皮皮肤炎等。

05.269 结节性硬化复合症 tuberous sclerosis complex

由 *TSC1*（9q34）和 *TSC2*（16p13.3）基因突变导致的一种常染色体显性遗传病。有较高的外显率，但表型各不相同。以中枢神经系统及各种非神经组织错构瘤和良性肿瘤性病变为特点。

05.270 进行性骨干发育不全 progressive diaphyseal dysplasia, PDD

又称"恩格尔曼综合征（Engelmann syndrome）"。由 *TGFβ1* 基因突变导致的一种常染色体显性遗传病。表现为四肢肌肉萎缩、步态摇摆、四肢酸痛、第二性征发育不良。影像学表现为四肢长管状骨对称性皮质增厚、骨干增粗呈梭形和髓腔狭窄，但不侵犯骨端或骨骺。

05.271 巨轴索神经病 giant axonal neuropathy

一种常染色体隐性遗传性神经变性疾病。由编码gigaxonin蛋白的 *GAN* 基因突变导致。该蛋白功能异常可造成神经丝在轴突的过度积聚，并导致轴突膨胀无法传导神经信号。其对神经丝的破坏可导致神经元形状和排列的失调，从而影响正常的神经功能。

05.272 抗凝血酶Ⅲ缺乏症 antithrombin Ⅲ deficiency

一种常染色体显性遗传病。抗凝血酶Ⅲ（antithrombin Ⅲ，ATⅢ）对凝血酶Ⅹa有抑制作用，肝素能加速其对凝血酶的抑制。ATⅢ还有抑制因子Ⅸ、Ⅺ及Ⅻ的功能。临床表现为容易发生血栓形成（主要部位为髂静脉）及肺栓塞。ATⅢ基因定位于1q23，至少已发现20种以上的突变类型，表现出不同的功能缺陷。

05.273 口面指综合征 oro-facial-digital syndrome

一种由细胞纤毛病变引起的X连锁显性遗传病。根据突变基因不同可分为11个亚型，其中Ⅰ型的突变基因为 *CXORF5*。细胞纤毛为人体各种细胞普遍存在的一种细胞器，可控制细胞的分裂分化等多个过程。临床特征为口腔、面部和手指外形异常。通常伴随多囊肾的病变。

05.274 赖氨酸尿性蛋白不耐受 lysinuric protein intolerance, LPI

由 *SLC7A7*（14q11.2）基因突变导致的一种常染色体隐性遗传病。为Ⅱ型二碱基氨基酸尿症。患儿因阳离子氨基酸转运体缺陷导致无法正常代谢阳离子氨基酸（赖氨酸、精氨酸和鸟氨酸），断乳后会发生呕吐、腹泻。

05.275 蓝尿布综合征 blue diaper syndrome

又称"德拉蒙德综合征（Drummond syndrome）"。一种常染色体隐性遗传病。系色氨酸于胃肠道吸收不良，并经细菌作用转化为吲哚而以尿蓝母形式排出。因尿蓝母暴露于空气被氧化成尿蓝母蓝而得名。

05.276 良性家族性新生儿惊厥 benign familial neonatal convulsion, BFNC

一种罕见的常染色体显性遗传性癫痫。有三个已知遗传原因，分别为电压门控钾通道KCNQ2（*BFNC1*）和KCNQ3（*BFNC2*），以及一个染色体倒位（*BFNC3*）。新生儿通常在出生后7天内发生，表现为强直-阵挛发作。病程具有自愈趋势，长期预后良好，大约14%的患儿以后会出现癫痫。

05.277　颅骨锁骨发育不良　cleidocranial dysplasia, CCD
由单倍剂量不足引起的先天性遗传异常。呈常染色体显性遗传。致病原因为定位于6p21的Runt相关转录因子2基因（*Runx2*）发生突变。临床表现为骨和牙均有畸形，锁骨缺失，颅骨横径发育过大，鼻根宽、鼻梁低平，因长骨发育不全而身材短小，因上颌骨发育不良而有腭弓高拱，下颌前突，双肩有不同程度的并拢。

05.278　卵黄样黄斑营养不良　polymorphic macular degeneration
一种常染色体显性遗传的多形性黄斑变性。在病情发展过程中，形态变化很大。通常见于儿童期。特点为早期黄斑区出现卵黄样病变，但视力正常。

05.279　脉络膜缺损　choroideremia, tapeto-choroidal dystrophy, TCD
由编码REP1的*CHM*基因缺失导致的一种罕见的视网膜变性疾病。X染色体隐性遗传。可导致视网膜色素上皮和感光器变性退化，视力逐渐丧失。几乎只发生在男性中。患者年少时常有夜盲，中年时可能丧失全部视力。

05.280　毛细血管扩张性共济失调综合征　ataxia telangiectasia syndrome
一种少见的神经缺陷性常染色体隐性遗传病。通常会影响身体多部位功能。由位于11q22—q23的ATM基因突变引起。患者表现为协调失衡和毛细血管异常扩张。70%通过影响大脑和免疫系统导致呼吸紊乱和肿瘤高发。早期患儿即表现出异常，如平衡能力

差、发声模糊、感染多发等。

05.281　面肩肱型肌营养不良　facioscapulo-humeral muscular dystrophy, FSHD
一种少见的常染色体显性遗传的肌营养不良。大部分患者存在染色体4q35的D4Z4基因异常。患者多于20~30岁起病，表现为缓慢进展的骨骼肌无力、萎缩，首先累及面肌、颈肌、肩带肌，上肢抬举费力，后期可累及骨盆带肌，部分患者可合并视网膜血管病变及神经性听力减退。血清肌酶正常或轻度升高，肌电图提示肌源性损害。肌肉活检病理提示肌源性改变。基因检测有助于确诊。

05.282　米勒管永存综合征　persistent Müllerian duct syndrome
一种在男性生殖系统中形成小型未成熟的女性子宫组织的常染色体隐性遗传病。被认为是假两性畸形的一种形式。由抗米勒管激素的基因或其受体基因突变导致。可分为两种类型：Ⅰ型突变基因为*AMH*（19p3.3），Ⅱ型突变基因为*AMH-RII*（12q13）。

05.283　纳赫尔面骨发育不全综合征　Nager acrofacial dysostosis syndrome
一种常染色体隐性遗传病。畸形发生于四肢和面部，多为散发病例。由9q32的ZFP37突变导致。有报道1号及3号染色体也可能有基因调控该病的发生。

05.284　家族性男性性早熟　familial male-limited precocious puberty
只在男性中发病的一种常染色体显性遗传病。由编码黄体化激素受体的*LHCGR*（2p21）基因突变导致。患病的男孩通常在4岁时就出现青春期信号。

05.285　囊性纤维化　cystic fibrosis, CF
由囊性纤维化传导调节基因*CFTR*（7q31.2

和19q13.1) 突变导致的一种常染色体隐性遗传病。不仅影响胰腺外分泌功能，还影响肠腺、胆管树、支气管腺体和汗腺等。

05.286 脑腱黄瘤病 cerebrotendinous xanthomatosis, CTX
一种常染色体隐性遗传病。由于位于2q33—qter的*CYP27A1*基因突变，导致固醇27-羟化酶缺乏，引起不同组织胆固醇代谢障碍。临床特征为多系统损害，表现为肌腱黄瘤、青少年白内障和早发的动脉硬化。

05.287 扭转性肌张力障碍 torsion dystonia
一种以疼痛性肌肉收缩导致不随意扭转为特征的常染色体显性遗传病。致病基因*DYT1*定位于染色体9q34，其突变使它编码的扭转蛋白A缺少谷氨酸，导致肌肉与神经元之间失去联系而不受控制。常发现于儿童，11~12岁出现症状。症状开始于四肢，后逐渐扩展，直至全身发生广泛不自主扭动。

05.288 葡萄糖–半乳糖吸收不良 glucose-galactose malabsorption
一种常染色体隐性遗传病。由编码钠离子/葡萄糖共转运体SGLT1蛋白的基因*SLC5A1*突变导致。患者小肠细胞无法吸收葡萄糖和半乳糖，同时也使果糖、乳糖等多糖分子被分解成葡萄糖和半乳糖，无法继续消化，从而造成糖类分子消化不良。患者通常在出生后数周内开始出现明显症状，包括哺乳或使用普通婴儿食品后出现严重腹泻及其导致的致命性脱水、血液和组织酸性升高、体重下降等。部分患者随着年龄增长可能对葡萄糖和半乳糖产生一定的适应性和耐受力。

05.289 先天性转铁蛋白缺乏症 congenital atransferrinemia
因缺乏转铁蛋白，不能顺利将铁转运至血液中而导致铁代谢紊乱的一类常染色体隐性遗传病。相关基因定位于3q21。表现为贫血或者心脏、肝脏等器官血色素沉积。临床表现为严重性小细胞性贫血、生长发育迟缓及易发生复发性感染等。通常导致肝、心脏等功能失常，关节病，甲状腺功能减退等。患者常死于心力衰竭和肺炎。

05.290 肾–视神经乳头缺损综合征 renal-coloboma syndrome
由*Pax2*（10q24.3）基因突变导致的一种常染色体显性遗传病。主要特征为肾脏和视盘发育不良。

05.291 软骨发育不良 hypochondroplasia
又称"软骨发育不全（achondroplasia, ACH）"。一种以四肢短小为主要特征的侏儒症。为常染色体显性遗传。致病基因为*FGFR3*。表现为四肢和躯干短小，头部相对大，智力正常。主要病变发生于长骨的骨骺，由于软骨的骨化过程发生障碍，骨的纵向生长减慢，骨周围的横向生长正常。

05.292 软骨毛发发育不全 cartilage hair hypoplasia
一种常染色体隐性遗传病。呈四肢与躯干长短不成比例的矮小畸形。由位于9p21—p12的*RMRP*基因突变所致。骨骼干骺端呈不规则扁形，四肢相对较短，为轻度弓形腿，胫骨比腓骨短，肘不能正常伸展；关节松弛；足跟突出、平足、手指/趾甲短；椎骨高度减低；下部肋弓轻度张开伴有突出的胸骨；毛发纤细、稀疏，色淡、较脆。

05.293 阿佩尔综合征 Apert syndrome
又称"尖头并指/趾畸形"。一种常染色体显性遗传病。基因定位于10q26。主要特征为颅缝早闭、面部发育不全、并指/趾。患者有不同程度的精神发育迟滞，而脑部缺乏特异性病理改变；视盘水肿较少见，视神经萎缩较多见。

05.294　德格鲁希综合征　De Grouchy syndrome
一种常染色体显性遗传病。Ⅰ型涉及18p的基因缺失，Ⅱ型为18q的基因缺失。临床表现为智力障碍、身材矮小、肌无力、听力受损和足部畸形。

05.295　德热里纳–索塔斯综合征　Dejerine-Sottas syndrome
一种常染色体显性/隐性遗传病。基因定位于17p11.2、1q22、10q21.1—q22.1、19q13.1—q13.2。婴幼儿发病时表现为中至重度的四肢无力及感觉丧失。症状为普遍的肌肉无力、四肢感觉降低并伴有疼痛、爪形手和足变形，以及罕见的耳聋、眼震等。

05.296　存活运动神经元脊髓性肌萎缩　survival motor neuron spinal muscular atrophy
由运动神经元存活基因突变导致的一种常染色体隐性遗传病。运动神经元存活基因定位于染色体5q12.2—q13.3。临床上可分为四型，发病年龄和症状不同。

05.297　迪宾–约翰逊综合征　Dubin-Johnson syndrome
又称"先天性非溶血性黄疸–结合胆红素增高Ⅰ型"。一种常染色体隐性遗传病。为一类慢性特发性黄疸。与遗传有关者占25%~50%，仅少数患者为特发性，无明确家族史。临床特点为多于青少年期起病，患者虽有高胆红素血症，但多无症状或有轻微的消化道症状，黄疸一般较轻，腹腔镜检查肝脏外观呈特异的黑褐色，活组织检查可发现肝细胞内有特殊的色素颗粒沉着。

05.298　视网膜色素变性　retinitis pigmentosa, RP
一种以进行性感光细胞及色素上皮功能丧失为共同表现的遗传性视网膜变性疾病。可表现为常染色体隐性遗传（占20%~25%）、

常染色体显性遗传（占15%~20%）和X连锁遗传（占10%~15%，其中X连锁隐性遗传最少，但占散发性男性病例的50%）等多种遗传方式，其余40%~55%尚未确定遗传方式。最早发现的是与RP4相关的位于3q21—q24上的视紫红质基因。

05.299　先天性白内障　congenital cataract
晶状体透明度先天性异常的现象。绝大多数为常染色体显性遗传，少数为常染色体隐性遗传，X连锁遗传多数为隐性遗传。染色体结构异常，母亲在妊娠早期感染风疹病毒、母体甲状腺功能低下、营养不良和维生素缺乏等也可引发此病。已发现有30多个基因均可引起常染色体显性白内障，3个既表现为常染色体显性遗传又表现为常染色体隐性遗传的基因（CRYAA、HSF4和CRYBB3）及1个定位于Xp22.13的X连锁隐性遗传的NHS基因突变。具有非常显著的遗传异质性，一方面相同的基因型引起不同的表现型，另一方面相同的表现型可以由不同的基因型引起。

05.300　病理性近视　pathological myopia, PM
有家族性并有明显遗传倾向的一类重要的致盲性眼病。具有高度遗传异质性，由多基因和（或）不同单基因引起。有常染色体显性遗传、常染色体隐性遗传及X连锁隐性遗传等多种遗传方式。已定位的致病基因有MYP1（Xq28）基因等十多个。

05.301　全色盲　achromatopsia
又称"单色视觉"。一种表现为视锥细胞功能障碍的常染色体隐性遗传病。儿童期即出现畏光、眼球震颤、视力低下和色觉异常。致病基因CNGB3定位于8q21—q22，CNGB2定位于2q11。其他致病基因还有CNGA3、GNAT2、PDE6C、PDE6H等。

05.302 红绿色盲 red-green blindness, anerythrochloropsia

红色盲和绿色盲的统称。红色和绿色的色觉基因都位于Xq28。先天性色觉缺陷可由红色素或绿色素基因的完全丢失，或具有异常光谱特性的红绿色素杂合基因突变引起。红色盲的致病基因为*OPN1LW*，绿色盲的致病基因为*OPN1MW*。

05.303 原发性先天性青光眼 primary congenital glaucoma, PCG

一种儿童常见的青光眼类型。3岁以前发病的称为原发性先天性开角型青光眼；3~4岁才发病的称为先天性青少年型开角型青光眼。先天性青光眼同样具有遗传异质性，多为散发，10%~40%为常染色体隐性遗传。已发现多个相关的致病基因，如*CYP1B1*（2p22—p21）基因、*WDR36*（5q21.3—q22.1）基因、*MYOC*（1q24.3—q25.2）基因、*OPTN/GLC1E*（10p15—p14）基因和*NTF4*（19q13.3）基因。

05.304 耳聋 deafness

听觉系统的传音、感音功能异常所致听觉障碍或听力减退的现象。平均每1000名新生儿中就有1名先天性耳聋患者，其中约半数遵循孟德尔遗传定律，常染色体隐性遗传占40%~50%，常染色体显性遗传约占10%。

05.305 非综合征性耳聋 non-syndromic-hearing loss, NSHL

以耳聋为唯一症状的先天性耳聋。占所有遗传性耳聋的70%。大部分为单基因遗传病，包括常染色体显性遗传（约20%）、常染色体隐性遗传（约80%）、X连锁遗传（1%）和线粒体遗传（<1%）。已定位的基因位点有100多个，其中60多个已被克隆，包括20多个常染色体显性遗传基因，30多个常染色体隐性遗传基因，3个X连锁隐性遗传基因，5个既表现为常染色体显性遗传又表现为常染色体隐性遗传的基因（*GJB2*、*GJB3*、*MYO7A*、*TMC1*和*TECTA*等）。这些基因编码的蛋白质包括离子通道蛋白、膜蛋白、转录因子和结构蛋白等。

05.306 鳃裂–耳–肾综合征 branchio-oto-renal syndrome

一种常染色体显性遗传病。致病基因*EYA1*和*SIX5*分别位于8q13.3和19q13.3。因第一、第二鳃弓发育异常，听力障碍，泌尿系统畸形而得名。

05.307 神经纤维瘤病 neurofibromatosis

一种常染色体显性遗传病。分为1型和2型，分别由*NF1*或*NF2*基因种系突变或新突变所致。1型的突出特征为皮肤多发性咖啡牛奶色斑及神经纤维瘤（可恶变）。2型常表现为双侧听神经鞘瘤、椎管内多发性神经鞘瘤或单侧听神经鞘瘤伴单发或多发性脑膜瘤。

05.308 肾髓质囊性病 medullary cystic kidney disease, MCKD

一种常染色体显性遗传病。可分为两种类型：MCKD1型，致病基因（未知）定位于1q21；MCKD2型，致病基因为*UMOD*（16p12.3）。临床表现为双侧肾囊肿和肾小管间质硬化，导致末期肾病。

05.309 神经元蜡样质脂褐质沉积症 neuronal ceroid lipofuscinosis, Kufs disease

一种遗传性神经元变性疾病。多为常染色体隐性遗传。以神经元中广泛沉积具有黄色自发荧光的脂褐素为主要特征，细胞气球样肿胀。脑萎缩，大脑皮质及视网膜的神经细胞脱失。主要临床症状包括快速的视力恶化、癫痫发作、进行性智力障碍、运动失调和行为变化。

05.310 网状色素性皮病 dermatopathia pig-

mentosa reticularis, DPR

一种罕见的外胚层发育不良的先天性疾病。常染色体显性遗传。由角蛋白14发生缺陷造成。临床表现主要有网状色素沉着、非瘢痕性脱发及指甲营养不良。

05.311　微绒毛包涵体病　microvillus inclusion disease

由*MYO5B*（18q21）基因突变导致的一种常染色体隐性遗传病。有异质性。患者小肠上皮细胞缺乏微绒毛，出生后最初几天就出现慢性顽固性腹泻并导致代谢性酸中毒和严重脱水。

05.312　无丙种球蛋白血症　agammaglobulinaemia

一种X连锁遗传病。患者体内前B细胞无法正常分化，导致血液中缺乏免疫球蛋白IgG、IgM、IgA。由于体液免疫应答机制的缺陷，患者极易受感染，但是患者体内由细胞介导的免疫体系并未受影响。

05.313　无手足畸形　acheiropodia

一种较为罕见的骨骼发育异常性常染色体隐性遗传病。一般认为是位于7q36的*LMBR1*突变导致的发育畸形。临床表现为婴儿出生无正常手足。

05.314　无铜蓝蛋白血症　aceruloplasminemia

一种由铜蓝蛋白基因突变导致的常染色体隐性遗传病。血清铜蓝蛋白缺失，中枢神经系统的铁代谢障碍，铁元素大量沉积在大脑、肝脏、胰腺和视网膜导致视网膜及基底节神经元退行性变化、痴呆、舞蹈样动作及糖尿病。

05.315　先天性腓骨缺失　congenital absence of fibula

由*Wnt*（3p25）基因家族中与发育过程相关的基因异常导致的一种常染色体隐性遗传

病。在长骨先天性缺如中，腓骨缺如最为常见，但一般要到5岁以后才能确定腓骨是否完全缺失，一般右侧缺失较多见。临床表现为跛行、小腿短缩，可见胫骨弓形畸形、足外翻、外踝消失，并伴发其他肢体短缩畸形，可并发足下垂、足外翻及脊柱裂。

05.316　先天性骨髓粒细胞缺乏症　congenital myelokathexis

由趋化因子受体基因*CXCR4*或*GRK3*突变导致的一种常染色体显性遗传病。特征为慢性白细胞和中性粒细胞缺乏，骨髓增生；机体免疫力下降，容易受乳头状瘤病毒和细菌感染。

05.317　先天性甲肥厚　pachyonychia congenita

通常由角蛋白基因突变导致的一种常染色体显性遗传病。根据突变基因不同，可分为两个亚型：Ⅰ型突变基因为*KRT16*（17q12）或*KRT6A*（12q13），Ⅱ型突变基因为*KRT17*（17q12）或*KRT6B*（12q13）。是一种指甲增厚、皮肤角化的皮肤性遗传病。患者还表现为口腔中有又厚又白的小斑。

05.318　先天性四肢切断综合征　tetra-amelia syndrome

一种由与胚胎发育有关的基因*WNT3*突变导致的常染色体隐性/X染色体隐性遗传病。*WNT3*基因产物与肢体及身体多个系统形成有关，定位于染色体17q21。此外，也有X连锁隐性遗传的报道，病因尚不明确。非常罕见，主要表现为四肢缺如，身体多个部位畸形。大多数婴儿出生时为死胎或出生后不久即死亡。

05.319　线粒体三功能蛋白缺乏症　mitochondrial trifunctional protein deficiency

由编码线粒体三功能蛋白（催化脂肪酸β氧

化）α亚基的*HADHA*基因或β亚基的*HADHB*基因突变导致的一种常染色体隐性遗传病。线粒体三功能蛋白是催化脂肪酸β氧化的重要蛋白，表现出三种酶的活性。临床上早发性线粒体三功能蛋白缺乏症发生于婴儿时期。患儿可能出现心肌病和骨骼肌病，甚至不明原因的猝死。

05.320 杆状体肌病 nemaline myopathy
曾称"线状体肌病（rod myopathy）"。一种以肌纤维内存在杆状体为特征的先天性肌病。常见类型是常染色体隐性遗传，基因为定位在染色体2q23的*Nebulin*基因，还有常染色体显性遗传型，基因为定位在染色体1q21上的α-原肌球蛋白（α-tropomyosin）*TPM3*基因。临床表现异质性大，有婴儿期发病的松软儿，多数婴儿期死亡。另一些在儿童期或少年期发病，表现为非进展性或缓慢进展的肌无力和肌萎缩，可累及面部肌肉和呼吸肌。血清肌酶正常或轻度升高，肌电图提示肌源性损害。

05.321 小头畸形 microcephaly
一种常染色体隐性遗传的神经发育疾病。诊断标准为头围较同龄、同性别者的平均值小两个标准差以上。至少7种致病基因导致原发性小头畸形（MCPH）：MCPH1致病基因为*MCPH1*（8p23），*MCPH2*定位于19q13，MCPH3致病基因为*CDK5RAP2*（9q33.3），*MCPH4*定位于15q15—q21，MCPH5致病基因为*ASPM*（1q31），MCPH6致病基因为*CENPJ*（13q12.2）和MCPH7致病基因为*STIL*（1p32）。

05.322 心内膜弹力纤维增生症 endocardial fibroelastosis
一种常染色体或X染色体显性遗传病。表现为由胶原蛋白和弹力纤维增生引起的心内膜增厚。病变以左心室为主。

05.323 遗传性心血管上肢畸形综合征 Holt-Oram syndrome, HOS
又称"心手综合征"。一种常染色体显性遗传病。发病率约1/10万。已知致病基因是位于12q24.1的*TBX5*。临床表现主要为先天性上肢和心血管畸形，上肢的主要病变为前臂、腕及手的桡侧骨骼的变异或缺失，75%的患者合并心血管畸形，表现为房间隔缺损、室间隔缺损、心律失常等。

05.324 心–面–皮肤综合征 cardiofaciocutaneous syndrome
一种常染色体显性遗传病。可能由MAPK通路的基因异常所致。表现为特征性面容、头发卷曲稀少、鱼鳞病、心脏畸形、发育迟缓、智力障碍等。

05.325 先天性鱼鳞病样红皮症 congenital ichthyosiform erythroderma, CIE
一种常染色体隐性遗传病。患者由于细胞表皮分化异常，皮肤角质呈鱼鳞状脱落（因皮肤角质分化不断脱皮），皮肤会有平面性角化，形成裂痕，皮肤表面会呈现粗糙感；略带褐色，没有疼痛感或瘙痒感。对患者而言，除了外观上的困扰，也时常发生其他功能障碍，如眼、牙齿、心脏或骨骼的异常。

05.326 雄激素不敏感综合征 testicular insensitivity syndrome
又称"睾丸女性化综合征（testicular feminization syndrome）""赖芬斯坦综合征（Reifenstein syndrome）"。由Xq11—q12的雄激素受体基因缺乏所致。主要与雄激素受体基因突变密切相关的X连锁隐性遗传病。染色体核型为46，XY，而雄激素靶器官受体缺陷，导致靶组织对雄激素不敏感，使雄激素的正常生物学效应全部或部分丧失。临床表现从完全女性化睾丸到正常表型的不育男性。患者有明显的生殖器畸形，如尿道下裂。

05.327　血友病　hemophilia
一种因缺乏凝血因子导致血浆凝结时间延长的遗传病。主要分为A型、B型和C型。A型是最常见的一种，呈X连锁隐性遗传，可引起严重出血；B型由凝血因子Ⅸ缺乏导致，呈X连锁隐性遗传，出血症状多数较轻；C型由凝血因子Ⅺ缺乏导致，呈常染色体隐性遗传。

05.328　牙本质发生不全　dentinogenesis imperfecta
一种常染色体显性遗传病。已发现三种类型：Ⅰ型、Ⅱ型、Ⅲ型。Ⅱ型和Ⅲ型由*DSPP*基因突变导致，Ⅰ型由*COL1A1*和*COL1A2*基因突变导致。牙齿多会变成蓝灰色或棕黄色，呈半透明，并且比正常的牙齿脆弱，容易断裂和磨损。

05.329　眼齿指综合征　oculodentodigital syndrome
一种影响外胚层的常染色体显性遗传病。突变基因为*GJA1*（6q21—q23），编码一种负责细胞间通信的蛋白。主要表现为眼小、牙齿发育不良、手指并指（通常发生在第四指和第五指）。

05.330　长 QT 间期综合征　long QT syndrome
又称"耶韦尔和朗格–尼尔森综合征（Jervell and Lange-Nielsen syndrome, JLNS）"。一种少见的常染色体隐性遗传病。发病机制与编码钾通道的基因*KCNQ1*（α亚单位）和*KCNE1*（β亚单位）发生纯合突变有关。临床特征是感觉神经性耳聋、QT间期延长、异常T波、室性心动过速，可导致心室颤动和猝死。

05.331　多发性骨软骨瘤　multiple osteochondromas
一种常染色体显性遗传病。目前通过连锁分析，已经找到三个相关突变基因，分别命名为*EXT1*、*EXT2*、*EXT3*。在幼年时期造成外生骨疣和骨软骨瘤，主要特征为在骨骼生长区域（尤其是长骨的干骺端）出现软骨包裹的良性骨瘤，可引起骨骼的弯曲和短小，因而患者多身材矮小。其他症状包括压迫神经引起的疼痛和麻木、血管破坏、四肢不对称、肌腱和肌肉刺激、关节活动障碍等。

05.332　林奇综合征　Lynch syndrome
因错配修复基因种系突变引起的个体具有结直肠癌及某些其他癌症（如子宫内膜癌、胃癌）明显遗传易感性的一种常染色体显性遗传病。发生在结直肠称"遗传性非息肉病性结直肠癌（hereditary nonpolyposis colorectal cancer, HNPCC）"。

05.333　假性甲状旁腺功能减退症Ⅰa型　pseudohypoparathyroidism typeⅠa
一种常染色体显性遗传病。与G蛋白亚单位缺陷相关，由*GNAS*（20q13.2）基因突变导致。临床特征包括第四和第五掌骨缩短，面部显圆。

05.334　遗传性痉挛性截瘫　hereditary spastic paraplegia, HSP
一组具有明显临床和遗传异质性的神经系统遗传病。常染色体显性/隐性/X染色体遗传。表现为进行性双下肢肌张力增高和无力。病理改变主要为脊髓皮质、脊髓侧束和后索变性。根据临床表现不同可分为单纯型和复杂型，单纯型只表现为痉挛性截瘫，复杂型伴有脊髓外损害。

05.335　遗传性乳光牙本质　hereditary opalescent dentin
一种常染色体显性遗传病。因具有家族遗传性且牙齿呈半透明的乳光色外观而得名。影响牙本质的矿化过程。患者的乳牙和恒牙均呈灰色至深棕色，且伴有乳白色光泽。牙冠呈球形，牙根变细，髓室和根管变小或完全闭塞。牙釉质正常，但很容易剥离，暴露出脆弱的牙本质，从而使发育不良的牙本质过度磨损，造成牙齿显著变短，甚至可达牙槽嵴水平。中国医学科学院沈岩团队首次发现位于4q22.1的牙本质涎磷蛋白（DSPP）基因突变导致本病发生。

05.336 遗传性椭圆形红细胞增多症 hereditary elliptocytosis
一种属于红细胞膜缺陷的常染色体显性遗传的血液系统疾病。患者血液内产生大量的椭圆形红细胞，而非正常的双凹碟形，严重时可引发溶血性贫血。

05.337 遗传性球形红细胞增多症 hereditary spherocytosis
一组以外周血涂片中出现球形红细胞为特征的常染色体显性遗传的溶血性疾病。是红细胞膜缺陷导致的最常见的溶血性贫血。由 ANK1（8p11.2）、EPB3（17q21—q22）、EPB42（15q15）、SPTA1（1q21）和SPTB 等基因的突变导致。患者存在一种或几种红细胞膜蛋白数量和（或）质量上的缺陷。这些蛋白的缺陷是由相应基因突变引起的。大约2/3的患者是常染色体显性遗传。锚蛋白基因突变是最常见的，其次是带3蛋白和β膜收缩蛋白基因突变。

05.338 遗传性牙釉质发育不全 amelogenesis imperfecta
釉质形成时一些关键蛋白（AMELX、ENAM、MMP20、KLK-4等）发生功能障碍，导致釉质的质或量发生缺陷的一组遗传性疾病。在不同种族有不同的发病率。具有明显的遗传异质性：不同的突变基因有常染色体显性、常染色体隐性和X连锁等多种遗传类型。根据临床表现又可分为发育不全型、钙化不全型和成熟不全型三种主要类型。

05.339 异染性脑白质营养不良 metachromatic leukodystrophy, MLD
由ARSA（22q13.31—qter）基因突变导致的一种常染色体隐性遗传病。患者髓鞘质的生成出现障碍，可分为婴儿型、儿童型和成年型。婴儿型最为常见，表现为肌萎缩和无力、肌强直、发育迟缓、视力丧失直至失明、抽搐、瘫痪、痴呆和昏迷，多数于5岁前死亡；儿童型一般3~10岁发病，症状稍轻于婴儿型，多于10~15岁死亡；成年型16岁以后发病，表现为精神病和进行性痴呆，病情进展较为缓慢，可持续10年甚至更长时间。

05.340 幼年型原发性侧索硬化[症] juvenile primary lateral sclerosis
一种选择性侵犯上运动神经元的慢性进行性疾病。呈常染色体隐性遗传。通常幼年发病。已知致病基因为ALS2。主要表现为肌无力、肌强直、腱反射亢进、流涎、吞咽困难、行走困难。病理特点为中央前回锥体细胞脱失，脊髓侧索脱髓鞘，脊髓前角细胞无明显减少，后索完好。

05.341 原发性纤毛运动不良症 primary ciliary dyskinesia
一种常染色体隐性遗传病。由纤毛细胞骨架蛋白缺少导致纤毛功能障碍，使气道黏液滞留和清除病原微生物失效，产生慢性或反复呼吸道感染。50%的患者有卡塔格内（Kartagener）综合征症状，表现为内脏反位、慢性鼻窦炎和中耳炎及支气管扩张症。

05.342 掌跖角化牙周病综合征 syndrome of hyperkeratosis palmoplan and periodontosis
又称"帕皮永-勒费尔综合征（Papillon-Lefevre syndrome）"。一种可致牙周炎和掌跖过度角质化的常染色体隐性遗传病。由组织蛋白酶（cathepsin）C基因（11q14.1）突变引起，以帕皮永（M. M. Papillon）和勒费尔（P. Lefèvre）命名。牙周炎会导致患者于4岁左右乳牙丧失，14岁左右恒牙也丧失；掌跖过度角质化从出生后即逐步表现出来。

05.343 枕骨角综合征 occipital horn syndrome

一种表现为胆汁铜分泌缺陷的X染色体隐性遗传病。突变基因为 *MNK*（Xq12），可编码一种铜离子转运酶亚基。主要表现为骨骼异常，典型特征为枕骨后凸，锁骨侧末端呈榔头状，肘关节和臀部骨盆等部位异常。

05.344 阵发性非运动源性运动障碍 paroxysmal non-kinesigenic dyskinesia

又称"家族性舞蹈徐动症"。一种阵发性的影响神经和肌肉运动的常染色体显性遗传病。根据突变基因不同可分为两种亚型：Ⅰ型的突变基因为 *MR1*（2q35），Ⅱ型突变基因为 *PNKD2*（2q31）。发病时表现为肌张力失常、手足徐动、舞蹈症等症状。

05.345 阵发性剧痛症 paroxysmal extreme pain disorder, PEPD

又称"阵发性极度疼痛障碍"。一种可致下颌下和眼部、直肠短暂剧烈疼痛且周围皮肤变红的常染色体显性遗传病。由 *SCN9A*（2q24）基因突变引起。该基因编码一种钠通道蛋白。

05.346 马方综合征 Marfan syndrome

又称"蜘蛛指/趾综合征（arachnodactyly）"。一种常染色体显性遗传的先天性结缔组织疾病。有家族史。病变主要累及中胚叶的骨骼、心脏、肌肉、韧带和结缔组织，骨骼畸形最常见；全身管状骨细长、手指和脚趾细长呈蜘蛛脚样；心血管方面表现为二尖瓣关闭不全或脱垂、主动脉瓣关闭不全、大动脉中层弹力纤维发育不全、主动脉扩张或主动脉瘤；可因过度扩张的主动脉破裂死亡。

05.347 指甲－髌骨综合征 nail-patella syndrome

一种由同源结构域蛋白基因 *Lmx1b*（9q34.1）突变导致的常染色体显性遗传病。特征为髌骨发育不良或缺失、指/趾甲营养障碍、肘发育不良、髂骨角和肾衰竭等。

05.348 致死性侏儒 thanatophoric dysplasia

一种常染色体显性遗传的骨骼发育障碍。与纤维细胞生长因子受体3基因突变有关，该基因定位于4p16.3。主要特征为四肢严重短小，胸部窄小合并肋骨较小，肺发育不全，脑及前额巨大，突眼，眼间距宽。

05.349 痣样基底细胞癌综合征 nevoid basal cell carcinoma syndrome

又称"戈林综合征（Gorlin syndrome）""多发性基底细胞综合征"。一种由 *PTCH*（9q22.3）基因突变导致的皮肤基底细胞肿瘤。常染色体显性遗传。通常由紫外线辐射引起。会影响多个器官，表现为皮肤基底细胞瘤、牙源性角化囊肿、肋骨和脊柱异常、面部器官间距较大、下颌前突。

05.350 遗传性出血性毛细血管扩张症 hereditary hemorrhagic telangiectasia

一种可引起血管畸形的常染色体显性遗传病。导致血管畸形的机制尚不明确，但 TGF-β1 很可能与之有关。主要症状为毛细血管扩张、鼻出血、内脏动脉血管畸形、贫血、心力衰竭等。

05.351 中央轴空病 central core disease

一种先天性常染色体显性或隐性遗传性肌病。为 *RyR1* 基因突变所致。临床主要特点为婴儿期发病，伴有运动发育迟滞；缓慢进展或非进展性对称性的近端肢体无力，可轻度累及面肌和颈肌，但没有眼外肌的受累；出生时肌张力低下，呼吸功能不全少见；可伴有骨骼和（或）关节发育异常及轻度肌容积减少。

05.352　单纯型大疱性表皮松解[症]　epidermolysis bullosa simplex, EBS
大疱性表皮松解症的分型之一。主要由编码角蛋白5和角蛋白14的基因突变导致表皮细胞角蛋白中间丝结构与功能的改变而引起。KRT5（12q13.13）基因突变可导致单纯型大疱性表皮松解症的D-M亚型、W-C亚型、K亚型、斑点色素沉着亚型和迁徙环状红斑亚型及道林-德戈病等疾病。KRT14（17q12—q21）基因突变可导致单纯型大疱性表皮松解症的D-M亚型、W-C亚型、K亚型、隐性遗传亚型和网状色素性皮肤病等疾病。

05.353　交界型大疱性表皮松解[症]　junctional epidermolysis bullosa, JEB
大疱性表皮松解症的分型之一。根据临床表现可分为7个亚型：赫利茨型JEB（JEB-H）、幽门闭锁型JEB（JEB-PA）、泛发性萎缩性良性大疱性表皮松解（GABEB）、局限型JEB、反向萎缩型JEB、瘢痕型JEB和迟发型JEB。临床表现复杂，表现为轻微外伤后出现水疱和糜烂，愈后遗留萎缩性瘢痕。

05.354　营养不良型大疱性表皮松解[症]　dystrophic epidermolysis bullosa, DEB
大疱性表皮松解症的分型之一。以皮肤、黏膜脆性增加，容易出现水疱和大疱，愈后留有萎缩性瘢痕为特征。由编码致密下层锚原纤维的主要成分Ⅶ型胶原蛋白的COL7A1基因发生突变，导致锚原纤维的数量和质量异常。主要分为显性遗传性DEB（DDEB）和隐性遗传性DEB（RDEB）两种，隐性遗传性DEB病变广泛而重，发育受阻而常致早夭。

05.355　高铁血红蛋白症　methemoglobinemia
亚硝酸盐等氧化剂中毒时，高铁血红蛋白含量增加的病理生理状态。一般增加至20%~50%可导致严重缺氧。血液中不断形成极少量的高铁血红蛋白，高铁血红蛋白又不断被还原剂还原为血红蛋白，使血液中高铁血红蛋白仅占1%~2%。主要见于食物中毒，也见于药物中毒或血红蛋白病。少部分是先天性因素所致。

05.356　核纤层蛋白病　laminopathy
由核纤层蛋白基因突变导致的一组罕见遗传病的统称。已知致病基因包括LMNA、LMNB2、LBR、EMD、LEMD3和ZMPSTE24等。

05.03　其他单基因病

05.357　17号染色体相关的额颞叶痴呆合并帕金森综合征　frontotemporal dementia and parkinsonism linked to chromosome 17
一种遗传性神经变性病。多数有τ基因突变。τ基因突变造成微管功能破坏；τ蛋白聚集和纤维细丝在神经元和胶质细胞胞质内形成τ包涵体，神经元丢失和胶质化反应。以进行性痴呆、帕金森综合征等为主要临床表现。

05.358　白化病–黑锁–肠道神经细胞迁移紊乱–感觉神经性耳聋综合征　albinism, black lock, cell migration disorder of the neurocytes of the gut, sensorineural deafness syndrome
简称"ABCD综合征（ABCD syndrome）"。由EDNRB基因突变导致的一种常染色体隐性遗传病。"ABCD"为四种症状的首字母缩略词，即白化病（albinism）、黑锁（black lock）、肠道神经细胞迁移紊乱（cell migration disorder of the neurocytes of the gut）和感觉神经性耳聋（sensorineural deafness）。

05.359　巴尔得-别德尔综合征　Bardet-Biedl syndrome, BBS
一组人类遗传性疾病。有20多种亚型，主要为常染色体隐性遗传。临床表现为肥胖、色素性视网膜炎、多指症、精神发育迟缓、性腺功能减退和肾衰竭。

05.360　巴特综合征　Bartter syndrome
一组罕见的可致亨利环增厚的常染色体隐性遗传性缺陷。特点是低钾血症、低血液酸碱度。

05.361　癫痫-共济失调-感觉神经性耳聋-肾小管病变综合征　epilepsy-ataxia-sensorineural deafness-tubulopathy syndrome
简称"EAST综合征（EAST syndrome）"。由KCNJ10基因突变导致的一种常染色体隐性遗传病。"EAST"为四种症状的首字母缩略词，即癫痫（epilepsy）、共济失调（ataxia）、感觉神经性耳聋（sensorineural deafness）、肾小管病变（tubulopathy）。

05.362　克片-卢宾斯基综合征　Keppen- Lubinsky syndrome
一种极为罕见的常染色体显性遗传病。出生时无明显异常，逐渐出现发育迟缓、面容消瘦、皮下脂肪消失、全身脂肪营养不良等。

05.363　马登-沃克综合征　Marden-Walker syndrome
一种影响多种组织的常染色体显性遗传病。致病原因未知。临床表现为睑裂狭小、小颌畸形、面部不能移动、四肢痉挛、鸡胸和蜘蛛样指。

05.364　巨大儿-肥胖-大头畸形-眼畸形综合征　macrosomia, obesity, macrocephaly, and ocular abnormalities syndrome
简称"MOMO综合征（MOMO syndrome）"。一种极为罕见的发育疾病。病因不明。"MOMO"为四种症状的首字母缩略词，即名称源自其四种临床症状：巨大儿（macrosomia）、肥胖（obesity）、大头畸形（macrocephaly）和眼畸形（ocular abnormalities）的首字母组合。

05.365　雷特综合征　Rett syndrome
一种严重影响儿童精神运动发育的疾病。X连锁显性遗传。临床特点为女孩起病，呈进行性智力下降、孤独症样行为，无意识的运动和类似帕金森病的颤抖是常见表现，对社交活动有抵制。

05.366　胎儿面容综合征　Robinow syndrome
又称"罗比诺综合征"。一种由基因缺陷导致的先天性骨骼及外观异常疾病。常染色体显性遗传。在骨骼方面可能出现手臂（尤其是前臂）及大腿的长骨缩短、指/趾异常（短指症）和身材矮小等。

05.367　鲁宾斯坦-泰比综合征　Rubinstein-Taybi syndrome, RSTS
一种常染色体显性遗传病。有两种亚型。表现为大拇指、大足趾、眼裂下斜、上颌骨发育不全及精神运动发育迟缓。

05.368　地中海型肌阵挛癫痫　Mediterranean myoclonus epilepsy, Unverricht-Lundborg Mediterranean type
一种主要发生在地中海周围地区的进行性肌阵挛癫痫。发病年龄为6~18岁，起病隐匿，肌阵挛发作逐渐加重，以致运动困难，进食、饮水困难。经常出现共济失调，随着病情进展，肌阵挛和共济失调缓慢加重。在疾病早期，脑电图背景正常，随着病情发展，慢波增多，有时可见短程棘慢复合波，对闪光刺激呈阳性反应。肌肉活检正常，预后差。

05.369 厄舍综合征 Usher syndrome
一组比较罕见的遗传性疾病。常染色体隐性遗传/双基因显性（digenic dominant）遗传。具有遗传异质性。临床特点是耳聋，并逐步丧失视力。

05.370 瓦尔登堡综合征 Wardenburg syndrome
一组罕见的常染色体显性/隐性遗传病。具有遗传异质性。最常见的特点是虹膜异色症，伴有不同程度的听力障碍及某些肌肉、骨骼异常。

05.371 不定性卟啉病 variegate porphyria
又称"变异性卟啉病"。一种常染色体显性遗传病。尿中δ-氨基-γ-酮戊酸（ALA）、卟胆原（PBG）、尿卟啉、粪卟啉与原卟啉排出均增加，同时粪便中粪卟啉、原卟啉亦增加。

05.372 贮存池病 storage pool disease, SPD
一种常染色体显性遗传病。表现为血小板的致密颗粒缺乏和（或）α-颗粒缺乏所致的继发性血小板聚集功能异常。临床表现为一般出血程度较轻，应用抑制血小板功能的药物后出血会加重。但也有少数患儿出血较重，如手术或外伤后出血不止。

05.373 血小板减少伴桡骨缺如 thrombocytopenia and absent radii, TAR
一种常染色体隐性遗传病。表现为血小板减少伴桡骨缺失。其血小板功能缺陷如贮存池病。

05.374 奥斯科格–斯科特综合征 Aarskog-Scott syndrome, AAS
由FGD1（Xp11.22）基因突变导致的一种X染色体隐性遗传病。主要特征是身材矮小，以及面部、手指足趾、生殖器的异常。

05.375 奥瑟综合征 Aase syndrome
以先天性贫血和骨骼畸形为主要症状的一种常染色体显性遗传病。

05.376 阿布德哈尔登–考夫曼–利尼亚克综合征 Abderhalden-Kaufmann-Lignac syndrome
一种常染色体隐性遗传病。表现为小儿肾病，包括胱氨酸病和肾性佝偻病。

05.377 亚当斯–奥利弗综合征 Adams-Oliver syndrome, AOS
一种常染色体显性/隐性遗传病。AOS1型由ARHGAP3基因突变引起，AOS2型由DOCK6基因突变引起，AOS3型由RBPJ基因突变引起。主要特征为头顶皮肤先天性发育不全。其他临床表现存在个体差异，包括先天性心脏病、血管畸形等。

05.378 艾卡尔迪综合征 Aicardi syndrome
又称"点头癫痫–胼胝体发育不全–视网膜脉络膜色素脱失综合征"。一种X连锁遗传病。主要见于女性（个别为XXY染色体异常男性）。推断与Xp22片段缺失相关，但未找到相关基因。临床表现有三大特征：婴儿痉挛症，特异性的视网膜、脉络膜病和胼胝体发育不良。此外常伴有其他先天畸形，如椎骨、肋骨异常等。可严重影响患儿生长发育，导致智力障碍、运动障碍，预后不良。

05.379 阿拉日耶综合征 Alagille syndrome
又称"先天性肝内胆管发育不良症""动脉–肝脏发育不良综合征"。由GAJ1基因突变导致的一种常染色体显性遗传病。源于肝内胆管发育异常，有五个主要的临床症状：胆汁淤积、心脏病、骨骼畸形、视觉畸形、典型面部特征。出现三种以上症状即可诊断。

05.380 班纳扬-赖利-鲁瓦卡巴综合征 Bannayan-Riley-Ruvalcaba syndrome, BRRS
由*PTEN*（10q23.31）基因突变导致的一种罕见的错构瘤性疾病。常染色体显性遗传。表现为多发性皮下脂肪瘤、大头畸形和血管瘤。

05.381 贝尔综合征 Behr syndrome
一种常染色体隐性遗传病。表现为早发性视神经萎缩伴神经系统功能衰退，包括共济失调、痉挛和精神发育迟滞。

05.382 贝拉尔迪内利-赛普先天性脂肪营养障碍 Berardinelli-Seip congenital lipodystrophy, BSCL
与胰岛素抵抗、皮下脂肪缺乏和肌肉肥厚相关的一种常染色体隐性遗传病。表现为肝大、生长加速、肌肉肥厚、缺乏脂肪组织、多毛和高甘油三酯血症。心肌肥厚、肺动脉高压和代谢综合征与本病有关。

05.383 播散性豆状皮肤纤维瘤病 dermatofibrosis lenticularis disseminate
又称"布施克-奥伦多夫综合征（Buschke-Ollendorff syndrome）"。一种罕见的皮肤纤维性变和脆弱性骨硬化综合征。常染色体显性遗传。病变主要侵犯骨骼，其次为皮肤，表现为大腿后部和臀部皮肤稍微隆起的白色或黄色长圆形皮肤损害，其大小可同扁豆相仿并常形成瘢痕。

05.384 白内障-小头畸形-成长受阻-脊柱后凸侧弯综合征 cataract, microcephaly, failure to thrive, kyphoscoliosis syndrome
简称"CAMFAK综合征（CAMFAK syndrome）"。一种常染色体隐性遗传病。"CAMFAK"为症状的字母组合：白内障（cataract, CA）、小头畸形（microcephaly, M）、成长受阻（failure to thrive, FA）和脊柱后凸侧弯（kyphoscoliosis, K）。或可伴随生长迟滞和关节弯曲。患者出生时体重低，呈鸟样面容，并呈严重智力障碍，多于出生后一年内死亡。

05.385 先天性肝内胆管扩张 congenital intrahepatic duct dilatation
又称"卡罗利病（Caroli disease）"。一种少见的以肝内胆管扩张为主要表现的常染色体隐性遗传病。以男性患病为主，主要见于儿童和青年。病变范围主要累及肝胆管，可以是一段、一个局部、一叶或双侧的肝内胆管。可分为两种类型：Ⅰ型（单纯型）多伴有肝内胆管结石，临床表现为反复发生胆道感染；Ⅱ型（门管区周围纤维化型）多数同时伴先天性肝纤维化及肝脾大、门静脉高压、上消化道出血。

05.386 卡特尔-曼茨克综合征 Catel-Manzke syndrome
由*TGDS*（13q32.1）基因突变导致的一种X连锁隐性遗传病。临床表现主要为双侧示指异常（基底部有一多余副小骨，导致示指向尺侧弯曲），此外还具有皮埃尔-罗班综合征（Pierre-Robin syndrome）的特征（小下颌，舌下垂和腭裂），以及生长发育迟缓、掌骨发育不良、通贯手等，还可伴发先天性心脏病。

05.387 第五指综合征 fifth digit syndrome
又称"科芬-西里斯综合征（Coffin-Siris syndrome）"。由*ARID1B*（6q25.3）基因突变导致的一种常染色体隐性遗传病。出生即有轻度生长发育迟缓、智力障碍及肌张力低下。第五指发育不良，第五指和第二趾远端指/趾骨缺如，指甲发育不良或缺如。

05.388　水囊状淋巴管瘤　cystic hygroma
又称"考肖克-瓦普纳-库尔茨综合征（Cowchock-Wapner-Kurtz syndrome）"。一种先天性的多腔的淋巴损伤。常染色体隐性遗传。能出现在任何位置，常发于左颈后三角区。呈良性，但可能导致面容毁损。可能与颈淋巴管瘤或胎儿水肿相关，也可能与性腺发育不全相关。

05.389　多诺霍综合征　Donohue syndrome
又称"矮妖精貌综合征（leprechaunism）"。由INSR（19p13.2）基因突变导致胰岛素受体功能受损的一种常染色体隐性遗传病。患儿出生时的面容像爱尔兰神话中的妖精。发病原因与胚胎发育异常有关，常发生于早产儿。患儿两眼之间的距离宽，鼻扁平而宽，耳位置低，头发较多且密集，面部有胎毛样毛发分布。出生时皮下脂肪很少，与脂肪营养不良综合征相似。

05.390　杜安桡骨线综合征　Duane radial ray syndrome
由SALL4（20q13.2）基因突变导致的一种常染色体显性遗传病。表现为后退性斜视，患眼运动受限，以外转受限最为多见，内转时眼球后退、睑裂变小，外转时睑裂开大。

05.391　杜博维兹综合征　Dubowitz syndrome
一种常染色体隐性遗传病。表现为特殊面容（小、圆形、三角形、尖下颌后退及鼻宽而尖，上睑下垂）、单侧眼距短，有小头畸形的特点，生长发育迟缓。其他特征包括腭裂畸形、生殖器官畸形、湿疹、多动，较偏向形象思维，存在语言困难，喜欢独处等。

05.392　范科尼贫血　Fanconi anemia
一组罕见的先天性再生障碍性贫血。常染色体隐性遗传。患者除有典型再生障碍性贫血表现外，还伴有多发性的先天畸形，如皮肤棕色色素沉着、骨骼畸形、性发育不全及精子减少等其他特征。

05.393　弗里德赖希运动失调　Friedreich ataxia, FRDA
一种常染色体隐性遗传病。FRDA1型由FXN（9q21.11）基因突变引起，FRDA2型致病基因位于9p23—p11。可导致神经系统的进行性损伤，症状包括步态紊乱、语言障碍和心脏疾病等。患者脊椎神经组织（尤其是感觉神经元）退化。

05.394　加洛韦-莫厄特综合征　Galloway-Mowat syndrome, GAMOS
一组包含食管裂孔疝、小头畸形、肾病变等的常染色体隐性遗传病。如GAMOS1型由WDR73（15q25.2）基因突变引起，GAMOS3型由OSGEP（14q11.2）基因突变引起。病理尚不明确，已知与足状突细胞蛋白（如nephrin、α-actinin 4和podocin等）基因突变有关。

05.395　生长迟缓-脱发-埋伏牙-视神经萎缩综合征　growth retardation-alopecia-pseudoanodontia-optic atrophy syndrome, GAPO syndrome
由ANTXR1（2p13.3）基因突变导致的一种罕见的常染色体隐性遗传病。表现为生长发育迟缓、脱发秃发、埋伏牙及进行性视神经萎缩。

05.396　格里塞利综合征　Griscelli syndrome, GS
一组可致白化病和免疫缺陷的罕见黑色素小体遗传病。常染色体隐性遗传。通常患者幼年即可致死。分为Ⅰ型（Elejalde综合征）、Ⅱ型（部分白化病伴免疫缺陷）和Ⅲ型。如GSⅠ由MYO5A（15q21.2）基因突变引起，

GS Ⅱ由*RAB27A*（15q21.3）基因突变引起，GS Ⅲ由*MLPH*（2q37.3）基因突变引起。

05.397 赫尔曼斯基-普德拉克综合征 Hermansky-Pudlak syndrome, HPS
一种常染色体隐性遗传病。白化病综合征的一种。以眼皮肤白化病症状、出血倾向和组织内蜡样脂质积聚三联症为主要特征。可伴有肺纤维化、肉芽肿性结肠炎、肾衰竭及心肌病等并发症。其发生与黑色素小体、血小板致密体等细胞内囊泡结构的合成或转运异常有关。已经确定8种HPS亚型（HPS1~HPS8），HPS1型约占50%。

05.398 朱伯特综合征 Joubert syndrome
曾称"先天性小脑蚓部发育不全（congenital cerebellar vermis agenesis）"。由*INPP5E*（9q34.3）基因突变导致的一种较罕见的颅脑先天性发育畸形。常染色体隐性遗传。病理特征是小脑蚓部不发育或发育不全而形成异常的"中线裂"。临床表现为肌张力减退、共济失调、运动及智力发育落后、异常呼吸、异常眼动等。

05.399 卡尔曼综合征 Kallmann syndrome, KAL
又称"性幼稚嗅觉丧失综合征"。一种具有多种遗传方式的遗传病。遗传方式有X连锁隐性遗传、常染色体显性/隐性遗传。由*KAL1*（Xp22.31）基因突变引起。主要特征是性腺功能减退伴嗅觉丧失。男性表现为睾丸体积小、无精子产生、血清睾酮水平降低，少数患者为隐睾；女性表现为原发性闭经，内外生殖器均呈幼稚型，雌二醇水平降低。发病机制与下丘脑完全或不完全丧失合成分泌促性腺激素释放激素能力有关。

05.400 考夫曼眼脑面综合征 Kaufman oculocerebrofacial syndrome
由*UBE3B*（12q24.11）基因突变导致的一种

先天性的多系统异常。常染色体隐性遗传。主要表现为智力障碍，头畸形，面型窄长，眉毛稀疏，耳前附属物，睑裂上斜，眼斜视、小角膜及近视，鼻小柱低矮，手足细长等。

05.401 龙博综合征 Rombo syndrome
一种常染色体显性遗传病。表现为虫蚀状皮肤萎缩伴发多发性基底细胞癌、毛发上皮瘤、毛发稀少和特征性的手足青紫。

05.402 赛思里-乔茨岑综合征 Saethre-Chotzen syndrome
由*FGFR2*（10q26.13）基因突变导致的脂肪软骨发育不全综合征。常染色体显性遗传。表现为软骨发育不全、视神经萎缩、头大、鼻宽而扁平、唇厚，也属于尖头畸形类。常见于婴幼儿。患儿臂及下肢变短伴智力障碍、视力障碍，角膜有脂质沉着。

05.403 申策尔-吉迪翁综合征 Schinzel-Giedion syndrome
由*SETBP1*（18q12.3）基因突变导致的一种罕见的先天性神经退行性变。常染色体隐性遗传。主要临床表现为面中部凹陷、头颅畸形、肾盂积水等。患儿生长发育迟缓，身材矮小，有严重智力障碍。

05.404 施米特-吉伦沃特-凯利综合征 Schmitt-Gillenwater-Kelly syndrome
一种常染色体显性遗传病。临床体征包括桡骨发育不全、拇指三指节畸形、尿道下裂、牙间隙。

05.405 西尼尔-勒肯综合征 Senior-Loken syndrome
由*NPHP1*（2q13）基因突变导致的一种罕见的先天性眼部疾病。常染色体隐性遗传。主要表现为肾消耗病和进行性眼部疾病。

05.406 史密斯-马盖尼斯综合征 Smith-

Magenis syndrome

由 *RAI1* （17p11.2）基因突变导致的一种常染色体显性遗传性发育疾病。可影响身体多个部位。主要特征表现为轻至中度智力障碍、不同的面部特征、睡眠障碍及行为问题。

05.407　沃纳综合征　Werner syndrome
由 *RECQL2* （8p12）基因突变导致的一种常染色体隐性遗传病。以特征性的鸟形、面具脸，身材矮小，幼年即出现早老特征，硬皮病样皮肤损害和内分泌代谢异常为特点。

05.408　尤尼斯–瓦龙综合征　Yunis-Varon syndrome
由 *FIG4* （6q21）基因突变导致的一种常染色体隐性遗传的多系统先天性疾病。可影响骨骼系统、外胚层组织和心肺系统。

05.409　苏尼奇–凯综合征　Zunich-Kaye syn-drome
一种少见的常染色体隐性遗传的先天性鱼鳞病。主要症状为眼部缺损、心脏缺损、鱼鳞状皮肤病、精神发育迟滞、耳缺损或癫痫。

05.410　白细胞异常色素减退综合征　Che-diak-Higashi syndrome
由 *LYST* （1q42.3）基因突变导致的一种常染色体隐性遗传病。特点是大型溶酶体小泡在吞噬细胞（中性粒细胞）中只有很弱的杀菌能力，导致易受感染、白细胞核结构异常、贫血和肝大。

05.411　毛囊性鱼鳞病秃发畏光综合征　ich-thyosis follicularis with alopecia and photophobia syndrome, IFAP syndrome
一种X连锁隐性遗传病。主要临床特征为毛囊性鱼鳞病，泛发性、先天性非瘢痕性秃发，畏光，身材矮小，精神发育迟滞及癫痫等。遗传学发病机制及致病基因未明。

05.412　舞蹈症–棘红细胞增多症　chorea acanthocytosis
又称"莱文–克里奇利综合征（Levine-Critchley syndrome）"。一种罕见的由红细胞中产生结构蛋白的基因变异导致的常染色体显性/隐性遗传病。将患者的血液置于显微镜下观察可以发现一些红细胞呈多刺状。这些刺状细胞被称为刺状红细胞（acanthocyte）。其他症状还包括癫痫、行为改变、肌肉退化和神经元退化，类似于亨廷顿舞蹈症。平均发作时间为35岁。目前无法治愈并最终导致过早死亡。

05.413　腹裂[畸形]　gastroschisis
一种常染色体隐性遗传性先天腹壁缺陷。表现为肠或其他器官通过腹壁上的缺口生长到胎儿腹部以外，脐肠系膜腔发育障碍。可通过胎儿超声检测和胎儿球蛋白检测得到诊断。

05.414　高 IgM 综合征　hyper-IgM syndrome, HIGM
一种罕见的原发性免疫缺陷病。常染色体显性/隐性/X连锁遗传。主要表现为反复感染，频繁发生某些机会性感染，自身免疫性疾病及恶性肿瘤高发，血清IgM增高或正常，但对胸腺依赖性抗原仅有弱的IgM应答，IgG、IgA、IgE均明显降低或缺失。根据发病机制不同可分为四种类型：HIGM1、HIGM2、HIGM3和HIGM4。患者以男性多见，HIGM1型由 *TNFSF5* （Xq26.3）基因突变引起。

05.415　高 IgM 综合征Ⅲ型　hyper-IgM syn-drome typeⅢ
一种由 *CD40* 基因突变导致的常染色体隐性遗传病。患者细胞表面不表达CD40分子。

05.416　歌舞伎面谱综合征　Kabuki syn-drome, KABUK

一组罕见的累及多系统的先天性异常合并发育迟缓的综合征。主要表现为身体发育不良、骨骼发育障碍、特殊容貌、先天性内脏发育畸形、皮肤纹理异常及轻至中度智力障碍等多系统的形态和功类能学异常。可分为两种类型：KABUK1型由*KMT2D*（12q13.12）基因突变引起，KABUK2型由*KDM6A*（Xp11.3）基因突变引起。

05.417　骨畸形性发育不良　diastrophic dysplasia

由*SLC26A2*（5q32）基因突变导致的一种软骨及骨骼发育障碍。常染色体隐性遗传。患者以短小四肢为主要特征，并伴有关节发育不良，使患者运动受到较大限制。

05.418　石骨症　osteopetrosis

一组骨密度上升、骨质脆性增加的常染色体显性/隐性遗传病。通常由破骨细胞减少或活性降低导致，也有部分病例由成骨细胞过量生长使平衡破坏导致。根据基因突变位点不同，通常可分为九种亚型，其中Ⅰ型由*TCIRG1*（11q13.2）基因突变引起，表现为常染色体隐性遗传；Ⅱ型由*CLCN7*（16p13.3）基因突变引起，表现为常染色体显性遗传。

05.419　豪猪状鱼鳞病　ichthyosis hystrix

以刺状角化过度性鳞屑为特征的一组常染色体显性遗传病。可分为五种类型：Brocq型最为常见，临床表现为豪猪状鱼鳞病皮损，在压力和摩擦部位可产生水疱；Baefvertstedt型为泛发性豪猪状鱼鳞病伴低能和癫痫；Rheydt型为皮损在面部和四肢显著，伴有耳聋；Curth-Macklin型（IHCM）由*KRT1*（12q13.13）基因突变引起，临床表现变异很大，可以从单纯掌跖角化症到严重的全身受累，掌跖受累，没有水疱形成；Lambert型出生后不久出现黑色疣状鳞屑，不起水疱，面部、掌跖不受累。

05.420　红斑性肢痛症　erythromelalgia

一种罕见的神经血管性外周神经疾病。常染色体显性遗传。原发性由编码电压门控钠通道的*SCN9A*（2q24.3）基因突变引起。通常下肢或手阶段性地发生血管阻塞或发炎，由此产生严重灼痛（小纤维和感觉神经）和皮肤发红。

05.421　混合性软骨瘤病　metachondromatosis

由*PTPN11*（12q24.13）基因突变导致的一种常染色体显性遗传病。临床表现为多发内生软骨瘤和骨软骨瘤，主要影响长管状骨。

05.422　脊髓纵裂　diastematomyelia

一种由胚胎发育异常导致的脊髓和马尾的少见畸形。X连锁显性遗传。常伴有以脊椎为主的发育异常或先天性脊柱侧弯。出生后脊髓的发育持续受到畸形脊椎、纤维束带的限制，临床症状往往逐渐加重。

05.423　家族性心房颤动　familial atrial fibrillation

又称"10型长QT间期综合征"。由*SCN4B*（11q23.3）基因突变导致的一种常染色体显性遗传病。多在成年后发生。呈阵发性，心房颤动在不知不觉中发生和终止。

05.424　假性醛固酮减少症Ⅱ型　pseudohypoaldosteronism typeⅡ

一组罕见的常染色体显性遗传性高血压症。病因是盐分排泄量降低。又分为多种亚型，如PHA2B（2B型）由*WNK4*（17q21.2）基因突变引起。

05.425　角层分离性冬季红斑　keratolytic winter erythema

又称"冬季红斑角层分离症（erythro-keratolysis hiemalis）"。一种常染色体显性遗传病。致病基因定位于8p23—p22。好发于冬季。主要表现为掌跖部皮肤出现红斑和角质层剥脱，严重时皮损也可出现在四肢、躯干、臀部甚至头面部。呈周期性发作，每次发作持续2个月左右，呈对称性的离心型红斑，自中心向外有厚的角质层剥脱。

05.426　进行性家族性肝内胆汁淤积　progressive familial intrahepatic cholestasis
由*ATP8B1*（18q21.31）基因突变导致的一种严重的胆汁淤积性肝病。常染色体隐性遗传。主要是由各种基因突变造成肝细胞和胆管上皮细胞上各功能蛋白的生成、修饰、调控缺陷而导致肝细胞性胆汁淤积。

05.427　巨颌症　cherubism
由*SH3BP2*（4p16.3）基因突变导致的一种常染色体显性遗传病。临床表现为骨下颌骨损失以及被过量纤维组织取代，以满月脸、眼球抬高、巩膜露出为特征。

05.428　老年样皮肤营养不良　gerodermia
由*GORAB*（1q24.2）基因突变导致的一种常染色体隐性遗传病。属于皮肤松弛综合征的一种结缔组织疾病。主要症状为面部、腹部、四肢皮肤松弛，面颊及腭骨骼发育不完全且易骨折。

05.429　颅额鼻综合征　craniofrontonasal syndrome, CF
由*EFNB1*（Xq13.1）基因突变导致的一类罕见的X染色体遗传性颅面疾病。临床表现包括冠状缝骨接合、眶距增宽、鼻根宽大，肩膀倾斜和指/趾异常。受累杂合子女性的表型比半合子男性的表型明显严重，男性患者唯一典型的特征为眶距增宽。这种临床表现形式与通常的X连锁疾病形式相反。一个合理的解释是"代谢干扰"，认为同源染色体编码的突变型和野生型等位基因之间的相互作用导致一种比半合子突变基因单独存在时更严重的表型。

05.430　颅骨骨干发育异常　craniodiaphyseal dysplasia, CDD
由*SOST*（17q21.31）基因突变导致的一种常染色体显性遗传病。患者颅骨内部钙质积聚，造成面部畸形，寿命缩短。这些钙沉积物使颅孔变小，也缩减了颈椎管孔洞的大小。在仅有的一些病例中，患者大多在儿童期死亡。

05.431　慢性肉芽肿病　chronic granulomatous disease, CGD
以皮肤、肺及淋巴结广泛肉芽肿性损害为特征的遗传性粒细胞杀菌功能缺陷病。常染色体隐性/X连锁隐性遗传。多数患者为男性。主要缺陷是宿主吞噬细胞系统产生的过氧化氢不足，不能杀灭过氧化氢酶阳性菌，致感染广泛播散。X染色体隐性遗传型由*CYBB*（Xp21.1—p11.4）基因突变引起，常染色体隐性遗传型由*NCF1*（7q11.23）基因突变引起。

05.432　拇指内收综合征　adducted thumb syndrome
又称"克里斯蒂安综合征"。一种罕见的可致多系统畸形的常染色体隐性遗传病。临床特征包括小头畸形、关节弯曲、唇腭裂及各种呼吸系统和神经系统畸形。患者多精神发育迟滞，幼儿时期即夭折。

05.433　内脏反位　situs inversus viscerum
一种罕见的常染色体隐性遗传的先天性畸形。可影响到胸腔和腹腔中绝大多数的结构。通常内脏器官发生镜像异位，如心脏位于胸腔右侧，胃脾位于腹腔右侧，肝脏和膀胱位于左侧。左肺分三叶，右肺分两叶。其他结构如血管、淋巴系统、肠及神经也发生换位。如果不伴有先天性心脏病，并不影响健康。

05.434　噬血细胞性淋巴组织细胞增生症

hemophagocytic lymphohistiocytosis, HLH

又称"噬血细胞综合征"。一组由活化的淋巴细胞和组织细胞过度增生,但免疫无效并引起多器官高炎症反应的临床综合征。常染色体隐性遗传。致病基因位于9q21.3—q22。主要由T细胞失调导致,也与恶性肿瘤、基因突变、感染、自免疫疾病存在一定关联。典型症状为发热、脾大、黄疸、淋巴细胞增多、噬红细胞作用等。

05.435　卟啉病　porphyria
一组以血红素合成途径中特殊酶缺乏导致卟啉化合物和(或)其前体产生过多为特征的疾病。绝大多数属遗传性疾病,呈常染色体显性或隐性遗传。已发现7种类型,其临床表现、卟啉或卟啉前体类型、主要生成组织、排泄途径和遗传类型彼此不同。

05.436　铁粒幼细胞贫血　sideroblastic anemia
由红细胞生成异常导致的一种常染色体显性/X连锁隐性遗传病。患者体内不缺铁,但是线粒体不能正常合成铁红素。临床表现为皮肤苍白、疲倦、眩晕、肝脾增大。此外铁沉积可导致心脏病、肝损伤及肾衰竭等。X连锁隐性遗传型由*ALAS2*(Xp11.21)基因突变引起;常染色体显性遗传型由*HSPA9*(5q31.2)基因突变引起。

05.437　纯睾丸支持细胞综合征　Sertoli-cell-only syndrome
一种生殖细胞发育不全的病症。Y染色体遗传。致病基因定位于Yq11。由于胚胎早期基因改变,使原始生殖细胞从卵黄囊及后肠移至性腺嵴受到阻碍。患者第二性征发育良好,睾丸大小正常或稍小于正常,性功能正常,没有生殖细胞,完全被成熟的支持细胞所替代,不能生育。

05.438　无精子症因子　azoospermia factor, AZF
Yp11上的无精基因(*AZF*)的编码产物。10%~15%的无精患者和5%~10%的严重少精患者中都发现含AZF基因片段的缺失。*AZF*分为无重叠的4个区域:*AZFa*、*AZFb*、*AZFc*和*AZFd*。这4个区域的基因分别主导精子形成过程中的不同阶段。其中以*AZFc*区段缺失最常见。

05.439　无睑大口畸形综合征　ablepharon macrostomia syndrome, AMS
由*TWIST2*(2q37.3)基因突变导致的一种常染色体显性遗传病。以骨骼、皮肤及生殖器畸形为特征。

05.440　先天性副肌强直症　congenital para-myotonia
又称"奥伊伦堡病(Eulenburg disease)"。由*SCN4A*(17q23.3)基因突变导致的一种以肌肉僵直为特征的神经肌肉疾病。常染色体显性遗传。与其他肌肉僵直病的差别在于它不能通过运动改善,低温容易诱发,部分患者表现出周期性瘫痪。

05.441　先天性肝纤维化　congenital hepatic fibrosis, CHF
由*FCYT*(6p12.3—p12.2)基因突变导致的一种具有遗传性的纤维囊性肝脏疾病。常染色体隐性遗传。主要影响肝胆道及肾脏系统,与门管区内有小叶间隔的胆管增殖有关,并且纤维化不改变肝小叶的结构。会导致门静脉高压。

05.442　先天性高胰岛素血症　congenital hyperinsulinism, CH
各种由遗传性疾病导致胰岛素分泌过多引起的低血糖症。常染色体显性/隐性遗传。婴儿早期可引起神经过敏、嗜睡症、发绀、反应迟钝、体温低或癫痫发作。比较轻微的可能到成年才被检测到。

05.443 先天性角化不良 congenital dyskeratosis
由 *DKC1*（Xq28）基因突变导致的以皮肤表现为特点，可发展成骨髓再生障碍或肿瘤的多系统性疾病。X染色体隐性遗传。皮肤损害和指/趾甲萎缩多发生在10岁左右，黏膜白斑多发生在20岁左右，50%血液系统异常的患者在10岁左右出现全血细胞减少，10%的患者在20岁左右出现恶性肿瘤。

05.444 先天性静止性夜盲 congenital stationary night blindness, CSNB
一组遗传性、非进展性的视网膜疾病。X染色体隐性/常染色体隐性/常染色体显性遗传。主要以视杆细胞功能异常为特征，可致夜视力受损。致病基因包括 *NYX*（Xp11.4）、*GRM6*（5q35.3）、*TRPM1*（15q13.3）、*RHO*（3q22.1）、*GPR179*（17q12）和 *CACNA1F*（Xp11.23）。

05.445 先天性缺指畸形 congenital ectrodactyly
一种罕见的先天畸形。表现为中指缺失，手掌或足掌在其掌骨骨位置裂开。

05.446 新生儿血色病 neonatal hemochromatosis
又称"遗传性血色素沉积症（hereditary hemochromatosis, HHC）"。一种由 *RHFE*（6p22.2）基因突变导致、由同种免疫引起离子沉淀所致肝病。常染色体隐性遗传。部分患者其他器官如心脏和胰腺也会出现问题。也会伴随血液或肝脏中铁离子积累沉着。

05.447 血小板促凝活性异常 disorder of platelet coagulant activity
又称"斯科特综合征（Scott syndrome）"。一种罕见的常染色体隐性遗传的先天性出血性疾病。由 *ANO6*（12q12）基因突变引起。正常情况下，血小板活化后，磷脂酰丝氨酸从血小板膜内侧转位至膜表面，与血浆蛋白结合，可使凝血酶原转化为凝血酶，促进血液凝固。患者磷脂酰丝氨酸不能转位至血小板表面，导致凝血酶形成缺陷、血液凝固障碍。

05.448 遗传性泛发性色素异常症 dyschromatosis universalis hereditaria, DUH
一种少见的常染色体显性遗传性皮肤病。皮损主要表现为全身泛发性色素沉着斑和色素减退斑。DUH3由 *ABCB6*（2q35）基因突变引起，DUH1基因定位于6q24.2—q25.2，DUH2基因定位于12q21—q23。

05.449 遗传性感觉和自主神经病 hereditary sensory and autonomic neuropathy, HSAN
一种常染色体显性/隐性遗传性感觉神经病。临床共分为8种亚型，各亚型的共同特征为外周感觉神经的进行性功能丧失。其中HSAN1A型由 *SPTLC1*（9q22.31）基因突变引起；HSAN8型由 *PRDM12*（9q34.12）基因突变引起。

05.450 遗传性嗜派洛宁异形红细胞症 hereditary pyropoikilocytosis
由 *SPTA1*（1q23.1）基因突变导致的一种属于溶血性贫血的常染色体隐性遗传病。其发生与红细胞膜蛋白——血影蛋白缺陷有关。主要特征为血液红细胞对热量的非正常敏感及血液红细胞的形态异常（形状如同热烧伤后）。通常患者在婴儿期即出现红细胞溶解和贫血症状，成年后逐渐减轻为椭圆形红细胞性贫血。

05.451 遗传性运动感觉神经病 hereditary motor-sensory neuropathy, HMSN
又称"沙尔科-马里-图思病（Charcot-Marie-Tooth disease）"。一种遗传性的慢性运动和感觉性多发性神经病。属遗传性周围神经病的最常见类型。多为常染色体显性遗传，少部分为常染色体隐性遗传、X连锁显性遗传和X连锁隐性遗传。如HMSN-R亚型由*HK1*（10q22.1）基因突变引起，HMSN-6A亚型由*MFN2*（1p36.22）基因突变引起。以足内侧肌和腓骨肌进行性肌无力和萎缩、弓形足、运动神经传导异常及轻微感觉障碍为特征。

05.452　婴儿骨皮质增生症　infantile cortical hyperostosis

又称"卡菲病（Caffey disease）"。由*COL1A1*（17q21.33）基因突变导致的一种发生于婴儿的自限性炎症性疾病。常染色体显性遗传。主要特征为软组织水肿，骨膜下出现大量新生骨，病骨变粗。患者多为5月龄以内的婴儿，1~2月龄者最多见。临床症状类似感染，表现为烦躁不安、哭闹，局部皮肤略硬、水肿、触痛明显。外显率差异很大，但致病基因未明。

05.453　肢端骨发育不全　acrodysostosis

又称"马罗托–马朗马特综合征（Maroteaux-Malanmut syndrome）"。一种较罕见的常染色体隐性遗传性先天畸形。临床表现涉及骨骼发育不良和智力缺陷。

05.454　遗传性骨发育不良并肢端溶骨症　hereditary osteodysplasia with acro-

ostedolysis

又称"哈伊杜–切尼综合征（Hajdu-Cheney syndrome）"。由*NOTCT2*（1p12）基因突变导致的一种极罕见的常染色体隐性遗传性结缔组织病。其标志为可导致骨质疏松及其他多种症状的骨吸收。患者通常身材较矮，骨骼硬度不足，可存在轻度智力障碍及语言学习困难。

05.455　重症联合免疫缺陷病　severe combined immunodeficiency, SCID

一种严重的原发性免疫缺陷病。可由位于不同染色体上的多个基因引起。常染色体隐性/X染色体隐性遗传。患者极易受病原体感染，比较常见的临床表现为慢性腹泻、耳部感染、肺炎、口腔念珠菌感染等。

05.456　周期性瘫痪　periodic paralysis

俗称"周期性麻痹"。一类可致全身肌肉周期性麻痹的常染色体显性遗传病的总称。可诱发的外因较多，如冷热、过饱或饿、兴奋和压力等。为肌肉细胞膜的离子通道出现问题导致。根据病因，可细分为低血钾性或高血钾性及正常血钾性等。HYPP型（高血钾性）由*CCN4A*（17q23.3）基因突变引起，HOKPP1型（低血钾性）由*CACNA1S*（1q32.1）基因突变引起。

06. 多基因遗传病

06.001　胰岛素依赖型糖尿病　insulin-dependent diabetes, IDDM

又称"1型糖尿病（diabetes mellitus type1）"。一种多基因遗传病。由感染等因素诱发机体产生异常自身体液和细胞免疫应答，导致胰岛B细胞损伤，使胰岛素分泌减少。遗传缺陷主要表现为6号染色体*HLA*基因异常。

06.002　非胰岛素依赖型糖尿病　noninsulin-dependent diabetes, NIDDM

又称"2型糖尿病（diabetes mellitus type 2）"。一种多基因遗传病。为由多种病因引起的以慢性高血糖为特征的代谢紊乱，伴有胰岛素分泌和（或）作用缺陷引起的糖、脂肪和蛋白质代谢异常。

06.003 阿尔茨海默病 Alzheimer disease, AD

一种原因未明的慢性进行性神经系统变性疾病。为多基因遗传病。是老年期痴呆的常见类型。临床表现主要为隐匿起病、缓慢进展的痴呆。

06.004 A 型胰岛素抵抗综合征 insulin resistance syndrome type A

一种由胰岛素受体基因突变导致的极度胰岛素抵抗综合征。为多基因遗传病。好发于青年女性。主要表现为糖耐量异常或糖尿病，同时伴有内源性高胰岛素血症、严重的胰岛素抵抗、黑棘皮样变和高雄激素血症。

06.005 眼-口-生殖器综合征 oculo-oral-genital syndrome

又称"白塞综合征（Behcet disease）"。一种全身性、慢性、血管炎性的多基因遗传病。临床表现为复发性口腔溃疡、生殖器溃疡、葡萄膜炎及皮肤损害。与 *HLA-B51*、*IL-10* 及 *IL-23R*、*IL-12RB2* 基因也有关。

06.006 克罗恩病 Crohn disease

又称"节段性肠炎（segmental enteritis）"，曾称"克隆病"。一种多基因遗传病。病因未明。多见于青年人。表现为肉芽肿性炎症病变，合并纤维化与溃疡，可侵及全胃肠道的任何部位。

06.007 戈尔登哈尔综合征 Goldenhar syndrome

一种在胚胎早期以眼、耳、颜面和脊柱发育异常为主的多基因遗传性先天缺陷。亦可伴有其他器官系统，如心脏、肾、神经系统等异常。临床表现具有高度多样性。

06.008 格雷夫斯病 Graves disease

又称"毒性弥漫性甲状腺肿"。一种伴甲状腺激素分泌增多的器官特异性自身免疫病。为多基因遗传病。与慢性淋巴细胞性甲状腺炎和产后甲状腺炎等同属于自身免疫性甲状腺病。

06.009 慢性淋巴细胞性甲状腺炎 chronic lymphocytic thyroiditis

又称"桥本甲状腺炎（Hashimoto thyroiditis）"。机体免疫功能异常，产生针对甲状腺滤泡上皮细胞抗原组分（如甲状腺球蛋白、线粒体、过氧化酶等的自身抗体，导致甲状腺组织细胞损害及功能障碍。

06.010 黏膜皮肤淋巴结综合征 mucocutaneous lymph node syndrome, MCLS

又称"川崎病（Kawasaki disease, KD）"。一种以全身性血管炎为主要症状的自身免疫性疾病。可能为多基因遗传。临床表现为发热、球结膜充血、皮疹及非化脓性淋巴结肿大，部分可发展为严重的心脏病。是儿童后天性心脏病的主要病因。

06.011 遗传性高胆红素血症 hereditary hyperbilirubinemias

又称"家族性高胆红素血症"。由遗传缺陷致肝细胞对胆红素摄取、转运、结合或排泌障碍而引起的一组疾病。胆红素通过血液循环由生成部位转运至肝脏后，在肝细胞内胆红素葡萄糖醛酸转移酶的催化下，与葡萄糖醛酸结合，形成胆红素-葡萄糖醛酸酯。后者称为结合胆红素，前者称为非结合胆红素。根据胆红素的性质分为非结合性高胆红素血症和结合性高胆红素血症。

06.012 卢滕巴赫综合征 Lutembacher syndrome

继发孔型房间隔缺损合并先天性二尖瓣狭窄的复合畸形。为多基因遗传。国内报道的发病率为0.2%~0.4%。

06.013　帕金森病　Parkinson disease, PD
又称"震颤麻痹"。一种中枢神经系统变性疾病。为多基因遗传。因中脑多巴胺代谢失调而引起运动障碍等症状。临床表现主要包括静止性震颤、运动迟缓、肌强直和姿势步态障碍。

06.014　卑格米侏儒症　Pygmy dwarfism
一种多基因遗传病。儿童时期生长激素（GH）和胰岛素样生长因子（IGF）水平正常，青春发育期后及成年后仅IGF-1水平明显降低，故青春期无加速线性生长，最终出现身材矮小。

06.015　抽动障碍　tic disorder
起病于儿童和青少年时期，有明显遗传倾向的一种复杂的慢性神经精神障碍。可能是常染色体显性遗传或多基因遗传。主要表现为不自主的、反复的、快速的一个部位或多部位肌肉运动抽动和（或）发声抽动，并可伴有注意力不集中、多动、强迫性动作和思维或其他行为症状。

06.016　发声和多种运动联合抽动障碍
combined vocal and multiple motor tic disorder
又称"图雷特综合征（Tourette syndrome）""吉勒德拉图雷特综合征（Gilles de la Tourette syndrome）""抽动秽语综合征（multiple ticscoprolalia syndrome）"。抽动障碍的一种形式。有或曾经有多种运动抽动，以及一种或多种发声抽动。这一障碍通常在青春期加重，倾向于持续到成年。发声抽动经常是多种的，有暴发性反复出声、清嗓子和咕噜声，还可能使用淫秽词语或词组。有时伴有姿势性的模仿动作，也可以是淫秽性的下流动作。

06.017　白癜风　vitiligo
一种常见的色素脱失性皮肤黏膜疾病。因进行性自身免疫性黑色素细胞损害导致皮肤、口腔黏膜和毛发色素脱失。符合多基因遗传模式。通常累及全身多个部位。

06.018　斑秃　alopecia areata
一种突然发生的局限性斑片状脱发。为遗传与环境因素相互作用导致的复杂疾病。可发生于身体任何部位，皮损区皮肤光滑，无炎症、鳞屑和瘢痕，以青壮年多发。

06.019　瘢痕疙瘩　keloid
皮肤创伤后由于大量结缔组织增殖和透明变性而使形成的瘢痕增大，并超出原有损害范围的皮肤增生性疾病。是多基因、多因素综合作用的多阶段过程。

06.020　鼻息肉　nasal polyp
发生于鼻腔的息肉性病变。遗传因素在鼻息肉发病中起重要作用，其中未成年患者和复发的患者受遗传因素的影响更大。

06.021　闭角型青光眼　angle-closure glaucoma
一种多基因遗传性眼病。其发生是由眼的几种解剖学因素决定，包括角膜直径、前房深度、眼球轴长、晶状体厚度、晶状体位置、角膜高度等。患者具有房角狭窄、周边虹膜易与小梁网接触的解剖特征。发病时周边虹膜堵塞小梁网或与小梁网产生永久性粘连，房水外流受阻，引起眼压升高。根据眼压升高是骤然发生还是逐渐发生，又可分为急性闭角型青光眼和慢性闭角型青光眼。

06.022　变应性鼻炎　allergic rhinitis
又称"过敏性鼻炎"。一种由遗传和环境因素共同作用导致的疾病。主要表现为鼻痒、喷嚏、流涕、鼻塞等症状，这些症状可自行或经治疗后消失。

06.023　病态窦房结综合征　sick sinus syndrome, SSS
由窦房结或其周围组织器质性病变引起窦房结冲动形成障碍，或窦房结至心房冲动传导障碍导致的多种心律失常和多种症状的综合征。为多基因遗传。

06.024　喘息性支气管炎　asthmatic bronchitis
一种多基因遗传病。常有湿疹及其他过敏史，尤以肥胖者多发。临床表现多为上呼吸道感染症状，患儿低热或不发热，咳嗽以刺激性干咳为主，不咳时喉部常听到痰鸣音，喘鸣声大，但无明显呼吸困难，无喘憋表现，夜晚或清晨哭吵时咳喘加剧，似哮喘样，喘息严重者可出现发绀。

06.025　唇裂伴腭裂　cleft lip and cleft palate
以上唇裂伴或不伴牙槽嵴裂和腭裂为特征的一种先天性畸形。为多基因遗传病。可伴有其他畸形，如牙齿发育缺陷、裂侧鼻翼生长不全、口鼻腔相通、语言不清，以及继发腭闭合不全的复发性中耳炎。

06.026　痤疮　acne
一种累及毛囊皮脂腺的慢性炎症性皮肤病。为多基因遗传。好发于皮脂溢出部位。可表现为粉刺、丘疹、脓疱、结节、囊肿及瘢痕等皮损。

06.027　大动脉转位　transposition of great arteries, TGA
由胚胎时期主动脉和肺动脉转位异常导致的心血管畸形。单纯完全性大动脉转位是内脏移位综合征的临床表现之一，与基因突变有关。

06.028　单纯性肥胖　simple obesity
又称"生理性肥胖"。人体摄入的热量超过其消耗的热量，导致脂肪成分在体内积累过多而形成的肥胖。

06.029　单纯性甲状腺肿　simple goiter
又称"非毒性甲状腺肿（nontoxic goiter）"。因机体缺碘、存在致甲状腺肿物质或甲状腺激素合成酶缺陷等因素引起的甲状腺代偿性增生肿大的现象。分为地方性和散发性两种。一般无甲状腺功能异常。

06.030　地方性克汀病　endemic cretinism
简称"地克病"，又称"呆小病"。一种由于外环境较严重缺碘引起的以脑发育障碍和体格发育落后为主要特征的地方病。多基因遗传，主要表现为较严重的智力障碍、聋哑、神经运动功能障碍、体格发育落后等，常称为呆、小、聋、哑、瘫。

06.031　癫痫　epilepsy
由多种病因引起的，以脑神经元过度放电导致的突然、反复和短暂的中枢神经系统功能失常为特征的慢性脑部疾病。

06.032　动脉导管未闭　patent ductus arteriosus, PDA
出生后主动脉与肺动脉之间特殊循环管道（肺导管）未能闭合，致部分动脉血分流入肺循环（左向右分流）的一种先天性心脏病。占先天性心脏病发病总数的15%~20%。女性多见，高原地区发病率明显高于平原地区。单纯性动脉导管未闭遗传度为66%~70%。子女再发风险率为3.4%~4.3%。

06.033　多发大动脉炎　polyarteritis
又称"高安动脉炎（Takayasu arteritis, TA）""无脉症"。一种多基因遗传病。为主动脉及其分支的慢性、进行性、闭塞性炎症。因病变累及的动脉不同而分为不同的临床类型，以头臂部的动脉受累最为常见，常导致上肢无脉症；其次是累及降主动脉、腹主动脉的下肢无脉症，肾动脉受累引起的肾动脉狭窄性高血压，也可见肺动脉和冠状动脉受累。

06.034　多发性硬化　multiple sclerosis
以中枢神经系统原发性髓鞘脱失为主要病理特征的自身免疫性疾病。临床以病变部位和时间的多发性为特点，病程中常有缓解复发的神经系统损害症状。最常侵犯的部位是脑室周围白质、视神经、脊髓、脑干传导束和小脑白质等处。其病因和发病机制尚不清楚，目前认为与自身免疫反应、遗传因素和环境因素有关。

06.035　多囊卵巢综合征　polycystic ovarian syndrome, PCOS
一种生殖功能障碍与糖代谢异常并存的内分泌紊乱综合征。以持续性无排卵、雄性激素过多和胰岛素抵抗为重要特征，是生育期妇女月经紊乱最常见的原因，其病因至今尚未阐明。

06.036　多指/趾　polydactyly
手指或足趾的数目超过正常的先天性畸形。通常表现为六指/趾畸形。以常染色体显性遗传为主，或呈不规则显性。也可为多基因遗传，有散发病例。

06.037　腭裂　cleft palate
一种多基因遗传病。不仅有软组织畸形，大部分患者还可伴有不同程度的骨组织缺损和畸形。由于颌骨生长发育障碍，还常导致面中部塌陷，严重者呈碟形脸，咬合错乱。

06.038　孤独症　autism
全称"儿童孤独症（childhood autism）""婴儿孤独症（infantile autism）"。又称"自闭症""坎纳综合征（Kanner syndrome）"。起病于婴幼儿期（3岁前），以不同程度的社会交往障碍、交流障碍、局限的兴趣及刻板与重复行为方式为主要临床特征的一种广泛性发育障碍。也可常见到一些其他非特异性的问题，如恐惧症、睡眠和进食紊乱、发怒和指向自己的攻击。

06.039　耳硬化症　otosclerosis
一种多基因遗传病。有病因不明、累及颞骨耳囊的骨重建异常。以骨吸收和骨生成同时存在为病变特征。

06.040　房间隔缺损　atrial septal defect
左右心房之间的间隔发育不全或卵圆孔未闭合造成两侧血流相通的先天性心脏病。占先天性心脏病的10%~29.6%。包括原发孔未闭和继发孔未闭。可产生心脏左向右的分流。遗传度57%~60%，先证者同胞和子女的再发风险率为2.5%~4.6%。

06.041　房室隔缺损　atrioventricular septal defect, AVSD
一种累及心脏房室瓣和间隔的多基因遗传病。包括从完全性房室隔缺损到二尖瓣裂缺在内的多种类型。完全性房室隔缺损常见于21-三体综合征，部分性房室隔缺损往往伴有二尖瓣的裂缺。此病由遗传因素和环境因素相互作用导致。发病率为2%~7%。

06.042　肥大性幽门狭窄　hypertrophic pyloric stenosis
一种多基因遗传病。新生儿常见。患者幽门环形肌肥厚，幽门腔狭窄和不全阻塞，表现为剧烈呕吐，幽门部可扪及包块。患者同胞的发病率较一般人群高12倍。

06.043　肺动脉瓣狭窄　pulmonary stenosis
包括肺动脉瓣、肺动脉漏斗部和肺动脉总干及其分支狭窄。发病率占先天性心脏病的7%。多呈多基因遗传，遗传度50%，患者同胞的再发风险率为2.7%~2.9%，子女为2.9%~3.6%。

06.044　风湿热　rheumatic fever, RF
A组溶血性链球菌感染咽部后引起的一种自

身免疫性疾病。呈多基因遗传。目前研究显示，一些B细胞抗原基因与本病的遗传易感性相关。

06.045 风湿性多肌痛 polymyalgia rheumatica, PMR
一种以四肢近端肌肉疼痛和僵硬为特征的综合征。一般认为是多基因遗传和环境因素相互作用的结果，也和感染、内分泌、自身免疫等因素有关。

06.046 风湿性心脏病 rheumatic heart disease, RHD
由反复发作的风湿热损伤心肌和心脏瓣膜导致的疾病。家族聚集现象和双生子研究证实其存在遗传易感性。是环境因素和遗传因素共同作用的多基因遗传病。

06.047 复发性口腔溃疡 recurrent aphthous ulcer
一种多基因遗传病。口腔中反复产生圆形或椭圆形、浅而小的溃疡。在发生前无水疱作前驱，与疱疹引起的溃疡不同。溃疡处色浅黄，周围常有红晕，直径在0.5cm以内，可同时出现一至数个。

06.048 腹股沟斜疝 oblique inguinal hernia
一种多基因遗传病。腹膜鞘状突不闭塞而继续开放，肠管可沿腹膜鞘状突从内环穿出腹壁，斜行经过腹肌间腹股沟管，从外环穿出至皮下进入阴囊。

06.049 干燥综合征 sicca syndrome
又称"舍格伦综合征（Sjögren syndrome, SS）"。一种主要累及外分泌腺，以眼、口干燥为主要表现的自身免疫病。可能为多基因遗传。分为原发性和继发性，后者继发于其他自身免疫性疾病。

06.050 高血压脑病 hypertensive encepha-

lopathy
血压急剧升高导致的一过性急性全脑功能障碍综合征。是一种多基因遗传病。任何类型高血压只要血压显著升高均可引起，但临床常见于急进型恶性高血压合并肾衰竭患者。

06.051 高脂血症 hyperlipemia
一种多基因遗传病。由环境因素和遗传因素共同作用导致。血清总胆固醇、低密度脂蛋白胆固醇和甘油三酯水平升高。本质上是血清脂蛋白水平升高。

06.052 隐睾 cryptorchidism
又称"睾丸未降"。一种多基因遗传病。睾丸没有下降到正常阴囊位置的先天性畸形。包括腹腔内隐睾、腹股沟管隐睾、阴囊高位隐睾、滑动睾丸和异位隐睾5种。

06.053 共同性斜视 concomitant strabismus
一种多基因遗传病。眼位偏斜不能被融合功能所遏制，眼球运动无障碍，各种方向注视时斜视程度（斜视角）保持恒定。遗传度为81.3%。

06.054 冠状动脉粥样硬化性心脏病 coronary atherosclerotic heart disease
冠状动脉粥样硬化使血管腔狭窄或阻塞和（或）冠状动脉功能性改变（痉挛）导致心肌缺血缺氧或坏死而引起的心脏病。临床分为隐匿型、心绞痛型、心肌梗死型、心力衰竭型（缺血性心肌病）、猝死型5种类型。

06.055 脊柱裂 spina bifida
一种多基因遗传病。部分椎管未完全闭合，缺损多在后侧。隐性脊柱裂即腰骶部脊椎管缺损，表面有皮肤覆盖，脊髓和脊神经正常，无神经症状。如有椎管缺损致脊髓、脊膜突出，表面皮肤包裹呈囊状，称为脊髓脊膜膨出，常有神经症状。

06.056　家族性异常β-脂蛋白血症　familial dysbetalipoproteinemia, FD
又称"高脂蛋白血症Ⅲ型"。患者血浆中载脂蛋白E（ApoE）浓度很高，也可出现多发性肌腱处皮肤黄色瘤和手掌面线条样黄色瘤。有家族聚集性。ApoE的基因变异是发病的必要条件之一。

06.057　家族性高胆固醇血症　familial hypercholesterolemia, FH
一种以血浆低密度脂蛋白与胆固醇水平升高为特征的常染色体显性遗传病。为多基因遗传或高外显率的常染色体显性遗传（不规则显性）病。单基因遗传型的杂合子频率低。发病早，血脂水平高，多有黄瘤。多基因型者罕见黄瘤，对降脂药物反应较单基因型好。

06.058　家族性高甘油三酯血症　familial hypertriglyceridaemia
一种多基因遗传或常染色体显性遗传病。是亚洲人动脉粥样硬化的主要原因。冠心病和外周血管疾病是其重要表现。患者的成年一级亲属近50%受累。

06.059　家族性复合高脂血症　familial combined hyperlipidemia
由遗传基因异常所致的血脂代谢紊乱。载脂蛋白AⅠ和CⅢ的基因簇异常可能是发病因素之一。早期表现为高甘油三酯血症，最突出的特征是在同一家庭成员中甚至同一患者不同时期，血浆脂蛋白谱有明显的不同。

06.060　家族性颅内动脉瘤　familial intra-cranial aneurysms, FIA
一种多基因遗传病。包括先天的颅内动脉发育缺陷、颅内动脉粥样硬化和高血压导致的动脉壁后天退变。颅内动脉瘤是在大脑动脉壁的异常膨出，动脉瘤破裂可导致自发性蛛网膜下腔出血。

06.061　家族性烟雾病　familial moyamoya disease
一种多基因遗传的脑底异常血管网病。是颈内动脉虹吸部及大脑前动脉、大脑中动脉起始部进行性狭窄或闭塞，颅底软脑膜动脉、穿通动脉形成细小密集吻合血管网的特征性异常脑血管疾病。脑血管造影显示密集成堆的小血管影像，酷似吸烟吐出的烟雾。

06.062　近视　myopia
入眼平行光线经屈折后，只能在视网膜前聚焦成像的一种屈光不正性眼病。以视近物清楚，视远物模糊为主要表现。为单基因遗传/多基因遗传病。因环境因素包括照明不佳，以及长时间、近距离阅读等不良习惯，使眼的调节肌处于持续的紧张收缩状态，进而调节能力减弱而发病。可从儿童时期发病，到20岁以后即很少进展。

06.063　惊恐障碍　panic disorder
又称"间歇性阵发焦虑（episodic paroxysmal anxiety）""发作性阵发焦虑（outbreak-paroxysmal anxiety）"。以反复出现严重惊恐发作为基本特征的精神障碍。发作并不限于任何特殊场合或环境，不可预测。主要症状常包括突然发生心悸、胸痛、哽噎感、头晕和感到不真实（人格解体和现实解体）。经常还有继发的对濒死、失控或发疯的害怕。

06.064　精神发育迟缓　mental retardation, MR
由先天或后天的各种不利因素（生物学因素、社会或心理因素、物理或化学因素等）导致的脑发育受阻。可造成智力障碍和社会适应不良。呈多基因/X连锁隐性/常染色体显性/常染色体隐性遗传。许多先天性遗传病会导致精神发育迟缓，部分精神发育迟缓为多基因遗传，尤其是轻度精神发育迟缓或边缘智力。

06.065 精神分裂症 schizophrenia
一组病因未明，以感知、思维、情感、行为等多方面的障碍与精神活动的不协调，以及精神活动与环境不协调为特征的最常见的精神病。呈多基因遗传。遗传模式具有很高的异质性，所有的易感基因可能仅有较低的相对危险性。

06.066 开角型青光眼 open-angle glaucoma
又称"慢性单纯性青光眼"。一种具有很高的遗传异质性的多基因遗传/常染色体显性遗传病。特点是眼压升高时前房角仍然开放。高眼压不是由虹膜根部堵塞前房角引起，而是由滤帘、导流管等房水流出途径障碍所致。

06.067 溃疡性结肠炎 ulcerative colitis
一种多基因遗传病。确切病因不明。自身免疫损伤是致病的关键，精神、感染、过敏等因素可能是发病的诱因。主要表现为结直肠黏膜及黏膜下层慢性、非特异性炎症性病变。

06.068 扩张型心肌病 dilated cardiomyopathy, DCM
无引起整体收缩功能障碍的异常负荷因素而发生的左心室扩张合并左心室收缩功能障碍性疾病。呈多基因/常染色体显性/常染色体隐性遗传或性连锁遗传。

06.069 类风湿关节炎 rheumatoid arthritis, RA
一种抗原诱发、T细胞介导并与遗传相关的多系统炎症性自身免疫病。呈多基因遗传。主要累及周围关节，呈对称性分布。临床表现为受累关节晨僵、疼痛肿胀及功能下降。

06.070 结节病 sarcoidosis
一种病因及发病机制尚未确定的、以肺损害为主的多系统肉芽肿病。呈多基因遗传。受累的器官以肺为主（占95%~100%），其次为淋巴结、脾及肝等。

06.071 卵巢囊肿 oophoritic cyst
一种多基因遗传病。临床表现为小腹疼痛、不适，白带增多、色黄、有异味，月经失调，而且通常小腹内有一个坚实而无痛的肿块，有时性交会诱发疼痛。

06.072 慢性荨麻疹 chronic urticaria
一种自身免疫机制参与的过敏性皮肤疾病。呈多基因遗传。因机体所产生自身抗体引发嗜碱性粒细胞脱颗粒，导致组胺释放和皮肤病变。

06.073 慢性阻塞性肺疾病 chronic obstructive pulmonary diseases
一种慢性气道阻塞性疾病的统称。主要指具有不可逆性气道阻塞的慢性支气管炎和肺气肿两种疾病。呈多基因遗传。起病缓慢，病程较长，主要症状包括慢性咳嗽、咳痰、气短、呼吸困难、喘息和胸闷。

06.074 脑动脉硬化症 cerebral arteriosclerosis
一种多基因遗传性血管病。主要危险因素包括高血压、高脂血症和糖尿病。发病后因脑部多发性梗死、软化、坏死和萎缩，导致神经衰弱综合征、动脉硬化性痴呆、假性延髓麻痹等慢性脑病。

06.075 脑梗死 cerebral infarction, CI
由于脑血液供应障碍引起的局部脑组织缺血、缺氧，导致局限性脑组织坏死的疾病。按发病机制可分为动脉粥样硬化性血栓性脑梗死、脑栓塞、腔隙性脑梗死及低血流动力性脑梗死等。呈多基因遗传。

06.076 脑栓塞 cerebral embolism
一种多基因遗传病。各种栓子随血流进入颅内动脉使血管腔急性闭塞，引起相应供血区脑组织缺血坏死及脑功能障碍。

06.077　脑萎缩　brain atrophy
因各种原因导致脑组织本身发生器质性病变而产生萎缩的一类神经精神性疾病。呈多基因遗传。以老年人多见。

06.078　脑血栓形成　cerebral thrombosis
脑动脉管壁发生病损，形成血栓，使管腔变狭或闭塞，甚至引起局部脑组织坏死的一种急性缺血性脑血管疾病。最常见的原因是脑动脉粥样硬化。

06.079　尿道下裂　hypospadias
一种多基因遗传病。表现为尿道口移位，阴茎腹侧弯曲，影响正常排尿和性生活的畸形。是小儿常见的先天性阴茎发育畸形。在男性新生儿中的发生率约为8‰。除影响患儿正常生活外，还会对其心理造成极大创伤。

06.080　偏头痛　migraine
一种以周期性发作的头痛为特征的神经系统常见的慢性疾病。呈多基因遗传。其发生与血管活性物质密切相关，常有明显的诱发因素，如紧张、压力大、睡眠不足。

06.081　气管食管瘘　tracheoesophageal fistula
气管与食管间由瘘道相连通的一种病理现象。可为先天性或后天性，并可分为气管–食管瘘和支气管–食管瘘。

06.082　腔隙性脑梗死　lacunar infarct
一种多基因遗传病。因长期高血压引起脑深部白质和脑干穿通动脉病变及闭塞，导致缺血性微梗死，缺血、坏死和液化脑组织由吞噬细胞移走形成腔隙。

06.083　强迫症　obsessive-compulsive dis-
order, OCD
又称"强迫障碍"。反复出现以强迫思维或强迫动作为主要症状的精神障碍。

06.084　强直性脊柱炎　ankylosing spondylitis, AS
一种以累及中轴关节（脊柱）为主，并可侵及四肢关节和其他脏器的慢性进行性炎症疾病。呈多基因遗传。*HLA-B27*是迄今为止发现的与本病关联性最强的基因，还有一些基因可增加患病风险性。慢性腰骶部和髋部疼痛是最具特征性的早期症状。

06.085　雀斑　freckle
一种好发于面部的色素沉着斑。有家族聚集现象，部分呈常染色体显性遗传，部分呈多基因遗传。我国学者首次将其基因定位于染色体4q32—q34。

06.086　热性惊厥　febrile convulsion, FC
曾称"高热惊厥"。由发热（体温至少38℃）引起的癫痫发作。具有年龄依赖性和显著的遗传易感性，局限于6个月到5岁神经系统发育正常的儿童。中枢神经系统感染导致的发作、在热性惊厥前有非热性惊厥及有中枢神经系统异常的儿童均不能诊断为热性惊厥。

06.087　妊娠高血压　gestational hypertension
妊娠期出现一过性高血压、蛋白尿等症状，分娩后即随之消失的疾病。呈多基因遗传。强调了育龄期妇女发生高血压、蛋白尿症状与妊娠之间的因果关系。

06.088　三尖瓣闭锁　tricuspid atresia
一种紫绀型先天性心脏病，发病率占先天性心脏病的1%~5%。主要病理改变是三尖瓣闭锁，房间隔缺损，左心室肥大，右心室发育不良。

06.089　散光　astigmatism

眼球两个经线的屈光度不等，因此不能同时在视网膜上成像的屈光状态。通常是角膜曲度不均的后果。主要取决于角膜曲度，而角膜曲度很可能受多基因控制。

06.090　神经管缺陷　neural tube defect, NTD
一类常见的由神经管发生和分化紊乱导致的畸形。多数为多基因遗传。主要包括无脑畸形、脊柱裂、脑疝和颅裂。

06.091　湿疹　eczema
由多种复杂的内外因素引起的一种表皮及真皮浅层的皮肤炎症性反应。一般认为与变态反应有一定关系。临床上具有瘙痒、红斑、丘疹、水疱、脱屑、肥厚等特点，以及渗出和融合倾向。

06.092　室间隔缺损　ventricular septal defect, VSD
左右心室间隔发育不全形成异常交通，在心室水平产生左向右分流的常见先天性心脏病。占儿童期先天性心脏病的20%~30%、成人先天性心脏病的10%，可单独存在或为其他心脏畸形的组成部分，也是合并其他系统先天畸形最多的一种先天性心脏病。

06.093　特定发育障碍　specific development disorder, SDD
由于一种或一种以上基本心理过程的异常，在言语、阅读、书写、听讲、拼音、认知、综合能力或运动技巧能力等方面表现出的发育障碍。但并非由严重的智力障碍、感觉器官缺陷、情绪障碍或缺乏学习机会所造成。一类存在高度遗传异质性，部分家系为多基因遗传，而另一部分表现为单基因显性遗传。

06.094　特应性皮炎　atopic dermatitis
曾称"异位性皮炎""遗传过敏性皮炎"。一种以慢性湿疹性皮肤肿块为临床特征的皮肤疾病。呈多基因遗传。表现为瘙痒、多形性皮损并有渗出倾向，常伴发哮喘、过敏性鼻炎。

06.095　痛风　gout
长期嘌呤代谢障碍、血尿酸增高引起组织损伤导致的一组多基因遗传病。临床特点为高尿酸血症、急性关节炎反复发作、痛风石形成、慢性关节炎和关节畸形，以及在病程后期出现肾尿酸结石和痛风性肾实质病变。

06.096　无脑畸形　anencephaly
一种多基因遗传病。为神经管缺陷最严重的一种。由神经管顶部闭合不全形成，外观头皮、颅顶骨、脑膜及大脑半球不同程度缺如，可残存发育较差的小脑、间脑或垂体。

06.097　系统性红斑狼疮　systemic lupus erythematosus, SLE
自身免疫介导的、以免疫性炎症为突出表现的弥漫性结缔组织病。呈多基因遗传。主要临床特征是血清中出现以抗核抗体为代表的多种自身抗体和多系统累及。

06.098　先天性鼻泪管阻塞　congenital nasolacrimal duct obstruction
一种多基因遗传病。比较常见。鼻泪管下端开口处的薄膜通常在出生后3~4周可自行破裂，如果此膜持续存在即可引起泪液潴留及炎症，导致新生儿泪囊炎。

06.099　先天性单肾　congenital solitary kidney
胚胎阶段输尿管芽未发育所致先天性一侧肾脏缺失。临床多无症状，但20%~40%的病例可并发生殖系统畸形。如输尿管肾盂连接部狭窄，易感染，或发生高血压等。受累女性可伴有双角子宫或同侧半子宫缺如，受累男性伴有同侧输精管缺如。

06.100 多囊肝病 polycystic liver disease, PCLD, PLD

一种以肝多囊病变为特征的遗传性疾病。可分为不伴有肾囊肿的多囊肝和伴有肾囊肿的多囊肝。不伴有肾囊肿的多囊肝属于肝脏遗传性纤维性多囊肾病的一种，发病机制主要与 *PRKCSH* 和 *SEC63* 基因突变有关，通常没有肾脏受累。伴有肾囊肿的多囊肝则为遗传性多囊肾病的一种器官表现，主要为 *PKD* 基因突变所致。

06.101 颈纤维瘤病 fibromatosis colli

又称"先天性斜颈（congenital torticollis）"。一种发生于新生儿胸锁乳突肌的良性病变。由杂乱增生的成纤维细胞组成境界不清的瘢痕样肿块，并将骨骼肌纤维分离和扭曲，引起斜颈等不对称性畸形。

06.102 先天性巨结肠 congenital megaco-lon

又称"希尔施普龙病（Hirschsprung disease）"。一种多基因遗传病。呈常染色体显性或常染色体隐性遗传。在肠神经系统形成的胚胎发育期，由遗传因素和环境因素共同作用导致的神经嵴细胞向肠管的定向迁移障碍，神经节细胞缺失而形成巨结肠。

06.103 先天性髋关节脱位 congenital dislocation of hip, CDH

髋关节先天发育异常所致的畸形疾病。以后脱位多见，出生时即存在，是小儿较常见的先天性畸形之一。遗传背景复杂，尚未阐明，多数认为本病为多基因遗传病。

06.104 先天性马蹄内翻足 congenital club-foot

一种常见的先天性足畸形。病因未明，可以呈多基因遗传，或者作为其他遗传病表型的一部分。主要临床特征为前足内翻和内收、跟内翻及踝下垂。

06.105 先天性脑积水 congenital hydroce-phalus

又称"婴儿脑积水"。出生时即存在的脑积水。具有高度遗传异质性，呈X连锁隐性或多基因遗传。常有脑室系统扩大、颅内压增高及头围增大。

06.106 先天性脐疝 congenital umbilical hernia

一种先天性发育缺陷。为多基因遗传病。脐环未闭合或脐带脱落后脐带根部组织与脐环粘连愈合不良，腹腔脏器由脐环处向外突出到皮下形成脐疝。

06.107 先天性青光眼 congenital glaucoma

由于胚胎时期发育障碍，使房角结构先天异常或残留胚胎组织，阻塞房水排出通道，导致患儿出生后不久或儿童期眼压升高的一类疾病。呈多基因/隐性/显性遗传和X连锁遗传，表现为遗传异质性。

06.108 先天性小耳畸形 congenital microtia

又称"小耳畸形综合征"。一种多基因遗传病。主要临床表现为外耳形态改变，外耳的基本结构消失或部分消失，仅有残余耳软骨及部分耳垂，甚至没有上述结构，而且常伴有外耳道闭锁、中耳畸形和颌面部畸形等症状。

06.109 先天性心脏病 congenital heart disease

又称"先天性心脏畸形（congenital heart deformity）"。胚胎时期心脏和大血管发育异常所形成的一大类疾病。患者出生时即患有心血管畸形，确切病因仍不完全清楚。目前认为除少数由单基因突变和染色体畸变引起外，大多数由遗传因素和环境因素相互作用引起。

06.110 消化性溃疡 peptic ulcer

胃及十二指肠部位发生的急性或慢性溃疡。呈多基因遗传。发病率达10%~20%。相关家族聚集性和双生子研究提示遗传因素对本病具有重要作用。

06.111　心房颤动　atrial fibrillation, AF
简称"房颤"。一种多基因遗传或常染色体显性遗传病。病理原因导致心房产生每分钟250~600次不规则的心房激动频率。心跳往往快且不规则，有时可以达到100~160次/分，而且节律不整齐，心房失去有效的收缩功能。

06.112　心肌致密化不全　noncompaction of ventricular myocardium, NVM
胚胎发育过程中心内膜及心肌发育停止导致的心肌疾病。呈多基因X连锁隐性/常染色体显性遗传。呈散发性或家族性。家族性心肌致密化不全的遗传方式为X连锁隐性遗传，致病基因定位于Xq28和18q12，多见于婴幼儿。

06.113　心境障碍　mood disorder
曾称"情感障碍"。由各种原因引起的以显著而持久的心境或者情感改变为主要临床特征的一组疾病。遗传方式尚不确定，多数人认为是多基因遗传。

06.114　雄激素性脱发　androgenetic alopecia
又称"男性型脱发（male pattern alopecia）"。其特征是前额上部或者顶部头发逐渐变得稀少，最后皮肤变光滑或仅留少许毳毛。多见于20~30岁男性。与遗传、雄性激素过多及皮脂溢出等有关。

06.115　血管性痴呆　vascular dementia, VD
因脑血管疾病导致认知功能障碍的一组临床综合征。呈多基因遗传。脑动脉闭塞引起大面积皮质梗死，梗死脑组织容积超过80~150ml，临床即可出现痴呆。

06.116　血色素沉着病　haemochromatosis
一种多基因遗传病。候选基因HFE属于HLA I类基因。HFE蛋白参与调节转铁蛋白与转铁蛋白受体间的相互作用。基因突变与部分患者发病相关。

06.117　抑郁症　depressive disorder
一组以显著的心境低落为主要特征的精神障碍。呈多基因遗传。常伴有相应的思维和行为改变。

06.118　翼状胬肉　pterygium
局部球结膜纤维血管组织呈三角形增生并累及角膜的一种疾病。

06.119　银屑病　psoriasis
一种多基因缺陷导致的疾病。在多种诱发因素如外伤、感染或药物等的刺激下发生。典型皮损表现为境界清楚的红斑，上覆银白色鳞屑，刮除鳞屑可见发亮薄膜，刮破薄膜后见点状出血。好发于四肢伸侧及腰骶部。严重者可累及全身、关节。

06.120　婴儿猝死综合征　sudden infant death syndrome, SIDS
平时看似健康的婴儿，在睡眠中安静地突然死亡的综合征。是2周到1岁婴儿最常见的死亡原因。占该年龄组死亡率的30%。是多种因素综合作用的结果，遗传因素包括离子通道蛋白相关基因和5-羟色胺转运体相关基因突变等。

06.121　婴儿湿疹　infantile eczema
俗称"奶癣"。发生在婴儿头面部的一种急性或亚急性湿疹。呈多基因遗传。

06.122　幼年型特发性关节炎　juvenile idiopathic arthritis, JIA

发生于儿童期，排除其他原因（如感染、外伤及血液病等），持续6周以上，一个或以上关节受累的炎症。呈多基因遗传。是儿童期关节炎最常见的类型。

06.123　原发性胆汁性肝硬化　primary biliary cirrhosis, PBC
以慢性、进行性、非化脓性、破坏性胆管炎为特征的一种自身免疫性疾病。最终导致胆汁淤积、肝纤维化、胆汁性肝硬化。一般认为是由遗传易感性和环境因素共同激发。血清抗线粒体抗体（AMA）阳性是本病的重要特征。肝源性血清碱性磷酸酶（ALP）是最常见的生化异常。

06.124　原发性高血压　essential hypertension, EH
遗传和环境因素相互作用引发的高血压。以体循环动脉压升高为主要表现。占所有高血压的90%以上。有家族聚集倾向，父母一方有高血压者子女高血压的患病率是无高血压者子女的2~3倍。

06.125　颅缝早闭　craniosynostosis
一种由原发性颅骨发育紊乱、颅缝过早骨性融合导致颅面部畸形的先天性多基因病。

06.126　原发性视网膜脱离　primary detachment of retina
又称"孔源性视网膜脱离（rhegmatogenous retinal detachment, RRD）"。在视网膜裂孔形成的基础上，液化的玻璃体经视网膜裂孔进入视网膜下，使视网膜神经上皮与色素上皮分离的现象。

06.127　特发性震颤　essential tremor, ET
又称"原发性震颤"。人类常见的一种多基因遗传性/常染色体显性遗传性运动障碍疾病。患者身体的一部分或几部分呈节律性、不自主的来回振荡运动。主要特征是手和臂的动作性或姿势性震颤。

06.128　圆锥角膜　keratoconus
角膜顶点变薄，向前突出，呈圆锥形的一种眼病。常有浓密的白色斑点混浊。

06.129　远视　hypermetropia
入眼平行光线经屈折后，只能在视网膜后聚焦成像的一种屈光不正性眼病。以视远物清楚，视近物模糊为主要表现。低中度远视符合多基因遗传；高度远视可能为常染色体隐性遗传。

06.130　情感性精神病　affective psychosis
又称"躁狂抑郁性精神病（manic-depressive insanity, MDI）"。一组以情感活动过度高涨或低落为基本症状的精神病。呈多基因遗传。临床特征为躁狂或抑郁反复发作，或交替发作。两次发作之间有明显的间歇期，此时精神活动完全正常。

06.131　阵发性睡眠性血红蛋白尿症　paroxysmal nocturnal hemoglobinuria, PNH
一种红细胞膜缺陷所致的慢性血管内溶血性疾病。呈多基因遗传。常在睡眠后加重，可伴发作性血红蛋白尿和全血细胞减少。

06.132　支气管哮喘　bronchial asthma
一种多基因遗传病。为嗜酸性粒细胞、肥大细胞和T细胞等多种炎症细胞参与的上气道慢性炎症。在易感者中可引起反复发作的喘息、气促、胸闷和（或）咳嗽等症状，多在夜间或凌晨发生；常伴有广泛而多变的呼气流速受限，但可部分自然缓解或经治疗缓解；还伴有气道对多种刺激因子的反应性增高。

06.133　脂溢性皮炎　seborrheic dermatitis
发生于头面及胸背等皮脂溢出部位的一种

慢性炎症性皮肤病。呈多基因遗传。

06.134　重症肌无力　myasthenia gravis
一种神经-肌肉接头部位因乙酰胆碱受体减少而出现传递障碍的自身免疫性疾病。呈多基因遗传。以骨骼肌易疲乏为特征。

06.135　主动脉缩窄　coarctation of aorta
主动脉管腔的不同程度的局部狭窄。人群发病率为（5~6）/万，有明显的种族差异。呈多基因遗传，遗传度约75%。患者同胞再显风险率为1.8%~2%，子女为2%~2.6%。

06.136　注意缺陷多动障碍　attention deficit and hyperactive disorder, ADHD
又称"儿童多动症"。与同龄儿童相比，以同时有明显的注意力集中困难、注意持续时间短暂及活动过度或冲动为主要特征的一种精神障碍。呈多基因遗传。常导致明显学习与社交能力受损。

06.137　子宫肌瘤　uterus myoma
子宫平滑肌组织增生而形成的良性肿瘤，含有少量纤维结缔组织。呈多基因遗传，多见于30~50岁妇女，多无症状，少数表现为阴道出血、腹部触及肿物及压迫症状等。

06.138　子宫内膜异位症　endometriosis
子宫内膜组织（腺体和间质）出现在子宫体以外部位的疾病。异位内膜可侵犯全身任何部位，但绝大多数位于盆腔脏器和壁腹膜，以卵巢、宫骶韧带最常见，其次为子宫及其他脏腹膜、直肠阴道隔等部位。是激素依赖性疾病。在形态学上呈良性表现，但在临床行为学上具有类似恶性肿瘤的特点，如种植、侵袭及远处转移等。持续加重的盆腔粘连、疼痛、不孕是其主要临床表现。

06.139　子宫腺肌病　adenomyosis

曾称"内在性子宫内膜异位症"。子宫内膜腺体和间质侵入子宫肌层引起的病变。常同时合并子宫内膜异位症或子宫肌瘤。主要症状为经量过多、经期延长和逐渐加重的进行性痛经。可能为多基因遗传病。

06.140　自身免疫性甲状腺病　autoimmune thyroid disease
由自身免疫紊乱导致的一种甲状腺疾病。为多基因遗传。患者血中可检出针对甲状腺抗原的自身抗体，包括甲状腺球蛋白抗体和甲状腺微粒体抗体等。患者可伴有轻度蛋白尿，少数甚至伴发肾病综合征。

06.141　自身免疫性多内分泌腺[病]综合征　autoimmune polyglandular syndrome
在同一个体发生两个或两个以上的内分泌腺体自身免疫病。腺体病变以功能减退为主，偶也有功能亢进与功能减弱合并存在。有时还可以合并其他系统的自身免疫疾病（如恶性贫血、重症肌无力等）。

06.142　自身免疫性多内分泌腺[病]综合征 I 型　type I autoimmune polyglandular syndrome
又称"念珠菌-内分泌病综合征（candidiasis-endocrinopathy syndrome）"。伴有皮肤念珠菌感染的自身免疫性多内分泌腺综合征。多在儿童期发病，仅累及同胞兄弟姐妹，其病因尚不明确，目前已知其为常染色体显性遗传。本病内分泌系统表现以肾上腺皮质功能减退和甲状旁腺功能减退为主，罕有甲状腺功能减退和胰岛素依赖型糖尿病。

06.143　自身免疫性多内分泌腺[病]综合征 II 型　type II autoimmune polyglandular syndrome
又称"施密特综合征（Schmidt syndrome）"。伴有肾上腺皮质功能减退、甲状腺功能亢进或减退和胰岛素依赖型糖尿病的自身免疫性多内分泌腺综合征。性腺功能减退者较少见，甲状旁腺功能减退和垂体功能减退者则属罕见。

06.144　阻塞型睡眠呼吸暂停综合征　obstructive sleep apnea syndrome
上气道狭窄影响呼吸气流通畅度和阻力增加而引起的一种睡眠障碍。鼻咽部结构异常而导致上呼吸道口径缩小是睡眠过程中发生气道阻塞的主要原因。临床表现为白天嗜睡、睡眠时严重打鼾和反复的呼吸暂停现象，可伴有记忆力、注意力下降及头晕等。多导睡眠图证实阻塞型睡眠呼吸暂停和（或）低通气指数≥5次/小时。非手术疗法包括经鼻持续正压气道通气，使用牙齿矫正器或舌托等；手术疗法包括腭垂腭咽成形术等。

06.145　左心发育不良综合征　hypoplastic left heart syndrome
包括单纯主动脉发育不良、主动脉发育不良合并主动脉瓣狭窄或闭锁的一组综合征。有或无二尖瓣狭窄或闭锁等。占先天性心脏病的1%~2%。属多基因遗传。同胞患病率为2.2%，再显风险率为2%。

06.146　淀粉样变性病　amyloidosis
因一种以β结构的纤维蛋白为主的淀粉样物质在局部或全身组织和器官中沉积，导致多系统受累而引起的疾病。呈多基因/常染色体显性遗传。是多种因素引起的一组临床综合征。有遗传性和获得性之分。

06.147　动脉粥样硬化　atherosclerosis
一种由脂类物质（如胆固醇）沉积于动脉血管壁导致的病变。致病基因定位于19p13.3—p13.2。脂类物质沉积、炎症反应等事件使得血管壁加厚、管腔变窄，最终导致血管封闭或伴随内皮消失而引发血栓形成。

07.　线粒体病和体细胞及未知模式遗传病

07.01　线粒体病

07.001　线粒体脑肌病　Kearns-Sayre syndrome, KSS
一种可导致铁粒幼细胞贫血和胰腺发育不良的线粒体遗传病。通常由于线粒体的DNA有不同的缺失，线粒体脑肌病和进行性眼外肌麻痹、皮尔逊综合征这三种综合征的症状可以在同一家庭的患者中或同一患者不同的疾病期发生转换。

07.002　莱伯遗传性视神经病变　Leber hereditary optic neuropathy
一种线粒体遗传病。由线粒体上的MT-ND1、ND2、ND4、ND4L、ND5、ND6、COX I、COX III或ATP酶6基因的突变所致（超过阈值后发病）。临床表现为视网膜神经节细胞及其轴突的退化引起中心视力的急性或亚急性丧失。90%以上患者中出现11778G＞A（Arg340His）、3460G＞A（Ala52Thr）和14484T＞C（Met64Val）这三种突变。

07.003　线粒体脑肌病伴高乳酸血症和卒中样发作　mitochondrial encephalomyopathy with lactic acidosis and stroke-like episode, MELAS
一组少见的、由线粒体结构和（或）功能异常导致的、以脑和肌肉受累为主的多系统疾病。主要表现为骨骼肌不耐受疲劳、眼外肌麻痹、脑卒中、癫痫反复发作、肌阵挛、偏头痛、共济失调和智力障碍。为母系遗传性疾病。80%的患者基因突变是编码tRNALeu基因（*MT-TL1*）的3243A＞G点突变，3271T＞C突变见于10%的患者。

07.004 亚急性坏死性脑脊髓病 sub-acute necrotizing encephalomyelopathy

又称"利氏病（Leigh disease）"。一种侵犯中枢神经系统的遗传代谢性疾病。主要在婴儿及儿童发生。罕见于成人。具有高度遗传异质性。相关基因超过150个，可以为常染色体显性遗传、常染色体隐性遗传、X连锁遗传和母系遗传。15%~20%的患者由mtDNA突变所致，母系遗传者一般在1岁内起病，可分为ATP合成酶（呼吸链复合物Ⅴ）6亚基缺陷（mtDNA8993T＞G）和线粒体转运RNA（mttRNA）功能缺陷两类。

07.005 氨基糖苷类抗生素致聋 aminoglycoside antibiotics induced deafness, AAID

一种母系遗传病。其中28%有家族遗传史。mtDNA 12SrRNA基因是氨基糖苷类抗生素导致的非综合征性听力损失的一个突变热点区域。线粒体12SrRNA基因1555A＞G突变是这些家系耳聋遗传易感性的基础，非母系成员不存在这一突变。线粒体12SrRNA基因的827A＞G、1005T＞C和1116A＞G突变可能与发病机制相关。

07.006 肌阵挛性癫痫伴破碎红纤维综合征 myoclonic epilepsy associated with ragged red fiber, MERRF

由点突变造成的伴有破碎红纤维的多系统疾病。约半数以上为母系遗传。为以肌阵挛、癫痫为首发症状，继以共济失调、失忆、视神经萎缩、心肌病等多系统异常的线粒体病。主要致病突变位于线粒体DNA基因组中tRNALys基因（*MT-TK*）。突变位点为8344A＞G、8356T＞C、8363G＞A和8361G＞A。8344A＞G突变占所有突变的80%，其余三个突变约占10%。

07.007 慢性进行性眼外肌麻痹 chronic progressive external ophthalmoplegia

线粒体肌病中的一种以进行性眼外肌麻痹为主要表现的类型。任何年龄均可发病，但多在20岁以前发病，主要表现上睑下垂、眼球活动受限，也可有四肢近端无力。肌肉病理可见破碎红纤维。

07.02　体细胞及未知模式遗传病

07.008 真性红细胞增多症 polycythemia vera, PV

一种起源于克隆性造血干细胞的骨髓增殖性疾病。特征为红细胞的产生不依赖红细胞造血的正常调节机制。除红系增生外，通常粒系也过度增生。主要症状与红细胞容量增大引起的高血压和血管异常有关。临床上在诊断前必须排除所有继发性的红细胞增多症。

07.009 快乐木偶综合征 Angelman syndrome

又称"天使综合征""安格尔曼综合征"。一种严重学习障碍并伴随特殊面部表征与行为的神经性疾病。患者由于15q11.2—q13片段缺陷而发病。包括严重运动障碍、精神发育迟缓、共济失调、肌张力低下、癫痫、语言障碍，以巨大下颌、张口露舌、一逗就笑的特殊面容等为特征。受检者有特征性脑电图改变。安格尔曼（H. Angelman）1965

年报道描述此病。

07.010 阿斯佩格综合征 Asperger syndrome
又称"孤独性精神病态（autistic psychopathy）""童年分裂样障碍（schizoid disorder of childhood）"。出现在儿童期，社交活动异常，同时伴有兴趣与活动内容的局限、刻板和重复行为为特征的一种广泛性发育障碍。与孤独症的主要区别在于没有语言或认知发育的一般性延迟或迟缓，在视觉和背诵方面的表现普遍良好。这些异常有延续到少年乃至成年期的强烈倾向。在成年早期偶见精神病性发作。已经发现至少6个易感基因，如Ⅰ型致病基因定位于3q25—q27。

07.011 邦斯塔德综合征 Bangstad syndrome
一种与细胞膜异常相关的遗传性疾病。因多种激素通过细胞膜受体发挥作用，常导致激素异常性疾病。

07.012 巨［大］血小板综合征 Bernard-Soulier syndrome
又称"贝尔纳–苏利耶综合征"。一种血小板膜血管性血友病因子受体复合物和糖蛋白Ⅰb缺陷或不足引发的出血紊乱症。

07.013 奥皮茨–卡维吉亚综合征 Opitz-Kaveggia syndrome
又称"FG综合征（FG syndrome）"。一种致病基因定位于Xq12—q21.31的临床综合征。遗传方式不清，具有遗传异质性。临床表现为智力障碍、大头、肛门闭锁、先天性肌张力低下、胼胝体部分发育不良、关节挛缩、前额隆凸、鼻根高、指/趾弯曲等。

07.014 胶原病 collagenopathy
一组能影响到支撑身体关节和器官处结缔组织的病症。其中Ⅱ型或Ⅺ型胶原蛋白缺陷，由COL11A1、COL11A2和COL2A1基因突变导致。

07.015 雅霍–莱文综合征 Jarcho-Levin syndrome
一种遗传性中轴骨骼发育异常。表现为脊柱和肋骨畸形、胸腔缩短、脊柱弯曲、躯干和颈部较短、腹部突出。部分患者可正常生活，但多数患者会继发胸廓异常所致的呼吸功能不全，并因肺部并发症在幼儿期或儿童早期死亡。

07.016 面部偏侧萎缩 hemifacial hemiatrophy
又称"帕里–龙贝格综合征（Parry-Romberg syndrome）"。一种表现为进行性半侧面部组织萎缩的疾病。多发于5~15岁的女性。相应皮肤变薄，皮下组织、肌肉、甚至骨骼相继发生萎缩。病因不明，可能与交感神经功能障碍有关。

07.017 普拉德–威利综合征 Prader-Willi syndrome, HHHO syndrome
又称"肌张力低下–智力障碍–性腺发育滞后–肥胖综合征"。由于缺乏父源染色体15q11.2—q13区域相关基因的表达而引起的多系统受累的复杂遗传性疾病。临床表现为神经发育延迟、面部异常、斜视、阴茎小、性功能低下、对激素治疗不敏感、肥胖并伴隐睾。

07.018 迟发性皮肤卟啉病 porphyria cutanea tarda
尿卟啉原脱羧酶的代谢缺陷所导致的一种皮肤型卟啉病。是卟啉病中最常见的一种类型。呈常染色体显性/隐性遗传。可能在遗传性尿卟啉原脱羧酶缺陷基础上因肝损害及服用某些药物或接触化学物质而发病。长期酗酒也可诱发本病。

07.019 雌激素不敏感综合征 estrogen insen-

sitivity syndrome

又称"雌激素抵抗（estrogen resistance, ESTRR）"。雌激素受体缺陷导致的先天性雌激素缺乏。呈常染色体隐性遗传。

07.020 弹性纤维假黄瘤 pseudoxanthoma elasticum, PXE

曾称"弹性假黄色瘤"。一种常染色体隐性遗传性结缔组织疾病。主要影响皮肤、眼和血管。异常的弹性纤维使颈部、腋下、腹股沟和脐周的皮肤增厚、起皱、无弹性及松弛。

07.021 儿童交替性偏瘫 alternating hemiplegia of childhood, AHC

一种由 *ATP1A2*（1q23.2）基因突变导致的少见的常染色体显性遗传性综合征。临床特征为交替性偏瘫伴锥体外系症状频繁发作和智力发育迟滞。通常在4岁前发作，症状有轻重之分。

07.022 儿童失神癫痫 childhood absence epilepsy, CAE

临床以典型失神发作为特征，发作频繁，每日可有多次发作的癫痫。脑电图为3Hz的棘慢复合波。是儿童期最常见的癫痫类型之一，有一定的遗传倾向，预后良好。多数患儿可随年龄增长而逐渐缓解或稀发，约有1/3患儿至青春期发生强直阵挛发作或只有失神发作。

07.023 早老症 progeria

一种罕见的早老性遗传病。呈常染色体显性遗传。特征是儿童出现加速老化的外貌。

07.024 骨纤维性结构不良 fibrous dysplasia of bone

一种纤维骨组织的良性瘤样分化。常见单灶性的骨病损。常发生于青少年骨骼快速生长期，可终身扩大发展。多发性纤维结构不良为邻近骨的多发病灶。好发部位为股骨近段、胫骨、肱骨、肋骨和头面骨，全身其他骨也有发生。呈单灶性强度，反复病理性骨折造成畸形。

07.025 家族性地中海热 familial Mediterranean fever

一种常染色体隐性遗传病。特征是周期性高热，伴有腹部/胸部/关节痛与肿胀。由 *MEFV* 基因突变引起。*MEFV* 基因编码一种蛋白，该蛋白的作用是下调炎症反应。

07.026 毛发角化病 keratosis pilaris

一种慢性毛囊角化性皮肤病。典型特征为四肢伸侧可见针头大小、顶部尖锐的毛囊性丘疹，角栓内有卷曲的毛发，散在或簇集成群。也可发生于除掌跖部以外的全身各部位皮肤。女性多于男性。

07.027 弥漫性泛细支气管炎 diffuse panbronchiolitis, DPB

以两肺弥漫性呼吸性细支气管及其周围的慢性炎症为特征的气道慢性炎症性疾病。受累部位主要是呼吸性细支气管及其以下的终末气道，炎症范围波及管壁的全层。突出的临床表现是咳嗽、咳痰和活动后气促。严重者可导致呼吸功能障碍。

07.028 难治性贫血 refractory anaemia

一种以单独红系发育异常为特征的骨髓增生异常综合征。红系无效造血导致贫血。诊断时必须排除其他造成红系异常的原因，如药物、病毒感染、免疫性疾病、先天性异常等。

07.029 青少年肌阵挛性癫痫 juvenile myoclonic epilepsy

一组在青春期起病的癫痫综合征。呈常染色体显性遗传。以双侧的、单次或反复多次的、不成节律的、不规则的、常累及上肢的肌阵挛样惊跳为特征。多数病例伴有全身性强直阵挛发作和失神发作。有明显的遗传倾向，遗传方式复杂。

07.030　妊娠滋养细胞疾病　gestational trophoblastic disease, GTD
一组来源于滋养层细胞的疾病。包括葡萄胎及滋养细胞肿瘤。完全性葡萄胎妊娠通常在妊娠初始3个月出现阴道出血，子宫较实际妊娠胎龄大，并且在超声中检查不到胎体部分，同时伴有绒毛膜促性腺激素（hCG）水平的增高。其他症状还包括妊娠剧吐、妊娠毒血症等。

07.031　麸质敏感性肠病　gluten sensitive enteropathy
又称"乳糜泻（celiac disease）"。一组具有遗传倾向的小肠自身免疫性疾病。呈常染色体隐性/多基因遗传。发病高峰人群主要是儿童与青年。患者对含麦胶的麦粉类食物异常敏感。临床表现是由营养物质消化吸收障碍导致的营养不良综合征，症状包括腹泻、腹痛、体重减轻、倦怠乏力等。

07.032　裸淋巴细胞综合征Ⅰ型　bare lymphocyte syndrome typeⅠ, BLSⅠ
一组极其罕见的由组织相容性复合体缺陷引起的严重免疫缺陷病。呈常染色体隐性遗传。与*TAP2*、*TAP1*、*TAPBP*基因相关，基因定位于6p21.32。

07.033　纤维肌发育不良　fibromuscular dysplasia, FMD
一种以中小动脉非动脉粥样硬化性平滑肌纤维和弹性组织发育异常为特征的全身性血管疾病。可形成动脉夹层和动脉瘤，以肾动脉和颈动脉受累最常见，影像学上表现为典型的节段性串珠样狭窄。目前多为对症治疗，手术和血管重建术有一定的疗效。

07.034　小眼畸形　microphthalmia
一组眼部发育疾病。通常因脉络膜裂畸形导致玻璃体液渗漏而发生。可分为单纯型和综合征型，可伴随白内障和眼组织残缺。可由多种基因突变或染色体异常导致，也可因胚胎发育期风疹或巨细胞病毒感染导致。

07.035　右位心　dextrocardia
心脏在胸腔的位置移至右侧的总称。无其他先天性畸形的单纯右位心不引起明显的病理生理变化，但右位心常和较严重的先天性心血管畸形同时存在。

07.036　原发性血小板增多症　essential thrombocythemia, ET
一种主要累及巨核细胞系的克隆性骨髓增殖性疾病。特征是外周血小板数持续增高，骨髓中大而成熟的巨核细胞数增多。临床表现为微血管栓塞梗死和（或）出血，较大的动静脉也可形成血栓。

07.037　肿瘤　tumor
机体在各种致瘤因子作用下，细胞遗传物质发生改变、基因表达失常，细胞异常增殖而形成的非正常组织。根据肿瘤细胞正常生长调节功能、自主或相对自主生长能力、脱离致瘤环境后继续生长特征的存在与否，分为良性、恶性两大类。

08. 遗传工程与遗传学研究方法

08.001　DNA 重组　DNA recombination
DNA分子内或分子间发生的遗传信息的重

新共价组合过程。包括同源重组、特异位点重组和转座重组等类型，广泛存在于各类生物。体外通过人工DNA重组可获得重组体DNA，是基因工程中的关键步骤。

08.002 重组RNA recombinant RNA
用人工手段对其序列进行了改造和重新组合的RNA。可以经重组DNA转录获得，也可以使用专门作用于RNA的酶类（如T4 RNA连接酶、Qβ-RNA复制酶、RNA酶Ⅲ）等工具和技术获得。

08.003 重组DNA recombinant DNA
用人工手段进行改造和重新组合的DNA。

08.004 重组蛋白质 recombinant protein
用基因工程手段、由重组核酸编码表达的蛋白质。常在蛋白质名称前加r表示。如rBMP指用基因工程手段获得的重组骨形成蛋白。

08.005 克隆位点 cloning site
（1）载体DNA分子中可插入外源DNA片段的单一限制性内切核酸酶位点。（2）插入序列转座元件的整合位点。

08.006 感受态 competence
受体细胞处于易接受外源DNA转化时的生理状态。

08.007 基因免疫 gene immunization
导入外源基因，诱导动物免疫系统对外源基因生成的蛋白质发生免疫应答的技术。

08.008 反义治疗 antisense therapy
利用与DNA、RNA或miRNA碱基互补的反义分子来封闭与疾病相关基因的表达以治疗疾病的方法。

08.009 体细胞杂交 somatic hybridization
将不同来源的体细胞融合成杂种细胞的过程。

08.010 体细胞重组 somatic recombination
体细胞有丝分裂时，因染色体重排或交换而发生的遗传重组。

08.011 重编程 reprogramming
已分化的细胞核基因组恢复至分化以前的功能状态，即重新回复到胚胎干细胞的状态。是在不改变基因序列的情况下，通过表观遗传修饰（如DNA甲基化）来改变细胞命运的过程。

08.012 不稳定转染 unstable transfection
外源基因被引入细胞，未与宿主染色体整合，仅为瞬时表达的过程。

08.013 插入失活 insertional inactivation
因外源核苷酸序列插入而使基因功能丧失的现象。

08.014 插入突变 insertion mutation
在DNA序列中增加一个或多个外源核苷酸而引发的突变。

08.015 定点诱变 site-directed mutagenesis
在基因的指定位置上进行缺失、插入或碱基置换等操作，使该基因产生预期突变的过程。

08.016 共抑制 cosuppression
转入的外源基因使相应内源基因发生可逆失活的过程。

08.017 共转变 coconversion
两个或多个邻近等位基因同时发生改变的过程。

08.018 共转化 cotransformation

两个或多个DNA分子同时转化受体细胞的过程。

08.019　共转染　cotransfection
两个或多个基因同时转染靶细胞的过程。

08.020　交错切割　staggered cut
限制性内切核酸酶在DNA双链分子的单链的不同位置上酶解DNA链的过程。

08.021　酵母单杂交系统　yeast one-hybrid system
一种研究蛋白质和特定DNA序列相互作用的技术方法。主要包括四个流程：筛选含有报告基因的酵母单细胞株；构建表达文库；重组质粒转化至酵母细胞；阳性克隆菌株的筛选。

08.022　酵母双杂交系统　yeast two-hybrid system
一种研究蛋白质相互作用的技术。将待研究的两种蛋白质的基因分别克隆到酵母表达质粒的转录激活因子（如GAL4等）的DNA结合域基因和激活结构域基因，构建成融合表达载体，从表达产物分析两种蛋白质相互作用的系统。

08.023　胚胎干细胞　embryonic stem cell
从囊胚期内细胞团中分离出来的细胞。能在体外培养条件下长时期保持未分化状态并具有分化为各种组织的发育潜能。

08.024　敲除突变　knock-out mutation
在完整细胞内某一基因的靶向失活。

08.025　敲入突变　knock-in mutation
通过导入活性基因替代某一活性基因的靶向突变。

08.026　全基因组关联分析　genome wide

association study, GWAS
运用DNA芯片或测序等技术，对大规模的群体DNA样本，在全基因组层面上筛查与特定性状或疾病相关的高密度分子标记[如单核苷酸多态性（SNP）、基因拷贝数变异（CNV）或基因]的研究。是检测特定物种中不同个体间的全部或大部分基因，从而了解不同个体间的基因及变化差异，并寻找与复杂疾病相关的遗传因素的一种方法。

08.027　全面编辑　pan-editing
将核苷酸广泛插入核苷酸数目已缩减的RNA分子中，以产生有功能的RNA的过程。

08.028　同源重组　homologous recombination
两个染色体或DNA分子在同源序列之间的互相交换和重组。互相交换对等部分。

08.029　外显子捕获　exon trapping
在真核细胞中鉴定和克隆基因潜在外显子的一种技术。将待测DNA片段克隆在剪接载体两个外显子之间的内含子中，转化细胞，经RNA剪接后从细胞中分离出RNA，即可鉴定待测DNA中有无外显子。

08.030　外显子互换　exon exchange
通过交换外显子进行基因重排的方式。

08.031　外显子混编　exon shuffling
又称"外显子洗牌"。因加工位点和组合方式的改变，使同一基因有不同的外显子组合。

08.032　外显子跳读　exon skipping
跳过一个或多个外显子剪接为成熟的mRNA，是mRNA剪接多样性中的一种主要方式。

08.033　转导子　transductant

通过转导而表达外源基因的受体细胞。

08.034　转化体　transformant
被异源DNA转化的受体细胞。

08.035　整合　integration
一段DNA分子插入基因组DNA的重组过程。

08.036　遗传整合　genetic integration
借助同源重组等方式将一个DNA片段插入基因组中的过程。

08.037　异位整合　ectopic integration
外源基因没有插入受体基因组的靶位点。

08.038　诱导性多能干细胞　induced pluripotent stem cell, iPS cell
在一定条件下，导入几种胚胎干细胞表达的转录因子基因，如山中因子（Yamanaka factor）等，使其重新编程而恢复多能性甚至全能性，从而获得与胚胎干细胞形态、表观遗传特征和分化能力相似的细胞。

08.039　整合表达　integrant expression
基因整合到基因组中发生的表达。

08.040　整合抑制　integrative suppression
外源DNA插入受体基因组而抑制基因组复制或表达的过程。

08.041　转基因组　transgenome
外源基因与受体细胞基因组DNA形成的基因组。将一种生物或细胞的整个基因组转移到另一种物种或细胞内的转基因技术，包括细胞核移植、动物克隆技术和人工合成基因组的合成生物学等。

08.042　遗传工程　genetic engineering
又称"基因工程"。运用体外重组DNA技术获取含有目的基因或其他序列全新组合的

DNA分子的技术。

08.043　RNA 干扰　RNA interference, RNAi
细胞内短小双链RNA分子有效阻断靶基因表达的现象。

08.044　cDNA 克隆　cDNA cloning
从基因的mRNA转录物开始，将基因的编码序列克隆化的一种方法。常用来克隆真核类mRNA的DNA拷贝。

08.045　消减杂交　subtracting hybridization
曾称"扣除杂交"。利用不同组织、细胞或不同状态下组织、细胞基因表达的差异性，并结合核酸杂交建立的克隆差异表达基因的技术。是将一种细胞的互补DNA（cDNA）或信使核糖核酸（mRNA）与第二种细胞cDNA或mRNA相互杂交，其不被杂交的部分就代表了两种细胞基因表达的差异，可用于差异表达基因的克隆。差示筛选、消减探针、消减文库的建立等都是该技术的具体实施。

08.046　cDNA 末端快速扩增法　rapid amplification of cDNA end, RACE
运用阻抑性PCR的方法获得互补DNA片段两侧末端未知的序列，以期得到具有5′端和3′端全长cDNA克隆的技术。

08.047　DNA 芯片　DNA chip
又称"DNA微阵列（DNA microarray）"。高密度的DNA阵列。几平方厘米的面积中可以包含上万个不同序列的寡核苷酸或cDNA点阵，可用于大规模的核酸分子杂交分析。

08.048　甲基化 DNA 免疫沉淀芯片　methyl-DNA immunoprecipitation chip, MeDIP-chip
鉴定基因组中甲基化胞嘧啶位置的一种芯

片。将有甲基化胞嘧啶的DNA片段用超声剪刀剪成小片段，然后用抗5-甲基-胞嘧啶的抗体将小片段分离后与芯片杂交。可准确鉴定DNA甲基化的位点，有助于绘制甲基化图谱和研究基因表达的表观遗传调控。

08.049　DNA 印迹法　Southern blotting
通过毛细管作用将变性DNA从电泳凝胶转移到纤维膜等固相介质上，然后进行DNA杂交以检测特异DNA分子的操作过程。由萨瑟恩（E. M. Southern）于1975年建立。

08.050　DNA 杂交　DNA hybridization
具有互补碱基序列的DNA分子，通过碱基对之间形成氢键等，形成稳定双链区的过程。即以已标记的单链DNA为探针，与它的互补单链DNA发生复性反应。

08.051　mRNA 差别显示反转录 PCR　differential mRNA display reverse transcription PCR, DDRT-PCR
以反转录PCR方法显示不同发育阶段、不同生理状态或不同类型的组织、细胞中的mRNA，以研究基因的时间–空间表达模式的方法。

08.052　RNA 印迹法　Northern blotting
将电泳分离的RNA从凝胶中转移到纤维素膜或尼龙膜上，用标记的RNA或DNA进行分子杂交检测的技术。主要用于检测目的基因的转录水平。

08.053　R 环作图　R-loop mapping
显示DNA中与其相应的mRNA互补区域的电子显微镜技术。

08.054　TA[克隆]法　T's and A's method
将任意含有3′-A末端的DNA片段与含有3′-T末端的载体通过T-A碱基互补配对，从而将外源DNA片段克隆进载体的方法。

08.055　蛋白质印迹法　Western blotting
又称"免疫印迹法（immunoblotting）"。将经过凝胶电泳分离的蛋白质转移到膜（如硝酸纤维素膜、尼龙膜等）上，再对转移膜上的蛋白质进行检测的技术。转移可用电泳法等。检测常用与特定蛋白结合的标记抗体或配体。由此可判断特定蛋白质的存在与否和分子量大小等。

08.056　靶突变　target mutation
利用体外诱变的基因置换野生型基因，从而改变该基因功能的方法。

08.057　变性梯度凝胶电泳　denaturing gradient gel electrophoresis, DGGE
一种测定DNA突变的方法。即双链DNA在变性剂（如尿素或甲酰胺）浓度或温度梯度增高的凝胶中电泳，随变性剂浓度或温度升高，由于Tm值不同，DNA的某些区域解链，降低其电泳泳动性，导致迁移率下降。

08.058　蛋白质截短实验　protein truncation test, PTT
在一个联合的转录–翻译体系内，通过人工表达一个突变等位基因来筛查终止突变的方法。

08.059　等位基因特异性寡核苷酸　allele specific oligonucleotide, ASO
与靶向DNA突变热点区互补的人工合成的寡核苷酸序列。长度约20个核苷酸。其序列覆盖目的等位基因发生突变位置的两侧。用于鉴定等位基因的单碱基突变。

08.060　等位基因特异性寡核苷酸印迹　allele specific oligonucleotide blot
一种测定基因突变的方法。等位基因特异性寡核苷酸（ASO）仅与完全互补的序列结合，故1个碱基错配即足以阻止ASO探针与目的基因片段杂交；将ASO探针连接dT多聚尾巴，结合于固相支持物上，受检基因在杂交液中，生物素标记的DNA可结合辣根过氧化物酶，借助抗生物素系统使无色基质变成有色沉淀，从而进行测定。

08.061　点渍法　dotting blotting
结合在固相介质上的变性DNA、RNA或蛋白质的斑点通过核酸探针或抗体分子进行检测的方法。

08.062　多态性标记　polymorphic marker
显示个体间变异的DNA序列。可通过追踪大家系中等位基因如何分离来构建遗传图。定位于编码序列或其他基因组分，但大多数位于非编码DNA中。常用的是微卫星和SNP。

08.063　反转录 PCR　reverse transcription PCR, RT-PCR
扩增mRNA的一种技术。先将mRNA反转录成cDNA，然后再以cDNA为模板，用PCR方法加以扩增。

08.064　分子杂交　molecular hybridization
不同来源或不同种类生物分子间相互特异识别而发生的结合。如核酸（DNA、RNA）之间、蛋白质分子之间、核酸与蛋白质分子之间，以及自组装单分子膜之间的特异性结合。

08.065　核酸分子杂交　nucleic acid hybridization
一条DNA单链或RNA单链与另一条单链通过碱基互补形成双链分子的过程。

08.066　寡核苷酸定点诱变　oligonucleotide-directed mutagenesis
又称"寡核苷酸诱变（oligonucleotide mutagenesis）"。人工获得特定核酸位点突变的一种方法。是将需要改变的核苷酸置于一段合成的寡核苷酸中部，在单链噬菌体（如M13）模板上用克列诺酶合成有指定变化的负链，再通过噬菌体复制得到含突变的双链。

08.067　盒式诱变　cassette mutagenesis
用人工合成的具有多种突变的双链寡核苷酸片段替换靶DNA对应片段的方法。

08.068　互补测验　complementation test
检测两个突变是否为同一基因的等位基因的方法。将两个表型相同的不同隐性突变进行杂交，检测是否有野生表型产生。如有，则表明突变是互补的，不是来自同一条基因的突变。

08.069　基因表达系列分析　serial analysis of gene expression, SAGE
通过构建较短的表达序列标签规模化地检测基因表达种类及其丰度的技术。可以同时检测多个基因在同一时空条件下的表达及其水平。

08.070　基因捕获　gene trap
鉴别选择已插入基因内的转基因插入片段的方法。常用的办法是将基因组序列片段插入到基因捕获载体（不带调控元件，但含可供筛选的抗性基因、酶基因编码序列等）中，从所构建的文库中捕捉能表达的基因。

08.071　基因打靶　gene targeting
又称"基因靶向"。在基因组水平上定点改变某个基因结构的技术。包括将外源DNA插入该位点或使该位点上的基因失活等。即通过同源重组外源DNA，破坏受体细胞基因组中与该外源DNA有同源序列的基因；或通过细胞内的同源重组，外源基因替代受体细胞基因组中与其同源的一个等位基因。

08.072　基因敲减　gene knock-down

阻止靶基因的转录或翻译，从而使靶基因功能部分丧失或降低的实验技术。

08.073　基因克隆　gene cloning
从基因组或DNA中分离单个基因，并在细胞中进行复制的过程。

08.074　基因敲入　gene knock-in
将外源基因引入到细胞（包括胚胎干细胞、体细胞）基因组的特定位置，并使新基因能随细胞的繁殖而传代的方法。广义的基因敲入包括基因片段、基因调控序列以及成段基因组序列的定位引入。

08.075　基因融合　gene fusion
两个基因或两个基因的各自一部分序列融合成一个新的基因的过程。

08.076　基因敲除　gene knock-out
又称"基因剔除"。在基因组水平上改变或破坏靶基因的结构，使其功能完全丧失的实验技术。广义的基因敲除包括某个或某些基因的完全敲除、部分敲除、基因调控序列的敲除及成段基因组序列的敲除。

08.077　基因增强[治疗]　gene augmentation therapy
对于基因功能丧失所引起的疾病，通过导入正常基因以增加正常基因产物的表达，使表型恢复正常的方法。

08.078　基因修正　gene correction
在基因治疗中定点导入外源正常基因，代替有缺陷基因，而对靶细胞基因组无任何改变的方法。

08.079　基因组原位杂交　genomic *in situ* hybridization, GISH
用核酸探针进行原位杂交，确定与探针互补的DNA序列在基因组上的位置的方法。

08.080　基质辅助激光解吸电离　matrix-assisted laser desorption/ionization, MALDI
在基质存在和辅助下以激光解吸附化合物并同时进行电离的方法。常用于鉴定DNA或蛋白分子等大分子的大规模质谱分析。采用短的脉冲激光（1~10ns）使样品分子离子化后进入质谱仪进行分析检测。

08.081　局部随机诱变　localized random mutagenesis
一种在体外将克隆的基因专一性突变后，用于置换受体生物中该基因的野生型拷贝的技术。

08.082　聚合酶链反应　polymerase chain reaction, PCR
一种在体外扩增DNA片段的重要技术。当存在模板DNA、底物、上下游引物和耐热的DNA聚合酶时，经过多次"变性—复性—延伸反应"的循环过程，痕量模板DNA可扩增至几百万倍。

08.083　抗生素抗性基因筛选　antibiotics resistance gene screening
凡能在含某种抗生素的培养基中正常生长的细胞，一定带有对该抗生素具抗性的基因，基于该原理筛选对抗生素具有抵抗作用的细胞的方法。

08.084　扩增受阻突变系统　amplification refractory mutation system, ARMS
一种改进的PCR方法。主要是用4个引物，其中1个是针对突变位点的引物，扩增突变位点一侧的序列，另外3个引物扩增另一侧序列，根据有无扩增片段及片段长度判定是否存在突变位点。

08.085　连接　ligation
通过形成磷酸二酯键连接DNA片段以形成

单一DNA分子的过程。连接酶是催化这一反应的酶。

08.086　连接扩增　ligation amplification
通过连接一对与DNA模板上特定紧邻互补的寡核苷酸，而使DNA片段得到线性或指数扩增的体外方法。

08.087　滤膜杂交　filter hybridization
将样品转移或直接点在滤膜（如硝酸纤维素膜、尼龙膜等）上，以滤膜为支持物进行杂交的方法。洗膜后只有与目的物杂交的分子留在膜上。

08.088　锚定聚合酶链反应　anchored PCR
又称"锚定PCR"。在目的核酸片段一端人工加一特定寡聚核苷酸片段，以便用与其互补的引物进行聚合酶链扩增反应的方法。常用于对目的核酸片段序列本身或旁侧序列不清楚时的扩增。如，通过DNA末端转移酶在未知序列DNA的3′端加上多（dG）尾，用含多(dC)的锚定引物对此DNA进行扩增。

08.089　酶错配切割　enzyme mismatch clea-
　　　　　　　　　vage
用酶切反应来检测突变造成的碱基错配位置的方法。

08.090　末端标记　end labeling
在DNA或RNA链末端添加放射性或其他可检测标记的技术。

08.091　鸟枪法［测序］　shotgun sequencing
一种分析大片段基因组DNA序列的策略。是将大片段DNA（如噬菌体文库中约40kb长或细菌人工染色体所含350kb长的DNA插入片段）随机切成许多1~1.5kb的小片段，分别对其测序，然后借助序列重叠区域拼接成全段序列。

08.092　平端连接　blunt end ligation
利用DNA连接酶将平端DNA片段进行连接的过程。

08.093　染色体步移　chromosome walking
又称"染色体步查"。从染色体上某一DNA序列出发，在基因组文库中筛查出与该DNA末端序列有互补序列的DNA克隆的过程。即利用与该DNA一端相邻接的DNA片段逐步探查到靶DNA序列。

08.094　染色体原位抑制杂交　chromosomal
　　　　　　　in situ suppression hybridization, CISS
一种染色体原位杂交方法。用未标记的非特异性重复序列与经标记的DNA探针预杂交，把探针中的非特异性重复序列封闭，抑制非特异性重复序列与探针杂交，从而保证探针与染色体的靶序列特异性杂交。

08.095　染色质免疫沉淀　chromatin immu-
　　　　　　　noprecipitation, ChIP
研究细胞内蛋白质与DNA相互作用的一种免疫沉淀实验技术。在活细胞状态下固定蛋白质-DNA复合物，并将其随机切断为一定长度范围内的染色质小片段，然后通过免疫学方法沉淀此复合物，特异性地富集目的蛋白结合的DNA片段，通过对目的片段的纯化与检测，从而获得蛋白质与DNA相互作用的信息。能真实、完整地反映结合在DNA序列上的调控蛋白。

08.096　时空特异性基因打靶　spatiotempor-
　　　　　　　al gene targeting, STGT
在生物体特定的发育阶段和特定的组织细胞中，启动或关闭特定基因表达的技术。

08.097　探针　probe
在分子杂交中用来检测互补序列的带有标记的单链DNA或RNA片段。

08.098　体内足迹法　*in vivo* footprinting
应用硫酸二甲酯的甲基化保护作用，检测细胞内DNA-蛋白质相互作用或蛋白质结合位点中碱基突变效应的实验方法。

08.099　体外翻译　*in vitro* translation
用含有核糖体亚基、必需的蛋白质因子、tRNA和氨酰tRNA合成酶的细胞抽提液（无细胞系统），以纯化的mRNA分子为模板，在体外无细胞系统中，合成特定蛋白质或多肽的系统。

08.100　条件性基因打靶　conditional gene targeting
在特定的时间和空间条件对某个基因进行修饰的过程。即对某个基因的修饰限定于某些特定类型的细胞，或发育的某一特定阶段。

08.101　条件性基因敲除　conditional gene knockout
使靶基因在特定细胞类型或特定发育阶段完全失去功能的实验方法。

08.102　粒子轰击法　particle bombardment
又称"基因枪法（gene gun method）"。利用亚微粒的钨和金能吸附DNA，将其包裹起来形成微粒的特性，通过物理途径使它获得很高的速度，使微粒瞬间进入靶细胞的方法。可达到转移目的基因，又不损伤靶细胞原有结构的目的。

08.103　纤维荧光原位杂交　fiber fluorescence *in situ* hybridization, fiber FISH
制备细胞间期染色质纤维标本后进行荧光原位杂交染色的技术。该技术已用于高分辨基因定位、基因重复和易位涉及的染色体断裂点的直接观察。

08.104　遗传操作　genetic manipulation
又称"基因操作（gene manipulation）"。在体外将DNA连接到载体上，形成重组DNA，并将其转入宿主细胞进行表达或干预宿主细胞功能的过程。

08.105　抑制消减杂交　suppression subtractive hybridization, SSH
将抑制PCR与消减杂交技术相结合的一种快速分离差异表达基因的方法。运用杂交二级动力学原理，以及高丰度的单链DNA在退火时产生同源杂交的速度快于低丰度的单链DNA的特点，从而使原来在丰度上有差别的单链DNA相对含量达到基本一致。

08.106　足迹法　footprinting
一种用来测定DNA-蛋白质专一性结合部位及DNA具体序列的方法。通过某些蛋白质结合保护化学键，使被保护位置免受酶切割。

08.107　杂交探针　hybridization probe
利用标记核酸分子作为探针鉴定与其互补或同源分子的技术。

08.108　转染　transfection
起初指外源基因通过病毒或噬菌体感染细胞或个体的过程。现在常泛指外源DNA（包括裸DNA）进入细胞或个体导致遗传改变的过程。

08.109　比较基因组杂交　comparative genomic hybridization, CGH
将消减杂交、荧光原位杂交相结合，可在染色体整体或亚带水平对不同基因组DNA序列拷贝数的差异（缺失、扩增、复制）进行检测和定位的方法。

08.110　不完全酶切　partial digestion
限制性内切核酸酶对DNA的不完全消化。在所有靶序列被完全切断之前终止消化，可以产生大量重叠片段。

08.111　平衡密度梯度离心　equilibrium density gradient centrifugation
分离大分子和细胞成分的离心方法。即将待分离样品加在惰性梯度溶剂中进行离心沉降，在一定的离心力作用下，大分子或颗粒沉降到浮力密度与溶剂密度一致的平衡区，形成不同区带。

08.112　区域定位　regional assignment
将某一基因定位于某一染色体后，利用染色体结构的改变（如缺失、易位等）确定其在染色体上具体位置的方法。

08.113　染色体工程　chromosome engineering
在染色体或亚染色体水平进行遗传操作，从而定向改变遗传性状和选育新品种等的一种技术。

08.114　染色体介导的基因转移　chromosome mediated gene transfer
以染色体为载体在细胞间转移遗传物质的操作。

08.115　体外互补分析　in vitro complementation assay
一种功能检测手段和确定野生型细胞成分的方法。可以赋予从突变细胞获得的提取物活性。用于分析确定由突变造成失活的细胞成分。

08.116　显微操作　micromanipulation
在显微镜下，应用显微操作仪进行细胞分离、核移植、细胞内微量样品注射、转移的技术。

08.117　显微切割术　microdissection
应用显微操作仪进行细胞与亚细胞水平的分离与切割技术。如单细胞分离、染色体微切割等。

08.118　染色体涂染　chromosome painting
用荧光染料标记整条染色体或特定染色体区段的DNA，制成探针进行原位杂交，使目标染色体发出荧光信号的方法。用于明确染色体畸变的来源及范围。

08.119　吖啶橙　acridine orange
一种荧光染料。可渗透胞膜嵌入核酸中，使DNA呈现绿色荧光，而RNA呈现橙色荧光。

08.120　报告基因　reporter gene
又称"报道基因"。表达产物易于被鉴定的基因。将其编码序列和基因表达调节序列或目的基因相融合形成嵌合基因，用以反映基因表达效率。常用作报告基因的有氯霉素乙酰转移酶基因、β葡糖醛酸糖苷酶基因、萤火虫酶基因和绿色荧光蛋白基因等。

08.121　标记基因　marker gene
功能及在染色体上的位置都已经确定的基因。可用作分析其他基因的参照。

08.122　表达载体　expression vector
能使插入基因进入宿主细胞表达的克隆载体。包括原核表达载体和真核表达载体，可以是质粒、噬菌体或病毒等。典型表达载体带有能使基因表达的调控序列，以及在适当位置可插入外源基因的限制性酶切位点。

08.123　参照标记　reference marker
在遗传图或物理图作图时，确定与其他标记之间相对位置的一种信息标记。

08.124　互补 DNA 文库　complementary DNA library, cDNA library
又称"cDNA文库"。一群体外重组的cDNA克隆。这些cDNA来源于从一个有机体，或一个特定的组织，或细胞型，或一个物种群体中分离得到的全部mRNA。

08.125　DNA 标记　DNA marker
（1）已知大小的DNA片段。用来估算凝胶电泳条带。（2）以两种或多种易于区别的形式存在的DNA序列。可在遗传图、物理图或整合图谱中用作位置标记。

08.126　染色体消减　chromosomal elimination
又称"染色体丢失"。在体细胞杂种中染色体逐条消失的现象。常常优先丢失某一生物类型的染色体。

08.127　连接 DNA　linker DNA
（1）包含特定限制性内切核酸酶识别位点的寡聚脱氧核糖核苷酸。用于基因操作中平端或黏端DNA连接。（2）真核生物相邻核小体之间的DNA片段。

08.128　随机扩增多态性 DNA　randomly amplified polymorphic DNA, RAPD
用一套随机引物去扩增群体中不同个体的基因组DNA，得到大小和数量有差异的产物的过程。

08.129　载体　vector, vehicle
在分子克隆中携带外源DNA的质粒、噬菌体或重组体。

08.130　单一染色体基因文库　unichromosomal gene library
由一条染色体的DNA构建成的基因文库。

08.131　基因库　gene pool
有性生殖生物的一个群体中，能进行生殖的所有个体所携带的全部基因或遗传信息。

08.132　基因组文库　genomic library
某种生物全部基因组DNA序列的随机片段重组DNA克隆的群体。该文库以DNA片段的形式贮存着某种生物全部基因组的信息，可以用来选取任何一段感兴趣的序列进行复制和研究。材料来自生物体基因组是RNA（如RNA病毒）所构建的核酸片段克隆群体，也是该生物的基因组文库。

08.133　均一化 cDNA 文库　normalized cDNA library
减少细胞内冗余转录物的数量，增加低丰度转录物的拷贝而构建的cDNA文库。

08.134　克隆载体　cloning vector, cloning vehicle
装接外源DNA片段后在宿主细胞中能自主复制的载体。

08.135　染色体跳查文库　chromosome jumping library
基因文库的一种。特点是每一个克隆含有同一染色体上远离（如几百个碱基对）的DNA片段。

08.136　外源 DNA　foreign DNA
通过基因工程技术或病毒感染等途径引入靶细胞中的DNA序列。

08.137　外源基因　exogenous gene
存在于生物的基因组中、原来没有的外来基因。可以通过基因操作获得。

08.138　连接片段　linker fragment
又称"接头片段"。包含几个限制性酶切位点的合成的双链寡核苷酸。在重组DNA的重建中可加在准备用其他酶切割的DNA片段末端。

08.139　消减[基因]文库　subtractive library
用两种不同类型或不同生理状态下的细胞DNA作消减杂交后，将目标DNA克隆而构成的基因文库。

08.140 消减 cDNA 文库 subtracted cDNA library
经过消减杂交构建的cDNA文库。即用目标细胞cDNA与第二种细胞（不同类型或不同状态下的细胞）过量的mRNA或cDNA杂交，收集目标细胞cDNA中未被杂交的部分来构建的文库。包含了目标细胞中特异表达的基因序列。

08.141 随机引物 random primer
常为8~12个核苷酸的短链。可按实验目的设计其序列为部分随机或全部随机排列，用于随机聚合酶链反应。6个核苷酸短链的混合物常用于DNA探针合成。

08.142 置换型载体 replacement vector
部分内源DNA序列可被外源DNA序列替换的克隆载体。

08.143 分泌型载体 excretion vector
在克隆位点旁有信号肽编码序列的载体。可使克隆外源基因的蛋白质产物分泌到宿主细胞外。

08.144 整合序列 integration sequence
重组载体中负责使外源DNA与载体断开并掺入宿主染色体的DNA序列。

08.145 扩增子 amplicon
进行大量复制而使拷贝数不断增多的DNA或RNA序列。这种被大量复制的DNA序列往往经过人为的基因操作（如聚合酶链反应）得到或通过重组质粒转化细菌扩增产生。

08.146 遗传修饰 genetic modification
通过分子生物学技术对生物体的基因组进行改造的技术。

08.147 识别位点 recognition site
限制性内切核酸酶特异结合的核苷酸序列。

08.148 载体小件 vectorette
人工合成的长几十个核苷酸对的寡核苷酸双链体。链末端带有突出的黏端，能方便于待检测的DNA片段插入。载体小件上含有特有序列互补的引物，能与待检的DNA配对，可用聚合酶链反应技术扩增该DNA片段并随之进行测序。适用于只有一个引物可用的DNA片段的扩增，在基因组步移实验中具有价值。与一般载体不同，载体小件不能进入细胞复制繁殖。

08.149 植入前遗传学诊断 preimplantation genetic diagnosis, PGD
对移植前的卵子、体外受精的受精卵或胚胎的遗传物质进行检测，发现其有无遗传性缺陷，以决定是否进行胚胎移植的技术。

英汉索引

A

酶缺乏症　05.109

ADHD　注意缺陷多动障碍，＊儿童多动症　06.136

adhering junction　黏着连接　02.135

adjacent segregation　相邻分离　02.483

adjacent 1 segregation　相邻分离-1　02.484

adjacent 2 segregation　相邻分离-2　02.485

ADNFLE　常染色体遗传夜间发作性额叶癫痫　05.228

ADPKD　常染色体显性遗传多囊肾病，＊成人型多囊肾病　05.227

ADP ribosyltransferase　腺苷二磷酸核糖基转移酶　03.002

adrenocorticotropic hormone deficiency　促肾上腺皮质激素缺乏症　05.047

adrenoleuko dystrophy　肾上腺脑白质营养不良　05.079

AEC　睑缘粘连–外胚层发育不良–唇腭裂综合征　05.268

AF　心房颤动，＊房颤　06.111

affective psychosis　情感性精神病　06.130

AFP　甲胎蛋白　03.398

agammaglobulinaemia　无丙种球蛋白血症　05.312

Ag-banding　Ag 显带，＊银显带　02.259

agglutination　凝集［反应］　02.190

Ag-NOR　＊银染核仁组织区　02.262

AGU　天冬氨酰葡糖胺尿症　05.100

AHC　儿童交替性偏瘫　07.021

Aicardi syndrome　艾卡尔迪综合征，＊点头癫痫–胼胝体发育不全–视网膜脉络膜色素脱失综合征　05.378

AIDS　获得性免疫缺陷综合征，＊艾滋病　01.410

akinetic chromosome　无着丝粒染色体　02.505

akinetic fragment　无着丝粒断片　02.503

akinetic inversion　＊无着丝粒倒位　02.459

Alagille syndrome　阿拉日耶综合征，＊先天性肝内胆管发育不良症，＊动脉–肝脏发育不良综合征　05.379

albinism, black lock, cell migration disorder of the neurocytes of the gut, sensorineural deafness syndrome　白化病–黑锁–肠道神经细胞迁移紊乱–感觉神经性耳聋综合征　05.358

ALD　肾上腺脑白质营养不良　05.079

alkaptonuria　尿黑酸尿症　05.069

Allan-Herndon-Dudley syndrome　阿兰–赫恩登–达德利综合征　05.133

allele　等位基因　01.099

allele specific oligonucleotide　等位基因特异性寡核苷酸　08.059

allele specific oligonucleotide blot　等位基因特异性寡核苷酸印迹　08.060

allelic complementation　＊等位［基因］互补　01.131

allelic exclusion　等位基因排斥　01.408

allelic heterogeneity　等位基因异质性　01.353

allergic rhinitis　变应性鼻炎，＊过敏性鼻炎　06.022

allocycly　异周性，＊异染周期性　02.258

allodiploid　异源二倍体　02.430

alloheteroploid　异源异倍体　02.435

alloheteroploidy　异源异倍性　02.436

alloploidy　异源倍性　02.431

allopolyhaploid　异源多元单倍体　02.434

allopolyploid　异源多倍体　02.432

allopolyploidy　异源多倍性　02.433

allosome　异染色体　02.255

allosyndesis　异源联会　02.381

ALMS　阿尔斯特伦综合征　05.135

alopecia areata　斑秃　06.018

alpha fetoprotein　甲胎蛋白　03.398

alpha thalassemia　α-珠蛋白生成障碍性贫血，＊α-地中海贫血　05.167

Alport syndrome　奥尔波特综合征，＊遗传性肾炎　05.134

Alstrom syndrome　阿尔斯特伦综合征　05.135

altered codon　异常密码子　03.165

alternate segregation　相间分离　02.482

alternating hemiplegia of childhood　儿童交替性偏瘫　07.021

alternative splicing　可变剪接，＊选择性剪接　03.147

alternative transcription　选择性转录　03.150

alternative transcription initiation　选择性转录起始　03.151

Alu family　＊Alu 家族　03.312

Alu sequence　Alu 序列　03.312

Alzheimer disease　阿尔茨海默病　06.003

amber codon　琥珀密码子　03.171

amber mutation　琥珀突变　03.200

amber suppressor　琥珀突变抑制基因　03.201

ambiguous codon　多义密码子　03.173

amelogenesis imperfecta　遗传性牙釉质发育不全

05.338

Ames test　埃姆斯实验　01.271

aminoglycoside antibiotics induced deafness　氨基糖苷类抗生素致聋　07.005

14δ-aminolevulinate dehydrogenase deficiency　14δ-氨基酮戊酸脱氢酶缺乏症　05.010

amitosis　无丝分裂，＊直接分裂　02.369

amorph　无效等位基因　01.267

amplicon　扩增子　08.145

amplification refractory mutation system　扩增受阻突变系统　08.084

AMS　无睑大口畸形综合征　05.439

amyloidosis　淀粉样变性病　06.146

amyloid precursor protein　淀粉样前体蛋白　02.156

anaphase　后期　02.376

anaphase lag　后期迟延，＊后期滞后　02.443

anaphase promoting complex　后期促进复合物，＊周期小体　02.359

ancestral chromosomal segment　祖先染色体片段　02.247

anchorage dependence　贴壁依赖性　02.181

anchored PCR　锚定聚合酶链反应，＊锚定PCR　08.088

anchoring junction　＊锚定连接　02.135

ancillary transcription factor　辅助转录因子　03.069

Andersen syndrome　安德森综合征，＊安德森心律不齐阵发性麻痹，＊伴心律失常型周期性瘫痪，＊7型QT间期延长综合征　05.136

Anderson-Fabry disease　法布里病　05.016

androgenetic alopecia　雄激素性脱发　06.114

androsome　限雄染色体　02.246

anencephaly　无脑畸形　06.096

anerythrochloropsia　红绿色盲　05.302

aneucentric chromosome　非单着丝粒染色体　02.474

aneuploid　非整倍体　02.437

aneuploidy　非整倍性　02.438

Angelman syndrome　快乐木偶综合征，＊天使综合征安格尔曼综合征　07.009

angle-closure glaucoma　闭角型青光眼　06.021

anisopolyploid　奇[数]多倍体　02.454

ankyloblepharon-ectodermal dysplasia-clefting syndrome　睑缘粘连-外胚层发育不良-唇腭裂综合征　05.268

ankylosing spondylitis　强直性脊柱炎　06.084

ankyrin　锚蛋白　02.134

annealing　复性，＊退火　01.091

anonymous DNA　匿名DNA，＊无名DNA　03.252

antagonist　拮抗物　03.003

anterograde transport　顺向运输　02.159

antibiotics resistance gene screening　抗生素抗性基因筛选　08.083

anticoding strand　反编码链　03.084

anticodon　反密码子　03.086

anticodon loop　反密码子环　03.085

antigenic determinant　＊抗原决定簇　02.118

antimitotic drug　抗有丝分裂药物　02.389

antimutator　抗突变基因　01.263

antiparallel strand　反向平行链　03.318

antisense DNA　反义DNA　03.317

antisense gene　反义基因　03.320

antisense oligonucleotide　反义寡核苷酸　03.319

antisense peptide nucleic acid　反义肽核酸　03.321

antisense PNA　反义肽核酸　03.321

antisense RNA　反义RNA　03.374

antisense strand　＊反义链　03.026

antisense therapy　反义治疗　08.008

antitermination　＊抗终止作用　03.210

antiterminator　抗终止子　03.075

antithrombin Ⅲ deficiency　抗凝血酶Ⅲ缺乏症　05.272

Antley-Bixler syndrome　安特利–比克斯勒综合征　05.179

AOS　亚当斯–奥利弗综合征　05.377

APC　后期促进复合物，＊周期小体　02.359

Apert syndrome　阿佩尔综合征，＊尖头并指/趾畸形　05.293

AP-1 family　活化蛋白-1家族　03.076

APP　淀粉样前体蛋白　02.156

AP site　无嘌呤嘧啶位点　01.262

aptamer　适配体　03.224

apurinic apyrimidinic site　无嘌呤嘧啶位点　01.262

arachnodactyly　＊蜘蛛指/趾综合征　05.346

ARE　富含AU的元件　03.396

arginase deficiency　精氨酸血症，＊精氨酸酶缺乏症　05.076

argininemia　精氨酸血症，＊精氨酸酶缺乏症　05.076

arm ratio　[染色体]臂比　02.241

ARMS　扩增受阻突变系统　08.084

ARPKD　常染色体隐性遗传多囊肾病，＊婴儿型多囊

肾病，* 儿童型多囊肾病 05.229

ARS 自主复制序列 03.299

arterial tortuosity syndrome 动脉扭曲综合征 05.236

AS 奥尔波特综合征，* 遗传性肾炎 05.134，强直性脊柱炎 06.084

ASO 等位基因特异性寡核苷酸 08.059

aspartylglucosaminuria 天冬氨酰葡糖胺尿症 05.100

Asperger syndrome 阿斯佩格综合征 07.010

aster 星体 02.387

asthmatic bronchitis 喘息性支气管炎 06.024

astigmatism 散光 06.089

asynapsis 不联会 02.318

ataxia telangiectasia syndrome 毛细血管扩张性共济失调综合征 05.280

ataxia with isolated vitamin E deficiency 共济失调伴选择性维生素 E 缺乏症 05.260

atelocentric chromosome 非端着丝粒染色体 02.277

atelosteogenesis type Ⅱ 骨发育不全症Ⅱ型 05.243

ATF 转录激活因子 03.059

atherosclerosis 动脉粥样硬化 06.147

atopic dermatitis 特应性皮炎，* 异位性皮炎，* 遗传过敏性皮炎 06.094

ATP-binding cassette protein ATP 结合盒蛋白，02.083

atrial fibrillation 心房颤动，* 房颤 06.111

atrial septal defect 房间隔缺损 06.040

atrioventricular septal defect 房室隔缺损 06.041

ATR-X 伴α-珠蛋白生成障碍性贫血 X 连锁智力低下综合征，* 伴α-地中海贫血 X 连锁智力低下综合征 05.169

ATS 动脉扭曲综合征 05.236

attention deficit and hyperactive disorder 注意缺陷多动障碍，* 儿童多动症 06.136

attenuator 弱化子 03.097

AU-rich element 富含 AU 的元件 03.396

autism 孤独症，* 自闭症 06.038

autistic psychopathy * 孤独性精神病态 07.010

autobivalent 同源二价体 02.425

autochromosome 常染色体 02.195

autodiploid 同源二倍体，* 自体二倍体 02.424

autodiploidization 同源二倍化 02.426

autoheteroploid 同源异倍体 02.427

autoheteroploidy 同源异倍性 02.429

autoimmune polyglandular syndrome 自身免疫性多内分泌腺[病]综合征 06.141

autoimmune thyroid disease 自身免疫性甲状腺病 06.140

autonomously replicating sequence 自主复制序列 03.299

autophagosome 自[体吞]噬体 02.102

autophagy 自噬 02.171

autophene 自主表型 01.156

autosomal disease 常染色体病 04.002

autosomal dominant nocturnal frontal lobe epilepsy 常染色体遗传夜间发作性额叶癫痫 05.228

autosomal dominant polycystic kidney disease 常染色体显性遗传多囊肾病，* 成人型多囊肾病 05.227

autosomal inheritance 常染色体遗传 01.326

autosomal recessive polycystic kidney disease 常染色体隐性遗传多囊肾病，* 婴儿型多囊肾病，* 儿童型多囊肾病 05.229

autosome 常染色体 02.195

autosyndetic pairing 同源[染色体]配对 02.213

autozygosity 同合性 01.088

AVED 共济失调伴选择性维生素 E 缺乏症 05.260

AVSD 房室隔缺损 06.041

Axenfeld syndrome 阿克森费尔德综合征，* 角虹膜发育不良症，* 视觉张力综合征 05.181

AZF 无精子症因子 05.438

azoospermia factor 无精子症因子 05.438

B

BAC 细菌人工染色体 01.321

background genotype 背景基因型 01.080

back mutation 回复突变 01.218

bacterial artificial chromosome 细菌人工染色体 01.321

balance chromosome 平衡染色体 02.498

balanced lethal gene 平衡致死基因 01.190

balanced lethal system 平衡致死系，* 永久杂种 02.058

balanced translocation 平衡易位 02.499

banding pattern [染色体]带型 02.242

banding pattern polymorphism 带型多态性 02.272

Bangstad syndrome　邦斯塔德综合征　07.011

Bannayan-Riley-Ruvalcaba syndrome　班纳扬–赖利–鲁瓦卡巴综合征　05.380

Barakat syndrome　巴拉卡特综合征　05.138

Bardet-Biedl syndrome　巴尔得–别德尔综合征　05.359

bare lymphocyte syndrome type Ⅰ　裸淋巴细胞综合征Ⅰ型　07.032

Barth syndrome　巴思综合征，＊酸尿症Ⅱ型　05.137

Bartter syndrome　巴特综合征　05.360

basal transcription　基础转录　03.126

basal transcription apparatus　基础转录装置　03.067

basal transcription factor　基础转录因子　03.068

base analogue　碱基类似物，＊类碱基　03.049

base deletion　碱基缺失　01.281

base insertion　碱基插入　01.280

base pair　碱基对　01.166

base pairing rule　＊碱基配对法则　03.048

base substitution　碱基置换　01.282

basic leucine zipper　碱性亮氨酸拉链　03.388

basic zipper motif　＊碱性拉链模体　03.388

Batten disease　巴滕病　05.142

BBS　巴尔得–别德尔综合征　05.359

B chromosome　B染色体　02.238

Bcl-2 gene　Bcl-2基因　03.399

BCR　断裂点丛集区，＊断裂点簇区　01.382

BDA1　［家族性］A1型短指/趾症　05.259

Beals syndrome　比尔斯综合征　05.143

Becker muscular dystrophy　贝克肌营养不良，＊良性假肌肉萎缩症　05.144

Beckwith-Wiedemann syndrome　＊贝–维综合征　04.043

Behcet disease　＊白塞综合征　06.005

Behr syndrome　贝尔综合征　05.381

benign familial neonatal convulsion　良性家族性新生儿惊厥　05.276

Berardinelli-Seip congenital lipodystrophy　贝拉尔迪内利–赛普先天性脂肪营养障碍　05.382

Bernard-Soulier syndrome　巨［大］血小板综合征，＊贝尔纳–苏利耶综合征　07.012

beta ketothiolase deficiency　β酮硫解酶缺乏症，＊线粒体乙酰乙酰基辅酶A硫解酶缺乏症　05.033

beta mannosidosis　β-甘露糖苷贮积症，＊β-甘露糖苷病　05.032

beta thalassemia　β-珠蛋白生成障碍性贫血，＊β-地中海贫血　05.168

Bethlem myopathy　贝特莱姆肌病　05.139

BFNC　良性家族性新生儿惊厥　05.276

BHD　伯特–霍格–迪贝综合征　05.180

bicistronic mRNA　双顺反子mRNA　03.384

Bietti crystalline dystrophy　＊别蒂结晶样营养障碍　05.140

biochemical genetics　生化遗传学　01.013

biochemical mutant　生化突变体　01.220

bioinformatics　生物信息学　01.043

biotinidase deficiency　生物素酶缺乏症，＊多羧化酶缺乏症　05.096

biparental zygote　双亲合子　01.150

birth defect　出生缺陷　01.065

Birt-Hogg-Dubé syndrome　伯特–霍格–迪贝综合征　05.180

bivalent　二价体　02.329

blocked reading frame　封闭读框　03.208

blood group system　血型系统　01.412

Bloom syndrome　布卢姆综合征，＊侏儒面部毛细管扩张综合征　05.145

BLS Ⅰ　裸淋巴细胞综合征Ⅰ型　07.032

blue diaper syndrome　蓝尿布综合征　05.275

blunt end　平端　03.255

blunt end ligation　平端连接　08.092

BMD　贝克肌营养不良，＊良性假肌肉萎缩症　05.144

Bombay antigen system　孟买血型系统　01.411

boundary element　边界元件　03.257

bp　碱基对　01.166

brain atrophy　脑萎缩　06.077

branchio-oto-renal syndrome　鳃裂–耳–肾综合征　05.306

BRCA　乳腺癌相关基因　01.378

breakage-fusion-bridge cycle　断裂–融合–桥循环　02.469

breakpoint cluster region　断裂点丛集区，＊断裂点簇区　01.382

breast cancer-related gene　乳腺癌相关基因　01.378

bronchial asthma　支气管哮喘　06.132

BRRS　班纳扬–赖利–鲁瓦卡巴综合征　05.380

Bruton's agammaglobulinemia　＊布鲁顿无丙种球蛋白血症　05.146

BSCL 贝拉尔迪内利–赛普先天性脂肪营养障碍 05.382

BTHS 巴思综合征，*酸尿症Ⅱ型 05.137

Buschke-Ollendorff syndrome *布施克–奥伦多夫综合征 05.383

bypassing 框内跳译，*跳码 03.211

bystander effect 旁观者效应 01.394

bZIP 碱性亮氨酸拉链 03.388

C

CAAT box CAAT框，*CAAT盒，*CAAT区 03.216

CADASIL 皮质下梗死伴白质脑病的常染色体显性遗传性脑动脉病 05.182

CAE 儿童失神癫痫 07.022

Caffey disease *卡菲病 05.452

CAM 细胞黏附分子 02.070

CAMFAK syndrome *CAMFAK综合征 05.384

campomelic dysplasia 躯干发育异常 05.188

Canavan disease *卡纳万病 05.183

cancer family 癌家族 01.375

cancer genetics 肿瘤遗传学 01.019

candidiasis-endocrinopathy syndrome *念珠菌–内分泌病综合征 06.142

5'-cap 5'帽 03.055

cap site 加帽位点 03.106

carbamoyl phosphate synthetase Ⅰ deficiency 氨甲酰磷酸合成酶Ⅰ缺乏症 05.034

carcinoembryonic antigen 癌胚抗原 03.403

cardiocutaneous syndrome 心脏皮肤综合征 05.206

cardiofaciocutaneous syndrome 心–面–皮肤综合征 05.324

carnitine-acylcarnitine translocase deficiency 肉碱–脂酰肉碱转位酶缺乏症 05.085

carnitine palmitoyltransferase Ⅰ deficiency 肉碱棕榈酰基转移酶Ⅰ缺乏症 05.086

carnitine palmitoyltransferase Ⅱ deficiency 肉碱棕榈酰基转移酶Ⅱ缺乏症 05.087

carnosinemia 肌肽血症，*肌肽酶缺乏症 05.072

Caroli disease *卡罗利病 05.385

Carpenter syndrome *卡彭特综合征 05.184

carrier 携带者 01.341

cartilage hair hypoplasia 软骨毛发发育不全 05.292

caryogram 核型图，*染色体组型图 02.276

caryology 细胞核学 01.025

caryotype 核型 02.240

cassette mutagenesis 盒式诱变 08.067

CAT 氯霉素乙酰转移酶 03.005

cataract, microcephaly, failure to thrive, kyphoscoliosis syndrome 白内障–小头畸形–成长受阻–脊柱后凸侧弯综合征 05.384

Catel-Manzke syndrome 卡特尔–曼茨克综合征 05.386

C-band C带，*组成性异染色质带 02.260

cccDNA 共价闭合环状DNA 03.325

CCD 颅骨锁骨发育不良 05.277

CCM 脑海绵状血管瘤 05.252

CD4CD8 double-positive T cell CD4CD8双阳性T细胞，*DP细胞 02.010

CDD 颅骨骨干发育异常 05.430

CDG 先天性糖基化障碍 05.108

CDH 先天性髋关节脱位 06.103

Cdk 周期蛋白依赖[性]激酶 02.308

cDNA 互补DNA 01.174

cDNA cloning cDNA克隆 08.044

cDNA library 互补DNA文库，*cDNA文库 08.124

CDS 编码区 03.258

CEA 癌胚抗原 03.403

celiac disease *乳糜泻 07.031

cell adhesion molecule 细胞黏附分子 02.070

cell aging 细胞衰老 02.166

cell coat 细胞外被，*糖萼 02.081

cell culture 细胞培养 02.023

cell cycle 细胞周期 02.362

cell-free transcription 无细胞转录 03.149

cell fusion 细胞融合 02.164

cell hybridization 细胞杂交 02.028

cell junction 细胞连接 02.069

cell line 细胞系 02.003

cell lineage 细胞谱系 02.004

cell matrix *细胞基质 02.111

cell-mediated immune response 细胞介导免疫应答 02.163

cell membrane 细胞膜 02.060

cell recognition　细胞识别　02.165

cell senescence　细胞衰老　02.166

cell strain　细胞株　02.020

cell surface　细胞表面　02.059

cell theory　细胞学说　02.001

cellular oncogene　细胞癌基因　01.376

Cenani-Lenz syndactylism　切纳尼-伦斯并指/趾　05.185

CEN DNA　着丝粒 DNA　02.249

CEN sequence　着丝粒序列　03.298

centimorgan　厘摩　01.134

central core disease　中央轴空病　05.351

central dogma　中心法则　03.018

central space　中央区　02.304

centric fusion　着丝粒融合　02.457

centric split　着丝粒分裂　02.311

centriole　中心粒　02.100

centromere　着丝粒　02.248

centromere element　着丝粒元件　02.250

centromere index　着丝粒指数　02.251

centromere interference　着丝粒干涉　01.318

centromere mapping　着丝粒作图　01.320

centromere misdivision　着丝粒错分　02.310

centromeric DNA　着丝粒 DNA　02.249

centromeric exchange　着丝粒交换　01.319

centromeric heterochromatic band　*着丝粒异染色质带　02.260

centromeric sequence　着丝粒序列　03.298

centrosome　中心体　02.101

cerebral arteriosclerosis　脑动脉硬化症　06.074

cerebral autosomal dominant arteriopathy with subcortical infarct and leukoencephalopathy　皮质下梗死伴白质脑病的常染色体显性遗传性脑动脉病　05.182

cerebral cavernous malformation　脑海绵状血管瘤　05.252

cerebral embolism　脑栓塞　06.076

cerebral infarction　脑梗死　06.075

cerebral thrombosis　脑血栓形成　06.078

cerebrotendinous xanthomatosis　脑腱黄瘤病　05.286

CF　囊性纤维化　05.285

CF　颅额鼻综合征　05.429

CGD　慢性肉芽肿病　05.431

CGH　比较基因组杂交　08.109

CH　先天性高胰岛素血症　05.442

chain termination codon　*链终止密码子　03.168

chain terminator　链终止子　03.207

Chambon rule　*尚邦法则　03.311

chaperone　分子伴侣　02.192

character　性状　01.071

Charcot-Marie-Tooth disease　*沙尔科-马里-图思病　05.451

Chargaff rules　夏格夫法则　03.048

checkpoint　检查点，*细胞周期检查点，*检验点　02.351

Chediak-Higashi syndrome　白细胞异常色素减退综合征　05.410

chemical genomics　化学基因组学　01.032

chemotaxis　趋化性　02.185

cherubism　巨颌症　05.427

CHF　先天性肝纤维化　05.441

chiasma　交叉　02.352

chiasma centralization　交叉中心化　02.355

chiasma terminalization　交叉端化　02.353

childhood absence epilepsy　儿童失神癫痫　07.022

childhood autism　*儿童孤独症　06.038

chimeric DNA　嵌合 DNA　03.220

chimeric protein　嵌合蛋白　03.192

ChIP　染色质免疫沉淀　08.095

chloramphenicol acetyltransferase　氯霉素乙酰转移酶　03.005

cholesteryl ester storage disease　胆固醇酯沉积症　05.048

chorea acanthocytosis　舞蹈症-棘红细胞增多症　05.412

choroideremia　脉络膜缺损　05.279

chromatid　染色单体　02.225

chromatid breakage　染色单体断裂　02.449

chromatid bridge　*染色单体桥　02.501

chromatid grain　染色单体粒　02.226

chromatid interference　染色单体干涉　01.313

chromatin　染色质　02.194

chromatin agglutination　染色质凝聚　02.205

chromatin condensation　染色质凝聚　02.205

chromatin fiber　染色质纤维，*染色质丝　02.206

chromatin immunoprecipitation　染色质免疫沉淀　08.095

chromatin remodeling　染色质重塑，*染色质重构　02.150

chromocenter 染色中心 02.215

chromomere 染色粒 02.227

chromonema 染色线 02.229

chromosomal band 染色体带 02.210

chromosomal disjunction 染色体分离 02.336

chromosomal elimination 染色体消减，*染色体丢失 08.126

chromosomal *in situ* suppression hybridization 染色体原位抑制杂交 08.094

chromosomal integration site 染色体整合位点 01.180

chromosomal interference *染色体干涉 01.316

chromosome 染色体 02.193

chromosome aberration 染色体畸变 02.390

chromosome arm 染色体臂 02.207

chromosome association 染色体联会 02.187

chromosome banding technique 染色体显带技术 02.222

chromosome basic number 染色体基数 02.216

chromosome break point 染色体断裂点 02.479

chromosome bridge *染色体桥 02.501

chromosome center 染色中心 02.215

chromosome chiasma *染色体交叉 02.352

chromosome coiling 染色体螺旋 02.219

chromosome cycle 染色体周期 02.368

chromosome disease 染色体病 04.001

chromosome engineering 染色体工程 08.113

chromosome fusion 染色体融合 02.477

chromosome gap 染色体裂隙 02.476

chromosome imbalance 染色体不平衡 02.478

chromosome jumping library 染色体跳查文库 08.135

chromosome loss 染色体丢失 02.450

chromosome mapping 染色体作图 01.427

chromosome mediated gene transfer 染色体介导的基因转移 08.114

chromosome non-disjunction 染色体不分离 02.455

chromosome number 染色体数 02.221

chromosome painting 染色体涂染 08.118

chromosome pairing *染色体配对 01.165

chromosome polymorphism 染色体多态性 02.211

chromosome puff 染色体疏松团 02.220

chromosome pulverization 染色体粉碎 02.480

chromosome rearrangement 染色体重排 02.493

chromosome reconstitution 染色体重建 02.492

chromosome scaffold 染色体支架 02.223

chromosome set 染色体组 02.224

chromosome theory of inheritance 遗传的染色体学说 01.059

chromosome transvertion 染色体转位 02.491

chromosome walking 染色体步移，*染色体步查 08.093

chromosomoid 类染色体 02.233

chronic granulomatous disease 慢性肉芽肿病 05.431

chronic lymphocytic thyroiditis 慢性淋巴细胞性甲状腺炎 06.009

chronic obstructive pulmonary diseases 慢性阻塞性肺疾病 06.073

chronic progressive external ophthalmoplegia 慢性进行性眼外肌麻痹 07.007

chronic urticaria 慢性荨麻疹 06.072

CI 脑梗死 06.075

CIE 先天性鱼鳞病样红皮症 05.325

circular DNA 环状 DNA 03.240

cis-acting 顺式作用 03.440

cis-acting element 顺式作用元件 03.099

cis-arrangement 顺式排列 03.347

cis-dominance 顺式显性 03.348

cis-heterozygote 顺式杂合子 01.085

CISS 染色体原位抑制杂交 08.094

cis-splicing 顺式剪接 03.152

cis-trans position effect 顺反位置效应 03.346

cis-trans test *顺反测验 01.144

cistron 顺反子 03.098

citrullinemia 瓜氨酸血症 05.063

CKI 周期蛋白依赖[性]激酶抑制因子 02.309

classical hypothesis *经典假说 02.044

classic galactosemia 经典半乳糖血症 05.037

class switch 类别转换 01.414

clastogen 断裂剂 02.473

cleavage furrow 分裂沟 02.338

cleavage stage 卵裂期 02.295

cleft lip and cleft palate 唇裂伴腭裂 06.025

cleft palate 腭裂 06.037

cleidocranial dysplasia 颅骨锁骨发育不良 05.277

clinical cytogenetics 临床细胞遗传学 01.005

clinical genetics 临床遗传学 01.004

clonal deletion 克隆清除 02.050

clonal selection theory 克隆选择学说 02.049

clonal variant 克隆变异体 02.048

clonal variation 克隆变异 02.047

clone 克隆 01.159

cloning site 克隆位点 08.005

cloning vector 克隆载体 08.134

cloning vehicle 克隆载体 08.134

CLS 科芬-劳里综合征 05.186

cM 厘摩 01.134

CME 着丝粒交换 01.319

coactivator 辅激活物，* 辅激活蛋白 03.074

coarctation of aorta 主动脉缩窄 06.135

coated vesicle 有被小泡，* 包被囊泡 02.086

coat protein 包被蛋白，* 衣被蛋白 02.095

coconversion 共转变 08.017

coding 编码 03.213

coding region 编码区 03.258

coding sequence 编码区 03.258，编码序列 03.260

coding single nucleotide polymorphism 编码区内单核
苷酸多态性 03.334

coding strand 编码链 03.114

codominance 共显性 01.357

codominant allele 共显性等位基因 01.358

codon 密码子 03.161

coefficient of coincidence 并发系数 01.132

Coffin-Lowry syndrome 科芬-劳里综合征 05.186

Coffin-Siris syndrome * 科芬-西里斯综合征 05.387

Cohen syndrome 科恩综合征 05.187

cohesive end 黏[性末]端 03.254

cohesive terminus 黏[性末]端 03.254

cointegrant 共合体 03.037

colchicine effect 秋水仙碱效应 02.296

colinearity 共线性 03.345

colinear transcript 共线性转录物 03.120

collagenopathy 胶原病 07.014

colorectal adenomatous polyposis 结直肠家族性腺瘤
性息肉病 05.263

combined vocal and multiple motor tic disorder 发声和
多种运动联合抽动障碍 06.016

communication junction * 通信连接 02.113

comparative genomic hybridization 比较基因组杂交
08.109

compartmental hypothesis 分隔假说 02.044

competence 感受态 08.006

complementarity 互补性 03.351

complementary chain 互补链 03.242

complementary DNA 互补 DNA 01.174

complementary DNA library 互补 DNA 文库, * cDNA
文库 08.124

complementary gene 互补基因 01.198

complementary RNA 互补 RNA 03.370

complementary strand 互补链 03.242

complementary transcript 互补转录物 03.105

complementation analysis 互补分析 01.144

complementation group 互补群 01.143

complementation test 互补测验 08.068

complete linkage 完全连锁 01.125

complex aneuploid 复合非整倍体 02.439

complex translocation 复合易位 02.475

composite transposon 复合转座子 03.324

compound heterozygote 复合杂合子 01.083

compound heterozygous mutation 复合杂合突变, * 双
等位突变 01.256

computational genomics 计算基因组学 01.038

computational proteomics 计算蛋白质组学 01.042

concomitant strabismus 共同性斜视 06.053

condensed chromatin 凝聚染色质 02.253

condensin 凝缩蛋白 02.115

conditional gene knock-out 条件性基因敲除 08.101

conditional gene targeting 条件性基因打靶 08.100

conditional lethal 条件致死 01.234

conditional lethal mutation 条件致死突变 01.233

conditional mutant 条件突变体 01.232

conditional mutation 条件突变 01.214

congenital absence of fibula 先天性腓骨缺失 05.315

congenital adrenal hyperplasia 先天性肾上腺皮质增生
症 05.105

congenital anomaly * 先天[性]异常 01.065

congenital atransferrinemia 先天性转铁蛋白缺乏症
05.289

congenital cataract 先天性白内障 05.299

congenital cerebellar vermis agenesis * 先天性小脑蚓
部发育不全 05.398

congenital clubfoot 先天性马蹄内翻足 06.104

congenital disease 先天性疾病 01.066

congenital dislocation of hip 先天性髋关节脱位
06.103

congenital disorder of glycosylation 先天性糖基化障

碍 05.108

congenital dyskeratosis 先天性角化不良 05.443

congenital ectrodactyly 先天性缺指畸形 05.445

congenital erythropoietic porphyria 先天性红细胞生成性卟啉病 05.103

congenital glaucoma 先天性青光眼 06.107

congenital heart deformity ＊先天性心脏畸形 06.109

congenital heart disease 先天性心脏病 06.109

congenital hepatic fibrosis 先天性肝纤维化 05.441

congenital hydrocephalus 先天性脑积水，＊婴儿脑积水 06.105

congenital hyperinsulinism 先天性高胰岛素血症 05.442

congenital ichthyosiform erythroderma 先天性鱼鳞病样红皮症 05.325

congenital intrahepatic duct dilatation 先天性肝内胆管扩张 05.385

congenital lipoid adrenal hyperplasia 先天性类脂性肾上腺皮质增生症 05.104

congenital megacolon 先天性巨结肠 06.102

congenital microtia 先天性小耳畸形＊小耳畸形综合征 06.108

congenital myelokathexis 先天性骨髓粒细胞缺乏症 05.316

congenital nasolacrimal duct obstruction 先天性鼻泪管阻塞 06.098

congenital night blindness 先天性夜盲症 05.141

congenital paramyotonia 先天性副肌强直症 05.440

congenital solitary kidney 先天性单肾 06.099

congenital stationary night blindness 先天性静止性夜盲 05.444

congenital torticollis ＊先天性斜颈 06.101

congenital umbilical hernia 先天性脐疝 06.106

connexon 连接子 02.141

consensus sequence 共有序列，＊一致序列 03.237

conserved linkage 保守连锁性 01.128

constitutive gene 组成性基因 03.423

constitutive heterochromatin 组成性异染色质，＊结构性异染色质 02.103

constitutive mutant 组成性突变体 01.157

constitutive splicing 组成性剪接 03.145

constriction 缢痕 02.252

contact inhibition 接触抑制 02.188

context-dependent regulation 邻近依赖性调节

03.435

continuous cell line ＊连续细胞系 02.055

contractile ring 收缩环 02.380

COP 包被蛋白，＊衣被蛋白 02.095

COP Ⅰ-coated vesicle 包被蛋白Ⅰ有被小泡，＊COP Ⅰ有被小泡 02.096

COP Ⅱ-coated vesicle 包被蛋白Ⅱ有被小泡，＊COP Ⅱ有被小泡 02.097

copy-number dependent gene expression 拷贝数依赖型基因表达 03.454

core DNA 核心 DNA 02.239

core promoter 核心启动子 03.103

core sequence 核心序列 03.241

Cori disease ＊科利病 05.092

coronary atherosclerotic heart disease 冠状动脉粥样硬化性心脏病 06.054

cosmid 黏粒，＊黏端质粒 03.253

cosuppression 共抑制 08.016

cotranscription 共转录 03.129

cotransfection 共转染 08.019

cotransformation 共转化 08.018

cotranslation 共翻译 03.186

cotranslational cleavage 共翻译切割 03.188

cotranslational secretion 共翻译分泌 03.187

cotranslational translocation 共翻译转运 02.178

cotransport 协同转运，＊协同运输 02.175

coupled transport 协同转运，＊协同运输 02.175

covalent elongation 共价延伸 03.046

covalent extension 共价延伸 03.046

covalently closed circular DNA 共价闭合环状 DNA 03.325

Cowchock-Wapner-Kurtz syndrome ＊考肖克-瓦普纳-库尔茨综合征 05.388

Cowden syndrome ＊考登综合征 05.190

CpG dinucleotide ＊CpG 二核苷酸 03.465

CpG island CpG 岛 03.465

craniodiaphyseal dysplasia 颅骨骨干发育异常 05.430

craniofrontonasal syndrome 颅额鼻综合征 05.429

craniosynostosis 颅缝早闭 06.125

cri-du-chat syndrome ＊猫叫综合征 04.018

criss-cross inheritance 交叉遗传 01.360

Crohn disease 克罗恩病，＊克隆病 06.006

cross hybridization 杂交 01.093

crossing over 交换 01.113

crossing over value 交换值 01.130

crossover 交换 01.113

crossover suppressor 交换抑制因子 02.114

Crouzono-dermoskeletal syndrome 克鲁宗真皮骨综合征 05.147

Crouzon syndrome 克鲁宗综合征,＊鳃弓综合征 05.153

cryptic splice site 隐蔽剪接位点 03.250

cryptophthalmos syndrome 隐眼综合征,＊弗雷泽综合征 05.195

cryptorchidism 隐睾,＊睾丸未降 06.052

crystalline retinal degeneration 结晶样视网膜色素变性 05.140

CS 克鲁宗综合征,＊鳃弓综合征 05.153

CSNB 先天性静止性夜盲 05.444

cSNP 编码区内单核苷酸多态性 03.334

CTL 细胞毒性 T[淋巴]细胞 02.008

CTNS 胱氨酸尿症 05.247

CTX 脑腱黄瘤病 05.286

Currarino syndrome 库拉里诺综合征,＊库拉里诺三联征 05.191

C value C 值 03.331

cyclin 细胞周期蛋白 02.361

cyclin-dependent kinase 周期蛋白依赖[性]激酶 02.308

cyclin-dependent kinase inhibitors 周期蛋白依赖[性]激酶抑制因子 02.309

cystathioninuria 胱硫醚尿症 05.066

cystic fibrosis 囊性纤维化 05.285

cystic hygroma 水囊状淋巴管瘤 05.388

cystinosis 胱氨酸尿症 05.247

cytochalasin ＊松胞菌素 02.022

cytochalasin B 细胞松弛素 B 02.022

cytogenetics 细胞遗传学 01.006

cytokine 细胞因子 02.025

cytokinesis 胞质分裂 02.372

cytology 细胞学 01.024

cytoplasm 细胞质 02.064

cytoplasmic inheritance 细胞质遗传 02.032

cytoplasmic matrix ＊细胞基质 02.111

cytoplastic face 胞质面 02.117

cytosis 吞排作用 02.162

cytoskeleton 细胞骨架 02.082

cytosol 胞质溶胶 02.111

cytosolic face 胞质面 02.117

cytotoxic T lymphocyte 细胞毒性 T[淋巴]细胞 02.008

D

Darwinism 达尔文学说 01.052

daughter cell 子细胞 02.313

daughter chromosome 子染色体 02.312

DCM 扩张型心肌病 06.068

DDRT-PCR mRNA 差别显示反转录 PCR 08.051

DDS 德尼–德拉什综合征 05.192

deacetylase 脱乙酰酶 03.463

deafness 耳聋 05.304

DEB 营养不良型大疱性表皮松解[症] 05.354

decoding 译码,＊解码 03.123

deficiency 缺失 02.444

degeneracy 简并 03.214

degenerate codon 简并密码子 03.170

De Grouchy syndrome 德格鲁希综合征 05.294

Dejerine-Sottas syndrome 德热里纳–索塔斯综合征 05.295

de la Chapelle syndrome ＊德·拉·沙佩勒综合征 04.080

de Lange syndrome 德朗热综合征 05.189

delayed dominance 延迟显性 01.339

delay inheritance ＊延迟遗传 01.371

deletant 缺失体 02.447

deletion 缺失 02.444

deletion heterozygote 缺失杂合子 02.448

deletion homozygote 缺失纯合子 02.445

deletion loop 缺失环 02.446

deletion mapping 缺失作图,＊缺失定位 01.426

deletion mutation 缺失突变 01.285

delta thalassemia δ-珠蛋白生成障碍性贫血 05.170

demethylase 去甲基化酶,＊脱甲基化酶 03.462

denaturing gradient gel electrophoresis 变性梯度凝胶电泳 08.057

de novo mutation 新生突变 01.253

density-dependent cell growth inhibition 密度依赖的

细胞生长抑制 02.189

dentatorubral-pallidoluysian atrophy 齿状核红核苍白球丘脑下部萎缩 05.231

Dent disease 登特病 05.149

dentinogenesis imperfecta 牙本质发生不全 05.328

Denver system 丹佛体制 02.284

Denys-Drash syndrome 德尼–德拉什综合征 05.192

deoxyribonucleic acid 脱氧核糖核酸 01.164

depressive disorder 抑郁症 06.117

depurination 脱嘌呤作用 01.287

derepression 去阻遏作用 03.438

derivative chromosome 衍生染色体 02.465

dermatofibrosis lenticularis disseminate 播散性豆状皮肤纤维瘤病 05.383

dermatoglyph 皮肤纹理，* 皮纹 01.425

dermatopathia pigmentosa reticularis 网状色素性皮病 05.310

desmosome 桥粒 02.147

destabilizing element 去稳定元件 03.419

developmental genetics 发育遗传学 01.018

de Vivo disease * 德维沃病 05.148

dextrocardia 右位心 07.035

DGGE 变性梯度凝胶电泳 08.057

D-glyceric academia D-甘油酸血症，* 甘氨酸脑病，* 非酮性高甘氨酸血症 05.015

DGS * 迪格奥尔格综合征 04.071

diabetes mellitus type 1 * 1 型糖尿病 06.001

diabetes mellitus type 2 * 2 型糖尿病 06.002

diad 二分体，* 二联体 02.328

diakinesis 终变期，* 浓缩期 02.346

diastematomyelia 脊髓纵裂 05.422

diastrophic dysplasia 骨畸形性发育不良 05.417

dicentric bridge 双着丝粒桥 02.501

dicentric chromosome 双着丝粒染色体 02.502

differentially methylated region 差异甲基化区域 03.466

differential mRNA display reverse transcription PCR mRNA 差别显示反转录 PCR 08.051

differentiation 分化 02.026

diffuse panbronchiolitis 弥漫性泛细支气管炎 07.027

DiGeorge syndrome * 迪格奥尔格综合征 04.071

dihybrid cross 二元杂种杂交 01.096

dihydropyrimidine dehydrogenase deficiency 二氢嘧啶脱氢酶缺乏 05.097

dilated cardiomyopathy 扩张型心肌病 06.068

diploid 二倍体 02.408

diploidization 二倍化 02.409

diploidy 二倍性 02.410

diplonema 双线期 02.345

diplotene 双线期 02.345

direct repeat 同向重复［序列］ 03.271

disaccharidase deficiency 双糖酶缺乏症 05.052

discontinuous replication 不连续复制 03.043

disome 二体，* 双体 02.407

disomic 二体，* 双体 02.407

disorder of platelet coagulant activity 血小板促凝活性异常 05.447

displacement loop * 替代环 03.313

ditrisomic 双三体 02.415

D-loop D 环 03.313

DMC 双微染色体 01.380

DMD 进行性假肥大性肌营养不良，* 迪谢内肌营养不良 05.174

DMR 差异甲基化区域 03.466

DNA 脱氧核糖核酸 01.164

DNA amplification DNA 扩增 03.007

DNA chip DNA 芯片 08.047

DNA damage DNA 损伤 01.274

DNA-dependent DNA polymerase * 依赖于 DNA 的 DNA 聚合酶 03.023

DNA-directed DNA polymerase * DNA 指导的 DNA 聚合酶 03.023

DNA double helix model * DNA 双螺旋模型 03.017

DNA fingerprint DNA 指纹 03.341

DNA hybridization DNA 杂交 08.050

DNA ligase DNA 连接酶 03.024

DNA marker DNA 标记 08.125

DNA methylation DNA 甲基化 03.476

DNA microarray * DNA 微阵列 08.047

DNA modification DNA 修饰 03.480

DNA polymerase DNA 聚合酶 03.023

DNA polymorphism DNA 多态性 03.332

DNA recombination DNA 重组 08.001

DNA repair DNA 修复 01.205

Dnase I hypersensitive site DNA 酶 I 超敏感位点 03.391

DNA topoisomerase I I 型 DNA 拓扑异构酶

03.021

DNA topoisomerase Ⅱ　Ⅱ型 DNA 拓扑异构酶　03.022

docking　锚定　02.182

dominance　显性　01.335

dominant allele　显性等位基因　01.336

dominant character　显性性状　01.075

dominant lethal　显性致死　01.337

dominant mutation　显性突变　01.238

dominant negative regulation　显性负调控　03.445

Donohue syndrome　多诺霍综合征　05.389

dosage compensation effect　剂量补偿效应　01.424

dosage effect　剂量效应　01.145

dotting blotting　点渍法　08.061

double crossing over　双交换　01.149

double exchange　双交换　01.149

double minute chromosome　双微染色体　01.380

double-stranded DNA　双链 DNA　03.225

double-stranded RNA　双链 RNA　03.378

doubling time　倍增时间　02.316

down-promoter mutant　启动子减弱突变体　03.282

down-promoter mutation　启动子减效突变，* 启动子下调突变　03.436

Down syndrome　* 唐氏综合征　04.070

DPB　弥漫性泛细支气管炎　07.027

DPR　网状色素性皮病　05.310

DRPLA　齿状核红核苍白球丘脑下部萎缩　05.231

Drummond syndrome　* 德拉蒙德综合征　05.275

dsDNA　双链 DNA　03.225

dsRNA　双链 RNA　03.378

Duane radial ray syndrome　杜安桡骨线综合征　05.390

Dubin-Johnson syndrome　迪宾–约翰逊综合征，* 先天性非溶血性黄疸–结合胆红素增高 Ⅰ 型　05.297

Dubowitz syndrome　杜博维兹综合征　05.391

Duchenne muscular dystrophy　进行性假肥大性肌营养不良，* 迪谢内肌营养不良　05.174

DUH　遗传性泛发性色素异常症　05.448

duplex　二显性组合　01.139

duplication　重复　02.488

duplicative inversion　复制倒位　01.276

dyad　二分体，* 二联体　02.328

dynamic mutation　动态突变　01.212

dyschromatosis universalis hereditaria　遗传性泛发性色素异常症　05.448

dystrophic epidermolysis bullosa　营养不良型大疱性表皮松解［症］　05.354

dystrophin　抗肌萎缩蛋白，* 肌养蛋白　02.157

E

EAST syndrome　* EAST 综合征　05.361

EBS　单纯型大疱性表皮松解［症］　05.352

ectodermal dysplasia　外胚层发育不良　05.193

ectopic integration　异位整合　08.037

eczema　湿疹　06.091

EGP　环境基因组计划　01.050

EH　原发性高血压　06.124

Ehlers-Danlos syndrome　埃勒斯–当洛综合征　05.150

Ellis-van Creveld syndrome　埃利伟综合征，* 软骨外胚层发育不良综合征　05.194

embryonic stem cell　胚胎干细胞　08.023

Emery-Dreifuss muscular dystrophy　埃默里–德赖弗斯肌营养不良，* 埃–德肌营养不良，* 良性肩腓性肌营养不良伴早期挛缩　05.175

endemic cretinism　地方性克汀病，* 地克病，* 呆小病　06.030

end labeling　末端标记　08.090

endocardial fibroelastosis　心内膜弹力纤维增生症　05.322

endocytic vesicle　胞吞泡，* 内吞小泡　02.093

endocytosis　入胞作用，* 胞吞［作用］　02.177

endogenous gene　内源基因　03.251

endomembrane system　内膜系统　02.062

endometriosis　子宫内膜异位症　06.138

endonuclease　内切核酸酶，* 内切酶　03.035

endoplasmic reticulum　内质网　02.065

endopolyploidy　核内多倍性　02.442

endoreduplication　核内复制　02.441

endosome　内［吞］体　02.091

endosymbiotic hypothesis　内共生假说　02.002

endosymbiotic theory　* 内共生学说　02.002

endothelium　内皮　02.143

Engelmann syndrome　* 恩格尔曼综合征　05.270

enhancer　增强子　03.267

enhancer element　增强子　03.267

enhancosome　增强体　03.124

enolase deficiency　烯醇化酶缺乏症　05.102

Environmental Genome Project　环境基因组计划　01.050

environmental genomics　环境基因组学　01.035

enzyme mismatch cleavage　酶错配切割　08.089

epiallele　表观等位基因　03.459

epidermolysis bullosa simplex　单纯型大疱性表皮松解［症］　05.352

epigenesis　后成说　01.056

epigenetic asymmetry　表观遗传非对称性　03.473

epigenetic information　表观遗传信息　03.458

epigenetic modification　表观遗传修饰　03.475

epigenetics　表观遗传学　03.455

epigenetic variation　表观遗传变异　03.457

epigenome　表观基因组　03.460

epigenomics　表观基因组学　01.039

epilepsy　癫痫　06.031

epilepsy-ataxia-sensorineural deafness-tubulopathy syn-drome　癫痫–共济失调–感觉神经性耳聋–肾小管病变综合征　05.361

epimutant　表观突变体　03.456

epimutation　表观突变　03.474

episodic paroxysmal anxiety　＊间歇性阵发焦虑　06.063

epistatic effect　上位效应　01.146

epitope　表位　02.118

equatorial plate　赤道面　02.323

equilibrium density gradient centrifugation　平衡密度梯度离心　08.111

ER　内质网　02.065

erb gene　*erb* 基因　03.401

error-prone repair　易错修复　01.295

erythro-keratolysis hiemalis　＊冬季红斑角层分离症　05.425

erythromelalgia　红斑性肢痛症　05.420

erythropoietic protoporphyria　红细胞生成性原卟啉症　05.067

ESE　外显子剪接增强子　03.113

essential fructosuria　原发性果糖尿症　05.124

essential hypertension　原发性高血压　06.124

essential thrombocythemia　原发性血小板增多症　07.036

essential tremor　特发性震颤，＊原发性震颤　06.127

estrogen insensitivity syndrome　雌激素不敏感综合征　07.019

estrogen resistance　＊雌激素抵抗　07.019

ESTRR　＊雌激素抵抗　07.019

ET　特发性震颤　06.127，原发性血小板增多症　07.036

ethylmalonic encephalopathy　乙基丙二酸脑病变　05.117

euchromatin　常染色质　02.196

euhaploid　整单倍体　02.395

eukaryotic gene　真核基因　03.290

Eulenburg disease　＊奥伊伦堡病　05.440

euploid　整倍体　02.393

euploidy　整倍性　02.394

evolution genomics　进化基因组学　01.036

excision repair　切除修复　01.283

excretion vector　分泌型载体　08.143

exocytosis　出胞作用，＊胞吐［作用］　02.176

exogenous gene　外源基因　08.137

exome　外显子组　03.270

exon　外显子　03.269

exon exchange　外显子互换　08.030

exonic splicing enhancer　外显子剪接增强子　03.113

exon shuffling　外显子混编，＊外显子洗牌　08.031

exon skipping　外显子跳读　08.032

exon trapping　外显子捕获　08.029

exonuclease　外切核酸酶　03.036

exportin　［核］输出蛋白　02.106

expression library　表达文库　03.380

expression profiling　表达谱　03.379

expression vector　表达载体　08.122

expressivity　表现度　01.350

extein　外显肽　01.186

external domain　胞外结构域　02.116

extrachromosomal DNA　染色体外 DNA　03.286

extrachromosomal inheritance　＊染色体外遗传　02.032

extrachromosome　＊额外染色体　02.238

extranuclear genetic element　核外遗传因子　03.239

extranuclear inheritance　＊核外遗传　02.032

F

Fabry disease 法布里病 05.016

facio scapulo-humeral muscular dystrophy 面肩肱型肌营养不良 05.281

facultative heterochromatin 兼性异染色质，*功能性异染色质 02.282

familial adenomatous polyposis 家族性腺瘤性息肉病 05.262

familial amyloid polyneuropathy 家族性淀粉样多发性神经病 05.261

familial atrial fibrillation 家族性心房颤动，*10型长QT间期综合征 05.423

[familial] brachydactyly type A1 [家族性]A1型短指/趾症 05.259

familial combined hyperlipidemia 家族性复合高脂血症 06.059

familial dysbetalipoproteinemia 家族性异常β-脂蛋白血症，*高脂蛋白血症Ⅲ型 06.056

familial hypercholesterolemia 家族性高胆固醇血症 06.057

familial hypertriglyceridaemia 家族性高甘油三酯血症 06.058

familial intracranial aneurysms 家族性颅内动脉瘤 06.060

familial juvenile polyposis 家族性幼年性息肉病 05.264

familial male-limited precocious puberty 家族性男性性早熟 05.284

familial Mediterranean fever 家族性地中海热 07.025

familial moyamoya disease 家族性烟雾病 06.061

Fanconi anemia 范科尼贫血 05.392

FAP 家族性淀粉样多发性神经病 05.261,家族性腺瘤性息肉病 05.262

F body *荧光小体 01.304

FC 热性惊厥，*高热惊厥 06.086

FD 家族性异常β-脂蛋白血症，*高脂蛋白血症Ⅲ型 06.056

febrile convulsion 热性惊厥，*高热惊厥 06.086

female pronucleus 雌原核 02.324

FFU 转化灶单位 01.389

FG syndrome *FG综合征 07.013

FH 家族性高胆固醇血症 06.057

FIA 家族性颅内动脉瘤 06.060

fiber FISH 纤维荧光原位杂交 08.103

fiber fluorescence in situ hybridization 纤维荧光原位杂交 08.103

fibroblast 成纤维细胞 02.013

fibromatosis colli 颈纤维瘤病 06.101

fibromuscular dysplasia 纤维肌发育不良 07.033

fibrous dysplasia of bone 骨纤维性结构不良 07.024

fifth digit syndrome 第五指综合征 05.387

filter hybridization 滤膜杂交 08.087

first division segregation 第一次分裂分离 01.308

first filial generation 子一代 01.097

FJP 家族性幼年性息肉病 05.264

flanking sequence 旁侧序列，*侧翼序列 03.280

fluctuating variation 彷徨变异 01.367

fluid mosaic model 流动镶嵌模型 02.142

fluorescence body *荧光小体 01.304

FMD 纤维肌发育不良 07.033

focal adhesion *黏着斑 02.147

focus formation unit 转化灶单位 01.389

footprinting 足迹法 08.106

forced heterocaryon 强制异核体 02.038

foreign DNA 外源DNA 08.136

forward genetics 正向遗传学 01.022

forward mutation 正向突变 01.242

four strand double crossing over 四线双交换 01.314

fragile site 脆性位点 01.381

fragile X chromosome 脆性X染色体 01.307

fragile X syndrome 脆性X[染色体]综合征 05.232

frame hopping 框内跳译，*跳码 03.211

frameshift 移码 01.289

frameshift mutation 移码突变 01.291

frameshift suppression 移码抑制 01.290

frame shift suppressor 移码突变抑制子 01.264

FRDA 弗里德赖希运动失调 05.393

freckle 雀斑 06.085

Friedreich ataxia 弗里德赖希运动失调 05.393

frontotemporal dementia and parkinsonism linked to chromosome 17 17号染色体相关的额颞叶痴呆合并帕金森综合征 05.357

fructose malabsorption 果糖吸收不良 05.251

FSHD 面肩肱型肌营养不良 05.281

fucosidosis 墨角藻糖苷酶缺乏病 05.078

full mutation 全突变 01.222

fully methylated site 完全甲基化位点 03.470

fumarase deficiency 延胡索酸酶缺乏症 05.113

functional genomics 功能基因组学 01.031

fusion gene 融合基因 03.016

fusion protein ＊融合蛋白 03.192

G

gain-of-function mutation 功能获得突变 01.215

galactokinase deficiency 半乳糖激酶缺乏症 05.038

galactose epimerase deficiency 半乳糖表异构酶缺乏 05.039

galactosemia 半乳糖血症 05.041

galactosialidosis 半乳糖唾液酸贮积症 05.040

Galloway-Mowat syndrome 加洛韦–莫厄特综合征 05.394

gamete 配子 02.297

gametic chromosome number 配子染色体数 02.299

gametic incompatibility 配子不亲和性 02.298

gametic ratio 配子[分离]比 01.105

GAMOS 加洛韦–莫厄特综合征 05.394

gangliosidosis 神经节苷脂贮积症 05.012

gap junction 缝隙连接，＊间隙连接 02.113

GAPO syndrome 生长迟缓–脱发–埋伏牙–视神经萎缩综合征 05.395

gap phase 裂隙相 02.497

gap repair 缺口修复 01.284

Garrod syndrome ＊加罗德综合征 05.069

gastroschisis 腹裂[畸形] 05.413

Gaucher disease 戈谢病，＊家族性脾性贫血症 05.017

G-band G 带，＊吉姆萨带 02.261

G-banding ＊G 显带 02.261

GC box GC 框 03.217

gene 基因 01.168

gene augmentation therapy 基因增强[治疗] 08.077

gene cloning 基因克隆 08.073

gene cluster 基因簇 03.302

gene copy 基因拷贝 03.259

gene correction 基因修正 08.078

gene deleted in colon carcinoma DCC 基因 03.400

gene diagnosis 基因诊断 01.429

gene dosage 基因剂量 01.193

gene duplication 基因重复，＊基因倍增 03.354

gene expression 基因表达 03.429

gene expression regulation 基因表达调控 03.431

gene family 基因家族 01.183

gene fusion 基因融合 08.075

gene gun method ＊基因枪法 08.102

gene immunization 基因免疫 08.007

gene inactivation 基因失活 03.434

gene interaction 基因相互作用 01.199

gene knock-down 基因敲减 08.072

gene knock-in 基因敲入 08.074

gene knock-out 基因敲除，＊基因剔除 08.076

gene localization 基因定位 01.417

gene locus 基因座 01.182

gene manipulation ＊基因操作 08.104

gene mutation 基因突变 01.203

gene network 基因网络 01.173

gene pool 基因库 08.131

general epilepsy with febrile seizures plus 全面性癫痫伴热性惊厥附加症 05.244

generation time 倍增时间 02.316

generative nucleus 生殖核 02.378

gene recombination 基因重排 03.010

gene redundancy 基因丰余，＊基因冗余 03.433

gene replacement 基因替代 01.420

gene replacement therapy 基因替代疗法 01.421

gene sequencing 基因测序 01.170

gene shuffling 基因混编 03.355

gene silencing 基因沉默 03.430

gene substitution 基因置换 01.419

gene targeting 基因打靶，＊基因靶向 08.071

gene test 基因检测 01.435

gene therapy 基因治疗 01.430

genetic anticipation 遗传早现 01.363

genetic background 遗传背景 01.136

genetic code 遗传密码 03.160

genetic counseling 遗传咨询 01.434

genetic disease　遗传病　01.063

genetic diversity　遗传多样性　01.137

genetic engineering　遗传工程，*基因工程　08.042

genetic epidemiology　遗传流行病学　01.021

genetic fingerprint　遗传指纹　01.176

genetic heterogeneity　遗传异质性　01.331

genetic imprinting　遗传印记　03.397

genetic inertia　遗传惰性　01.160

genetic information　遗传信息　01.167

genetic integration　遗传整合　08.036

genetic manipulation　遗传操作　08.104

genetic marker　遗传标记　01.175

genetic modification　遗传修饰　08.146

genetic nomenclature　遗传命名法　01.161

genetic polymorphism　遗传多态性　01.179

genetic recombination　遗传重组　01.110

genetic redundancy　遗传冗余　03.231

genetics　遗传学　01.001

genetic screening　遗传筛查　01.428

genetic system　遗传体系　01.135

genetic unit　遗传单位　01.077

gene tracking　基因跟踪　01.418

gene transfer　基因转移　01.423

gene trap　基因捕获　08.070

gene within gene　基因内基因　03.330

genocopy　拟基因型　01.079

genome　基因组　03.329

genome wide association study　全基因组关联分析　08.026

genomic disorder　基因组病　01.064

genomic in situ hybridization　基因组原位杂交　08.079

genomic library　基因组文库　08.132

genomic medicine　基因组医学　01.044

genomics　基因组学　01.029

genotype　基因型　01.078

genotyping　基因型分型　01.178

germ cell　生殖细胞　02.379

germocyte　生殖细胞　02.379

gerodermia　老年样皮肤营养不良　05.428

gestational hypertension　妊娠高血压　06.087

gestational trophoblastic disease　妊娠滋养细胞疾病　07.030

GFP　绿色荧光蛋白　03.004

giant axonal neuropathy　巨轴索神经病　05.271

giant chromosome　巨大染色体，*巨型染色体　02.232

giant RNA　巨型 RNA　03.371

Gilbert syndrome　吉尔伯特综合征　05.151

Gilles de la Tourette syndrome　*吉勒德拉图雷特综合征　06.016

GISH　基因组原位杂交　08.079

Glanzmann thrombasthenia　格兰茨曼血小板功能不全　05.152

globin gene　珠蛋白基因　03.422

glucocorticoid response element　糖皮质激素应答元件　03.101

glucose-galactose malabsorption　葡萄糖–半乳糖吸收不良　05.288

glucose-6-phosphate dehydrogenase deficiency　葡萄糖-6-磷酸脱氢酶缺乏症，*蚕豆病　05.083

glucose transporter 1 deficiency syndrome　葡萄糖转运体 1 缺陷综合征　05.148

glutaric acidemia type I　戊二酸血症 I 型　05.053

glutaric acidemia type II　戊二酸血症 II 型　05.054

glutathione synthetase deficiency　谷胱甘肽合成酶缺乏症　05.062

GLUT1-DS　葡萄糖转运体 1 缺陷综合征　05.148

gluten sensitive enteropathy　麸质敏感性肠病　07.031

glycogen storage disease type I a　糖原贮积症 I a 型　05.090

glycogen storage disease type II　糖原贮积症 II 型，*酸性麦芽糖酶缺乏症　05.091

glycogen storage disease type III　糖原贮积症 III 型　05.092

glycogen storage disease type IV　糖原贮积症 IV 型，*支链淀粉病　05.093

glycogen storage disease type V　糖原贮积症 V 型　05.094

GM1 gangliosidoses　GM1 神经节苷脂贮积症　05.013

GM2 gangliosidoses　GM2 神经节苷脂贮积症　05.014

Goldberg-Hogness box　*戈德堡–霍格内斯框　03.218

Goldenhar syndrome　戈尔登哈尔综合征　06.007

Golgi apparatus　高尔基[复合]体　02.107

Golgi body　高尔基[复合]体　02.107

Golgi complex 高尔基［复合］体 02.107

gonadal dysgenesis 性腺发育不全 04.078

Gorlin syndrome ＊戈林综合征 05.349

gout 痛风 06.095

G6PD 葡萄糖-6-磷酸脱氢酶缺乏症，＊蚕豆病 05.083

G_0 phase G_0 期 02.314

G_1 phase G_1 期，＊DNA 合成前期 02.364

G_2 phase G_2 期，＊DNA 合成后期 02.366

G protein G 蛋白 02.191

Graves disease 格雷夫斯病，＊毒性弥漫性甲状腺肿 06.008

gray platelet syndrome 灰色血小板综合征 05.253

GRE 糖皮质激素应答元件 03.101

green fluorescent protein 绿色荧光蛋白 03.004

Greig cephalopolysyndactyly syndrome 格雷格头多指/趾综合征 05.196

Griscelli syndrome 格里塞利综合征 05.396

gRNA 指导 RNA 03.376

growth factor 生长因子 02.104

growth retardation-alopecia-pseudoanodontia-optic atro-phy syndrome 生长迟缓–脱发–埋伏牙–视神经萎缩综合征 05.395

growth suppressor gene 生长抑制基因 03.416

GS 格里塞利综合征 05.396

GSD Ⅰa 糖原贮积症Ⅰa 型 05.090

GSD Ⅱ 糖原贮积症Ⅱ型，＊酸性麦芽糖酶缺乏症 05.091

GSD Ⅲ 糖原贮积症Ⅲ型 05.092

GSD Ⅳ 糖原贮积症Ⅳ型，＊支链淀粉病 05.093

GSD Ⅴ 糖原贮积症Ⅴ型 05.094

GT-AG rule GT-AG 法则 03.311

GTD 妊娠滋养细胞疾病 07.030

GTP binding protein ＊GTP 结合蛋白质 02.191

guanidinoacetate methyltransferase deficiency 胍基乙酸甲基转移酶缺陷 05.064

guanine nucleotide binding protein ＊鸟嘌呤核苷酸结合蛋白质 02.191

guide RNA 指导 RNA 03.376

guide sequence 指导序列 03.121

Gunther disease ＊贡特尔病 05.103

GWAS 全基因组关联分析 08.026

H

haemochromatosis 血色素沉着病 06.116

hairpin loop 发夹环 03.082

hairpin structure ＊发夹结构 03.081

Hajdu-Cheney syndrome ＊哈伊杜–切尼综合征 05.454

H antigen 组织相容性抗原，＊移植抗原 01.403

haploid 单倍体 02.400

haploidization 单倍体化 02.401

haploidy 单倍性 02.402

haploinsufficiency 单倍剂量不足 02.186

haplotype 单体型，＊单倍型 01.177

haplotyping ＊单体型分型 01.178

harlequin chromosome 花斑染色体 02.234

Hartnup disease ＊哈特纳普病 05.095

Hashimoto thyroiditis ＊桥本甲状腺炎 06.009

HAT medium HAT 培养基 02.024

Hay-Wells syndrome ＊海伊–威尔斯综合征 05.268

HD 亨廷顿病 05.176

HDAC 组蛋白脱乙酰酶 03.464

HDR 巴拉卡特综合征 05.138

heat shock gene 热激基因，＊热休克基因 03.413

heat shock response element 热激应答元件 03.278

HeLa cell 海拉细胞 02.014

helix-loop-helix motif 螺旋–袢–螺旋结构域，＊螺旋–环–螺旋基序，＊螺旋–环–螺旋模体 03.053

helix-turn-helix motif 螺旋–转角–螺旋结构域，＊螺旋–转角–螺旋基序,＊螺旋–转角–螺旋模体 03.054

helper T cell 辅助性 T 细胞 02.009

hemifacial hemiatrophy 面部偏侧萎缩 07.016

hemikaryon 单倍核 02.027

hemimethylated DNA 半甲基化 DNA 03.467

hemizygote 半合子 01.086

hemizygous gene 半合子基因 01.087

hemochromatosis type Ⅰ 血色病Ⅰ型 05.154

hemoglobinopathy 血红蛋白病 01.068

hemophagocytic lymphohistiocytosis 噬血细胞性淋巴组织细胞增生症，＊噬血细胞综合征 05.434

hemophilia 血友病 05.327

hepatolenticular degeneration 肝豆状核变性 05.245

hereditary coproporphyria 遗传性粪卟啉病 05.116

hereditary disease　遗传病　01.063

hereditary elliptocytosis　遗传性椭圆形红细胞增多症　05.336

hereditary enzymopathy　遗传性酶病　05.001

hereditary fructose intolerance　遗传性果糖不耐受症　05.114

hereditary hemo chromatosis　*遗传性血色素沉积症　05.446

hereditary hemorrhagic telangiectasia　遗传性出血性毛细血管扩张症　05.350

hereditary hyperbilirubinemias　遗传性高胆红素血症，*家族性高胆红素血症　06.011

hereditary mode　遗传方式　01.323

hereditary motor-sensory neuropathy　遗传性运动感觉神经病　05.451

hereditary nonpolyposis colorectal cancer　*遗传性非息肉病性结直肠癌　05.332

hereditary opalescent dentin　遗传性乳光牙本质　05.335

hereditary osteodysplasia with acroostedolysis　遗传性骨发育不良并肢端溶骨症　05.454

hereditary pyropoikilocytosis　遗传性嗜派洛宁异形红细胞症　05.450

hereditary sensory and autonomic neuropathy　遗传性感觉和自主神经病　05.449

hereditary spastic paraplegia　遗传性痉挛性截瘫　05.334

hereditary spherocytosis　遗传性球形红细胞增多症　05.337

hereditary tyrosinemia　遗传性酪氨酸血症　05.115

hereditary unit　遗传单位　01.077

heredity　遗传　01.060

heritability　遗传率，*遗传力　01.368

Hermansky-Pudlak syndrome　赫尔曼斯基–普德拉克综合征　05.397

heterobrachial inversion　*异臂倒位　02.458

heterocaryon　异核体　02.040

heterochromatin　异染色质　02.256

heterochromatinization　异染色质化　02.257

heterochromosome　异染色体　02.255

heteroduplex　异源双链　03.230

heterogametic sex　异配性别　01.153

heterogeneous nuclear RNA　核内不均一 RNA，*核内异质 RNA　03.096

heterogenetic pairing　异源［染色体］配对　02.286

heterokaryon　异核体　02.040

heterokaryon test　异核体检测　02.039

heterokinesis　异化分裂　02.382

heteromorphic bivalent　异形二价体　02.285

heteromorphic chromosome　异形染色体　02.287

heteromorphism　*异态性　02.272

heteroplasmon　异质体　02.041

heteroplasmy　异质性　02.042

heteroploid　*异倍体　02.437

heteroploidy　异倍性　02.428

heteropycnosis　异固缩　02.172

heteropyknosis　异固缩　02.172

heterotypic division　*异型分裂　02.341

heterozygote　杂合子，*杂合体　01.082

heterozygote advantage　杂合优势　02.029

heterozygous mutation　杂合突变　01.255

HGP　人类基因组计划　01.049

Hh antigen system　*Hh 抗原系统　01.411

HHC　*遗传性血色素沉积症　05.446

HHHO syndrome　普拉德–威利综合征，*肌张力低下–智力障碍–性腺发育滞后–肥胖综合征　07.017

HIES　高免疫球蛋白 E 综合征　05.248

highly repetitive sequence　高度重复序列　03.265

high mannose oligo-saccharide　高甘露糖型寡糖　02.131

HIGM　高 IgM 综合征　05.414

Hirschsprung disease　*希尔施普龙病　06.102

his operon　组氨酸操纵子　03.094

histidinemia　组氨酸血症　05.129

histocompatibility antigen　组织相容性抗原，*移植抗原　01.403

histocompatibility gene　组织相容性基因　01.402

histocompatibility Y antigen　H-Y 抗原，*组织相容性 Y 抗原　01.404

histone code　组蛋白密码　03.469

histone deacetylase　组蛋白脱乙酰酶　03.464

HLA　人类白细胞抗原　01.413

HLH　螺旋–袢–螺旋结构域，*螺旋–环–螺旋基序，*螺旋–环–螺旋模体　03.053

HLH　噬血细胞性淋巴组织细胞增生症，*噬血细胞综合征　05.434

HMSN　遗传性运动感觉神经病　05.451

HNPCC　*遗传性非息肉病性结直肠癌　05.332

hnRNA 核内不均一 RNA，* 核内异质 RNA 03.096

Hogness box * 霍格内斯框 03.218

holandric inheritance * 限雄遗传 01.328

Holliday junction * 霍利迪连接体 03.014

Holliday model 霍利迪模型 03.015

Holliday structure 霍利迪结构 03.014

holocarboxylase synthetase deficiency 全羧化酶合成酶缺乏症 05.084

Holt-Oram syndrome 遗传性心血管上肢畸形综合征 05.323

homeobox gene 同源异形基因 03.275

homeodomain 同源异形域 03.077

homocaryon 同核体 02.035

homocystinuria 同型半胱氨酸尿症 05.065

homoduplex 同源双链体，* 同源双链 03.228

homoeologous chromosome 部分同源染色体 02.319

homogametic sex 同配性别 01.090

homogeneously staining region 均质染色区 01.393

homokaryon 同核体 02.035

homologous chromosome 同源染色体 02.214

homologous gene 同源基因 03.272

homologous recombination 同源重组 08.028

homology 同源性 01.196

homology-dependent gene silencing 同源依赖基因沉默 03.442

homology segment 同源区段 03.287

homoploid 同倍体 02.392

homotypic division * 同型分裂 02.347

homozygosity 纯合性 01.089

homozygote 纯合子，* 纯合体 01.081

homozygous mutation 纯合突变 01.254

HOPS 低磷酸酯酶症 05.049

hormone response element 激素应答元件 03.406

HOS 遗传性心血管上肢畸形综合征，* 心手综合征 05.323

hotspot 热点 01.200

house keeping gene 持家基因，* 管家基因 03.381

HPS 赫尔曼斯基-普德拉克综合征 05.397

HPT-JT 甲状旁腺功能亢进-颌骨肿瘤综合征 05.265

HSAN 遗传性感觉和自主神经病 05.449

3β-HSD 3β-羟基类固醇脱氢酶缺陷症 05.106

HSE 热激应答元件 03.278

HSP 遗传性痉挛性截瘫 05.334

human genetics 人类遗传学 01.002

human genome 人类基因组 01.027

Human Genome Project 人类基因组计划 01.049

human leucocyte antigen 人类白细胞抗原 01.413

Hunter syndrome * 亨特综合征 05.020

Huntington disease 亨廷顿病 05.176

Hurler syndrome * 赫尔勒综合征 05.019

HVR 高变区 03.006

HY antigen H-Y 抗原，* 组织相容性 Y 抗原 01.404

hybrid 杂种 01.094

hybrid cell 杂交细胞 02.030

hybridization probe 杂交探针 08.107

3-hydroxyacyl-CoA dehydrogenase deficiency 3-羟酰基辅酶 A 脱氢酶缺乏症 05.005

2-hydroxyglutaric aciduria 2-羟基戊二酸尿症 05.002

3-hydroxyisobutyric aciduria 3-羟基异丁酸尿症 05.008

3-hydroxy-3-methylglutaryl-CoA-lyase deficiency 3-羟[基]-3-甲戊二酸单酰辅酶 A 合成酶缺乏症 05.007

4-α-hydroxyphenylpyruvate hydroxylase deficiency 4-α-羟苯丙酮酸羟化酶缺陷症 05.118

17β-hydroxysteroid dehydrogenase deficiency 17β-羟基类固醇脱氢酶缺陷症 05.011

3β-hydroxysteroid dehydrogenase deficiency 3β-羟基类固醇脱氢酶缺陷症 05.106

17β-hydroxysteroid dehydrogenase deficiency 17β-羟基类固醇脱氢酶缺陷症，* 17-酮类固醇还原酶缺陷 05.107

hyper-IgM syndrome 高 IgM 综合征 05.414

hyper-IgM syndrome type III 高 IgM 综合征III型 05.415

hyperimmunoglobulinemia D with recurrent fever syndrome 高 IgD 伴周期性发热综合征 05.056

hyperimmunoglobulin E syndrome 高免疫球蛋白 E 综合征 05.248

hyperkalemic periodic paralysis 高血钾性周期性麻痹 05.246

hyperlipemia 高脂血症 06.051

hyperlysinemia 高赖氨酸血症 05.059

hypermethioninemia 高甲硫氨酸血症 05.058

hypermetropia 远视 06.129

hypermutation 高突变性 01.416

hyperparathyroidism-jaw tumor syndrome 甲状旁腺功

能亢进-颌骨肿瘤综合征　05.265

hyperploid　超倍体　02.396

hyperploidy　超倍性　02.397

hyperprolinemia　高脯氨酸血症　05.057

hypersensitive site　超敏位点　03.316

hypertensive encephalopathy　高血压脑病　06.050

hypertrophic pyloric stenosis　肥大性幽门狭窄　06.042

hypertryptophanemia　高色氨酸血症　05.060

hypervalinemia　高缬氨酸血症　05.061

hypervariable minisatellite DNA　超变小卫星 DNA　03.264

hypervariable region　高变区　03.006

hypoalphalipoproteinemia　低α-脂蛋白血症　05.233

hypochondroplasia　软骨发育不良　05.291

hypodiploid　亚二倍体　02.413

hypokalemic periodic paralysis　低钾性周期性麻痹　05.234

hypomagnesemia with secondary hypocalcemia　低镁血症继发低钙血症　05.235

hypophosphatasia　低磷酸酯酶症　05.049

hypoplastic left heart syndrome　左心发育不良综合征　06.145

hypoploid　亚倍体　02.411

hypoploidy　亚倍性　02.412

hypospadias　尿道下裂　06.079

HYPP　高血钾性周期性麻痹　05.246

I

IBS　西门子大疱性鱼鳞病　05.224

ICF syndrome　* ICF 综合征　05.127

ichthyosis bullosa of Siemens　西门子大疱性鱼鳞病　05.224

ichthyosis follicularis with alopecia and photophobia syndrome　毛囊性鱼鳞病秃发畏光综合征　05.411

ichthyosis hystrix　豪猪状鱼鳞病　05.419

IDDM　胰岛素依赖型糖尿病　06.001

ideogram　核型模式图　02.275

idiochromosome　性染色体　02.197

IFAP syndrome　毛囊性鱼鳞病秃发畏光综合征　05.411

IGS　内部指导序列　03.093

iminoglycinuria　亚氨基甘氨酸尿症　05.112

immediate early gene　即早期基因　03.385

immortalization　无限增殖化，* 永生化　02.054

immune response gene　免疫应答基因　03.410

immunoblotting　* 免疫印迹法　08.055

immunodeficiency-centromeric instability-facial anomalies syndrome　免疫缺陷-着丝粒不稳定-面部异常综合征　05.127

immunogenetics　免疫遗传学　01.014

imprinting box　印记框　03.468

imprinting off　印记失活　03.478

incomplete dominance　不完全显性　01.349

incomplete dominant allele　* 不完全显性等位基因　01.104

incomplete linkage　不完全连锁　01.126

incompletely linked gene　不完全连锁基因　01.127

incomplete penetrance　不完全外显率　01.348

independent assortment　自由组合，* 独立分配　01.108

induced mutant　诱发突变体　01.241

induced mutation　诱发突变，* 诱变　01.269

induced pluripotent stem cell　诱导性多能干细胞　08.038

inducible expression　诱导型表达　03.447

infantile autism　* 婴儿孤独症　06.038

infantile cortical hyperostosis　婴儿骨皮质增生症　05.452

infantile eczema　婴儿湿疹，* 奶癣　06.121

infantile free sialic acid storage disease　婴儿游离唾液酸贮积病　05.122

infantile neuroaxonal dystrophy　婴儿神经轴索营养不良　05.121

infinite cell line　无限细胞系　02.055

in-frame mutation　整码突变　01.294

inheritance　遗传　01.060

inheritance risk　遗传风险　01.433

inherited disease　遗传病　01.063

initiation codon　起始密码子　03.162

initiator　起始密码子　03.162

inner membrane subunit　内膜亚单位　02.063

insertional inactivation　插入失活　08.013

insertion mutation　插入突变　08.014

insertion sequence　插入序列　03.349

instructive induction　指令性诱导　02.168

instructive role　指令性作用　02.167

insulator　绝缘子　03.408

insulin-dependent diabetes　胰岛素依赖型糖尿病　06.001

insulin resistance syndrome type A　A型胰岛素抵抗综合征　06.004

integral membrane protein　整合膜蛋白　02.146

integrant　整合株　02.021

integrant expression　整合表达　08.039

integration　整合　08.035

integration sequence　整合序列　08.144

integrative suppression　整合抑制　08.040

intein　内含肽　03.199

interallelic recombination　等位基因间重组　01.112

intercalary deletion　中间缺失　02.487

interchromomere　染色粒间区,＊间带区　02.228

interchromosomal recombination　染色体间重组　01.311

intercistronic region　顺反子间区　03.285

interference　干涉　01.316

intergenic suppression　基因间抑制　03.432

intermediate filament　中间纤维,＊中间丝　02.098

internal guide sequence　内部指导序列　03.093

internal ribosome entry site　内部核糖体进入位点　03.198

International HapMap Project　国际人类基因组单体型图计划　03.019

International System for Human Cytogenetics Nomenclature　人类细胞遗传学命名的国际体制　01.300

interphase　间期　02.363

interrupted gene　割裂基因,＊断裂基因　03.306

interspersed repeat sequence　散在重复序列　03.222

interstitial chiasma　中间交叉　02.300

interstitial deletion　中间缺失　02.487

intrachromosomal recombination　染色体内重组　01.312

intragenic complementation　基因内互补　01.131

intragenic recombination　基因内重组　03.009

intrinsic epigenetic memory　内在表观遗传记忆　03.020

intrinsic membrane protein　＊内在膜蛋白　02.146

intron　内含子　03.256

inverse transposition　逆向转座　03.356

inversion　倒位　02.461

inversion heterozygote　倒位杂合子　02.463

inversion loop　倒位环　02.462

inverted repeat　反向重复[序列]　03.337

inverted terminal repeat　末端反向重复　03.247

in vitro complementation assay　体外互补分析　08.115

in vitro fertilization　体外受精　02.161

in vitro translation　体外翻译　08.099

in vivo footprinting　体内足迹法　08.098

ionotropic receptor　离子通道型受体　02.145

iPS cell　诱导性多能干细胞　08.038

IR　反向重复[序列]　03.337

IRES　内部核糖体进入位点　03.198

Ir gene　免疫应答基因　03.410

irregular dominance　不规则显性　01.346

IS　插入序列　03.349

ISHCN　人类细胞遗传学命名的国际体制　01.300

iso butyryl-CoA dehydrogenase deficiency　异丁酰辅酶A脱氢酶缺乏症　05.119

isochromatid break　等位染色单体断裂　02.466

isochromatid breakage　等位染色单体断裂　02.466

isochromatid deletion　等位染色单体缺失　02.467

isochromosome　等臂染色体　02.464

isochromosome 12P mosaicism　12P四体综合征　04.075

isogene　等基因　02.036

isovaleric academia　异戊酸血症　05.120

IVA　异戊酸血症　05.120

J

Jackson-Weiss syndrome　杰克逊-韦斯综合征　05.177

Jacobsen syndrome　＊雅各布斯综合征　04.046

Jarcho-Levin syndrome　雅霍-莱文综合征　07.015

JEB　交界型大疱性表皮松解[症]　05.353

Jervell and Lange-Nielsen syndrome　＊耶韦尔和朗格–

尼尔森综合征　05.330

JIA　幼年型特发性关节炎　06.122

JLNS　*耶韦尔和朗格–尼尔森综合征　05.330

Job syndrome　*乔布综合征　05.248

Johanson-Blizzard syndrome　约翰松–布利泽德综合征　05.199

Joubert syndrome　朱伯特综合征　05.398

jumping gene　跳跃基因　01.185

junctional epidermolysis bullosa　交界型大疱性表皮松解[症]　05.353

juvenile idiopathic arthritis　幼年型特发性关节炎　06.122

juvenile myoclonic epilepsy　青少年肌阵挛性癫痫　07.029

juvenile primary lateral sclerosis　幼年型原发性侧索硬化[症]　05.340

K

KABUK　歌舞伎面谱综合征　05.416

Kabuki syndrome　歌舞伎面谱综合征　05.416

KAL　卡尔曼综合征，*性幼稚嗅觉丧失综合征　05.399

Kallmann syndrome　卡尔曼综合征，*性幼稚嗅觉丧失综合征　05.399

Kanner syndrome　*坎纳综合征　06.038

karyogram　核型图，*染色体组型图　02.276

karyokinesis　核分裂　02.371

karyology　细胞核学　01.025

karyomixis　核融合　02.121

karyoplasm　核质　02.127

karyoplast　核体　02.122

karyopyknosis　核固缩　02.283

karyoskeleton　*核骨架　02.088

karyotaxonomy　核型分类学　01.026

karyotype　核型　02.240

karyotype analysis　核型分析　02.274

Kaufman oculocerebrofacial syndrome　考夫曼眼脑面综合征　05.400

Kawasaki disease　*川崎病　06.010

KD　*川崎病　06.010

Kearns-Sayre syndrome　线粒体脑肌病　07.001

keloid　瘢痕疙瘩　06.019

Kennedy disease　*肯尼迪病　05.178

Keppen-Lubinsky syndrome　克片–卢宾斯基综合征　05.362

keratoconus　圆锥角膜　06.128

keratolytic winter erythema　角层分离性冬季红斑　05.425

keratosis pilaris　毛发角化病　07.026

Keutel syndrome　科伊特尔综合征　05.200

killer T cell　*杀伤性 T 细胞　02.008

Kindler syndrome　金德勒综合征　05.201

Klenow enzyme　克列诺酶　03.027

Klenow fragment　*克列诺片段　03.027

Klinefelter syndrome　*克兰费尔特综合征　04.079

Kniest dysplasia　克尼斯特发育不良　05.202

knock-in mutation　敲入突变　08.025

knock-out mutation　敲除突变　08.024

Kostmann syndrome　科斯特曼综合征　05.214

KSS　线粒体脑肌病　07.001

Kufs disease　神经元蜡样质脂褐质沉积症　05.309

L

lac operon　乳糖操纵子　03.095

lactose operon　乳糖操纵子　03.095

lacunar infarct　腔隙性脑梗死　06.082

LAD　白细胞黏附缺陷症　05.173

Lafora disease　拉福拉病　05.203

lagging strand　后随链　03.028

Lamarckism　拉马克学说　01.053

lamellar ichthyosis　片层状鱼鳞病　05.036

laminopathy　核纤层蛋白病　05.356

lariat intermediate　*套索中间体　03.375

lariat RNA　套索 RNA　03.375

Laron dwarfism　拉龙综合征　05.204

Laron syndrome　拉龙综合征　05.204

Larsen syndrome　拉森综合征　05.205

late gene　晚期基因　03.421

lateral element　侧成分　02.320

late replicating X chromosome　迟复制 X 染色体 02.322

law of independent assortment　自由组合定律，* 独立分配定律　01.107

law of linkage　连锁定律，* 遗传第三定律　01.118

law of segregation　分离定律　01.106

LCR　基因座控制区　03.244

LDS　勒斯–迪茨综合征　05.208

leader peptide　前导序列　03.119

leader sequence　前导序列　03.119

leading strand　前导链　03.039

leaky mutant　渗漏突变体　01.219

leaky mutation　渗漏突变　01.292

Leber hereditary optic neuropathy　莱伯遗传性视神经病变　07.002

lecithin cholesterol acyltransferase deficiency　卵磷脂胆固醇酰基转移酶缺乏症　05.077

Leigh disease　* 利氏病　07.004

Lelis syndrome　莱利斯综合征　05.215

LEOPARD syndrome　* LEOPARD 综合征　05.206

leprechaunism　* 矮妖精貌综合征　05.389

leptonema　细线期　02.342

leptotene　细线期　02.342

Lesch-Nyhan syndrome　莱施–奈恩综合征　05.026

lethal gene　致死基因　01.188

leucine zipper　亮氨酸拉链　03.389

leukocyte adhesion deficiency　白细胞黏附缺陷症　05.173

leukodystrophy　脑白质营养不良　05.132

Levine-Critchley syndrome　* 莱文–克里奇利综合征　05.412

liability　易患性　01.369

Liddle syndrome　* 利德尔综合征　05.157

Li Fraumeni syndrome　利–弗劳梅尼综合征　05.207

ligand　配体　02.144

ligand-gated ion channel　* 配体门控离子通道　02.145

ligand-gated receptor　* 配体门控受体　02.145

ligase　连接酶　03.030

ligation　连接　08.085

ligation amplification　连接扩增　08.086

linkage　连锁　01.117

linkage analysis　连锁分析　01.119

linkage group　连锁群　01.121

linkage mapping　连锁作图　01.124

linkage phase　连锁相　01.122

linkage value　连锁值　01.123

linked gene　连锁基因　01.120

linker DNA　连接 DNA　08.127

linker fragment　连接片段，* 接头片段　08.138

lipid storage disorder　脂肪沉积症　05.126

lithoxiduria　黄嘌呤尿　05.070

localization of chiasma　交叉局部化，* 交叉定位 02.354

localized random mutagenesis　局部随机诱变　08.081

locus control region　基因座控制区　03.244

locus heterogeneity　基因座异质性　01.361

locus linkage analysis　基因座连锁分析　01.422

Loeys-Dietz syndrome　勒斯–迪茨综合征　05.208

LOH　杂合性丢失　01.395

long arm of chromosome　染色体长臂　02.208

long-chain 3-hydroxyacyl-CoA dehydrogenase deficiency　长链 3-羟酰基辅酶 A 脱氢酶缺乏症　05.046

long interspersed repeated sequence　长散在重复序列 03.263

long QT syndrome　长 QT 间期综合征　05.330

long terminal repeat　长末端重复［序列］　03.262

loop domain　环状结构域　03.243

loss-of-function mutation　功能失去突变　01.216

loss of heterozygosity　杂合性丢失　01.395

loss of imprinting　印记丢失　03.477

lowly repetitive sequence　低度重复序列　03.309

LPI　赖氨酸尿性蛋白不耐受　05.274

LTR　长末端重复［序列］　03.262

Lutembacher syndrome　卢滕巴赫综合征　06.012

luxury gene　奢侈基因，* 组织特异性基因　03.415

lymphocyte　淋巴细胞　02.006

Lynch syndrome　林奇综合征　05.332

lysinuric protein intolerance　赖氨酸尿性蛋白不耐受 05.274

lysogenesis　溶原化，* 溶原现象　02.033

lysogenization　溶原化，* 溶原现象　02.033

lysosome　溶酶体　02.072

M

mAb　单克隆抗体　01.407

macrophage　巨噬细胞　02.012

macrosomia, obesity, macrocephaly, and ocular abnormalities syndrome　巨大儿–肥胖–大头畸形–眼畸形综合征　05.364

MAF　最小等位基因频率　01.257

maintenance methylase　保持甲基化酶　03.471

major histocompatibility complex　主要组织相容性复合体　01.398

major histocompatibility complex class Ⅰ　Ⅰ类主要组织相容性复合体　01.399

major histocompatibility complex class Ⅱ　Ⅱ类主要组织相容性复合体　01.400

major histocompatibility complex class Ⅲ　Ⅲ类主要组织相容性复合体　01.401

MALDI　基质辅助激光解吸电离　08.080

male pattern alopecia　* 男性型脱发　06.114

malonyl-CoA decarboxylase deficiency　丙二酰辅酶 A 脱羧酶缺乏症　05.043

mandibulofacial dysostosis　下颌骨颜面发育不全　05.164

manic-depressive insanity　* 躁狂抑郁性精神病　06.130

MAP　微管相关蛋白质　02.080

MAPK　促分裂原活化的蛋白激酶，* MAP 激酶　03.392

maple syrup urine disease　枫糖尿病　05.055

mapping function　作图函数，* 定位函数　01.158

map unit　* 图距单位　01.134

MAR　核基质附着区　02.132

Marden-Walker syndrome　马登–沃克综合征　05.363

Marfan syndrome　马方综合征　05.346

marker chromosome　标记染色体　01.379

marker gene　标记基因　08.121

Maroteaux-Lamy syndrome　* 马罗托–拉米综合征　05.023

Maroteaux-Malanmut syndrome　* 马罗托–马朗马特综合征　05.453

Marshall syndrome　马歇尔综合征　05.209

masked mRNA　隐蔽 mRNA　03.369

maternal effect　* 母体效应　01.371

maternal-effect gene　母体效应基因　03.412

maternal gene　* 母体基因　03.412

maternal influence　母体影响　01.371

maternal inheritance　* 母体遗传　02.032

matrix-assisted laser desorption/ionization　基质辅助激光解吸电离　08.080

matrix attachment region　核基质附着区　02.132

maturation division　* 成熟分裂　02.340

maturation-promoting factor　促成熟因子　02.325

McAb　单克隆抗体　01.407

3MCC deficiency　3-甲基巴豆酰辅酶 A 羧化酶缺乏症，* 3-甲基巴豆酸尿症　05.004

MCKD　肾髓质囊性病　05.308

McLeod syndrome　麦克劳德综合征　05.211

MCLS　黏膜皮肤淋巴结综合征　06.010

MDI　* 躁狂抑郁性精神病　06.130

Meckel syndrome　梅克尔综合征　05.212

medical genetics　医学遗传学　01.003

medical molecular genetics　医学分子遗传学　01.011

MeDIP-chip　甲基化 DNA 免疫沉淀芯片　08.048

Mediterranean myoclonus epilepsy　地中海型肌阵挛癫痫　05.368

medium-chain acyl-CoA dehydrogenase deficiency　中链酰基辅酶 A 脱氢酶缺乏症　05.128

medullary cystic kidney disease　肾髓质囊性病　05.308

megachromosome　大型染色体　02.271

meiosis　减数分裂　02.340

meiosis Ⅰ　减数分裂 Ⅰ　02.341

meiosis Ⅱ　减数分裂 Ⅱ　02.347

meiotic drive　减数分裂驱动　02.350

MELAS　线粒体脑肌病伴高乳酸血症和卒中样发作　07.003

membrane channel　膜通道　02.137

membrane fluidity　膜流动性　02.151

membrane protein　膜蛋白　02.061

membrane protein disease　膜蛋白病　01.069

membrane receptor　膜受体　02.136

membrane-spanning protein　跨膜蛋白，* 穿膜蛋白　02.139

membrane transport protein　* 膜运输蛋白　02.138

memory cell　记忆细胞　02.011

MEN Ⅰ　多发性内分泌肿瘤综合征Ⅰ型　05.239

MEN Ⅱ　多发性内分泌肿瘤综合征Ⅱ型　05.240

Mendelian character　孟德尔性状　01.324

Mendel's first law　*孟德尔第一定律　01.106

Mendel's laws of inheritance　孟德尔遗传定律　01.325

Mendel's second law　*孟德尔第二定律　01.107

mental retardation, aphasia, shuffling gait, adducted thumbs syndrome　精神发育迟缓–失语–拖曳步态–拇指内收综合征，* MASA 综合征　05.210

mental retardation　精神发育迟缓　06.064

MERRF　肌阵挛性癫痫伴破碎红纤维综合征　07.006

mesosome　间体　02.112

messenger RNA　信使 RNA　03.166

metacentric chromosome　中着丝粒染色体　02.212

metachondromatosis　混合性软骨瘤病　05.421

metachromatic leukodystrophy　异染性脑白质营养不良　05.339

metal response element　金属应答元件　03.407

metaphase　中期　02.375

metaphase arrest　中期阻滞　02.301

metaphase plate　赤道面　02.323

metastatic gene　转移基因　01.391

metastatic suppressor gene　转移抑制基因　01.392

methemoglobinemia　高铁血红蛋白症　05.355

methylase　*甲基化酶　03.461

methylation variable position　甲基化可变位置　03.479

2-methylbutyryl-CoA dehydrogenase deficiency　2-甲基丁酰辅酶 A 脱氢酶缺乏症　05.003

3-methylcrotonyl-CoA carboxylasedeficiency　3-甲基巴豆酰辅酶 A 羧化酶缺乏症，* 3-甲基巴豆酸尿症　05.004

methyl-DNA immunoprecipitation chip　甲基化 DNA 免疫沉淀芯片　08.048

3-methylglutaconic aciduria　3-甲基戊烯二酸尿症　05.006

methylmalonic academia　甲基丙二酸血症　05.074

methyltransferase　甲基转移酶　03.461

mevalonic aciduria　甲羟戊酸尿症　05.075

3-MGCA　3-甲基戊烯二酸尿症　05.006

MHC　主要组织相容性复合体　01.398

MHC class Ⅰ　Ⅰ类主要组织相容性复合体　01.399

MHC class Ⅱ　Ⅱ类主要组织相容性复合体　01.400

MHC class Ⅲ　Ⅲ类主要组织相容性复合体　01.401

MI　有丝分裂指数　02.292

microbody　* 微体　02.079

microcephaly　小头畸形　05.321

microcytogenetics　微细胞遗传学　01.008

microdeletion　微缺失　02.509

microdissection　显微切割术　08.117

micromanipulation　显微操作　08.116

micronucleus　微核　02.507

micronucleus effect　微核效应　02.508

microphthalmia　小眼畸形　07.034

micropinocytosis　微胞饮　02.153

microRNA　微 RNA　03.363

microsome　微粒体　02.078

microtubule　微管　02.074

microtubule associated protein　微管相关蛋白质　02.080

microtubule organizing center　微管组织中心　02.076

microvillus inclusion disease　微绒毛包涵体病　05.311

midbody　中〔间〕体　02.099

migraine　偏头痛　06.080

Miller-Dieker syndrome　米勒–迪克尔综合征　05.213

mimic mutant　模拟突变体　01.249

minicell　微细胞　02.018

mini chromosome　微型染色体　02.244

minimal genome　必需基因组　03.382

minor allele frequency　最小等位基因频率　01.257

minor histocompatibility antigen　次要组织相容性抗原　01.406

minus strand　* 负链　03.026

miRNA　微 RNA　03.363

mismatch　错配　01.210

mismatch repair　错配修复　01.211

missense codon　错义密码子　03.117

missense mutation　错义突变　01.207

mitochondrial crista　线粒体嵴　02.133

mitochondrial DNA　线粒体 DNA　01.372

mitochondrial encephalomyopathy with lactic acidosis and stroke-like episode　线粒体脑肌病伴高乳酸血症和卒中样发作　07.003

mitochondrial genetic disease　线粒体遗传病　01.373

mitochondrial genome　线粒体基因组　01.028

mitochondrial trifunctional protein deficiency　线粒体
　　三功能蛋白缺乏症　05.319
mitogen　促分裂原　02.326
mitogen-activated protein kinase　促分裂原活化的蛋白
　　激酶，＊MAP 激酶　03.392
mitosis　有丝分裂　02.370
mitosis promoting factor　＊有丝分裂促进因子
　　02.325
mitotic apparatus　有丝分裂器　02.291
mitotic center　有丝分裂中心　02.293
mitotic crossover　＊有丝分裂交换　01.317
mitotic index　有丝分裂指数　02.292
mitotic nondisjunction　有丝分裂不分离　02.290
mitotic phase　M 期，＊有丝分裂期　02.367
mitotic recombination　＊有丝分裂重组　01.317
MKS　梅克尔综合征　05.212
MLD　异染性脑白质营养不良　05.339
moderately repetitive sequence　中度重复序列　03.266
modification　修饰作用　03.008
modified base　修饰碱基　01.260
modifier gene　修饰基因　01.340
modulating codon　调谐密码子　03.174
modulator　调谐子　03.395
molecular biology　分子生物学　01.009
molecular chaperone　分子伴侣　02.192
molecular cytogenetics　分子细胞遗传学　01.012
molecular disease　分子病　05.131
molecular evolution　分子进化　01.062
molecular genetics　分子遗传学　01.010
molecular hybridization　分子杂交　08.064
MOMO syndrome　＊MOMO 综合征　05.364
monocentric chromosome　单着丝粒染色体　02.460
monocistron　单顺反子　03.122
monoclonal antibody　单克隆抗体　01.407
monogenic character　单基因性状　01.330
monogenic disease　单基因遗传病，＊单基因病，＊孟
　　德尔遗传病　01.329
monolepsis　单亲遗传　01.140
monomorphism　单态性　01.138
monosomic　单体　02.398
monosomy 21 syndrome　21［号染色体］单体综合征
　　04.068
monosomy 22 syndrome　22［号染色体］单体综合征
　　04.073

monovalent　单价体　02.327
mood disorder　心境障碍，＊情感障碍　06.113
Morquio syndrome　＊莫基奥综合征　05.022
mosaic　嵌合体　01.310
mosaic dominance　镶嵌显性　01.151
mosaicism　镶嵌现象　01.152
movable gene　＊可移动基因　01.185
Mowat-Wilson syndrome　莫厄特–威尔逊综合征
　　05.216
MPF　促成熟因子　02.325
M phase　M 期，＊有丝分裂期　02.367
M phase promoting factor　＊M 期促进因子　02.325
MR　精神发育迟缓　06.064
MRE　金属应答元件　03.407
mRNA　信使 RNA　03.166
mtDNA　线粒体 DNA　01.372
MTOC　微管组织中心　02.076
MTS1　＊多肿瘤抑制因子　03.402
mucocutaneous lymph node syndrome　黏膜皮肤淋巴
　　结综合征　06.010
mucolipidosis typeⅣ　黏脂贮积症Ⅳ型　05.125
mucopolysaccharidosis typeⅠ　黏多糖贮积症Ⅰ型
　　05.018
mucopolysaccharidosis typeⅠH　黏多糖贮积症ⅠH型
　　05.019
mucopolysaccharidosis typeⅡ　黏多糖贮积症Ⅱ型
　　05.020
mucopolysaccharidosis typeⅢ　黏多糖贮积症Ⅲ型
　　05.021
mucopolysaccharidosis type Ⅳ　黏多糖贮积症Ⅳ型
　　05.022
mucopolysaccharidosis typeⅥ　黏多糖贮积症Ⅵ型
　　05.023
mucopolysaccharidosis typeⅦ　黏多糖贮积症Ⅶ型，
　　＊戈尔伯杰综合征，＊β-葡萄糖苷酸酶缺乏症
　　05.024
mucopolysaccharidosis typeⅧ　黏多糖贮积症Ⅷ型
　　05.025
Muenke syndrome　明克综合征　05.217
Mulibrey nanism　穆利布雷侏儒　05.218
multigene family　多基因家族　01.184
multiple allele　复等位基因　01.100
multiple chiasma　复交叉　02.289
multiple endocrine neoplasia typeⅠ　多发性内分泌肿

瘤综合征Ⅰ型 05.239

multiple endocrine neoplasia typeⅡ 多发性内分泌肿
瘤综合征Ⅱ型 05.240

multiple epiphyseal dysplasia 多发性骨骺发育不良
［症］ 05.238

multiple hamartoma syndrome 多发性错构瘤综合征
05.190

multiple myeloma 多发性骨髓瘤 01.385

multiple osteochondromas 多发性骨软骨瘤 05.331

multiple sclerosis 多发性硬化 06.034

multiple sulfatase deficiency 多发性硫酸酯酶缺乏症
05.051

multiple ticscoprolalia syndrome ＊抽动秽语综合征
06.016

multiple tumor suppressor 1 ＊多肿瘤抑制因子
03.402

multivalent 多价体 02.406

muscular dystrophy 肌营养不良 05.156

mutable gene 易突变基因 01.240

mutagen 诱变剂 01.270

mutagenesis 诱发突变，＊诱变 01.269

mutant 突变体，＊突变型 01.229

mutant character 突变性状 01.230

mutation 突变 01.202

mutational lag 突变延迟 01.231

mutational spectrum 突变谱 01.227

mutation fixation 突变固定 01.225

mutation hotspot 突变热点 01.228

mutation rate 突变率 01.226

mutation theory 突变学说 01.224

mutator 增变体 01.266

mutator gene 增变基因 01.265

muton 突变子 01.251

myasthenia gravis 重症肌无力 06.134

myeloma ＊骨髓瘤 01.385

myeloperoxidase deficiency 髓过氧化物酶缺乏症
05.099

myoclonic epilepsy associated with ragged red fiber 肌
阵挛性癫痫伴破碎红纤维综合征 07.006

myoclonic epilepsy of Lafora 拉福拉病 05.203

myopia 近视 06.062

N

N-acetylglutamate synthase deficiency N-乙酰谷氨酸
合成酶缺陷症 05.029

Nager acrofacial dysostosis syndrome 纳赫尔面骨发育
不全综合征 05.283

nail-patella syndrome 指甲-髌骨综合征 05.347

nasal polyp 鼻息肉 06.020

nascent RNA 新生 RNA 03.115

N-band N 带 02.262

N-banding ＊N 显带 02.262

negative control 负调控 03.428

negative heteropycnosis 负异固缩 02.174

negative interference 负干涉 01.142

negative strand ＊负链 03.026

nemaline myopathy 杆状体肌病 05.320

neocentromere 新着丝粒 02.386

neo-Darwinism 新达尔文学说 01.054

neo-Lamarckism 新拉马克学说 01.055

neonatal hemochromatosis 新生儿血色病 05.446

NES 核输出信号 02.089

nested gene 套叠基因 03.273

Netherton syndrome 内瑟顿综合征 05.219

neural tube defect 神经管缺陷 06.090

neurofibromatosis 神经纤维瘤病 05.307

neurofibromatosis typeⅠ 神经纤维瘤病Ⅰ型 05.197

neurofibromatosis typeⅡ 神经纤维瘤病Ⅱ型 05.198

neuronal ceroid lipofuscinosis 神经元蜡样质脂褐质沉
积症 05.309

nevoid basal cell carcinoma syndrome 痣样基底细胞
癌综合征，＊多发性基底细胞综合征 05.349

newborn screening 新生儿筛查 01.432

Nezelof syndrome ＊涅泽洛夫综合征 05.220

NHEJ 非同源末端连接 03.353

NHP 非组蛋白 02.129

NIDDM 非胰岛素依赖型糖尿病 06.002

Niemann-Pick disease 尼曼-皮克病 05.027

NMD 无义介导的 mRNA 衰变 03.443

non-allele 非等位基因 01.101

non-coding regulatory region 非编码调控区 03.235

non-coding RNA 非编码 RNA 03.359

non-coding sequence 非编码序列 03.234

non-coding strand　*非编码链　03.026

noncompaction of ventricular myocardium　心肌致密化不全　06.112

nondisjunction　不分离　01.306

nonhistone protein　非组蛋白　02.129

nonhomologous chromosome　非同源染色体　02.334

non-homologous end-joining　非同源末端连接　03.353

nonhomologous recombination　非同源重组　02.005

noninsulin-dependent diabetes　非胰岛素依赖型糖尿病　06.002

non-membranous structure　非膜相结构　02.067

non-productive rearrangement　无效重排　01.415

nonrepetitive sequence　*非重复序列　03.219

non-replicative transposition　非复制转座　03.352

nonsense codon　*无义密码子　03.168

nonsense-mediated mRNA decay　无义介导的 mRNA 衰变　03.443

nonsense mutant　无义突变体　01.236

nonsense mutation　无义突变　01.208

nonsense suppression　无义阻抑　03.444

nonsense suppressor　无义抑制因子　01.268

non-sister chromatid　非姐妹染色单体　02.333

non-syndromic-hearing loss　非综合征性耳聋　05.305

nonsynonymous mutation　非同义突变　01.206

nontoxic goiter　*非毒性甲状腺肿　06.029

nontranscribed spacer　非转录间隔区　03.104

non-translated sequence　非翻译序列　03.202

non-translational region　非翻译区　03.203

NOR　核仁组织区　02.120

normalized cDNA library　均一化 cDNA 文库　08.133

Norrie disease　诺里病　05.028

Northern blotting　RNA 印迹法　08.052

NPD　尼曼–皮克病　05.027

NSHL　非综合征性耳聋　05.305

NTD　神经管缺陷　06.090

nuclear-cytoplasmic ratio　核质比　02.128

nuclear export signal　核输出信号　02.089

nuclear fusion　核融合　02.121

nuclear genome　核基因组　03.301

nuclear lamina　核纤层　02.123

nuclear matrix　核基质　02.088

nuclear skeleton　*核骨架　02.088

nuclear transplantation　核移植　02.037

nucleic acid　核酸　01.162

nucleic acid hybridization　核酸分子杂交　08.065

nucleo-cytoplasmic hybrid cell　核质杂种细胞　02.015

nucleo-cytoplasmic incompatibility　核质不亲和性　02.179

nucleo-cytoplasmic interaction　核质相互作用　02.180

nucleo-cytoplasmic ratio　核质比　02.128

nucleoid　拟核，*类核　02.090

nucleolus organizer region　核仁组织区　02.120

nucleolus organizing region　核仁组织区　02.120

nucleoplasm　核质　02.127

nucleosome　核小体　02.124

nucleosome core　核小体核心　02.125

nucleosome core particle　核小体核心颗粒　02.126

nucleotide　核苷酸　01.163

nucleotide inversion　核苷酸倒位　03.350

null allele　无效等位基因　01.267

nullisomic　缺体　02.453

nulli-tetra compensation　缺体四体补偿现象　02.051

null mutation　无效突变　01.237

nutrigenomics　营养基因组学　01.033

NVM　心肌致密化不全　06.112

O

oblique inguinal hernia　腹股沟斜疝　06.048

obsessive-compulsive disorder　强迫症，*强迫障碍　06.083

obstructive sleep apnea syndrome　阻塞型睡眠呼吸暂停综合征　06.144

occipital horn syndrome　枕骨角综合征　05.343

OCD　强迫症，*强迫障碍　06.083

ochre codon　赭石密码子，*UAA 终止密码子　03.163

ochre mutation　赭石突变　01.293

ochre suppressor　赭石抑制基因　03.193

ochronosis　*褐黄病　05.069

ocular albinism type Ⅰ　眼白化病Ⅰ型　05.155

oculodentodigital syndrome　眼齿指综合征　05.329

oculo-oral-genital syndrome　眼–口–生殖器综合征　06.005

Okazaki fragment　冈崎片段　03.029

oligogenic disease　寡基因病　03.327

oligonucleotide　寡核苷酸　03.326

oligonucleotide-directed mutagenesis　寡核苷酸定点诱变　08.066

oligonucleotide mutagenesis　*寡核苷酸诱变　08.066

Omenn syndrome　奥梅恩综合征　05.221

oncogene　癌基因　01.374

oncogenesis of eukaryotic cell　真核细胞转化　02.057

one-gene one-enzyme hypothesis　一基因一酶假说　01.058

one-gene one-polypeptide hypothesis　一基因一多肽假说　01.057

oophoritic cyst　卵巢囊肿　06.071

opal codon　乳白密码子　03.206

open-angle glaucoma　开角型青光眼，*慢性单纯性青光眼　06.066

open circle　开环　01.092

open reading frame　可读框　03.209

operator　*操作子　03.050

operator gene　操纵基因　03.050

operon　操纵子　03.051

operon theory　操纵子学说　03.052

Opitz-Kaveggia syndrome　奥皮茨–卡维吉亚综合征　07.013

ORF　可读框　03.209

organelle　细胞器　02.071

organelle genome　细胞器基因组　03.289

organic acidemia　有机酸血症　05.123

origin of replication　复制起点　03.025

ornithine transcarbamylase deficiency　鸟氨酸氨甲酰基转移酶缺乏症　05.080

ornithine translocase deficiency　鸟氨酸转位酶缺陷症，*高氨血症–高鸟氨酸血症–同型瓜氨酸尿综合征　05.081

oro-facial-digital syndrome　口面指综合征　05.273

orotic aciduria　乳清酸尿症　05.088

orphan gene　孤独基因　03.238

orphon　孤独基因　03.238

OSMED　耳脊椎骨垢发育不良综合征　05.242

osteogenesis imperfecta　成骨不全　05.230

osteopetrosis　石骨症　05.418

otosclerosis　耳硬化症　06.039

otospondylomegaepiphyseal dysplasia　耳脊椎骨垢发育不良综合征　05.242

outbreak-paroxysmal anxiety　*发作性阵发焦虑　06.063

overexpression　超表达　03.453

overgrowth syndrome　过度生长综合征　05.250

overlapping gene　重叠基因　03.296

ovum pronucleus　*卵原核　02.324

P

pachynema　粗线期　02.344

pachyonychia congenita　先天性甲肥厚　05.317

pachytene　粗线期　02.344

packaging ratio　包装率，*包装比　02.267

pairing　配对　01.165

palindrome　回文序列，*回文对称　03.328

palindromic sequence　回文序列，*回文对称　03.328

Pallister-Killian syndrome　*帕利斯特–基利安综合征　04.075

pan-editing　全面编辑　08.027

panic disorder　惊恐障碍　06.063

PAPA syndrome　*PAPA 综合征　05.222

Papillon-Lefevre syndrome　*帕皮永–勒费尔综合征　05.342

paracentric inversion　臂内倒位　02.459

paracodon　副密码子　03.172

paramutation　副突变　01.213

parental combination　亲本组合　01.109

Parkinson disease　帕金森病，*震颤麻痹　06.013

paroxysmal extreme pain disorder　阵发性剧痛症，*阵发性极度疼痛障碍　05.345

paroxysmal nocturnal hemoglobinuria　阵发性睡眠性血红蛋白尿症　06.131

paroxysmal non-kinesigenic dyskinesia　阵发性非运动源性运动障碍，*家族性舞蹈徐动症　05.344

Parry-Romberg syndrome　*帕里–龙贝格综合征　07.016

partial digestion　不完全酶切　08.110

partial monosomy 1p syndrome　1p 部分单体综合征　04.005

partial monosomy 4p syndrome　4p 部分单体综合征　04.015

partial monosomy 5p syndrome　5p 部分单体综合征 04.018

partial monosomy 7p syndrome　7p 部分单体综合征 04.024

partial monosomy 8p syndrome　8p 部分单体综合征 04.027

partial monosomy 9p syndrome　9p 部分单体综合征 04.032

partial monosomy 10p syndrome　10p 部分单体综合征 04.038

partial monosomy 11p syndrome　11p 部分单体综合征 04.042

partial monosomy 12p syndrome　12p 部分单体综合征 04.047

partial monosomy 2q syndrome　2q 部分单体综合征 04.010

partial monosomy 3q syndrome　3q 部分单体综合征 04.013

partial monosomy 6q syndrome　6q 部分单体综合征 04.021

partial monosomy 8q syndrome　8q 部分单体综合征，* Langer-Giedion 综合征 04.029

partial monosomy 9q syndrome　9q 部分单体综合征 04.034

partial monosomy 10q syndrome　10q 部分单体综合征 04.040

partial monosomy 11q syndrome　11q 部分单体综合征 04.044

partial monosomy 13q syndrome　13q 部分单体综合征 04.050

partial monosomy 16q syndrome　16q 部分单体综合征 04.059

partial redundancy　部分丰余，* 部分冗余 03.335

partial trisomy 2p syndrome　2p 部分三体综合征 04.008

partial trisomy 3p syndrome　3p 部分三体综合征 04.012

partial trisomy 4p syndrome　4p 部分三体综合征 04.016

partial trisomy 5p syndrome　5p 部分三体综合征 04.019

partial trisomy 7p syndrome　7p 部分三体综合征 04.025

partial trisomy 8p syndrome　8p 部分三体综合征 04.028

partial trisomy 10p syndrome　10p 部分三体综合征 04.039

partial trisomy 11p syndrome　11p 部分三体综合征 04.043

partial trisomy 12p syndrome　12p 部分三体综合征 04.048

partial trisomy 16p syndrome　16p 部分三体综合征 04.058

partial trisomy 17p syndrome　17p 部分三体综合征 04.062

partial trisomy 2q syndrome　2q 部分三体综合征 04.011

partial trisomy 3q syndrome　3q 部分三体综合征 04.014

partial trisomy 5q syndrome　5q 部分三体综合征 04.020

partial trisomy 6q syndrome　6q 部分三体综合征 04.022

partial trisomy 8q syndrome　8q 部分三体综合征 04.030

partial trisomy 9q syndrome　9q 部分三体综合征 04.035

partial trisomy 11q syndrome　11q 部分三体综合征 04.045

partial trisomy 16q syndrome　16q 部分三体综合征 04.060

partial trisomy 14 syndrome　14 部分三体综合征 04.053

particle bombardment　粒子轰击法 08.102

particulate inheritance　颗粒遗传 01.362

Patau syndrome　* 帕塔综合征 04.052

patent ductus arteriosus　动脉导管未闭 06.032

pathogenetics　病理遗传学 01.016

pathological myopia　病理性近视 05.300

PBC　原发性胆汁性肝硬化 06.123

PCC　超前凝聚染色体 02.321

PCG　原发性先天性青光眼 05.303

PCLD　多囊肝病 06.100

PCOS　多囊卵巢综合征 06.035

PCR　聚合酶链反应 08.082

PD　帕金森病，* 震颤麻痹 06.013

PDA　动脉导管未闭 06.032

PDD　进行性骨干发育不全 05.270

1p36 deletion syndrome　1p36 缺失综合征　04.004

pedigree　系谱，* 家谱　01.332

pedigree analysis　系谱分析，* 家谱分析　01.333

Pelger-Huet anomaly　佩尔格-韦特异常　05.158

penetrance　外显率　01.347

Penta X syndrome　五 X 综合征，* XXXXX 综合征　04.084

PEPD　阵发性剧痛症，* 阵发性极度疼痛障碍　05.345

peptic ulcer　消化性溃疡　06.110

pericentric inversion　臂间倒位　02.458

periodic paralysis　周期性瘫痪，* 周期性麻痹　05.456

peroxisome　过氧化物酶体　02.079

persistent Müllerian duct syndrome　米勒管永存综合征　05.282

personal genome　个人基因组　03.300

personalized medicine　个性化医疗　01.047

PGD　植入前遗传学诊断　08.149

p16 gene　*p16* 基因　03.402

phagosome　吞噬体　02.073

pharmacogenomics　药物基因组学　01.034

Ph chromosome　费城染色体　02.263

Phelan-McDermid syndrome　* 费伦-麦克德米德　04.072

phenocopy　拟表型，* 表型模拟　01.074

phenomics　表型组学　01.037

phenotype　表型　01.073

phenylketonuria　苯丙酮酸尿　05.042

Philadelphia chromosome　费城染色体　02.263

physiological genetics　生理遗传学　01.015

PIC　起始前复合体　03.032

pinocytosis　胞饮，* 吞饮　02.152

pinosome　* 胞饮体　02.152

piRNA　Piwi 相互作用 RNA　03.366

Piwi-interacting RNA　Piwi 相互作用 RNA　03.366

PKS　* 帕利斯特-基利安综合征　04.075

plasmacytic myeloma　* 浆细胞性骨髓瘤　01.385

plasma membrane　* 质膜　02.060

plasmid　质粒　03.233

plasmodieresis　胞质分裂　02.372

plasmogamy　胞质融合，* 质配　02.031

plasticity　可塑性　02.184

PLD　多囊肝病　06.100

pleiotropic gene　多效基因　01.355

pleiotropism　多效性　01.354

pleiotropy　多效性　01.354

ploidy　倍性　02.391

plus strand　* 正链　03.114

PM　病理性近视　05.300

PMR　风湿性多肌痛　06.045

PNH　阵发性睡眠性血红蛋白尿症　06.131

point mutation　点突变　01.201

polar body　极体　02.360

polyadenylation　多腺苷酸化　03.158

polyadenylation signal　多腺苷酸化信号，* 加 A 信号　03.080

polyadenylic acid mRNA　多腺苷酸 mRNA　01.181

polyarteritis　多发大动脉炎，* 无脉症　06.033

polycentric chromosome　多着丝粒染色体　02.471

polycentromere　多着丝粒　02.470

polycistron　多顺反子　03.078

polycistronic mRNA　多顺反子 mRNA　03.079

polycystic kidney disease　多囊肾病　05.249

polycystic liver disease　多囊肝病　06.100

polycystic ovarian syndrome　多囊卵巢综合征　06.035

polycythemia vera　真性红细胞增多症　07.008

polydactyly　多指/趾　06.036

polygenic disease　多基因遗传病　01.366

polygenic inheritance　多基因遗传，* 多因子遗传　01.365

polygenic theory　多基因学说　01.364

polymerase chain reaction　聚合酶链反应　08.082

polymorphic macular degeneration　卵黄样黄斑营养不良　05.278

polymorphic marker　多态性标记　08.062

polymyalgia rheumatica　风湿性多肌痛　06.045

polyploid　多倍体　02.404

polyploidy　多倍性　02.405

polysomic　多体　02.399

Pompe disease　* 蓬佩病　05.091

porphyria　卟啉病　05.435

porphyria cutanea tarda　迟发性皮肤卟啉病　07.018

position effect　位置效应　02.510

positive heteropycnosis　正异固缩　02.173

positive interference　正干涉　01.141

positive regulation　* 正调控　03.439

positive strand　* 正链　03.114

post-genome era　后基因组时代　01.051

postmeiotic division　*后减数分裂　02.347

postmeiotic fusion　减数分裂后融合　02.349

postmeiotic segregation　减数分裂后分离　02.348

post-replication repair　复制后修复　01.277

postsynthetic gap2 period　G₂期，*DNA 合成后期
　02.366

postsynthetic phase　G₂期，*DNA 合成后期　02.366

post-transcriptional control　转录后控制　03.133

post-transcriptional maturation　转录后成熟　03.128

post-transcriptional processing　转录后加工　03.132

post-transcriptional regulation　转录后调节　03.130

post-transcriptional silencing　转录后基因沉默
　03.131

post-translational cleavage　翻译后切割　03.178

post-translational modification　翻译后修饰　03.179

post-translational processing　翻译后加工　03.177

post-translational transport　翻译后转运　03.180

2p15—p16.1 microdeletion syndrome　2p15—p16.1 微
　缺失综合征　04.007

Prader-Willi syndrome　普拉德–威利综合征，*肌张力
　低下–智力障碍–性腺发育滞后 –肥胖综合征
　07.017

precision medicine　精准医疗　01.048

precursor mRNA　前信使 RNA，*前［体］mRNA
　03.373

precursor ribosomal RNA　前核糖体 RNA，*前［体］
　rRNA　03.372

predicted gene　预测基因　01.169

predictive medicine　预测医学　01.045

preferential segregation　优先分离　02.288

preimplantation genetic diagnosis　植入前遗传学诊断
　08.149

preinitiation complex　起始前复合体　03.032

prematurely condensed chromosome　超前凝聚染色体
　02.321

premature termination codon　提前终止密码子
　03.167

pre-messenger RNA　前信使 RNA，*前［体］mRNA
　03.373

pre-mRNA　前信使 RNA，*前［体］mRNA　03.373

premutation　前突变　01.221

prenatal diagnosis　产前诊断　01.436

prereductional division　*前减数分裂　02.341

pre-rRNA　前核糖体 RNA，*前［体］rRNA　03.372

prespliceosome　剪接前体　03.071

presynthetic gap1 period　G₁期，*DNA 合成前期
　02.364

presynthetic phase　G₁期，*DNA 合成前期　02.364

Pribnow box　普里布诺框　03.279

primary biliary cirrhosis　原发性胆汁性肝硬化
　06.123

primary ciliary dyskinesia　原发性纤毛运动不良症
　05.341

primary congenital glaucoma　原发性先天性青光眼
　05.303

primary constriction　主缢痕，*着丝粒区　02.245

primary culture cell　原代细胞　02.017

primary detachment of retina　原发性视网膜脱离
　06.126

primer　引物　03.040

pri-miRNA　初始微 RNA，*初始 miRNA　03.116

prion　*朊病毒　03.011

proband　先证者　01.334

probe　探针　08.097

processed pseudogene　已加工假基因　03.268

progeria　早老症　07.023

progressive cardiomyopathic lentlginosis　*进行性心肌
　病性雀斑样痣病　05.206

progressive diaphyseal dysplasia　进行性骨干发育不全
　05.270

progressive familial intrahepatic cholestasis　进行性家
　族性肝内胆汁淤积　05.426

prolidase deficiency　氨酰基脯氨酸二肽酶缺乏症
　05.035

prometaphase　前中期　02.374

promoter　启动子　03.281

promoter clearance　启动子清除　03.437

promoter mutation　启动子突变　01.258

promoter-proximal element　启动子近侧元件　03.283

pronucleus　原核　02.294

prophase　前期　02.373

propionic acidemia　丙酸血症　05.044

propositus　先证者　01.334

proteinaceous infectious particle　蛋白感染粒，*朊粒，
　*普里昂　03.011

protein truncation test　蛋白质截短实验　08.058

proteome　蛋白质组　03.013

proteomics 蛋白质组学 01.041

proto-oncogene * 原癌基因 01.376

protoplast fusion 原生质体融合 02.045

protruding terminus 突出末端 03.229

proximal sequence element 近端序列元件 03.411

PrP 蛋白感染粒,* 朊粒,* 普里昂 03.011

PSE 近端序列元件 03.411

pseudoalleles 拟等位基因 01.102

pseudoautosomal region segment 假常染色体区段 02.281

pseudodominance 假显性,* 拟显性 01.359

pseudogene 假基因 03.303

pseudohyperal-dosteronism 假性醛固酮增多症 05.157

pseudohypoaldosteronism typeⅡ 假性醛固酮减少症 Ⅱ型 05.424

pseudohypoparathyroidism typeⅠa 假性甲状旁腺功能减退症Ⅰa型 05.333

pseudolinkage 假连锁 02.511

pseudoxanthoma elasticum 弹性纤维假黄瘤,* 弹性假

黄色瘤 07.020

psoriasis 银屑病 06.119

PTC 提前终止密码子 03.167

pterygium 翼状胬肉 06.118

PTT 蛋白质截短实验 08.058

pulmonary stenosis 肺动脉瓣狭窄 06.043

Punnett square method 庞纳特方格法,* 棋盘法 01.116

purine nucleoside phosphorylase deficiency 嘌呤核苷酸磷酸化酶缺乏症 05.082

PV 真性红细胞增多症 07.008

PXE 弹性纤维假黄瘤,* 弹性假黄色瘤 07.020

Pygmy dwarfism 卑格米侏儒症 06.014

pyogenic arthritis, pyoderma gangrenosum, acne syndrome 化脓性关节炎–坏疽性脓皮病–痤疮综合征 05.222

pyrimidine dimer 嘧啶二聚体 01.261

6-pyruvoyl-tetrahydropterin synthase deficiency 6-丙酮酰–四氢蝶呤合成酶缺乏症 05.009

Q

Q-band Q带 02.264

22q11.2 deletion syndrome 22q11.2 缺失综合征,* 胸腺发育不全 04.071

2q37 deletion syndrome 2q37 缺失综合征 04.009

11q deletion syndrome 11q 缺失综合征 04.046

22q13 deletion syndrome 22q13 缺失综合征 04.072

15q partial deletion 15q 部分缺失 04.057

QTL 数量性状基因座 03.012

quadrivalent 四价体 02.422

quantitative trait locus 数量性状基因座 03.012

R

RA 类风湿关节炎 06.069

RACE cDNA 末端快速扩增法 08.046

radiation genetics 辐射遗传学 01.020

randomly amplified polymorphic DNA 随机扩增多态性 DNA 08.128

random primer 随机引物 08.141

RAPD 随机扩增多态性 DNA 08.128

rapid amplification of cDNA end cDNA 末端快速扩增法 08.046

R-band R带 02.265

RBS 核糖体结合序列 03.197

reaction norm 反应规范 01.356

reading frame 阅读框,* 读码框 03.204

reading frame overlapping 读框重叠 03.159

reading frame shift * 读框移位 01.289

readthrough 连读,* 通读 03.212

read-through mutation 连续突变 01.252

rearrangement 重排 02.489

receptor-mediated endocytosis 受体介导的胞吞 02.158

receptor tyrosine kinase 受体酪氨酸激酶 02.105

recessive allele 隐性等位基因 01.103

recessive character 隐性性状 01.076

recessive gene * 隐性基因 01.103

recessive lethal 隐性致死,* 纯合致死 01.154

reciprocal chiasmata 相互交叉 02.385

reciprocal interchange　相互交换　02.472

recognition sequence　识别序列　03.223

recognition site　识别位点　08.147

recombinant　重组体　02.302

recombinant analysis　重组体分析　02.303

recombinant chromosome　重组染色体　02.490

recombinant DNA　重组 DNA　08.003

recombinant gamete　重组体配子　02.305

recombinant progeny　重组后代　02.306

recombinant protein　重组蛋白质　08.004

recombinant RNA　重组 RNA　08.002

recombination frequency　＊重组［频］率　01.111

recombination nodule　重组结　02.307

recombination repair　重组修复　01.299

recombination value　重组值　01.111

recurrent aphthous ulcer　复发性口腔溃疡　06.047

red-green blindness　红绿色盲　05.302

reduction division　减数分裂　02.340

redundant DNA　冗余 DNA，＊丰余 DNA　03.221

reference marker　参照标记　08.123

refractory anaemia　难治性贫血　07.028

regional assignment　区域定位　08.112

regulator gene　调节基因　03.383

regulatory gene　调节基因　03.383

Reifenstein syndrome　＊赖芬斯坦综合征　05.326

relative character　相对性状　01.072

relaxed DNA　松弛 DNA　03.226

relaxed plasmid　松弛型质粒　03.227

renal-coloboma syndrome　肾-视神经乳头缺损综合征　05.290

renaturation　复性，＊退火　01.091

repeat-induced gene silencing　重复序列诱导的基因沉默　03.448

repeat sequence length polymorphism　重复序列长度多态性　03.340

repetitive［DNA］sequence　重复［DNA］序列　03.297

replacement vector　置换型载体　08.142

replication　复制　03.044

replication error　复制错误　01.275

replication fork　复制叉　03.045

replication licensing factor　复制执照因子　03.038

replication origin　复制起点　03.025

replication slippage　复制滑动　01.278

replicative transposition　复制型转座　01.279

reporter gene　报告基因，＊报道基因　08.120

repressor　阻遏物，＊阻遏蛋白　03.065

reprogramming　重编程　08.011

RER　＊粗面内质网　02.065

resident DNA　常居 DNA　03.315

resistance plasmid　R 质粒，＊抗药质粒　03.314

resistant gene　抗性基因　01.191

resistant mutation　抗性突变　01.250

response element　应答元件　03.418

response element binding protein　应答元件结合蛋白　03.390

restriction endonuclease　限制性内切核酸酶　01.296

restriction endonuclease site　限制性内切核酸酶位点　01.297

restriction enzyme　＊限制［性］酶　01.296

restriction fragment　限制性酶切片段，＊限制性内切酶切片段　01.298

restriction fragment length polymorphism　限制性片段长度多态性　03.339

restriction point　限制点，＊R 点　02.384

restriction site　＊限制性酶切位点　01.297

restriction site　限制［酶切］位点　03.338

retinitis pigmentosa　视网膜色素变性　05.298

retrograde transport　逆向运输　02.155

retroposition　反转录转座　03.156

retroposon　＊逆转座子　03.323

retropseudogene　反转录假基因，＊逆转录假基因　03.083

retroregulation　反向调节　03.427

retrotransposition　反转录转座　03.156

retrotransposon　反转录转座子　03.323

retrovirus　反转录病毒　03.322

Rett syndrome　雷特综合征　05.365

reverse band　＊反带　02.265

reverse genetics　反向遗传学　01.023

reverse mutation　＊反突变　01.218

reverse splicing　反向剪接　03.425

reverse transcriptase　反转录酶　03.034

reverse transcription　反转录，＊逆转录　03.155

reverse transcription PCR　反转录 PCR　08.063

revertant　回复［突变］体　01.217

RF　风湿热　06.044

RFLP　限制性片段长度多态性　03.339

Rh antigen　Rh 抗原　01.405

RHD 风湿性心脏病 06.046

rhegmatogenous retinal detachment ＊孔源性视网膜脱离 06.126

rheumatic fever 风湿热 06.044

rheumatic heart disease 风湿性心脏病 06.046

rheumatoid arthritis 类风湿关节炎 06.069

ribonucleoprotein 核糖核蛋白 01.194

ribosomal gene 核糖体基因 03.196

ribosomal RNA 核糖体 RNA 03.195

ribosome binding sequence 核糖体结合序列 03.197

ribosome-binding site ＊核糖体结合位点 03.197

ribosome recognition site ＊核糖体识别位点 03.197

ribozyme 核酶 03.367

RIGS 重复序列诱导的基因沉默 03.448

ring chromosomal 1 syndrome 1 号环状染色体综合征 04.006

ring chromosomal 4 syndrome 4 号环状染色体综合征 04.017

ring chromosomal 6 syndrome 6 号环状染色体综合征 04.023

ring chromosomal 9 syndrome 9 号环状染色体综合征 04.036

ring chromosomal 12 syndrome 12 号环状染色体综合征 04.049

ring chromosomal 13 syndrome 13 号环状染色体综合征 04.051

ring chromosomal 14 syndrome 14 号环状染色体综合征 04.054

ring chromosomal 17 syndrome 17 号环状染色体综合征 04.063

ring chromosomal 21 syndrome 21 号环状染色体综合征 04.069

ring chromosome 环状染色体 02.236

ring chromosome 10 syndrome 10 号环状染色体综合征 04.041

RISC RNA 诱导沉默复合物 03.387

RLF 复制执照因子 03.038

R-loop mapping R 环作图 08.053

RNA-dependent DNA polymerase ＊依赖于 RNA 的 DNA 聚合酶 03.034

RNA-dependent RNA polymerase 依赖于 RNA 的 RNA 聚合酶 03.066

RNA editing RNA 编辑 03.449

RNAi RNA 干扰 08.043

RNA-induced silencing complex RNA 诱导沉默复合物 03.387

RNA interference RNA 干扰 08.043

RNA polymerase RNA 聚合酶 03.031

RNA processing RNA 加工 03.451

RNA recombination RNA 重组 03.154

RNA replication RNA 复制 03.153

RNA silencing RNA 沉默 03.450

RNA splicing RNA 剪接 03.452

RNP 核糖核蛋白 01.194

Robertsonian fission 罗伯逊裂解 02.456

Robertsonian translocation 罗伯逊易位 02.457

Robinow syndrome 胎儿面容综合征,＊罗比诺综合征 05.366

rod myopathy ＊线状体肌病 05.320

rolling cycle replication 滚环复制 03.047

Rombo syndrome 龙博综合征 05.401

rough endoplasmic reticulum ＊粗面内质网 02.065

RP 视网膜色素变性 05.298

RRD ＊孔源性视网膜脱离 06.126

rRNA 核糖体 RNA 03.195

RSLP 重复序列长度多态性 03.340

RSTS 鲁宾斯坦–泰比综合征 05.367

RTK 受体酪氨酸激酶 02.105

RT-PCR 反转录 PCR 08.063

Rubinstein-Taybi syndrome 鲁宾斯坦–泰比综合征 05.367

S

Saethre-Chotzen syndrome 赛思里–乔茨岑综合征 05.402

SAGE 基因表达系列分析 08.069

same-sense mutation 同义突变 01.209

Sanfilippo syndrome ＊圣菲利波综合征 05.021

SAR ＊支架附着区 02.132

sarcoidosis 结节病 06.070

sarcosinemia 肌氨酸血症 05.071

SAT chromosome 随体染色体 02.280

satellite 随体 02.278

satellite chromosome　随体染色体　02.280

satellite DNA　卫星 DNA　03.232

satellite zone　随体区　02.279

saturation density　饱和密度　02.043

SAT zone　随体区　02.279

SC　联会复合体　02.357

SCA　脊髓小脑[性]共济失调　05.255

SCA6　脊髓小脑性共济失调 6 型　05.256

SCA13　脊髓小脑性共济失调 13 型　05.257

SCA35　脊髓小脑性共济失调 35 型　05.258

scaffold attachment region　＊支架附着区　02.132

SCE　姐妹染色单体交换　01.315

Schindler disease　申德勒病　05.030

Schinzel-Giedion syndrome　申策尔–吉迪翁综合征　05.403

schizoid disorder of childhood　＊童年分裂样障碍　07.010

schizophrenia　精神分裂症　06.065

Schmidt syndrome　＊施密特综合征　06.143

Schmitt-Gillenwater-Kelly syndrome　施米特–吉伦沃特–凯利综合征　05.404

SCID　重症联合免疫缺陷病　05.455

Scott syndrome　＊斯科特综合征　05.447

scRNA　胞质[内]小 RNA　03.377

SDD　特定发育障碍　06.093

seborrheic dermatitis　脂溢性皮炎　06.133

secondary constriction　副缢痕，＊次缢痕　02.269

second division segregation　第二次分裂分离　01.309

second filial generation　子二代　01.098

secretory vesicle　分泌小泡　02.094

segmental allopoly-ploid　节段异源多倍体　02.452

segmental enteritis　＊节段性肠炎　06.006

segmental haploidy　节段单倍性　02.451

segregation　分离　02.335

segregation lag　分离滞后　02.337

selection　选择　02.019

selector gene　选择者基因　03.420

self-cleaving　自我剪接　03.144

self-cleaving RNA　自切割 RNA，＊自剪接 RNA　03.368

self-splicing　自我剪接　03.144

semi-alleles　＊半等位基因　01.102

semiconservative replication　半保留复制　03.041

semidiscontinuous replication　半不连续复制　03.042

semi-dominant allele　半显性等位基因　01.104

semilethal gene　半致死基因　01.197

Senior-Loken syndrome　西尼尔–勒肯综合征　05.405

sense codon　有义密码子　03.164

sense strand　＊有意链　03.114

SER　＊滑面内质网　02.065

serial analysis of gene expression　基因表达系列分析　08.069

Sertoli-cell-only syndrome　纯睾丸支持细胞综合征　05.437

serum response element　血清应答元件　03.102

sesquidiploid　倍半二倍体　02.268

severe combined immunodeficiency　重症联合免疫缺陷病　05.455

sex chromatin body　＊性染色质体　02.200

sex chromosome　性染色体　02.197

sex chromosome disease　性染色体病　04.003

sex-conditioned character　从性性状　01.351

sex determination　性别决定　01.342

sex determining region of Y　Y 染色体性别决定区　02.202

sex index　性指数　02.254

sex-influenced character　从性性状　01.351

sex-influenced inheritance　从性遗传　01.352

sex-limited inheritance　限性遗传　01.338

sex-linked gene　性连锁基因，＊伴性基因　01.343

sex-linked inheritance　性连锁遗传　01.344

sex-linked lethal　性连锁致死，＊伴性致死　01.345

sexual hybridization　有性杂交　01.095

Shine-Dalgarno sequence　＊SD 序列　03.197

short arm of chromosome　染色体短臂　02.209

short-chain acyl-CoA dehydrogenase deficiency　短链酰基辅酶 A 脱氢酶缺乏症　05.050

short interfering RNA　＊干扰短 RNA　03.364

short QT syndrome　短 QT 综合征　05.237

shotgun sequencing　鸟枪法[测序]　08.091

Shwachman-Diamond syndrome　施瓦赫曼–戴蒙德综合征　05.223

sicca syndrome　干燥综合征　06.049

sickle cell anaemia　镰状细胞贫血　05.172

sickle cell trait　镰状细胞性状　05.171

sick sinus syndrome　病态窦房结综合征　06.023

sideroblastic anemia　铁粒幼细胞贫血　05.436

SIDS　婴儿猝死综合征　06.120

signaling molecule　信号分子　02.130

signal peptide　*信号肽　03.205

signal sequence　信号序列　03.205

silencer　沉默子　03.261

silent allele　沉默等位基因　03.393

silent gene　沉默基因　03.394

silent site　沉默位点　01.248

simple goiter　单纯性甲状腺肿　06.029

simple obesity　单纯性肥胖，*生理性肥胖　06.028

simple repeated sequence　简单重复序列　03.245

simple sequence length polymorphism　简单序列长度
　多态性　03.336

simple translocation　简单易位　02.500

Simpson-Golabi-Behmel syndrome　过度生长综合征
　05.250

single-copy sequence　*单拷贝序列　03.219

single crossing over　单交换　01.129

single exchange　单交换　01.129

single gene disorder　单基因遗传病，*单基因病，*孟
　德尔遗传病　01.329

single nucleotide polymorphism　单核苷酸多态性
　03.333

single-strand DNA　单链 DNA　03.118

single stranded DNA binding protein　单链 DNA 结合
　蛋白　03.342

single X hypothesis　单 X 染色体假说　02.273

siRNA　干扰小 RNA　03.364

sister chromatid　姐妹染色单体　02.332

sister chromatid exchange　姐妹染色单体交换　01.315

site-directed mutagenesis　定点诱变　08.015

site specific recombination　位点专一重组，位点特异
　性重组　01.187

situs inversus viscerum　内脏反位　05.433

Sjögren syndrome　*舍格伦综合征　06.049

SL　剪接前导序列　03.109

SLE　系统性红斑狼疮　06.097

sliding microtubule mechanism　*微管滑动机制
　02.154

sliding microtubule theory　微管滑动学说　02.154

slow-stop mutant　慢停突变体　01.244

SLRNA　剪接前导 RNA　03.112

Sly syndrome　*斯莱综合征　05.024

small cytoplasmic RNA　胞质[内]小 RNA　03.377

small interfering RNA　干扰小 RNA　03.364

small non-messenger RNA　非编码小 RNA　03.360

small nuclear ribonucleoprotein particle　核小核糖核蛋
　白颗粒　02.149

small nuclear RNA　核[内]小 RNA　03.361

small nucleolar RNA　核仁小 RNA　03.362

small temporal RNA　时序小 RNA　03.365

SMC　染色体结构维持蛋白　02.217

Smith-Lemli-Opitz syndrome　史–莱–奥综合征
　05.031

Smith-Magenis syndrome　史密斯–马盖尼斯综合征
　05.406

smooth endoplasmic reticulum　*滑面内质网　02.065

snmRNA　非编码小 RNA　03.360

snoRNA　核仁小 RNA　03.362

SNP　单核苷酸多态性　03.333

snRNA　核[内]小 RNA　03.361

snRNP　核小核糖核蛋白颗粒　02.149

somaclonal variation　体细胞克隆变异　02.046

somatic cell　体细胞　02.016

somatic cell gene therapy　体细胞基因治疗　01.431

somatic cell genetic disease　体细胞遗传病　01.067

somatic cell genetics　体细胞遗传学　01.007

somatic crossing over　体细胞[染色体]交换　01.317

somatic hybridization　体细胞杂交　08.009

somatic hypermutation　体细胞超变　01.245

somatic mutation　体细胞突变　01.246

somatic pairing　体细胞[染色体]配对　02.388

somatic recombination　体细胞重组　08.010

somatic synapsis　体细胞联会　02.383

Southern blotting　DNA 印迹法　08.049

spacer DNA　间隔 DNA　03.304

space region　间隔区　03.305

spacer region　间隔区　03.305

spatiotemporal gene targeting　时空特异性基因打靶
　08.096

SPD　贮存池病　05.372

specific development disorder　特定发育障碍　06.093

specific immunity　*特异性免疫　01.409

spectrin　血影蛋白　02.068

S phase　S 期，*合成期　02.365

S phase activator　S 期激活子　02.315

sphingomyelin lipidosis　*鞘磷脂沉积病　05.027

Spielmeyer-Vogt-Sjögren-Batten disease　巴滕病
　05.142

spina bifida 脊柱裂 06.055

spinal and bulbar muscular atrophy 脊髓延髓性肌萎缩 05.178

spinal muscular atrophy 脊髓性肌萎缩 05.267

spindle 纺锤体 02.339

spinocerebellar ataxia 脊髓小脑[性]共济失调 05.255

spinocerebellar ataxia 6 脊髓小脑性共济失调 6 型 05.256

spinocerebellar ataxia13 脊髓小脑性共济失调 13 型 05.257

spinocerebellar ataxia 35 脊髓小脑性共济失调 35 型 05.258

splice acceptor 剪接受体 03.110

spliced leader 剪接前导序列 03.109

spliced leader RNA 剪接前导 RNA 03.112

spliced leader sequence 剪接前导序列 03.109

splice donor 剪接供体 03.107

spliceosome 剪接体 03.072

splice variant 剪接变体 03.070

splicing 剪接 03.143

splicing enzyme 剪接酶 03.108

splicing factor 剪接因子 03.073

5′-splicing site ＊5′剪接位点 03.107

splicing site 剪接位点 03.111

splicing variant 剪接变体 03.070

split gene 割裂基因，＊断裂基因 03.306

spongiform leucoencephalopathy 海绵状白质脑病 05.183

spontaneous mutant 自发突变体 01.243

SRE 血清应答元件 03.102

SRS 简单重复序列 03.245

SRY Y 染色体性别决定区 02.202

SRY gene ＊SRY 基因 02.202

SS ＊舍格伦综合征 06.049

ssDNA 单链 DNA 03.118

SSH 抑制消减杂交 08.105

SSLP 简单序列长度多态性 03.336

SSS 病态窦房结综合征 06.023

stable transfection 稳定转染 02.053

stable type position effect 稳定型位置效应 02.183

staggered cut 交错切割 08.020

start codon 起始密码子 03.162

stem-loop structure 茎-环结构 03.081

STGT 时空特异性基因打靶 08.096

Stickler syndrome 斯蒂克勒综合征 05.159

sticky end 黏[性末]端 03.254

stop codon 终止密码子 03.168

storage pool disease 贮存池病 05.372

strand-slippage ＊链滑动 01.278

stringent plasmid 严紧型质粒 03.249

stRNA 时序小 RNA 03.365

strong promoter 强启动子 03.284

structural domain 结构域 02.218

structural gene 结构基因 03.246

structural genomics 结构基因组学 01.030

structural heterozygote 结构杂合子 02.495

structural homozygote 结构纯合子 02.494

structural maintenance of chromosome protein 染色体结构维持蛋白 02.217

structure gene 结构基因 03.246

sub-acute necrotizing encephalomyelopathy 亚急性坏死性脑脊髓病 07.004

sublethal gene 亚致死基因 01.189

submetacentric chromosome 近中着丝粒染色体，＊亚中着丝粒染色体 02.231

subtelocentric chromosome 亚端着丝粒染色体 02.243

subtracted cDNA library 消减 cDNA 文库 08.140

subtracting hybridization 消减杂交，＊扣除杂交 08.045

subtractive library 消减[基因]文库 08.139

succinic semialdehyde dehydrogenase deficiency 琥珀酸半醛脱氢酶缺陷病 05.068

sudden infant death syndrome 婴儿猝死综合征 06.120

suicide gene 自杀基因 01.396

superfamily 超家族 03.310

super-gene 超基因 03.307

supergene 超基因 03.307

supergene family 超基因家族 03.308

supernumerary chromosome ＊超数染色体 02.238

super X syndrome 超 X 综合征，＊超雌综合征 04.081

super Y syndrome 超 Y 综合征，＊超雄综合征 04.082

suppression subtractive hybridization 抑制消减杂交 08.105

suppressor gene　抑制基因　01.192

suppressor mutation　抑制基因突变　01.239

surrogate genetics　＊替代遗传学　01.023

survival motor neuron spinal muscular atrophy　存活运动神经元脊髓性肌萎缩　05.296

susceptibility　易感性　01.370

switch gene　开关基因　03.409

symporter　同向转运体　02.077

synapse　突触　02.084

synapsis　联会　02.356

synaptic vesicle　突触囊泡　02.085

synaptonemal complex　联会复合体　02.357

syncaryon　合核体，＊融核体　02.358

synchronization　同步化　02.160

syndesis　联会　02.356

syndrome of hyperkeratosis palmoplan and periodontosis　掌跖角化牙周病综合征　05.342

synizesis　终变期，＊浓缩期　02.346

synkaryon　合核体，＊融核体　02.358

synonym codon　同义密码子　03.169

synonymous codon　同义密码子　03.169

synteny　同线性　01.133

synteny　同源模块　01.195

systemic lupus erythematosus　系统性红斑狼疮　06.097

T

TA　＊高安动脉炎　06.033

tailer sequence　尾随序列　03.274

tailing　加尾　03.148

Takahara disease　无过氧化氢酶血症　05.101

Takayasu arteritis　＊高安动脉炎　06.033

Tangier disease　丹吉尔病　05.160

tapetochoroidal dystrophy　脉络膜缺损　05.279

TAR　血小板减少伴桡骨缺如　05.373

target mutation　靶突变　08.056

TATA box　TATA 框　03.218

TATA-less promoter　无 TATA 框启动子　03.288

T-band　T 带　02.266

T-banding　＊T 显带　02.266

TCD　脉络膜缺损　05.279

T cell　T［淋巴］细胞　02.007

T cell receptor　T 细胞受体　02.110

TCR　T 细胞受体　02.110

telocentric chromosome　端着丝粒染色体　02.468

telomerase　端粒酶　03.033

telomere　端粒　02.270

telophase　末期　02.377

temperature sensitive mutant　温度敏感突变体　01.235

template strand　模板链　03.026

temporal gene　时序基因　03.417

teratogen　致畸剂　01.272

terminal band　＊端粒带　02.266

terminal deletion　末端缺失　02.496

terminalization　端化作用　02.331

terminal redundancy　末端丰余，＊末端冗余　03.248

terminal translocation　＊末端易位　02.500

termination codon　终止密码子　03.168

terminator sequence　终止序列　03.295

testicular feminization syndrome　＊睾丸女性化综合征　05.326

testicular insensitivity syndrome　雄激素不敏感综合征　05.326

tetra-amelia syndrome　先天性四肢切断综合征　05.318

tetrad　四分体　02.423

tetrahydrobiopterin deficiency　四氢生物蝶呤缺乏症　05.098

tetraploid　四倍体　02.420

tetraploidy　四倍性　02.421

tetrasomic　四体　02.419

tetrasomy　四体性　04.077

tetrasomy 9p syndrome　9p 四体综合征　04.033

tetrasomy 18p syndrome　18p 四体综合征　04.064

tetra X syndrome　四 X 综合征　04.083

TGA　大动脉转位　06.027

TGN　反面高尔基网，＊成熟面　02.066

TGS　基因转录沉默　03.134

thalassemia　珠蛋白生成障碍性贫血，＊地中海贫血　05.166

thanatophoric dysplasia　致死性侏儒　05.348

Thomsen disease　汤姆森病　05.161

three-point test　三点测交　01.115

thrombocytopenia and absent radii　血小板减少伴桡骨缺如　05.373

thrombophilia due to activated protein C resistant　活化蛋白 C 抗性　05.254

thymine dimer　胸腺嘧啶二聚体　01.288

thymus aplasia　*胸腺不发育　05.220

thymus hypoplasia　胸腺发育不全　05.220

thyroid hormone resistance syndrome　甲状腺激素抵抗综合征　05.266

TIC　转录起始复合体　03.061

tic disorder　抽动障碍　06.015

Timothy syndrome　蒂莫西综合征　05.162

tissue-specific transcription　组织特异性转录　03.146

T lymphocyte　T［淋巴］细胞　02.007

Tn　转座子　03.294

torsion dystonia　扭转性肌张力障碍　05.287

Tourette syndrome　*图雷特综合征　06.016

Townes-Brocks syndrome　汤斯–布罗克斯综合征　05.163

toxicological genetics　毒理遗传学　01.017

tracheoesophageal fistula　气管食管瘘　06.081

trans-acting　反式作用　03.426

trans-acting factor　反式作用因子　03.386

trans arrangement　反式排列　03.343

transcribed spacer　转录间隔区　03.088

transcript　转录物，*转录本　03.090

transcription　转录　03.125

transcription activating domain　转录激活域　03.060

transcription activating protein　转录激活蛋白　03.058

transcriptional activation　转录激活　03.135

transcriptional antitermination　抗转录终止　03.210

transcriptional attenuator　转录弱化子　03.139

transcriptional coactivator　转录辅激活物　03.056

transcriptional control　转录控制　03.136

transcriptional enhancer　转录增强子　03.091

transcriptional gene silencing　基因转录沉默　03.134

transcriptional-level control　转录水平调控　03.137

transcription complex　转录复合体　03.057

transcription elongation　转录延伸　03.140

transcription factor　转录因子　03.063

transcription initiation　转录起始　03.138

transcription initiation complex　转录起始复合体　03.061

transcription initiation factor　转录起始因子　03.062

transcription initiation site　转录起始位点　03.089

transcription regulation　转录调节　03.127

transcription repression　转录阻遏　03.142

transcription start site　*转录开始位点　03.089

transcription termination　转录终止　03.141

transcription termination factor　转录终止因子　03.064

transcription terminator　转录终止子　03.092

transcription unit　转录单位　03.087

transcriptomics　转录组学　01.040

transcytosis　胞吞转运　02.170

trans-dominant　反式显性　03.344

transductant　转导子　08.033

trans-face　*反面　02.066

transfection　转染　08.108

transfer RNA　转移 RNA　03.194

transfer RNA gene　转移 RNA 基因　03.292

transformant　转化体　08.034

transformation　转化　02.056

transformation of eukaryotic cell　真核细胞转化　02.057

transformed cell　转化细胞　01.387

transforming focus　转化灶　01.388

transforming gene　转化基因　01.386

transgenome　转基因组　08.041

trans-Golgi network　反面高尔基网，*成熟面　02.066

trans-heterozygote　反式杂合子　01.084

transient expression　瞬时表达　03.441

transient transfection　瞬时转染，*短暂转染　02.052

transition　转换　01.204

translation　翻译　03.175

translational amplification　翻译扩增　03.182

translational control　翻译控制　03.181

translational enhancer　翻译增强子　03.190

translational frame shifting　翻译移码，*翻译重编码　03.184

translational hop　翻译跳步　03.183

translational initiation factor　翻译起始因子　03.191

translational intron　翻译内含子　03.189

translational medicine　转化医学　01.046

translation frameshift　翻译移码，*翻译重编码　03.184

translation regulation　翻译调节　03.176

translation repression　翻译阻遏　03.185

translocation　易位　02.481

translocator　转运体，＊易位子，＊易位蛋白质　02.148

translocon　转运体，＊易位子，＊易位蛋白质　02.148

transmembrane domain　跨膜[结构]域，＊穿膜域　02.140

transmembrane protein　跨膜蛋白，＊穿膜蛋白　02.139

transmembrane region　跨膜[结构]域，＊穿膜域　02.140

transmethylase　＊转甲基酶　03.461

transport disease　转运病　01.070

transport protein　运输蛋白，＊转运蛋白　02.138

transport vesicle　运输小泡，＊转运囊泡　02.087

transposable element　转座因子　03.293

transposase　转座酶　03.358

transposition　转座，＊移位　03.357

transposition of great arteries　大动脉转位　06.027

transposon　转座子　03.294

trans-splicing　反式剪接　03.424

transverse tubule　横小管　02.109

transversion　颠换　01.273

Treacher Collins syndrome　＊特雷彻·柯林斯综合征　05.164

tricuspid atresia　三尖瓣闭锁　06.088

trimethylaminuria　三甲基胺尿症　05.089

trinucleotide expansion　三核苷酸扩展　01.286

triosephosphate isomerase deficiency　丙糖磷酸异构酶缺乏症　05.045

triplet code　＊三联体密码　03.161

triploid　三倍体　02.416

triploidy　三倍性　02.417

trisomic　三体　02.414

trisomy　三体性　04.076

trisomy15q syndrome　15q 三体综合征　04.056

trisomy 7 syndrome　7[号染色体]三体综合征　04.026

trisomy 8 syndrome　8[号染色体]三体综合征　04.031

trisomy 9 syndrome　9[号染色体]三体综合征　04.037

trisomy 13 syndrome　13[号染色体]三体综合征　04.052

trisomy 14 syndrome　14[号染色体]三体综合征　04.055

trisomy 16 syndrome　16[号染色体]三体综合征　04.061

trisomy 18 syndrome　18[号染色体]三体综合征，＊爱德华综合征　04.065

trisomy 19 syndrome　19[号染色体]三体综合征　04.066

trisomy 20 syndrome　20[号染色体]三体综合征　04.067

trisomy 21 syndrome　21[号染色体]三体综合征　04.070

trisomy 22 syndrome　22[号染色体]三体综合征　04.074

trivalent　三价体　02.418

tRNA　转移 RNA　03.194

tRNA gene　转移 RNA 基因　03.292

tRNA splicing　tRNA 剪接　03.157

trp operon　色氨酸操纵子　03.100

truncated gene　截短基因　01.223

tryptophan oxygenase deficiency　色氨酸加氧酶缺乏症　05.095

T's and A's method　TA[克隆]法　08.054

T-tubule　＊T 小管　02.109

tuberous sclerosis complex　结节性硬化复合症　05.269

tubulin　微管蛋白　02.075

tumor　肿瘤　07.037

tumor metastasis　肿瘤转移，＊转移　01.390

tumor promoting mutation　肿瘤启动突变　01.247

tumor suppressor　肿瘤抑制因子　01.384

tumor suppressor gene　肿瘤抑制基因，＊抑癌基因，＊抗癌基因　01.383

Turner syndrome　＊特纳综合征　04.078

two-hit hypothesis　二次打击假说　01.397

two mutation hypothesis　＊二次突变学说　01.397

two-point test　二点测交　01.114

type Ⅰ autoimmune polyglandular syndrome　自身免疫性多内分泌腺[病]综合征Ⅰ型　06.142

type Ⅱ autoimmune polyglandular syndrome　自身免疫性多内分泌腺[病]综合征Ⅱ型　06.143

tyrosinemia type Ⅰ　酪氨酸血症Ⅰ型，＊肝肾酪氨酸血症　05.130

U

UAS 上游激活序列 03.276

UESCE 不等姐妹染色单体交换 02.317

ulcerative colitis 溃疡性结肠炎 06.067

unequal crossover 不等交换 01.305

unequal exchange 不等交换 01.305

unequal sister chromatid exchange 不等姐妹染色单体交换 02.317

unichromosomal gene library 单一染色体基因文库 08.130

uniparental disomy 单亲二倍体 02.403

unique sequence 单一序列 03.219

unit membrane 单位膜 02.119

univalent 单价体 02.327

unstable transfection 不稳定转染 08.012

Unverricht-Lundborg Mediterranean type 地中海型肌阵挛癫痫 05.368

UPE 上游启动子元件 03.277

up-promoter mutation 启动子增效突变，*启动子上调突变 01.259

up regulation 增量调节，*上调 03.439

upstream activating sequence 上游激活序列 03.276

upstream open reading frame 上游可读框 03.414

upstream promoter element 上游启动子元件 03.277

Usher syndrome 厄舍综合征 05.369

uterus myoma 子宫肌瘤 06.137

UTR 非翻译区 03.203

V

variation 变异 01.061

variegated type position effect 花斑型位置效应 02.235

variegate porphyria 不定性卟啉病，*变异性卟啉病 05.371

vascular dementia 血管性痴呆 06.115

VCFS *腭–心–面综合征 04.071

VD 血管性痴呆 06.115

vector 载体 08.129

vectorette 载体小件 08.148

vehicle 载体 08.129

ventricular septal defect 室间隔缺损 06.092

vesicle 小泡，*囊泡 02.092

viability 生存力 01.147

viral oncogene 病毒癌基因 01.377

vitality 生活力 01.148

vitiligo 白癜风 06.017

von Gierke disease *冯·基尔克病 05.090

von Hippel-Lindau disease 冯·希佩尔–林道病 05.225

VSD 室间隔缺损 06.092

W

WAGR syndrome *11p 缺失综合征 04.042

Wardenburg syndrome 瓦尔登堡综合征 05.370

Watson-Crick model 沃森–克里克模型 03.017

W chromosome W 染色体 02.198

WD *沃尔曼病 05.048

Werner syndrome 沃纳综合征 05.407

WES 〔全〕外显子组测序 01.172

Western blotting 蛋白质印迹法 08.055

WGS 全基因组测序 01.171

whole arm translocation 整臂易位 02.486

whole exome sequencing 〔全〕外显子组测序 01.172

whole genome sequencing 全基因组测序 01.171

wild type 野生型 01.155

Williams syndrome 威廉姆斯综合征 04.085

Wilms tumor, aniridia, genitourinary anomalies and mental retardation syndrome *肾母细胞瘤–无虹膜–性器官及尿道畸形–智力发育迟缓综合征 04.042

Wilson disease *威尔逊病 05.245

wobble rule 摆动法则 03.215

Wolf-Hirschhorn *沃尔夫–赫希霍恩综合征 04.015

Wolman disease *沃尔曼病 05.048

X

xanthinuria 黄嘌呤尿 05.070

X body X 小体 02.200

X chromatin ＊X 染色质 02.200

X chromosome X 染色体 02.199

X chromosome inactivation X 染色体失活 01.301

XIC X 失活中心 01.302

X inactivation center X 失活中心 01.302

X inactive specific transcript X 染色体失活特异转录
因子 01.303

XIST X 染色体失活特异转录因子 01.303

X-linked agammaglobulinemia X 连锁无丙种球蛋白
血症 05.146

X-linked alpha thalassemia mental retardation syndrome
伴α-珠蛋白生成障碍性贫血 X 连锁智力低下综合
征，＊伴α-地中海贫血 X 连锁智力低下综合征
05.169

X-linked inheritance X 连锁遗传 01.327

X-linked severe combined immunodeficiency X 连锁严
重联合免疫缺陷病 05.241

XX male syndrome XX 男性综合征，＊男性逆转综合
征 04.080

XXY syndrome XXY 综合征 04.079

Y

YAC 酵母人工染色体 01.322

Y body Y 小体 01.304

Y chromatin Y 染色质 02.203

Y chromosome Y 染色体 02.201

yeast artificial chromosome 酵母人工染色体 01.322

yeast one-hybrid system 酵母单杂交系统 08.021

yeast two-hybrid system 酵母双杂交系统 08.022

Y-linked inheritance Y 连锁遗传 01.328

Yunis-Varon syndrome 尤尼斯–瓦龙综合征 05.408

Z

Z chromosome Z 染色体 02.204

zinc finger protein 锌指蛋白 03.291

ZNF 锌指蛋白 03.291

Zunich-Kaye syndrome 苏尼奇–凯综合征 05.409

zygonema 偶线期，＊合线期 02.343

zygotene 偶线期，＊合线期 02.343

zygotic gene 合子基因 03.405

汉 英 索 引

A

吖啶橙　acridine orange　08.119

阿布德哈尔登–考夫曼–利尼亚克综合征　Abderhalden-Kaufmann-Lignac syndrome　05.376

阿尔茨海默病　Alzheimer disease, AD　06.003

阿尔斯特伦综合征　Alstrom syndrome, ALMS　05.135

阿克森费尔德综合征　Axenfeld syndrome　05.181

阿拉日耶综合征　Alagille syndrome　05.379

阿兰–赫恩登–达德利综合征　Allan-Herndon-Dudley syndrome　05.133

阿佩尔综合征　Apert syndrome　05.293

阿斯佩格综合征　Asperger syndrome　07.010

* 埃–德肌营养不良　Emery-Dreifuss muscular dystrophy　05.175

埃勒斯–当洛综合征　Ehlers-Danlos syndrome　05.150

埃利伟综合征　Ellis-van Creveld syndrome　05.194

埃默里–德赖弗斯肌营养不良　Emery-Dreifuss muscular dystrophy　05.175

埃姆斯实验　Ames test　01.271

癌基因　oncogene　01.374

癌家族　cancer family　01.375

癌胚抗原　carcinoembryonic antigen, CEA　03.403

* 矮妖精貌综合征　leprechaunism　05.389

艾卡尔迪综合征　Aicardi syndrome　05.378

* 艾滋病　acquired immune deficiency syndrome, AIDS 01.410

* 爱德华综合征　trisomy 18 syndrome　04.065

* 安德森心律不齐阵发性麻痹　Andersen syndrome　05.136

安德森综合征　Andersen syndrome　05.136

* 安格尔曼综合征　Angelman syndrome　07.009

安特利–比克斯勒综合征　Antley-Bixler syndrome　05.179

氨基糖苷类抗生素致聋　aminoglycoside antibiotics induced deafness, AAID　07.005

14δ-氨基酮戊酸脱氢酶缺乏症　14δ-aminolevulinate dehydrogenase deficiency　05.010

氨甲酰磷酸合成酶Ⅰ缺乏症　carbamoyl phosphate synthetase Ⅰ deficiency　05.034

氨酰基脯氨酸二肽酶缺乏症　prolidase deficiency　05.035

奥尔波特综合征　Alport syndrome, AS　05.134

奥梅恩综合征　Omenn syndrome　05.221

奥皮茨–卡维吉亚综合征　Opitz-Kaveggia syndrome　07.013

奥瑟综合征　Aase syndrome　05.375

奥斯科格–斯科特综合征　Aarskog-Scott syndrome, AAS　05.374

* 奥伊伦堡病　Eulenburg disease　05.440

B

巴尔得–别德尔综合征　Bardet-Biedl syndrome, BBS　05.359

巴拉卡特综合征　Barakat syndrome, HDR　05.138

巴思综合征　Barth syndrome, BTHS　05.137

巴特综合征　Bartter syndrome　05.360

巴滕病　Batten disease, Spielmeyer-Vogt-Sjögren-Batten disease　05.142

靶突变　target mutation　08.056

白癜风　vitiligo　06.017

白化病–黑锁–肠道神经细胞迁移紊乱–感觉神经性耳聋综合征　albinism, black lock, cell migration disorder of the neurocytes of the gut, sensorineural deafness syndrome　05.358

白内障–小头畸形–成长受阻–脊柱后凸侧弯综合征

cataract, microcephaly, failure to thrive, kyphoscoliosis syndrome 05.384

* 白塞综合征 Behcet disease 06.005

白细胞黏附缺陷症 leukocyte adhesion deficiency, LAD 05.173

白细胞异常色素减退综合征 Chediak-Higashi syndrome 05.410

摆动法则 wobble rule 03.215

班纳扬-赖利-鲁瓦卡巴综合征 Bannayan-Riley-Ruvalcaba syndrome, BRRS 05.380

斑秃 alopecia areata 06.018

瘢痕疙瘩 keloid 06.019

半保留复制 semiconservative replication 03.041

半不连续复制 semidiscontinuous replication 03.042

* 半等位基因 semi-alleles 01.102

半合子 hemizygote 01.086

半合子基因 hemizygous gene 01.087

半甲基化 DNA hemimethylated DNA 03.467

半乳糖表异构酶缺乏 galactose epimerase deficiency 05.039

半乳糖激酶缺乏症 galactokinase deficiency 05.038

半乳糖唾液酸贮积症 galactosialidosis 05.040

半乳糖血症 galactosemia 05.041

半显性等位基因 semi-dominant allele 01.104

半致死基因 semilethal gene 01.197

* 伴α-地中海贫血 X 连锁智力低下综合征 X-linked alpha thalassemia mental retardation syndrome, ATR-X 05.169

* 伴心律失常型周期性瘫痪 Andersen syndrome 05.136

* 伴性基因 sex-linked gene 01.343

* 伴性致死 sex-linked lethal 01.345

伴α-珠蛋白生成障碍性贫血 X 连锁智力低下综合征 X-linked alpha thalassemia mental retardation syndrome, ATR-X 05.169

邦斯塔德综合征 Bangstad syndrome 07.011

包被蛋白 coat protein, COP 02.095

包被蛋白Ⅰ有被小泡 COPⅠ-coated vesicle 02.096

包被蛋白Ⅱ有被小泡 COPⅡ-coated vesicle 02.097

* 包被囊泡 coated vesicle 02.086

* 包装比 packaging ratio 02.267

包装率 packaging ratio 02.267

* 胞吐［作用］ exocytosis 02.176

胞吞泡 endocytic vesicle 02.093

胞吞转运 transcytosis 02.170

* 胞吞［作用］ endocytosis 02.177

胞外结构域 external domain 02.116

胞饮 pinocytosis 02.152

胞质分裂 cytokinesis, plasmodieresis 02.372

胞质面 cytoplastic face, cytosolic face 02.117

胞质［内］小 RNA small cytoplasmic RNA, scRNA 03.377

胞质溶胶 cytosol 02.111

胞质融合 plasmogamy 02.031

饱和密度 saturation density 02.043

保持甲基化酶 maintenance methylase 03.471

保守连锁性 conserved linkage 01.128

* 报道基因 reporter gene 08.120

报告基因 reporter gene 08.120

卑格米侏儒症 Pygmy dwarfism 06.014

* 贝尔纳-苏利耶综合征 Bernard-Soulier syndrome 07.012

贝尔综合征 Behr syndrome 05.381

贝克肌营养不良 Becker muscular dystrophy, BMD 05.144

贝拉尔迪内利-赛普先天性脂肪营养障碍 Berardinelli-Seip congenital lipodystrophy, BSCL 05.382

贝特莱姆肌病 Bethlem myopathy 05.139

* 贝-维综合征 Beckwith-Wiedemann syndrome 04.043

背景基因型 background genotype 01.080

倍半二倍体 sesquidiploid 02.268

倍性 ploidy 02.391

倍增时间 doubling time, generation time 02.316

苯丙酮酸尿 phenylketonuria 05.042

鼻息肉 nasal polyp 06.020

比尔斯综合征 Beals syndrome 05.143

比较基因组杂交 comparative genomic hybridization, CGH 08.109

* 吡咯卟啉病 acute intermittent porphyria 05.073

必需基因组 minimal genome 03.382

闭角型青光眼 angle-closure glaucoma 06.021

臂间倒位 pericentric inversion 02.458

臂内倒位 paracentric inversion 02.459

边界元件 boundary element 03.257

RNA 编辑 RNA editing 03.449

编码 coding 03.213

编码链 coding strand 03.114

编码区　coding region, coding sequence, CDS　03.258

编码区内单核苷酸多态性　coding single nucleotide polymorphism, cSNP　03.334

编码序列　coding sequence　03.260

变性梯度凝胶电泳　denaturing gradient gel electro-phoresis, DGGE　08.057

变异　variation　01.061

* 变异性卟啉病　variegate porphyria　05.371

变应性鼻炎　allergic rhinitis　06.022

DNA 标记　DNA marker　08.125

标记基因　marker gene　08.121

标记染色体　marker chromosome　01.379

表达谱　expression profiling　03.379

表达文库　expression library　03.380

表达载体　expression vector　08.122

表观等位基因　epiallele　03.459

表观基因组　epigenome　03.460

表观基因组学　epigenomics　01.039

表观突变　epimutation　03.474

表观突变体　epimutant　03.456

表观遗传变异　epigenetic variation　03.457

表观遗传非对称性　epigenetic asymmetry　03.473

表观遗传信息　epigenetic information　03.458

表观遗传修饰　epigenetic modification　03.475

表观遗传学　epigenetics　03.455

表位　epitope　02.118

表现度　expressivity　01.350

表型　phenotype　01.073

* 表型模拟　phenocopy　01.074

表型组学　phenomics　01.037

* 别蒂结晶样营养障碍　Bietti crystalline dystrophy　05.140

丙二酰辅酶 A 脱羧酶缺乏症　malonyl-CoA decarboxy-lase deficiency　05.043

丙酸血症　propionic acidemia　05.044

丙糖磷酸异构酶缺乏症　triosephosphate isomerase deficiency　05.045

6-丙酮酰-四氢蝶呤合成酶缺乏症　6-pyruvoyl-tetra-hydropterin synthase deficiency　05.009

并发系数　coefficient of coincidence　01.132

病毒癌基因　viral oncogene　01.377

病理性近视　pathological myopia, PM　05.300

病理遗传学　pathogenetics　01.016

病态窦房结综合征　sick sinus syndrome, SSS　06.023

播散性豆状皮肤纤维瘤病　dermatofibrosis lenticularis disseminate　05.383

伯特–霍格–迪贝综合征　Birt-Hogg-Dubé syndrome, BHD　05.180

卟啉病　porphyria　05.435

不等交换　unequal crossover, unequal exchange　01.305

不等姐妹染色单体交换　unequal sister chromatid ex-change, UESCE　02.317

不定性卟啉病　variegate porphyria　05.371

不分离　nondisjunction　01.306

不规则显性　irregular dominance　01.346

不连续复制　discontinuous replication　03.043

不联会　asynapsis　02.318

不完全连锁　incomplete linkage　01.126

不完全连锁基因　incompletely linked gene　01.127

不完全酶切　partial digestion　08.110

不完全外显率　incomplete penetrance　01.348

不完全显性　incomplete dominance　01.349

* 不完全显性等位基因　incomplete dominant allele　01.104

不稳定转染　unstable transfection　08.012

布卢姆综合征　Bloom syndrome　05.145

* 布鲁顿无丙种球蛋白血症　Bruton's agammaglobu-linemia　05.146

* 布施克–奥伦多夫综合征　Buschke-Ollendorff syn-drome　05.383

1p 部分单体综合征　partial monosomy 1p syndrome　04.005

2q 部分单体综合征　partial monosomy 2q syndrome　04.010

3q 部分单体综合征　partial monosomy 3q syndrome　04.013

4p 部分单体综合征　partial monosomy 4p syndrome　04.015

5p 部分单体综合征　partial monosomy 5p syndrome　04.018

6q 部分单体综合征　partial monosomy 6q syndrome　04.021

7p 部分单体综合征　partial monosomy 7p syndrome　04.024

8p 部分单体综合征　partial monosomy 8p syndrome　04.027

8q 部分单体综合征　partial monosomy 8q syndrome

04.029

9p 部分单体综合征　partial monosomy 9p syndrome
04.032

9q 部分单体综合征　partial monosomy 9q syndrome
04.034

10p 部分单体综合征　partial monosomy 10p syndrome
04.038

10q 部分单体综合征　partial monosomy 10q syndrome
04.040

11p 部分单体综合征　partial monosomy 11p syndrome
04.042

11q 部分单体综合征　partial monosomy 11q syndrome
04.044

12p 部分单体综合征　partial monosomy 12p syndrome
04.047

13q 部分单体综合征　partial monosomy 13q syndrome
04.050

16q 部分单体综合征　partial monosomy 16q syndrome
04.059

部分丰余　partial redundancy　03.335

15q 部分缺失　15q partial deletion　04.057

* 部分冗余　partial redundancy　03.335

2p 部分三体综合征　partial trisomy 2p syndrome
04.008

2q 部分三体综合征　partial trisomy 2q syndrome
04.011

3p 部分三体综合征　partial trisomy 3p syndrome
04.012

3q 部分三体综合征　partial trisomy 3q syndrome
04.014

4p 部分三体综合征　partial trisomy 4p syndrome
04.016

5p 部分三体综合征　partial trisomy 5p syndrome
04.019

5q 部分三体综合征　partial trisomy 5q syndrome
04.020

6q 部分三体综合征　partial trisomy 6q syndrome
04.022

7p 部分三体综合征　partial trisomy 7p syndrome
04.025

8p 部分三体综合征　partial trisomy 8p syndrome
04.028

8q 部分三体综合征　partial trisomy 8q syndrome
04.030

9q 部分三体综合征　partial trisomy 9q syndrome
04.035

10p 部分三体综合征　partial trisomy 10p syndrome
04.039

11p 部分三体综合征　partial trisomy 11p syndrome
04.043

11q 部分三体综合征　partial trisomy 11q syndrome
04.045

12p 部分三体综合征　partial trisomy 12p syndrome
04.048

14 部分三体综合征　partial trisomy 14 syndrome
04.053

16p 部分三体综合征　partial trisomy 16p syndrome
04.058

16q 部分三体综合征　partial trisomy 16q syndrome
04.060

17p 部分三体综合征　partial trisomy 17p syndrome
04.062

部分同源染色体　homoeologous chromosome　02.319

C

参照标记　reference marker　08.123

* 蚕豆病　glucose-6-phosphate dehydrogenase deficiency, G6PD　05.083

操纵基因　operator gene　03.050

操纵子　operon　03.051

操纵子学说　operon theory　03.052

* 操作子　operator　03.050

侧成分　lateral element　02.320

* 侧翼序列　flanking sequence　03.280

插入失活　insertional inactivation　08.013

插入突变　insertion mutation　08.014

插入序列　insertion sequence, IS　03.349

mRNA 差别显示反转录 PCR　differential mRNA display reverse transcription PCR, DDRT-PCR　08.051

差异甲基化区域　differentially methylated region, DMR　03.466

产前诊断　prenatal diagnosis　01.436

长 QT 间期综合征　long QT syndrome　05.330

长链 3-羟酰基辅酶 A 脱氢酶缺乏症　long-chain 3-hydroxyacyl-CoA dehydrogenase deficiency　05.046

长末端重复［序列］　long terminal repeat, LTR　03.262

长散在重复序列　long interspersed repeated sequence　03.263

肠病性肢端皮炎　acrodermatitis enteropathica　05.226

常居 DNA　resident DNA　03.315

常染色体　autosome, autochromosome　02.195

常染色体病　autosomal disease　04.002

常染色体显性遗传多囊肾病　autosomal dominant polycystic kidney disease, ADPKD　05.227

常染色体遗传　autosomal inheritance　01.326

常染色体遗传夜间发作性额叶癫痫　autosomal dominant nocturnal frontal lobe epilepsy, ADNFLE　05.228

常染色体隐性遗传多囊肾病　autosomal recessive polycystic kidney disease, ARPKD　05.229

常染色质　euchromatin　02.196

超倍体　hyperploid　02.396

超倍性　hyperploidy　02.397

超变小卫星 DNA　hypervariable minisatellite DNA　03.264

超表达　overexpression　03.453

* 超雌综合征　super X syndrome　04.081

超基因　super-gene, supergene　03.307

超基因家族　supergene family　03.308

超家族　superfamily　03.310

超敏位点　hypersensitive site　03.316

超前凝聚染色体　prematurely condensed chromosome, PCC　02.321

* 超数染色体　supernumerary chromosome　02.238

* 超雄综合征　super Y syndrome　04.082

超 X 综合征　super X syndrome　04.081

超 Y 综合征　super Y syndrome　04.082

RNA 沉默　RNA silencing　03.450

沉默等位基因　silent allele　03.393

沉默基因　silent gene　03.394

沉默位点　silent site　01.248

沉默子　silencer　03.261

成骨不全　osteogenesis imperfecta　05.230

* 成人型多囊肾病　autosomal dominant polycystic kidney disease, ADPKD　05.227

* 成熟分裂　maturation division　02.340

* 成熟面　trans-Golgi network, TGN　02.066

成纤维细胞　fibroblast　02.013

迟发性皮肤卟啉病　porphyria cutanea tarda　07.018

迟复制 X 染色体　late replicating X chromosome　02.322

持家基因　house keeping gene　03.381

齿状核红核苍白球丘脑下部萎缩　dentatorubral-pallidoluysian atrophy, DRPLA　05.231

赤道面　metaphase plate, equatorial plate　02.323

重编程　reprogramming　08.011

重叠基因　overlapping gene　03.296

重复　duplication　02.488

重复［DNA］序列　repetitive [DNA] sequence　03.297

重复序列长度多态性　repeat sequence length polymorphism, RSLP　03.340

重复序列诱导的基因沉默　repeat-induced gene silencing, RIGS　03.448

重排　rearrangement　02.489

重症肌无力　myasthenia gravis　06.134

重症联合免疫缺陷病　severe combined immunodeficiency, SCID　05.455

RNA 重组　RNA recombination　03.154

DNA 重组　DNA recombination　08.001

重组 RNA　recombinant RNA　08.002

重组 DNA　recombinant DNA　08.003

重组蛋白质　recombinant protein　08.004

重组后代　recombinant progeny　02.306

重组结　recombination nodule　02.307

* 重组［频］率　recombination frequency　01.111

重组染色体　recombinant chromosome　02.490

重组体　recombinant　02.302

重组体分析　recombinant analysis　02.303

重组体配子　recombinant gamete　02.305

重组修复　recombination repair　01.299

重组值　recombination value　01.111

* 抽动秽语综合征　multiple ticscoprolalia syndrome　06.016

抽动障碍　tic disorder　06.015

出胞作用　exocytosis　02.176

出生缺陷　birth defect　01.065

* 初始 miRNA　pri-miRNA　03.116

初始微 RNA　pri-miRNA　03.116

* 川崎病　Kawasaki disease, KD　06.010

* 穿膜蛋白　transmembrane protein, membrane-span-

ning protein 02.139

* 穿膜域 transmembrane domain, transmembrane region 02.140

喘息性支气管炎 asthmatic bronchitis 06.024

纯睾丸支持细胞综合征 Sertoli-cell-only syndrome 05.437

* 纯合体 homozygote 01.081

纯合突变 homozygous mutation 01.254

纯合性 homozygosity 01.089

* 纯合致死 recessive lethal 01.154

纯合子 homozygote 01.081

唇裂伴腭裂 cleft lip and cleft palate 06.025

雌激素不敏感综合征 estrogen insensitivity syndrome 07.019

* 雌激素抵抗 estrogen resistance, ESTRR 07.019

雌原核 female pronucleus 02.324

次要组织相容性抗原 minor histocompatibility antigen 01.406

* 次缢痕 secondary constriction 02.269

从性性状 sex-influenced character, sex-conditioned character 01.351

从性遗传 sex-influenced inheritance 01.352

* 粗面内质网 rough endoplasmic reticulum, RER 02.065

粗线期 pachytene, pachynema 02.344

促成熟因子 maturation-promoting factor, MPF 02.325

促分裂原 mitogen 02.326

促分裂原活化的蛋白激酶 mitogen-activated protein kinase, MAPK 03.392

促肾上腺皮质激素缺乏症 adrenocorticotropic hormone deficiency 05.047

脆性 X 染色体 fragile X chromosome 01.307

脆性 X［染色体］综合征 fragile X syndrome 05.232

脆性位点 fragile site 01.381

存活运动神经元脊髓性肌萎缩 survival motor neuron spinal muscular atrophy 05.296

痤疮 acne 06.026

错配 mismatch 01.210

错配修复 mismatch repair 01.211

错义密码子 missense codon 03.117

错义突变 missense mutation 01.207

D

达尔文学说 Darwinism 01.052

大动脉转位 transposition of great arteries, TGA 06.027

大型染色体 megachromosome 02.271

* 呆小病 endemic cretinism 06.030

C 带 C-band 02.260

G 带 G-band 02.261

N 带 N-band 02.262

Q 带 Q-band 02.264

R 带 R-band 02.265

T 带 T-band 02.266

带型多态性 banding pattern polymorphism 02.272

丹佛体制 Denver system 02.284

丹吉尔病 Tangier disease 05.160

单倍核 hemikaryon 02.027

单倍剂量不足 haploinsufficiency 02.186

单倍体 haploid 02.400

单倍体化 haploidization 02.401

* 单倍型 haplotype 01.177

单倍性 haploidy 02.402

单纯型大疱性表皮松解［症］ epidermolysis bullosa simplex, EBS 05.352

单纯性肥胖 simple obesity 06.028

单纯性甲状腺肿 simple goiter 06.029

单核苷酸多态性 single nucleotide polymorphism, SNP 03.333

* 单基因病 monogenic disease, single gene disorder 01.329

单基因性状 monogenic character 01.330

单基因遗传病 monogenic disease, single gene disorder 01.329

单价体 univalent, monovalent 02.327

单交换 single crossing over, single exchange 01.129

* 单拷贝序列 single-copy sequence 03.219

单克隆抗体 monoclonal antibody, McAb, mAb 01.407

单链 DNA single-strand DNA, ssDNA 03.118

单链 DNA 结合蛋白 single stranded DNA binding protein 03.342

单亲二倍体 uniparental disomy 02.403

单亲遗传　monolepsis　01.140

单 X 染色体假说　single X hypothesis　02.273

* 单色视觉　achromatopsia　05.301

单顺反子　monocistron　03.122

单态性　monomorphism　01.138

单体　monosomic　02.398

单体型　haplotype　01.177

* 单体型分型　haplotyping　01.178

单位膜　unit membrane　02.119

单一染色体基因文库　unichromosomal gene library　08.130

单一序列　unique sequence　03.219

单着丝粒染色体　monocentric chromosome　02.460

胆固醇酯沉积症　cholesteryl ester storage disease　05.048

* ABC 蛋白　ABC protein　02.083

G 蛋白　G protein　02.191

蛋白感染粒　proteinaceous infectious particle, PrP　03.011

蛋白质截短实验　protein truncation test, PTT　08.058

蛋白质印迹法　Western blotting　08.055

蛋白质组　proteome　03.013

蛋白质组学　proteomics　01.041

CpG 岛　CpG island　03.465

倒位　inversion　02.461

倒位环　inversion loop　02.462

倒位杂合子　inversion heterozygote　02.463

德格鲁希综合征　De Grouchy syndrome　05.294

* 德拉蒙德综合征　Drummond syndrome　05.275

* 德·拉·沙佩勒综合征　de la Chapelle syndrome　04.080

德朗热综合征　de Lange syndrome　05.189

德尼–德拉什综合征　Denys-Drash syndrome, DDS　05.192

德热里纳–索塔斯综合征　Dejerine-Sottas syndrome　05.295

* 德维沃病　de Vivo disease　05.148

登特病　Dent disease　05.149

等臂染色体　isochromosome　02.464

等基因　isogene　02.036

等位基因　allele　01.099

* 等位[基因]互补　allelic complementation　01.131

等位基因间重组　interallelic recombination　01.112

等位基因排斥　allelic exclusion　01.408

等位基因特异性寡核苷酸　allele specific oligonucleotide, ASO　08.059

等位基因特异性寡核苷酸印迹　allele specific oligonucleotide blot　08.060

等位基因异质性　allelic heterogeneity　01.353

等位染色单体断裂　isochromatid break, isochromatid breakage　02.466

等位染色单体缺失　isochromatid deletion　02.467

低度重复序列　lowly repetitive sequence　03.309

低钾性周期性麻痹　hypokalemic periodic paralysis　05.234

低磷酸酯酶症　hypophosphatasia, HOPS　05.049

低镁血症继发低钙血症　hypomagnesemia with secondary hypocalcemia　05.235

低α-脂蛋白血症　hypoalphalipoproteinemia　05.233

迪宾–约翰逊综合征　Dubin-Johnson syndrome　05.297

* 迪格奥尔格综合征　DiGeorge syndrome, DGS　04.071

* 迪谢内肌营养不良　Duchenne muscular dystrophy, DMD　05.174

地方性克汀病　endemic cretinism　06.030

* 地克病　endemic cretinism　06.030

* 地中海贫血　thalassemia　05.166

* α-地中海贫血　alpha thalassemia　05.167

* β-地中海贫血　beta thalassemia　05.168

地中海型肌阵挛癫痫　Mediterranean myoclonus epilepsy, Unverricht-Lundborg Mediterranean type　05.368

第二次分裂分离　second division segregation　01.309

第五指综合征　fifth digit syndrome　05.387

第一次分裂分离　first division segregation　01.308

蒂莫西综合征　Timothy syndrome　05.162

颠换　transversion　01.273

癫痫　epilepsy　06.031

癫痫–共济失调–感觉神经性耳聋–肾小管病变综合征　epilepsy-ataxia-sensorineural deafness-tubulopathy syndrome　05.361

* R 点　restriction point　02.384

* 点头癫痫–胼胝体发育不全–视网膜脉络膜色素脱失综合征　Aicardi syndrome　05.378

点突变　point mutation　01.201

点渍法　dotting blotting　08.061

淀粉样变性病　amyloidosis　06.146

淀粉样前体蛋白 amyloid precursor protein, APP 02.156

定点诱变 site-directed mutagenesis 08.015

* 定位函数 mapping function 01.158

* 冬季红斑角层分离症 erythro-keratolysis hiemalis 05.425

动脉导管未闭 patent ductus arteriosus, PDA 06.032

* 动脉–肝脏发育不良综合征 Alagille syndrome 05.379

动脉扭曲综合征 arterial tortuosity syndrome, ATS 05.236

动脉粥样硬化 atherosclerosis 06.147

动态突变 dynamic mutation 01.212

毒理遗传学 toxicological genetics 01.017

* 毒性弥漫性甲状腺肿 Graves disease 06.008

读框重叠 reading frame overlapping 03.159

* 读框移位 reading frame shift 01.289

* 读码框 reading frame 03.204

* 独立分配 independent assortment 01.108

* 独立分配定律 law of independent assortment 01.107

杜安桡骨线综合征 Duane radial ray syndrome 05.390

杜博维兹综合征 Dubowitz syndrome 05.391

端部联会 acrosyndesis 02.330

端化作用 terminalization 02.331

端粒 telomere 02.270

* 端粒带 terminal band 02.266

端粒酶 telomerase 03.033

端着丝粒染色体 telocentric chromosome 02.468

短链酰基辅酶 A 脱氢酶缺乏症 short-chain acyl-CoA dehydrogenase deficiency 05.050

* 短暂转染 transient transfection 02.052

短 QT 综合征 short QT syndrome 05.237

断裂点丛集区 breakpoint cluster region, BCR 01.382

* 断裂点簇区 breakpoint cluster region, BCR 01.382

* 断裂基因 split gene, interrupted gene 03.306

断裂剂 clastogen 02.473

断裂–融合–桥循环 breakage-fusion-bridge cycle 02.469

多倍体 polyploid 02.404

多倍性 polyploidy 02.405

多发大动脉炎 polyarteritis 06.033

多发性错构瘤综合征 multiple hamartoma syndrome 05.190

多发性骨骺发育不良〔症〕 multiple epiphyseal dysplasia 05.238

多发性骨软骨瘤 multiple osteochondromas 05.331

多发性骨髓瘤 multiple myeloma 01.385

* 多发性基底细胞综合征 nevoid basal cell carcinoma syndrome 05.349

多发性硫酸酯酶缺乏症 multiple sulfatase deficiency 05.051

多发性内分泌肿瘤综合征Ⅰ型 multiple endocrine neoplasia typeⅠ, MENⅠ 05.239

多发性内分泌肿瘤综合征Ⅱ型 multiple endocrine neoplasia typeⅡ, MENⅡ 05.240

多发性硬化 multiple sclerosis 06.034

多基因家族 multigene family 01.184

多基因学说 polygenic theory 01.364

多基因遗传 polygenic inheritance 01.365

多基因遗传病 polygenic disease 01.366

多价体 multivalent 02.406

多囊肝病 polycystic liver disease, PCLD, PLD 06.100

多囊卵巢综合征 polycystic ovarian syndrome, PCOS 06.035

多囊肾病 polycystic kidney disease 05.249

多诺霍综合征 Donohue syndrome 05.389

多顺反子 polycistron 03.078

多顺反子 mRNA polycistronic mRNA 03.079

* 多羧化酶缺乏症 biotinidase deficiency 05.096

DNA 多态性 DNA polymorphism 03.332

多态性标记 polymorphic marker 08.062

多体 polysomic 02.399

多腺苷酸 mRNA polyadenylic acid mRNA 01.181

多腺苷酸化 polyadenylation 03.158

多腺苷酸化信号 polyadenylation signal 03.080

多效基因 pleiotropic gene 01.355

多效性 pleiotropy, pleiotropism 01.354

多义密码子 ambiguous codon 03.173

* 多因子遗传 polygenic inheritance 01.365

多指/趾 polydactyly 06.036

* 多肿瘤抑制因子 multiple tumor suppressor1, MTS 1 03.402

多着丝粒 polycentromere 02.470

多着丝粒染色体 polycentric chromosome 02.471

E

* 额外染色体 extrachromosome 02.238
厄舍综合征 Usher syndrome 05.369
腭裂 cleft palate 06.037
* 腭–心–面综合征 VCFS 04.071
* 恩格尔曼综合征 Engelmann syndrome 05.270
* 儿童多动症 attention deficit and hyperactive disorder, ADHD 06.136
* 儿童孤独症 childhood autism 06.038
儿童交替性偏瘫 alternating hemiplegia of childhood, AHC 07.021
儿童失神癫痫 childhood absence epilepsy, CAE 07.022
* 儿童型多囊肾病 autosomal recessive polycystic kidney disease, ARPKD 05.229
耳脊椎骨垢发育不良综合征 otospondylomegaepi-physeal dysplasia, OSMED 05.242
耳聋 deafness 05.304

耳硬化症 otosclerosis 06.039
二倍化 diploidization 02.409
二倍体 diploid 02.408
二倍性 diploidy 02.410
二次打击假说 two-hit hypothesis 01.397
* 二次突变学说 two mutation hypothesis 01.397
二点测交 two-point test 01.114
二分体 dyad, diad 02.328
* CpG 二核苷酸 CpG dinucleotide 03.465
二价体 bivalent 02.329
* 二联体 dyad, diad 02.328
二氢嘧啶脱氢酶缺乏 dihydropyrimidine dehydroge-nase deficiency 05.097
二体 disome, disomic 02.407
二显性组合 duplex 01.139
二元杂种杂交 dihybrid cross 01.096

F

发夹环 hairpin loop 03.082
* 发夹结构 hairpin structure 03.081
发声和多种运动联合抽动障碍 combined vocal and multiple motor tic disorder 06.016
发育遗传学 developmental genetics 01.018
* 发作性阵发焦虑 outbreak-paroxysmal anxiety 06.063
法布里病 Fabry disease, Anderson-Fabry disease 05.016
GT-AG 法则 GT-AG rule 03.311
翻译 translation 03.175
翻译后加工 post-translational processing 03.177
翻译后切割 post-translational cleavage 03.178
翻译后修饰 post-translational modification 03.179
翻译后转运 post-translational transport 03.180
翻译控制 translational control 03.181
翻译扩增 translational amplification 03.182
翻译内含子 translational intron 03.189
翻译起始因子 translational initiation factor 03.191
翻译调节 translation regulation 03.176
翻译跳步 translational hop 03.183

翻译移码 translation frameshift, translational frame shifting 03.184
翻译增强子 translational enhancer 03.190
* 翻译重编码 translation frameshift, translational frame shifting 03.184
翻译阻遏 translation repression 03.185
反编码链 anticoding strand 03.084
* 反带 reverse band 02.265
反密码子 anticodon 03.086
反密码子环 anticodon loop 03.085
* 反面 trans-face 02.066
反面高尔基网 trans-Golgi network, TGN 02.066
反式剪接 trans-splicing 03.424
反式排列 trans arrangement 03.343
反式显性 trans-dominant 03.344
反式杂合子 trans-heterozygote 01.084
反式作用 trans-acting 03.426
反式作用因子 trans-acting factor 03.386
* 反突变 reverse mutation 01.218
反向重复[序列] inverted repeat, IR 03.337
反向剪接 reverse splicing 03.425

反向平行链 antiparallel strand 03.318

反向调节 retroregulation 03.427

反向遗传学 reverse genetics 01.023

反义 DNA antisense DNA 03.317

反义 RNA antisense RNA 03.374

反义寡核苷酸 antisense oligonucleotide 03.319

反义基因 antisense gene 03.320

* 反义链 antisense strand 03.026

反义肽核酸 antisense peptide nucleic acid, antisense PNA 03.321

反义治疗 antisense therapy 08.008

反应规范 reaction norm 01.356

反转录 reverse transcription 03.155

反转录 PCR reverse transcription PCR, RT-PCR 08.063

反转录病毒 retrovirus 03.322

反转录假基因 retropseudogene 03.083

反转录酶 reverse transcriptase 03.034

反转录转座 retrotransposition, retroposition 03.156

反转录转座子 retrotransposon 03.323

范科尼贫血 Fanconi anemia 05.392

* 房颤 atrial fibrillation, AF 06.111

房间隔缺损 atrial septal defect 06.040

房室隔缺损 atrioventricular septal defect, AVSD 06.041

纺锤体 spindle 02.339

非编码 RNA non-coding RNA 03.359

* 非编码链 non-coding strand 03.026

非编码调控区 non-coding regulatory region 03.235

非编码小 RNA small non-messenger RNA, snmRNA 03.360

非编码序列 non-coding sequence 03.234

* 非重复序列 nonrepetitive sequence 03.219

非单着丝粒染色体 aneucentric chromosome 02.474

非等位基因 non-allele 01.101

* 非毒性甲状腺肿 nontoxic goiter 06.029

非端着丝粒染色体 atelocentric chromosome 02.277

非翻译区 non-translational region, UTR 03.203

非翻译序列 non-translated sequence 03.202

非复制转座 non-replicative transposition 03.352

非姐妹染色单体 non-sister chromatid 02.333

非膜相结构 non-membranous structure 02.067

非同义突变 nonsynonymous mutation 01.206

非同源重组 nonhomologous recombination 02.005

非同源末端连接 non-homologous end-joining, NHEJ 03.353

非同源染色体 nonhomologous chromosome 02.334

* 非酮性高甘氨酸血症 D-glyceric academia 05.015

非胰岛素依赖型糖尿病 noninsulin-dependent diabetes, NIDDM 06.002

非整倍体 aneuploid 02.437

非整倍性 aneuploidy 02.438

非转录间隔区 nontranscribed spacer 03.104

非综合征性耳聋 non-syndromic-hearing loss, NSHL 05.305

非组蛋白 nonhistone protein, NHP 02.129

肥大性幽门狭窄 hypertrophic pyloric stenosis 06.042

肺动脉瓣狭窄 pulmonary stenosis 06.043

费城染色体 Philadelphia chromosome, Ph chromosome 02.263

* 费伦–麦克德米德 Phelan-McDermid syndrome 04.072

分隔假说 compartmental hypothesis 02.044

分化 differentiation 02.026

分离 segregation 02.335

分离定律 law of segregation 01.106

分离滞后 segregation lag 02.337

分裂沟 cleavage furrow 02.338

分泌小泡 secretory vesicle 02.094

分泌型载体 excretion vector 08.143

分子伴侣 chaperone, molecular chaperone 02.192

分子病 molecular disease 05.131

分子进化 molecular evolution 01.062

分子生物学 molecular biology 01.009

分子细胞遗传学 molecular cytogenetics 01.012

分子遗传学 molecular genetics 01.010

分子杂交 molecular hybridization 08.064

* 丰余 DNA redundant DNA 03.221

风湿热 rheumatic fever, RF 06.044

风湿性多肌痛 polymyalgia rheumatica, PMR 06.045

风湿性心脏病 rheumatic heart disease, RHD 06.046

枫糖尿病 maple syrup urine disease 05.055

封闭读框 blocked reading frame 03.208

* 冯·基尔克病 von Gierke disease 05.090

冯·希佩尔–林道病 von Hippel-Lindau disease 05.225

缝隙连接 gap junction 02.113

麸质敏感性肠病 gluten sensitive enteropathy 07.031

* 弗雷泽综合征　cryptophthalmos syndrome　05.195

弗里德赖希运动失调　Friedreich ataxia, FRDA　05.393

辐射遗传学　radiation genetics　01.020

* 辅激活蛋白　coactivator　03.074

辅激活物　coactivator　03.074

辅助性 T 细胞　helper T cell　02.009

辅助转录因子　ancillary transcription factor　03.069

负干涉　negative interference　01.142

* 负链　minus strand, negative strand　03.026

负调控　negative control　03.428

负异固缩　negative heteropycnosis　02.174

附加系　addition line　02.440

复等位基因　multiple allele　01.100

复发性口腔溃疡　recurrent aphthous ulcer　06.047

复合非整倍体　complex aneuploid　02.439

复合易位　complex translocation　02.475

复合杂合突变　compound heterozygous mutation　01.256

复合杂合子　compound heterozygote　01.083

复合转座子　composite transposon　03.324

复交叉　multiple chiasma　02.289

复性　renaturation, annealing　01.091

复制　replication　03.044

RNA 复制　RNA replication　03.153

复制叉　replication fork　03.045

复制错误　replication error　01.275

复制倒位　duplicative inversion　01.276

复制后修复　post-replication repair　01.277

复制滑动　replication slippage　01.278

复制起点　origin of replication, replication origin　03.025

复制型转座　replicative transposition　01.279

复制执照因子　replication licensing factor, RLF　03.038

副密码子　paracodon　03.172

副突变　paramutation　01.213

副缢痕　secondary constriction　02.269

富含 AU 的元件　AU-rich element, ARE　03.396

腹股沟斜疝　oblique inguinal hernia　06.048

腹裂[畸形]　gastroschisis　05.413

G

RNA 干扰　RNA interference, RNAi　08.043

* 干扰短 RNA　short interfering RNA　03.364

干扰小 RNA　small interfering RNA, siRNA　03.364

干涉　interference　01.316

干燥综合征　sicca syndrome　06.049

* 甘氨酸脑病　D-glyceric academia　05.015

* β-甘露糖苷病　beta mannosidosis　05.032

β-甘露糖苷贮积症　beta mannosidosis　05.032

D-甘油酸血症　D-glyceric academia　05.015

杆状体肌病　nemaline myopathy　05.320

肝豆状核变性　hepatolenticular degeneration　05.245

* 肝肾酪氨酸血症　tyrosinemia type I　05.130

* 肝性卟啉病　acute intermittent porphyria　05.073

感受态　competence　08.006

冈崎片段　Okazaki fragment　03.029

* 高安动脉炎　Takayasu arteritis, TA　06.033

* 高氨血症–高鸟氨酸血症–同型瓜氨酸尿综合征　ornithine translocase deficiency　05.081

高 IgD 伴周期性发热综合征　hyperimmunoglobulinemia D with recurrent fever syndrome　05.056

高变区　hypervariable region, HVR　03.006

高度重复序列　highly repetitive sequence　03.265

高尔基[复合]体　Golgi body, Golgi apparatus, Golgi complex　02.107

高丰度 mRNA　abundant mRNA　03.236

高脯氨酸血症　hyperprolinemia　05.057

高甘露糖型寡糖　high mannose oligo-saccharide　02.131

高甲硫氨酸血症　hypermethioninemia　05.058

高赖氨酸血症　hyperlysinemia　05.059

高免疫球蛋白 E 综合征　hyperimmunoglobulin E syndrome, HIES　05.248

* 高热惊厥　febrile convulsion, FC　06.086

高色氨酸血症　hypertryptophanemia　05.060

高铁血红蛋白症　methemoglobinemia　05.355

高突变性　hypermutation　01.416

高缬氨酸血症　hypervalinemia　05.061

高血钾性周期性麻痹　hyperkalemic periodic paralysis, HYPP　05.246

高血压脑病　hypertensive encephalopathy　06.050

* 高脂蛋白血症Ⅲ型 familial dysbetalipotroteinemia, FD 06.056

高脂血症 hyperlipemia 06.051

高 IgM 综合征 hyper-IgM syndrome, HIGM 05.414

高 IgM 综合征Ⅲ型 hyper-IgM syndrome typeⅢ 05.415

* 睾丸女性化综合征 testicular feminization syndrome 05.326

* 睾丸未降 cryptorchidism 06.052

* 戈德堡–霍格内斯框 Goldberg-Hogness box 03.218

* 戈尔伯杰综合征 mucopolysaccharidosis typeⅦ 05.024

戈尔登哈尔综合征 Goldenhar syndrome 06.007

* 戈林综合征 Gorlin syndrome 05.349

戈谢病 Gaucher disease 05.017

割裂基因 split gene, interrupted gene 03.306

歌舞伎面谱综合征 Kabuki syndrome, KABUK 05.416

格兰茨曼血小板功能不全 Glanzmann thrombasthenia 05.152

格雷夫斯病 Graves disease 06.008

格雷格头多指/趾综合征 Greig cephalopolysyndactyly syndrome 05.196

格里塞利综合征 Griscelli syndrome, GS 05.396

个人基因组 personal genome 03.300

个性化医疗 personalized medicine 01.047

功能获得突变 gain-of-function mutation 01.215

功能基因组学 functional genomics 01.031

功能失去突变 loss-of-function mutation 01.216

* 功能性异染色质 facultative heterochromatin 02.282

共翻译 cotranslation 03.186

共翻译分泌 cotranslational secretion 03.187

共翻译切割 cotranslational cleavage 03.188

共翻译转运 cotranslational translocation 02.178

共合体 cointegrant 03.037

共济失调伴选择性维生素 E 缺乏症 ataxia with isolated vitamin E deficiency, AVED 05.260

共价闭合环状 DNA covalently closed circular DNA, cccDNA 03.325

共价延伸 covalent elongation, covalent extension 03.046

共同性斜视 concomitant strabismus 06.053

共显性 codominance 01.357

共显性等位基因 codominant allele 01.358

共线性 colinearity 03.345

共线性转录物 colinear transcript 03.120

共抑制 cosuppression 08.016

共有序列 consensus sequence 03.237

共转变 coconversion 08.017

共转化 cotransformation 08.018

共转录 cotranscription 03.129

共转染 cotransfection 08.019

* 贡特尔病 Gunther disease 05.103

孤独基因 orphan gene, orphon 03.238

* 孤独性精神病态 autistic psychopathy 07.010

孤独症 autism 06.038

谷胱甘肽合成酶缺乏症 glutathione synthetase deficiency 05.062

骨发育不全症Ⅱ型 atelosteogenesis typeⅡ 05.243

骨畸形性发育不良 diastrophic dysplasia 05.417

* 骨髓瘤 myeloma 01.385

骨纤维性结构不良 fibrous dysplasia of bone 07.024

瓜氨酸血症 citrullinemia 05.063

胍基乙酸甲基转移酶缺陷 guanidinoacetate methyltransferase deficiency 05.064

寡核苷酸 oligonucleotide 03.326

寡核苷酸定点诱变 oligonucleotide-directed mutagenesis 08.066

* 寡核苷酸诱变 oligonucleotide mutagenesis 08.066

寡基因病 oligogenic disease 03.327

冠状动脉粥样硬化性心脏病 coronary atherosclerotic heart disease 06.054

* 管家基因 house keeping gene 03.381

胱氨酸尿症 cystinosis, CTNS 05.247

胱硫醚尿症 cystathioninuria 05.066

滚环复制 rolling cycle replication 03.047

国际人类基因组单体型图计划 International HapMap Project 03.019

果糖吸收不良 fructose malabsorption 05.251

过度生长综合征 overgrowth syndrome, Simpson-Golabi-Behmel syndrome 05.250

* 过敏性鼻炎 allergic rhinitis 06.022

过氧化物酶体 peroxisome 02.079

核仁组织区　nucleolus organizing region, nucleolus organizer region, NOR　02.120

核融合　nuclear fusion, karyomixis　02.121

[核]输出蛋白　exportin　02.106

核输出信号　nuclear export signal, NES　02.089

核酸　nucleic acid　01.162

核酸分子杂交　nucleic acid hybridization　08.065

核糖核蛋白　ribonucleoprotein, RNP　01.194

核糖体 RNA　ribosomal RNA, rRNA　03.195

核糖体基因　ribosomal gene　03.196

* 核糖体结合位点　ribosome-binding site　03.197

核糖体结合序列　ribosome binding sequence, RBS　03.197

* 核糖体识别位点　ribosome recognition site　03.197

核体　karyoplast　02.122

* 核外遗传　extranuclear inheritance　02.032

核外遗传因子　extranuclear genetic element　03.239

核纤层　nuclear lamina　02.123

核纤层蛋白病　laminopathy　05.356

核小核糖核蛋白颗粒　small nuclear ribonucleoprotein particle, snRNP　02.149

核小体　nucleosome　02.124

核小体核心　nucleosome core　02.125

核小体核心颗粒　nucleosome core particle　02.126

核心 DNA　core DNA　02.239

核心启动子　core promoter　03.103

核心序列　core sequence　03.241

核型　karyotype, caryotype　02.240

核型分类学　karyotaxonomy　01.026

核型分析　karyotype analysis　02.274

核型模式图　ideogram　02.275

核型图　karyogram, caryogram　02.276

核移植　nuclear transplantation　02.037

核质　nucleoplasm, karyoplasm　02.127

核质比　nucleo-cytoplasmic ratio, nuclear-cytoplasmic ratio　02.128

核质不亲和性　nucleo-cytoplasmic incompatibility　02.179

核质相互作用　nucleo-cytoplasmic interaction　02.180

核质杂种细胞　nucleo-cytoplasmic hybrid cell　02.015

* CAAT 盒　CAAT box　03.216

盒式诱变　cassette mutagenesis　08.067

* 褐黄病　ochronosis　05.069

* 赫尔勒综合征　Hurler syndrome　05.019

赫尔曼斯基–普德拉克综合征　Hermansky-Pudlak syndrome, HPS　05.397

* 亨特综合征　Hunter syndrome　05.020

亨廷顿病　Huntington disease, HD　05.176

横小管　transverse tubule　02.109

红斑性肢痛症　erythromelalgia　05.420

红绿色盲　red-green blindness, anerythrochloropsia　05.302

红细胞生成性原卟啉症　erythropoietic protoporphyria　05.067

后成说　epigenesis　01.056

后基因组时代　post-genome era　01.051

* 后减数分裂　postmeiotic division　02.347

后期　anaphase　02.376

后期迟延　anaphase lag　02.443

后期促进复合物　anaphase promoting complex, APC　02.359

* 后期滞后　anaphase lag　02.443

后随链　lagging strand　03.028

琥珀密码子　amber codon　03.171

琥珀酸半醛脱氢酶缺陷病　succinic semialdehyde dehydrogenase deficiency　05.068

琥珀突变　amber mutation　03.200

琥珀突变抑制基因　amber suppressor　03.201

互补 DNA　complementary DNA, cDNA　01.174

互补 RNA　complementary RNA　03.370

互补测验　complementation test　08.068

互补分析　complementation analysis　01.144

互补基因　complementary gene　01.198

互补链　complementary chain, complementary strand　03.242

互补群　complementation group　01.143

互补 DNA 文库　complementary DNA library, cDNA library　08.124

互补性　complementarity　03.351

互补转录物　complementary transcript　03.105

花斑染色体　harlequin chromosome　02.234

花斑型位置效应　variegated type position effect　02.235

* 滑面内质网　smooth endoplasmic reticulum, SER　02.065

化脓性关节炎–坏疽性脓皮病–痤疮综合征　pyogenic arthritis, pyoderma gangrenosum, acne syndrome　05.222

化学基因组学　chemical genomics　01.032
D 环　D-loop　03.313
环境基因组计划　Environmental Genome Project, EGP　01.050
环境基因组学　environmental genomics　01.035
环状 DNA　circular DNA　03.240
环状结构域　loop domain　03.243
环状染色体　ring chromosome　02.236
R 环作图　R-loop mapping　08.053
黄嘌呤尿　xanthinuria, lithoxiduria　05.070
灰色血小板综合征　gray platelet syndrome　05.253
回复突变　back mutation　01.218
回复［突变］体　revertant　01.217
* 回文对称　palindrome, palindromic sequence　03.328
回文序列　palindrome, palindromic sequence　03.328
混合性软骨瘤病　metachondromatosis　05.421
活化蛋白-1 家族　activating protein-1 family, AP-1 family　03.076
活化蛋白 C 抗性　thrombophilia due to activated protein C resistant　05.254
获得性免疫　acquired immunity　01.409
获得性免疫缺陷综合征　acquired immune deficiency syndrome, AIDS　01.410
霍格内斯框　Hogness box　03.218
霍利迪结构　Holliday structure　03.014
* 霍利迪连接体　Holliday junction　03.014
霍利迪模型　Holliday model　03.015

J

肌氨酸血症　sarcosinemia　05.071
* 肌肽酶缺乏症　carnosinemia　05.072
肌肽血症　carnosinemia　05.072
* 肌养蛋白　dystrophin　02.157
肌营养不良　muscular dystrophy　05.156
* 肌张力低下–智力障碍–性腺发育滞后–肥胖综合征　Prader-Willi syndrome, HHHO syndrome　07.017
肌阵挛性癫痫伴破碎红纤维综合征　myoclonic epilepsy associated with ragged red fiber, MERRF　07.006
奇［数］多倍体　anisopolyploid　02.454
基础转录　basal transcription　03.126
基础转录因子　basal transcription factor　03.068
基础转录装置　basal transcription apparatus　03.067
基因　gene　01.168
Bcl-2 基因　Bcl-2 gene　03.399
DCC 基因　gene deleted in colon carcinoma　03.400
erb 基因　erb gene　03.401
p16 基因　p16 gene　03.402
* SRY 基因　SRY gene　02.202
* 基因靶向　gene targeting　08.071
* 基因倍增　gene duplication　03.354
基因表达　gene expression　03.429
基因表达调控　gene expression regulation　03.431
基因表达系列分析　serial analysis of gene expression, SAGE　08.069
基因捕获　gene trap　08.070

基因测序　gene sequencing　01.170
基因沉默　gene silencing　03.430
基因重复　gene duplication　03.354
基因重排　gene recombination　03.010
基因簇　gene cluster　03.302
基因打靶　gene targeting　08.071
基因定位　gene localization　01.417
基因丰余　gene redundancy　03.433
基因跟踪　gene tracking　01.418
* 基因工程　genetic engineering　08.042
基因混编　gene shuffling　03.355
基因剂量　gene dosage　01.193
基因家族　gene family　01.183
基因间抑制　intergenic suppression　03.432
基因检测　gene test　01.435
基因拷贝　gene copy　03.259
基因克隆　gene cloning　08.073
基因库　gene pool　08.131
基因免疫　gene immunization　08.007
基因内重组　intragenic recombination　03.009
基因内互补　intragenic complementation　01.131
基因内基因　gene within gene　03.330
* 基因枪法　gene gun method　08.102
基因敲除　gene knock-out　08.076
基因敲减　gene knock-down　08.072
基因敲入　gene knock-in　08.074
基因融合　gene fusion　08.075

FIA　06.060

* 家族性脾性贫血症　Gaucher disease　05.017

* 家族性舞蹈徐动症　paroxysmal non-kinesigenic dyskinesia　05.344

家族性腺瘤性息肉病　familial adenomatous polyposis, FAP　05.262

家族性心房颤动　familial atrial fibrillation　05.423

[家族性]A1 型短指/趾症　[familial] brachydactyly type A1, BDA1　05.259

家族性烟雾病　familial moyamoya disease　06.061

家族性异常β-脂蛋白血症　familial dysbetalipotroteinemia, FD　06.056

家族性幼年性息肉病　familial juvenile polyposis, FJP　05.264

* 3-甲基巴豆酸尿症　3-methylcrotonyl-CoA carboxylase deficiency, 3MCC deficiency　05.004

3-甲基巴豆酰辅酶 A 羧化酶缺乏症　3-methylcrotonyl-CoA carboxylase deficiency, 3MCC deficiency　05.004

甲基丙二酸血症　methylmalonic academia　05.074

2-甲基丁酰辅酶 A 脱氢酶缺乏症　2-methylbutyryl-CoA dehydrogenase deficiency　05.003

DNA 甲基化　DNA methylation　03.476

甲基化可变位置　methylation variable position　03.479

* 甲基化酶　methylase　03.461

甲基化 DNA 免疫沉淀芯片　methyl-DNA immunoprecipitation chip, MeDIP-chip　08.048

3-甲基戊烯二酸尿症　3-methylglutaconic aciduria, 3-MGCA　05.006

甲基转移酶　methyltransferase　03.461

甲羟戊酸尿症　mevalonic aciduria　05.075

甲胎蛋白　alpha fetoprotein, AFP　03.398

甲状旁腺功能亢进-颌骨肿瘤综合征　hyperparathyroidism-jaw tumor syndrome, HPT-JT　05.265

甲状腺激素抵抗综合征　thyroid hormone resistance syndrome　05.266

假常染色体区段　pseudoautosomal region segment　02.281

假基因　pseudogene　03.303

假连锁　pseudolinkage　02.511

假显性　pseudodominance　01.359

假性甲状旁腺功能减退症 I a 型　pseudohypoparathyroidism type I a　05.333

假性醛固酮减少症 II 型　pseudohypoaldosteronism type II　05.424

假性醛固酮增多症　pseudohyperal-dosteronism　05.157

* 尖头并指/趾畸形　Apert syndrome　05.293

尖头多指/趾并指/趾畸形　acrocephalopolysyndactyly　05.184

* 间带区　interchromomere　02.228

间隔 DNA　spacer DNA　03.304

间隔区　space region, spacer region　03.305

间期　interphase　02.363

间体　mesosome　02.112

* 间隙连接　gap junction　02.113

* 间歇性阵发焦虑　episodic paroxysmal anxiety　06.063

兼性异染色质　facultative heterochromatin　02.282

减数分裂　meiosis, reduction division　02.340

减数分裂 I　meiosis I　02.341

减数分裂 II　meiosis II　02.347

减数分裂后分离　postmeiotic segregation　02.348

减数分裂后融合　postmeiotic fusion　02.349

减数分裂驱动　meiotic drive　02.350

剪接　splicing　03.143

RNA 剪接　RNA splicing　03.452

tRNA 剪接　tRNA splicing　03.157

剪接变体　splicing variant, splice variant　03.070

剪接供体　splice donor　03.107

剪接酶　splicing enzyme　03.108

剪接前导 RNA　spliced leader RNA, SLRNA　03.112

剪接前导序列　spliced leader sequence, spliced leader, SL　03.109

剪接前体　prespliceosome　03.071

剪接受体　splice acceptor　03.110

剪接体　spliceosome　03.072

* 5′剪接位点　5′-splicing site　03.107

剪接位点　splicing site　03.111

剪接因子　splicing factor　03.073

检查点　checkpoint　02.351

* 检验点　checkpoint　02.351

睑缘粘连-外胚层发育不良-唇腭裂综合征　ankyloblepharon-ectodermal dysplasia-clefting syndrome, AEC　05.268

简并　degeneracy　03.214

简并密码子　degenerate codon　03.170

简单重复序列　simple repeated sequence, SRS 03.245

简单序列长度多态性　simple sequence length polymorphism, SSLP　03.336

简单易位　simple translocation　02.500

碱基插入　base insertion　01.280

碱基对　base pair, bp　01.166

碱基类似物　base analogue　03.049

* 碱基配对法则　base pairing rule　03.048

碱基缺失　base deletion　01.281

碱基置换　base substitution　01.282

* 碱性拉链模体　basic zipper motif　03.388

碱性亮氨酸拉链　basic leucine zipper, bZIP　03.388

* 浆细胞性骨髓瘤　plasmacytic myeloma　01.385

交叉　chiasma　02.352

* 交叉定位　localization of chiasma　02.354

交叉端化　chiasma terminalization　02.353

交叉局部化　localization of chiasma　02.354

交叉遗传　criss-cross inheritance　01.360

交叉中心化　chiasma centralization　02.355

交错切割　staggered cut　08.020

交换　crossover, crossing over　01.113

交换抑制因子　crossover suppressor　02.114

交换值　crossing over value　01.130

交界型大疱性表皮松解[症]　junctional epidermolysis bullosa, JEB　05.353

胶原病　collagenopathy　07.014

角层分离性冬季红斑　keratolytic winter erythema 05.425

* 角虹膜发育不良症　Axenfeld syndrome　05.181

酵母单杂交系统　yeast one-hybrid system　08.021

酵母人工染色体　yeast artificial chromosome, YAC 01.322

酵母双杂交系统　yeast two-hybrid system　08.022

接触抑制　contact inhibition　02.188

* 接头片段　linker fragment　08.138

节段单倍性　segmental haploidy　02.451

* 节段性肠炎　segmental enteritis　06.006

节段异源多倍体　segmental allopoly-ploid　02.452

杰克逊-韦斯综合征　Jackson-Weiss syndrome 05.177

拮抗物　antagonist　03.003

结构纯合子　structural homozygote　02.494

结构基因　structural gene, structure gene　03.246

结构基因组学　structural genomics　01.030

* 结构性异染色质　constitutive heterochromatin 02.103

结构域　structural domain　02.218

结构杂合子　structural heterozygote　02.495

* GTP 结合蛋白质　GTP binding protein　02.191

ATP 结合盒蛋白　ATP-binding cassette protein 02.083

结节病　sarcoidosis　06.070

结节性硬化复合症　tuberous sclerosis complex 05.269

结晶样视网膜色素变性　crystalline retinal degeneration　05.140

结直肠家族性腺瘤性息肉病　colorectal adenomatous polyposis　05.263

截短基因　truncated gene　01.223

姐妹染色单体　sister chromatid　02.332

姐妹染色单体交换　sister chromatid exchange, SCE 01.315

* 解码　decoding　03.123

金德勒综合征　Kindler syndrome　05.201

金属应答元件　metal response element, MRE　03.407

近端序列元件　proximal sequence element, PSE 03.411

近端着丝粒染色体　acrocentric chromosome　02.230

近视　myopia　06.062

近中着丝粒染色体　submetacentric chromosome 02.231

进化基因组学　evolution genomics　01.036

进行性骨干发育不全　progressive diaphyseal dysplasia, PDD　05.270

进行性家族性肝内胆汁淤积　progressive familial intrahepatic cholestasis　05.426

进行性假肥大性肌营养不良　Duchenne muscular dystrophy, DMD　05.174

* 进行性心肌病性雀斑样痣病　progressive cardiomyopathic lentlginosis　05.206

经典半乳糖血症　classic galactosemia　05.037

* 经典假说　classical hypothesis　02.044

茎-环结构　stem-loop structure　03.081

惊恐障碍　panic disorder　06.063

* 精氨酸酶缺乏症　argininemia, arginase deficiency 05.076

精氨酸血症　argininemia, arginase deficiency　05.076

精神发育迟缓　mental retardation, MR　06.064

精神发育迟缓-失语-拖曳步态-拇指内收综合征
　mental retardation, aphasia, shuffling gait, adducted
　thumbs syndrome　05.210

精神分裂症　schizophrenia　06.065

精准医疗　precision medicine　01.048

颈纤维瘤病　fibromatosis colli　06.101

局部随机诱变　localized random mutagenesis　08.081

巨大儿-肥胖-大头畸形-眼畸形综合征　macrosomia,
　obesity, macrocephaly, and ocular abnormalities syn-
　drome　05.364

巨大染色体　giant chromosome　02.232

巨[大]血小板综合征　Bernard-Soulier syndrome
　07.012

巨颌症　cherubism　05.427

巨噬细胞　macrophage　02.012

巨型 RNA　giant RNA　03.371

*巨型染色体　giant chromosome　02.232

巨轴索神经病　giant axonal neuropathy　05.271

DNA 聚合酶　DNA polymerase　03.023

RNA 聚合酶　RNA polymerase　03.031

聚合酶链反应　polymerase chain reaction, PCR
　08.082

绝缘子　insulator　03.408

均一化 cDNA 文库　normalized cDNA library　08.133

均质染色区　homogeneously staining region　01.393

K

卡尔曼综合征　Kallmann syndrome, KAL　05.399

*卡菲病　Caffey disease　05.452

*卡罗利病　Caroli disease　05.385

*卡纳万病　Canavan disease　05.183

*卡彭特综合征　Carpenter syndrome　05.184

卡特尔-曼茨克综合征　Catel-Manzke syndrome
　05.386

开关基因　switch gene　03.409

开环　open circle　01.092

开角型青光眼　open-angle glaucoma　06.066

*坎纳综合征　Kanner syndrome　06.038

抗肌萎缩蛋白　dystrophin　02.157

抗凝血酶Ⅲ缺乏症　antithrombin Ⅲ deficiency
　05.272

抗生素抗性基因筛选　antibiotics resistance gene
　screening　08.083

抗突变基因　antimutator　01.263

抗性基因　resistant gene　01.191

抗性突变　resistant mutation　01.250

*抗药质粒　resistance plasmid　03.314

抗有丝分裂药物　antimitotic drug　02.389

H-Y 抗原　histocompatibility Y antigen, HY antigen
　01.404

Rh 抗原　Rh antigen　01.405

*抗原决定簇　antigenic determinant　02.118

*Hh 抗原系统　Hh antigen system　01.411

抗终止子　antiterminator　03.075

*抗终止作用　antitermination　03.210

抗转录终止　transcriptional antitermination　03.210

*考登综合征　Cowden syndrome　05.190

考夫曼眼脑面综合征　Kaufman oculocerebrofacial
　syndrome　05.400

*考肖克-瓦普纳-库尔茨综合征　Cowchock-Wapner-
　Kurtz syndrome　05.388

拷贝数依赖型基因表达　copy-number dependent gene
　expression　03.454

科恩综合征　Cohen syndrome　05.187

科芬-劳里综合征　Coffin-Lowry syndrome, CLS
　05.186

*科芬-西里斯综合征　Coffin-Siris syndrome　05.387

*科利病　Cori disease　05.092

科斯特曼综合征　Kostmann syndrome　05.214

科伊特尔综合征　Keutel syndrome　05.200

颗粒遗传　particulate inheritance　01.362

可变剪接　alternative splicing　03.147

可读框　open reading frame, ORF　03.209

可塑性　plasticity　02.184

*可移动基因　movable gene　01.185

*克兰费尔特综合征　Klinefelter syndrome　04.079

*克里斯蒂安综合征　adducted thumb syndrome
　05.432

克列诺酶　Klenow enzyme　03.027

*克列诺片段　Klenow fragment　03.027

克隆　clone　01.159

cDNA 克隆　cDNA cloning　08.044

克隆变异　clonal variation　02.047

克隆变异体 clonal variant 02.048

* 克隆病 Crohn disease 06.006

TA［克隆］法 T's and A's method 08.054

克隆清除 clonal deletion 02.050

克隆位点 cloning site 08.005

克隆选择学说 clonal selection theory 02.049

克隆载体 cloning vector, cloning vehicle 08.134

克鲁宗真皮骨综合征 Crouzono-dermoskeletal syndrome 05.147

克鲁宗综合征 Crouzon syndrome, CS 05.153

克罗恩病 Crohn disease 06.006

克尼斯特发育不良 Kniest dysplasia 05.202

克片–卢宾斯基综合征 Keppen-Lubinsky syndrome 05.362

* 肯尼迪病 Kennedy disease 05.178

* 孔源性视网膜脱离 rhegmatogenous retinal detachment, RRD 06.126

口面指综合征 oro-facial-digital syndrome 05.273

* 扣除杂交 subtracting hybridization 08.045

* 库拉里诺三联征 Currarino syndrome 05.191

库拉里诺综合征 Currarino syndrome 05.191

跨膜蛋白 transmembrane protein, membrane-spanning protein 02.139

跨膜［结构］域 transmembrane domain, transmembrane region 02.140

快乐木偶综合征 Angelman syndrome 07.009

CAAT 框 CAAT box 03.216

GC 框 GC box 03.217

TATA 框 TATA box 03.218

框内跳译 frame hopping, bypassing 03.211

溃疡性结肠炎 ulcerative colitis 06.067

DNA 扩增 DNA amplification 03.007

扩增受阻突变系统 amplification refractory mutation system, ARMS 08.084

扩增子 amplicon 08.145

扩张型心肌病 dilated cardiomyopathy, DCM 06.068

L

拉福拉病 Lafora disease, myoclonic epilepsy of Lafora 05.203

拉龙综合征 Laron syndrome, Laron dwarfism 05.204

拉马克学说 Lamarckism 01.053

拉森综合征 Larsen syndrome 05.205

莱伯遗传性视神经病变 Leber hereditary optic neuropathy 07.002

莱利斯综合征 Lelis syndrome 05.215

莱施–奈恩综合征 Lesch-Nyhan syndrome 05.026

* 莱文–克里奇利综合征 Levine-Critchley syndrome 05.412

赖氨酸尿性蛋白不耐受 lysinuric protein intolerance, LPI 05.274

* 赖芬斯坦综合征 Reifenstein syndrome 05.326

蓝尿布综合征 blue diaper syndrome 05.275

老年样皮肤营养不良 gerodermia 05.428

酪氨酸血症Ⅰ型 tyrosinemia typeⅠ 05.130

勒斯–迪茨综合征 Loeys-Dietz syndrome, LDS 05.208

雷特综合征 Rett syndrome 05.365

类别转换 class switch 01.414

类风湿关节炎 rheumatoid arthritis, RA 06.069

* 类核 nucleoid 02.090

* 类碱基 base analogue 03.049

类染色体 chromosomoid 02.233

Ⅰ类主要组织相容性复合体 major histocompatibility complex classⅠ, MHC classⅠ 01.399

Ⅱ类主要组织相容性复合体 major histocompatibility complex classⅡ, MHC classⅡ 01.400

Ⅲ类主要组织相容性复合体 major histocompatibility complex classⅢ, MHC classⅢ 01.401

厘摩 centimorgan, cM 01.134

离子通道型受体 ionotropic receptor 02.145

* 利德尔综合征 Liddle syndrome 05.157

利–弗劳梅尼综合征 Li Fraumeni syndrome 05.207

* 利氏病 Leigh disease 07.004

粒子轰击法 particle bombardment 08.102

连读 readthrough 03.212

连接 ligation 08.085

连接 DNA linker DNA 08.127

连接扩增 ligation amplification 08.086

连接酶 ligase 03.030

DNA 连接酶 DNA ligase 03.024

连接片段 linker fragment 08.138

连接子 connexon 02.141

连锁　linkage　01.117

连锁定律　law of linkage　01.118

连锁分析　linkage analysis　01.119

连锁基因　linked gene　01.120

连锁群　linkage group　01.121

X 连锁无丙种球蛋白血症　X-linked agammaglobuli-
nemia　05.146

连锁相　linkage phase　01.122

X 连锁严重联合免疫缺陷病　X-linked severe combined
immunodeficiency　05.241

X 连锁遗传　X-linked inheritance　01.327

Y 连锁遗传　Y-linked inheritance　01.328

连锁值　linkage value　01.123

连锁作图　linkage mapping　01.124

连续突变　read-through mutation　01.252

* 连续细胞系　continuous cell line　02.055

联会　synapsis, syndesis　02.356

联会复合体　synaptonemal complex, SC　02.357

镰状细胞贫血　sickle cell anaemia　05.172

镰状细胞性状　sickle cell trait　05.171

* 链滑动　strand-slippage　01.278

* 链终止密码子　chain termination codon　03.168

链终止子　chain terminator　03.207

良性家族性新生儿惊厥　benign familial neonatal con-
vulsion, BFNC　05.276

* 良性假肌肉萎缩症　Becker muscular dystrophy,
BMD　05.144

良性肩腓性肌营养不良伴早期挛缩　Emery-Dreifuss
muscular dystrophy　05.175

亮氨酸拉链　leucine zipper　03.389

裂隙相　gap phase　02.497

邻近依赖性调节　context-dependent regulation
03.435

林奇综合征　Lynch syndrome　05.332

临床细胞遗传学　clinical cytogenetics　01.005

临床遗传学　clinical genetics　01.004

淋巴细胞　lymphocyte　02.006

T［淋巴］细胞　T lymphocyte, T cell　02.007

流动镶嵌模型　fluid mosaic model　02.142

龙博综合征　Rombo syndrome　05.401

卢滕巴赫综合征　Lutembacher syndrome　06.012

颅额鼻综合征　craniofrontonasal syndrome, CF
05.429

颅缝早闭　craniosynostosis　06.125

颅骨骨干发育异常　craniodiaphyseal dysplasia, CDD
05.430

颅骨锁骨发育不良　cleidocranial dysplasia, CCD
05.277

鲁宾斯坦–泰比综合征　Rubinstein-Taybi syndrome,
RSTS　05.367

滤膜杂交　filter hybridization　08.087

绿色荧光蛋白　green fluorescent protein, GFP　03.004

氯霉素乙酰转移酶　chloramphenicol acetyltransferase,
CAT　03.005

卵巢囊肿　oophoritic cyst　06.071

卵黄样黄斑营养不良　polymorphic macular degenera-
tion　05.278

卵裂期　cleavage stage　02.295

卵磷脂胆固醇酰基转移酶缺乏症　lecithin cholesterol
acyltransferase deficiency　05.077

* 卵原核　ovum pronucleus　02.324

* 罗比诺综合征　Robinow syndrome　05.366

罗伯逊裂解　Robertsonian fission　02.456

罗伯逊易位　Robertsonian translocation　02.457

* 螺旋–环–螺旋基序　helix-loop-helix motif, HLH
03.053

* 螺旋–环–螺旋模体　helix-loop-helix motif, HLH
03.053

螺旋–袢–螺旋结构域　helix-loop-helix motif, HLH
03.053

* 螺旋–转角–螺旋基序　helix-turn-helix motif
03.054

螺旋–转角–螺旋结构域　helix-turn-helix motif
03.054

* 螺旋–转角–螺旋模体　helix-turn-helix motif
03.054

裸淋巴细胞综合征 I 型　bare lymphocyte syndrome
type I, BLS I　07.032

M

马登–沃克综合征　Marden-Walker syndrome　05.363

马方综合征　Marfan syndrome　05.346

* 马罗托–拉米综合征　Maroteaux-Lamy syndrome
05.023

* 马罗托–马朗马特综合征　Maroteaux-Malanmut syndrome　05.453

马歇尔综合征　Marshall syndrome　05.209

麦克劳德综合征　McLeod syndrome　05.211

脉络膜缺损　choroideremia, tapetochoroidal dystrophy, TCD　05.279

慢停突变体　slow-stop mutant　01.244

* 慢性单纯性青光眼　open-angle glaucoma　06.066

慢性进行性眼外肌麻痹　chronic progressive external ophthalmoplegia　07.007

慢性淋巴细胞性甲状腺炎　chronic lymphocytic thyroiditis　06.009

慢性荨麻疹　chronic urticaria　06.072

慢性肉芽肿病　chronic granulomatous disease, CGD　05.431

慢性阻塞性肺疾病　chronic obstructive pulmonary diseases　06.073

* 猫叫综合征　cri-du-chat syndrome　04.018

毛发角化病　keratosis pilaris　07.026

毛囊性鱼鳞病秃发畏光综合征　ichthyosis follicularis with alopecia and photophobia syndrome, IFAP syndrome　05.411

毛细血管扩张性共济失调综合征　ataxia telangiectasia syndrome　05.280

锚蛋白　ankyrin　02.134

锚定　docking　02.182

* 锚定 PCR　anchored PCR　08.088

锚定聚合酶链反应　anchored PCR　08.088

* 锚定连接　anchoring junction　02.135

5′帽　5′-cap　03.055

梅克尔综合征　Meckel syndrome, MKS　05.212

DNA 酶 I 超敏感位点　Dnase I hypersensitive site　03.391

酶错配切割　enzyme mismatch cleavage　08.089

* 孟德尔第二定律　Mendel's second law　01.107

* 孟德尔第一定律　Mendel's first law　01.106

孟德尔性状　Mendelian character　01.324

孟德尔遗传病　monogenic disease, single gene disorder　01.329

孟德尔遗传定律　Mendel's laws of inheritance　01.325

孟买血型系统　Bombay antigen system　01.411

弥漫性泛细支气管炎　diffuse panbronchiolitis, DPB　07.027

米勒–迪克尔综合征　Miller-Dieker syndrome　05.213

米勒管永存综合征　persistent Müllerian duct syndrome　05.282

密度依赖的细胞生长抑制　density-dependent cell growth inhibition　02.189

密码子　codon　03.161

嘧啶二聚体　pyrimidine dimer　01.261

免疫缺陷–着丝粒不稳定–面部异常综合征　immunodeficiency-centromeric instability-facial anomalies syndrome　05.127

免疫遗传学　immunogenetics　01.014

* 免疫印迹法　immunoblotting　08.055

免疫应答基因　immune response gene, Ir gene　03.410

面部偏侧萎缩　hemifacial hemiatrophy　07.016

面肩肱型肌营养不良　facioscapulo-humeral muscular dystrophy, FSHD　05.281

明克综合征　Muenke syndrome　05.217

模板链　template strand　03.026

模拟突变体　mimic mutant　01.249

膜蛋白　membrane protein　02.061

膜蛋白病　membrane protein disease　01.069

膜流动性　membrane fluidity　02.151

膜受体　membrane receptor　02.136

膜通道　membrane channel　02.137

* 膜运输蛋白　membrane transport protein　02.138

末端标记　end labeling　08.090

末端反向重复　inverted terminal repeat　03.247

末端丰余　terminal redundancy　03.248

cDNA 末端快速扩增法　rapid amplification of cDNA end, RACE　08.046

末端缺失　terminal deletion　02.496

* 末端冗余　terminal redundancy　03.248

* 末端易位　terminal translocation　02.500

末期　telophase　02.377

莫厄特–威尔逊综合征　Mowat-Wilson syndrome　05.216

* 莫基奥综合征　Morquio syndrome　05.022

墨角藻糖苷酶缺乏病　fucosidosis　05.078

* 母体基因　maternal gene　03.412

* 母体效应　maternal effect　01.371

母体效应基因　maternal-effect gene　03.412

* 母体遗传　maternal inheritance　02.032

母体影响　maternal influence　01.371

拇指内收综合征　adducted thumb syndrome　05.432　　穆利布雷侏儒　Mulibrey nanism　05.218

N

纳赫尔面骨发育不全综合征　Nager acrofacial dysostosis syndrome　05.283

* 奶癣　infantile eczema　06.121

* 男性逆转综合征　XX male syndrome　04.080

* 男性型脱发　male pattern alopecia　06.114

XX 男性综合征　XX male syndrome　04.080

难治性贫血　refractory anaemia　07.028

* 囊泡　vesicle　02.092

囊性纤维化　cystic fibrosis, CF　05.285

脑白质营养不良　leukodystrophy　05.132

脑动脉硬化症　cerebral arteriosclerosis　06.074

脑梗死　cerebral infarction, CI　06.075

脑海绵状血管瘤　cerebral cavernous malformation, CCM　05.252

脑腱黄瘤病　cerebrotendinous xanthomatosis, CTX　05.286

脑栓塞　cerebral embolism　06.076

脑萎缩　brain atrophy　06.077

脑血栓形成　cerebral thrombosis　06.078

内部核糖体进入位点　internal ribosome entry site, IRES　03.198

内部指导序列　internal guide sequence, IGS　03.093

内共生假说　endosymbiotic hypothesis　02.002

* 内共生学说　endosymbiotic theory　02.002

内含肽　intein　03.199

内含子　intron　03.256

内膜系统　endomembrane system　02.062

内膜亚单位　inner membrane subunit　02.063

内皮　endothelium　02.143

内切核酸酶　endonuclease　03.035

* 内切酶　endonuclease　03.035

内瑟顿综合征　Netherton syndrome　05.219

内[吞]体　endosome　02.091

* 内吞小泡　endocytic vesicle　02.093

内源基因　endogenous gene　03.251

内在表观遗传记忆　intrinsic epigenetic memory　03.020

* 内在膜蛋白　intrinsic membrane protein　02.146

* 内在性子宫内膜异位症　adenomyosis　06.139

内脏反位　situs inversus viscerum　05.433

内质网　endoplasmic reticulum, ER　02.065

尼曼-皮克病　Niemann-Pick disease, NPD　05.027

拟表型　phenocopy　01.074

拟等位基因　pseudoalleles　01.102

拟核　nucleoid　02.090

拟基因型　genocopy　01.079

* 拟显性　pseudodominance　01.359

逆向运输　retrograde transport　02.155

逆向转座　inverse transposition　03.356

* 逆转录　reverse transcription　03.155

* 逆转录假基因　retropseudogene　03.083

* 逆转座子　retroposon　03.323

匿名 DNA　anonymous DNA　03.252

* 黏端质粒　cosmid　03.253

黏多糖贮积症 I 型　mucopolysaccharidosis type I　05.018

黏多糖贮积症 I H 型　mucopolysaccharidosis type I H　05.019

黏多糖贮积症 II 型　mucopolysaccharidosis type II　05.020

黏多糖贮积症 III 型　mucopolysaccharidosis type III　05.021

黏多糖贮积症 IV 型　mucopolysaccharidosis type IV　05.022

黏多糖贮积症 VI 型　mucopolysaccharidosis type VI　05.023

黏多糖贮积症 VII 型　mucopolysaccharidosis type VII　05.024

黏多糖贮积症 VIII 型　mucopolysaccharidosis type VIII　05.025

黏粒　cosmid　03.253

黏膜皮肤淋巴结综合征　mucocutaneous lymph node syndrome, MCLS　06.010

黏[性末]端　sticky end, cohesive end, cohesive terminus　03.254

黏脂贮积症 IV 型　mucolipidosis type IV　05.125

* 黏着斑　focal adhesion　02.147

黏着连接　adhering junction　02.135

* 念珠菌-内分泌病综合征　candidiasis-endocrinopathy syndrome　06.142

鸟氨酸氨甲酰基转移酶缺乏症　ornithine transcarbamylase deficiency　05.080

鸟氨酸转位酶缺陷症　ornithine translocase deficiency　05.081

* 鸟嘌呤核苷酸结合蛋白质　guanine nucleotide binding protein　02.191

鸟枪法[测序]　shotgun sequencing　08.091

尿道下裂　hypospadias　06.079

尿黑酸尿症　alkaptonuria　05.069

* 涅泽洛夫综合征　Nezelof syndrome　05.220

凝集[反应]　agglutination　02.190

凝聚染色质　condensed chromatin　02.253

凝缩蛋白　condensin　02.115

扭转性肌张力障碍　torsion dystonia　05.287

* 浓缩期　diakinesis, synizesis　02.346

诺里病　Norrie disease　05.028

O

偶线期　zygotene, zygonema　02.343

P

帕金森病　Parkinson disease, PD　06.013

* 帕里-龙贝格综合征　Parry-Romberg syndrome　07.016

* 帕利斯特-基利安综合征　Pallister-Killian syndrome, PKS　04.075

* 帕皮永-勒费尔综合征　Papillon-Lefevre syndrome　05.342

* 帕塔综合征　Patau syndrome　04.052

彷徨变异　fluctuating variation　01.367

庞纳特方格法　Punnett square method　01.116

旁侧序列　flanking sequence　03.280

旁观者效应　bystander effect　01.394

胚胎干细胞　embryonic stem cell　08.023

HAT 培养基　HAT medium　02.024

佩尔格-韦特异常　Pelger-Huet anomaly　05.158

配对　pairing　01.165

配体　ligand　02.144

* 配体门控离子通道　ligand-gated ion channel　02.145

* 配体门控受体　ligand-gated receptor　02.145

配子　gamete　02.297

配子不亲和性　gametic incompatibility　02.298

配子[分离]比　gametic ratio　01.105

配子染色体数　gametic chromosome number　02.299

* 蓬佩病　Pompe disease　05.091

皮肤纹理　dermatoglyph　01.425

* 皮纹　dermatoglyph　01.425

皮质下梗死伴白质脑病的常染色体显性遗传性脑动脉病　cerebral autosomal dominant arteriopathy with subcortical infarct and leukoencephalopathy, CADASIL　05.182

片层状鱼鳞病　lamellar ichthyosis　05.036

偏头痛　migraine　06.080

嘌呤核苷酸磷酸化酶缺乏症　purine nucleoside phosphorylase deficiency　05.082

平端　blunt end　03.255

平端连接　blunt end ligation　08.092

平衡密度梯度离心　equilibrium density gradient centrifugation　08.111

平衡染色体　balance chromosome　02.498

平衡易位　balanced translocation　02.499

平衡致死基因　balanced lethal gene　01.190

平衡致死系　balanced lethal system　02.058

葡萄糖-半乳糖吸收不良　glucose-galactose malabsorption　05.288

* β-葡萄糖苷酸酶缺乏症　mucopolysaccharidosis type Ⅶ　05.024

葡萄糖-6-磷酸脱氢酶缺乏症　glucose-6-phosphate dehydrogenase deficiency, G6PD　05.083

葡萄糖转运体 1 缺陷综合征　glucose transporter 1 deficiency syndrome, GLUT1-DS　05.148

普拉德-威利综合征　Prader-Willi syndrome, HHHO syndrome　07.017

* 普里昂　proteinaceous infectious particle, PrP　03.011

普里布诺框　Pribnow box　03.279

G_0 期　G_0 phase　02.314

G_1 期　presynthetic phase, presynthetic gap1 period, G_1 phase　02.364

S 期　S phase　02.365

G_2 期　postsynthetic phase, postsynthetic gap2 period, G_2 phase　02.366

M 期　mitotic phase, M phase　02.367

* M 期促进因子　M phase promoting factor　02.325

S 期激活子　S phase activator　02.315

* 棋盘法　Punnett square method　01.116

启动子　promoter　03.281

启动子减弱突变体　down-promoter mutant　03.282

启动子减效突变　down-promoter mutation　03.436

启动子近侧元件　promoter-proximal element　03.283

启动子清除　promoter clearance　03.437

* 启动子上调突变　up-promoter mutation　01.259

启动子突变　promoter mutation　01.258

* 启动子下调突变　down promoter mutation　03.436

启动子增效突变　up-promoter mutation　01.259

起始密码子　initiation codon, start codon, initiator　03.162

起始前复合体　preinitiation complex, PIC　03.032

气管食管瘘　tracheoesophageal fistula　06.081

前导链　leading strand　03.039

前导序列　leader sequence, leader peptide　03.119

前核糖体 RNA　precursor ribosomal RNA, pre-rRNA　03.372

* 前减数分裂　prereductional division　02.341

前期　prophase　02.373

* 前［体］rRNA　precursor ribosomal RNA, pre-rRNA　03.372

* 前［体］mRNA　pre-messenger RNA, pre-mRNA, precursor mRNA　03.373

前突变　premutation　01.221

前信使 RNA　pre-messenger RNA, pre-mRNA, precursor mRNA　03.373

前中期　prometaphase　02.374

嵌合 DNA　chimeric DNA　03.220

嵌合蛋白　chimeric protein　03.192

嵌合体　mosaic　01.310

腔隙性脑梗死　lacunar infarct　06.082

强启动子　strong promoter　03.284

强直性脊柱炎　ankylosing spondylitis, AS　06.084

强制异核体　forced heterocaryon　02.038

4-α-羟苯丙酮酸羟化酶缺陷症　4-α-hydroxyphenylpyruvate hydroxylase deficiency　05.118

3-羟［基］-3-甲戊二酸单酰辅酶 A 合成酶缺乏症　3-hydroxy-3-methylglutaryl-CoA-lyase deficiency　05.007

17β-羟基类固醇脱氢酶缺陷症　17β-hydroxysteroid dehydrogenase deficiency　05.011

3β-羟基类固醇脱氢酶缺陷症　3β-hydroxysteroid dehydrogenase deficiency, 3β-HSD　05.106

17 β-羟基类固醇脱氢酶缺陷症　17β-hydroxysteroid dehydrogenase deficiency　05.107

2-羟基戊二酸尿症　2-hydroxyglutaric aciduria　05.002

3-羟基异丁酸尿症　3-hydroxyisobutyric aciduria　05.008

3-羟酰基辅酶 A 脱氢酶缺乏症　3-hydroxyacyl-CoA dehydrogenase deficiency　05.005

* 强迫障碍　obsessive-compulsive disorder, OCD　06.083

强迫症　obsessive-compulsive disorder, OCD　06.083

敲除突变　knock-out mutation　08.024

敲入突变　knock-in mutation　08.025

* 乔布综合征　Job syndrome　05.248

* 桥本甲状腺炎　Hashimoto thyroiditis　06.009

桥粒　desmosome　02.147

* 鞘磷脂沉积病　sphingomyelin lipidosis　05.027

切除修复　excision repair　01.283

切纳尼–伦斯并指/趾　Cenani-Lenz syndactylism　05.185

亲本组合　parental combination　01.109

青少年肌阵挛性癫痫　juvenile myoclonic epilepsy　07.029

情感性精神病　affective psychosis　06.130

* 情感障碍　mood disorder　06.113

秋水仙碱效应　colchicine effect　02.296

* CAAT 区　CAAT box　03.216

区域定位　regional assignment　08.112
躯干发育异常　campomelic dysplasia　05.188
趋化性　chemotaxis　02.185
去甲基化酶　demethylase　03.462
去稳定元件　destabilizing element　03.419
去阻遏作用　derepression　03.438
全基因组测序　whole genome sequencing, WGS　01.171
全基因组关联分析　genome wide association study, GWAS　08.026
全面编辑　pan-editing　08.027
全面性癫痫伴热性惊厥附加症　general epilepsy with febrile seizures plus　05.244
全色盲　achromatopsia　05.301
全羧化酶合成酶缺乏症　holocarboxylase synthetase deficiency　05.084
全突变　full mutation　01.222
［全］外显子组测序　whole exome sequencing, WES　01.172

缺口修复　gap repair　01.284
缺失　deletion, deficiency　02.444
缺失纯合子　deletion homozygote　02.445
* 缺失定位　deletion mapping　01.426
缺失环　deletion loop　02.446
缺失体　deletant　02.447
缺失突变　deletion mutation　01.285
缺失杂合子　deletion heterozygote　02.448
1p36 缺失综合征　1p36 deletion syndrome　04.004
2q37 缺失综合征　2q37 deletion syndrome　04.009
* 11p 缺失综合征　WAGR syndrome　04.042
11q 缺失综合征　11q deletion syndrome　04.046
22q11.2 缺失综合征　22q11.2 deletion syndrome　04.071
22q13 缺失综合征　22q13 deletion syndrome　04.072
缺失作图　deletion mapping　01.426
缺体　nullisomic　02.453
缺体四体补偿现象　nulli-tetra compensation　02.051
雀斑　freckle　06.085

R

染色单体　chromatid　02.225
染色单体断裂　chromatid breakage　02.449
染色单体干涉　chromatid interference　01.313
染色单体粒　chromatid grain　02.226
* 染色单体桥　chromatid bridge　02.501
染色粒　chromomere　02.227
染色粒间区　interchromomere　02.228
染色体　chromosome　02.193
W 染色体　W chromosome　02.198
X 染色体　X chromosome　02.199
Y 染色体　Y chromosome　02.201
Z 染色体　Z chromosome　02.204
A 染色体　A chromosome　02.237
B 染色体　B chromosome　02.238
染色体臂　chromosome arm　02.207
［染色体］臂比　arm ratio　02.241
染色体病　chromosome disease　04.001
染色体不分离　chromosome non-disjunction　02.455
染色体不平衡　chromosome imbalance　02.478
* 染色体步查　chromosome walking　08.093
染色体步移　chromosome walking　08.093
染色体长臂　long arm of chromosome　02.208

染色体重建　chromosome reconstitution　02.492
染色体重排　chromosome rearrangement　02.493
染色体带　chromosomal band　02.210
［染色体］带型　banding pattern　02.242
染色体丢失　chromosome loss　02.450
* 染色体丢失　chromosomal elimination　08.126
染色体短臂　short arm of chromosome　02.209
染色体断裂点　chromosome break point　02.479
染色体多态性　chromosome polymorphism　02.211
染色体分离　chromosomal disjunction　02.336
染色体粉碎　chromosome pulverization　02.480
* 染色体干涉　chromosomal interference　01.316
染色体工程　chromosome engineering　08.113
染色体基数　chromosome basic number　02.216
染色体畸变　chromosome aberration　02.390
染色体间重组　interchromosomal recombination　01.311
* 染色体交叉　chromosome chiasma　02.352
染色体结构维持蛋白　structural maintenance of chromosome protein, SMC　02.217
染色体介导的基因转移　chromosome mediated gene transfer　08.114

· 256 ·

染色体联会　chromosome association　02.187

染色体裂隙　chromosome gap　02.476

染色体螺旋　chromosome coiling　02.219

染色体内重组　intrachromosomal recombination　01.312

* 染色体配对　chromosome pairing　01.165

* 染色体桥　chromosome bridge　02.501

染色体融合　chromosome fusion　02.477

X 染色体失活　X chromosome inactivation　01.301

X 染色体失活特异转录因子　X inactive specific transcript, XIST　01.303

染色体疏松团　chromosome puff　02.220

染色体数　chromosome number　02.221

染色体跳查文库　chromosome jumping library　08.135

染色体涂染　chromosome painting　08.118

染色体外 DNA　extrachromosomal DNA　03.286

* 染色体外遗传　extrachromosomal inheritance　02.032

染色体显带技术　chromosome banding technique　02.222

染色体消减　chromosomal elimination　08.126

Y 染色体性别决定区　sex determining region of Y, SRY　02.202

染色体原位抑制杂交　chromosomal *in situ* suppression hybridization, CISS　08.094

染色体整合位点　chromosomal integration site　01.180

染色体支架　chromosome scaffold　02.223

染色体周期　chromosome cycle　02.368

染色体转位　chromosome transvertion　02.491

染色体组　chromosome set　02.224

* 染色体组型图　karyogram, caryogram　02.276

染色体作图　chromosome mapping　01.427

染色线　chromonema　02.229

染色质　chromatin　02.194

* X 染色质　X chromatin　02.200

Y 染色质　Y chromatin　02.203

* 染色质重构　chromatin remodeling　02.150

染色质重塑　chromatin remodeling　02.150

染色质免疫沉淀　chromatin immunoprecipitation, ChIP　08.095

染色质凝聚　chromatin condensation, chromatin agglutination　02.205

* 染色质丝　chromatin fiber　02.206

染色质纤维　chromatin fiber　02.206

染色中心　chromosome center, chromocenter　02.215

热点　hotspot　01.200

热激基因　heat shock gene　03.413

热激应答元件　heat shock response element, HSE　03.278

热性惊厥　febrile convulsion, FC　06.086

* 热休克基因　heat shock gene　03.413

人类白细胞抗原　human leucocyte antigen, HLA　01.413

人类基因组　human genome　01.027

人类基因组计划　Human Genome Project, HGP　01.049

人类细胞遗传学命名的国际体制　International System for Human Cytogenetics Nomenclature, ISHCN　01.300

人类遗传学　human genetics　01.002

妊娠高血压　gestational hypertension　06.087

妊娠滋养细胞疾病　gestational trophoblastic disease, GTD　07.030

溶酶体　lysosome　02.072

溶原化　lysogenesis, lysogenization　02.033

* 溶原现象　lysogenesis, lysogenization　02.033

* 融合蛋白　fusion protein　03.192

融合基因　fusion gene　03.016

* 融核体　synkaryon, syncaryon　02.358

冗余 DNA　redundant DNA　03.221

肉碱–脂酰肉碱转位酶缺乏症　carnitine-acylcarnitine translocase deficiency　05.085

肉碱棕榈酰基转移酶 I 缺乏症　carnitine palmitoyltransferase I deficiency　05.086

肉碱棕榈酰基转移酶 II 缺乏症　carnitine palmitoyltransferase II deficiency　05.087

乳白密码子　opal codon　03.206

* 乳糜泻　celiac disease　07.031

乳清酸尿症　orotic aciduria　05.088

乳糖操纵子　lac operon, lactose operon　03.095

乳腺癌相关基因　breast cancer-related gene, BRCA　01.378

入胞作用　endocytosis　02.177

* 朊病毒　prion　03.011

* 朊粒　proteinaceous infectious particle, PrP　03.011

软骨发育不良　hypochondroplasia　05.291

* 软骨发育不全　achondroplasia, ACH　05.291

软骨毛发发育不全 cartilage hair hypoplasia 05.292

* 软骨外胚层发育不良综合征 Ellis-van Creveld syndrome 05.194

弱化子 attenuator 03.097

S

* 鳃弓综合征 Crouzon syndrome, CS 05.153

鳃裂–耳–肾综合征 branchio-oto-renal syndrome 05.306

赛思里–乔茨岑综合征 Saethre-Chotzen syndrome 05.402

三倍体 triploid 02.416

三倍性 triploidy 02.417

三点测交 three-point test 01.115

三核苷酸扩展 trinucleotide expansion 01.286

三甲基胺尿症 trimethylaminuria 05.089

三价体 trivalent 02.418

三尖瓣闭锁 tricuspid atresia 06.088

* 三联体密码 triplet code 03.161

三体 trisomic 02.414

三体性 trisomy 04.076

15q 三体综合征 trisomy15q syndrome 04.056

散光 astigmatism 06.089

散在重复序列 interspersed repeat sequence 03.222

色氨酸操纵子 trp operon 03.100

色氨酸加氧酶缺乏症 tryptophan oxygenase deficiency 05.095

* 杀伤性 T 细胞 killer T cell 02.008

* 沙尔科–马里–图思病 Charcot-Marie-Tooth disease 05.451

* 上调 positive regulation 03.439

上位效应 epistatic effect 01.146

上游激活序列 upstream activating sequence, UAS 03.276

上游可读框 upstream open reading frame 03.414

上游启动子元件 upstream promoter element, UPE 03.277

* 尚邦法则 Chambon rule 03.311

奢侈基因 luxury gene 03.415

* 舍格伦综合征 Sjögren syndrome, SS 06.049

申策尔–吉迪翁综合征 Schinzel-Giedion syndrome 05.403

申德勒病 Schindler disease 05.030

神经管缺陷 neural tube defect, NTD 06.090

神经节苷脂贮积症 gangliosidosis 05.012

GM1 神经节苷脂贮积症 GM1 gangliosidoses 05.013

GM2 神经节苷脂贮积症 GM2 gangliosidoses 05.014

神经纤维瘤病 neurofibromatosis 05.307

神经纤维瘤病 I 型 neurofibromatosis type I 05.197

神经纤维瘤病 II 型 neurofibromatosis type II 05.198

神经元蜡样质脂褐质沉积症 neuronal ceroid lipofuscinosis, Kufs disease 05.309

* 肾母细胞瘤–无虹膜–性器官及尿道畸形–智力发育迟缓综合征 Wilms tumor, aniridia, genitourinary anomalies and mental retardation syndrome 04.042

肾上腺脑白质营养不良 adrenoleuko dystrophy, ALD 05.079

肾–视神经乳头缺损综合征 renal-coloboma syndrome 05.290

肾髓质囊性病 medullary cystic kidney disease, MCKD 05.308

渗漏突变 leaky mutation 01.292

渗漏突变体 leaky mutant 01.219

生长迟缓–脱发–埋伏牙–视神经萎缩综合征 growth retardation-alopecia-pseudoanodontia-optic atrophy syndrome, GAPO syndrome 05.395

生长抑制基因 growth suppressor gene 03.416

生长因子 growth factor 02.104

生存力 viability 01.147

生化突变体 biochemical mutant 01.220

生化遗传学 biochemical genetics 01.013

生活力 vitality 01.148

* 生理性肥胖 simple obesity 06.028

生理遗传学 physiological genetics 01.015

生物素酶缺乏症 biotinidase deficiency 05.096

生物信息学 bioinformatics 01.043

生殖核 generative nucleus 02.378

生殖细胞 germ cell, germocyte 02.379

* 圣菲利波综合征 Sanfilippo syndrome 05.021

X 失活中心 X inactivation center, XIC 01.302

施米特–吉伦沃特–凯利综合征 Schmitt-Gillenwater-Kelly syndrome 05.404

施瓦赫曼–戴蒙德综合征　Shwachman-Diamond syndrome　05.223

湿疹　eczema　06.091

石骨症　osteopetrosis　05.418

时空特异性基因打靶　spatiotemporal gene targeting, STGT　08.096

时序基因　temporal gene　03.417

时序小 RNA　small temporal RNA, stRNA　03.365

识别位点　recognition site　08.147

识别序列　recognition sequence　03.223

史–莱–奥综合征　Smith-Lemli-Opitz syndrome　05.031

史密斯–马盖尼斯综合征　Smith-Magenis syndrome　05.406

* 视觉张力综合征　Axenfeld syndrome　05.181

视网膜色素变性　retinitis pigmentosa, RP　05.298

室间隔缺损　ventricular septal defect, VSD　06.092

适配体　aptamer　03.224

* 适应性免疫　adaptive immunity　01.409

噬血细胞性淋巴组织细胞增生症　hemophagocytic lymphohistiocytosis, HLH　05.434

* 噬血细胞综合征　hemophagocytic lymphohistiocytosis, HLH　05.434

收缩环　contractile ring　02.380

受体剪切位点　acceptor splicing site　02.034

受体介导的胞吞　receptor-mediated endocytosis　02.158

受体酪氨酸激酶　receptor tyrosine kinase, RTK　02.105

数量性状基因座　quantitative trait locus, QTL　03.012

* 双等位突变　compound heterozygous mutation　01.256

双交换　double crossing over, double exchange　01.149

双链 DNA　double-stranded DNA, dsDNA　03.225

双链 RNA　double-stranded RNA, dsRNA　03.378

* DNA 双螺旋模型　DNA double helix model　03.017

双亲合子　biparental zygote　01.150

双三体　ditrisomic　02.415

双顺反子 mRNA　bicistronic mRNA　03.384

双糖酶缺乏症　disaccharidase deficiency　05.052

* 双体　disome, disomic　02.407

双微染色体　double minute chromosome, DMC　01.380

双线期　diplotene, diplonema　02.345

CD4CD8 双阳性 T 细胞　CD4CD8 double-positive T cell　02.010

双着丝粒桥　dicentric bridge　02.501

双着丝粒染色体　dicentric chromosome　02.502

水囊状淋巴管瘤　cystic hygroma　05.388

* 顺反测验　cis-trans test　01.144

顺反位置效应　cis-trans position effect　03.346

顺反子　cistron　03.098

顺反子间区　intercistronic region　03.285

顺式剪接　cis-splicing　03.152

顺式排列　cis-arrangement　03.347

顺式显性　cis-dominance　03.348

顺式杂合子　cis-heterozygote　01.085

顺式作用　cis-acting　03.440

顺式作用元件　cis-acting element　03.099

顺向运输　anterograde transport　02.159

瞬时表达　transient expression　03.441

瞬时转染　transient transfection　02.052

斯蒂克勒综合征　Stickler syndrome　05.159

* 斯科特综合征　Scott syndrome　05.447

* 斯莱综合征　Sly syndrome　05.024

四倍体　tetraploid　02.420

四倍性　tetraploidy　02.421

四分体　tetrad　02.423

四价体　quadrivalent　02.422

四氢生物蝶呤缺乏症　tetrahydrobiopterin deficiency　05.098

四体　tetrasomic　02.419

四体性　tetrasomy　04.077

9p 四体综合征　tetrasomy 9p syndrome　04.033

18p 四体综合征　tetrasomy 18p syndrome　04.064

12P 四体综合征　isochromosome 12P mosaicism　04.075

四线双交换　four strand double crossing over　01.314

四 X 综合征　tetra X syndrome　04.083

* 松胞菌素　cytochalasin　02.022

松弛 DNA　relaxed DNA　03.226

松弛型质粒　relaxed plasmid　03.227

苏尼奇–凯综合征　Zunich-Kaye syndrome　05.409

* 酸尿症 II 型　Barth syndrome, BTHS　05.137

* 酸性麦芽糖酶缺乏症　glycogen storage disease type II, GSD II　05.091

随机扩增多态性 DNA　randomly amplified polymorphic DNA, RAPD　08.128

随机引物　random primer　08.141

随体　satellite　02.278

随体区　satellite zone, SAT zone　02.279

随体染色体　satellite chromosome, SAT chromosome　02.280

髓过氧化物酶缺乏症　myeloperoxidase deficiency　05.099

DNA 损伤　DNA damage　01.274

T

胎儿面容综合征　Robinow syndrome　05.366

* 弹性假黄色瘤　pseudoxanthoma elasticum, PXE　07.020

弹性纤维假黄瘤　pseudoxanthoma elasticum, PXE　07.020

探针　probe　08.097

汤姆森病　Thomsen disease　05.161

汤斯–布罗克斯综合征　Townes-Brocks syndrome　05.163

* 唐氏综合征　Down syndrome　04.070

* 糖萼　cell coat　02.081

糖皮质激素应答元件　glucocorticoid response element, GRE　03.101

糖原贮积症 I a 型　glycogen storage disease type I a, GSD I a　05.090

糖原贮积症 II 型　glycogen storage disease type II, GSD II　05.091

糖原贮积症 III 型　glycogen storage disease type III, GSD III　05.092

糖原贮积症 IV 型　glycogen storage disease type IV, GSD IV　05.093

糖原贮积症 V 型　glycogen storage disease type V, GSD V　05.094

套叠基因　nested gene　03.273

套索 RNA　lariat RNA　03.375

* 套索中间体　lariat intermediate　03.375

特定发育障碍　specific development disorder, SDD　06.093

特发性震颤　essential tremor, ET　06.127

* 特雷彻·柯林斯综合征　Treacher Collins syndrome　05.164

* 特纳综合征　Turner syndrome　04.078

* 特异性免疫　specific immunity　01.409

特应性皮炎　atopic dermatitis　06.094

提前终止密码子　premature termination codon, PTC　03.167

体内足迹法　in vivo footprinting　08.098

体外翻译　in vitro translation　08.099

体外互补分析　in vitro complementation assay　08.115

体外受精　in vitro fertilization　02.161

体细胞　somatic cell　02.016

体细胞超变　somatic hypermutation　01.245

体细胞重组　somatic recombination　08.010

体细胞基因治疗　somatic cell gene therapy　01.431

体细胞克隆变异　somaclonal variation　02.046

体细胞联会　somatic synapsis　02.383

体细胞[染色体]交换　somatic crossing over　01.317

体细胞[染色体]配对　somatic pairing　02.388

体细胞突变　somatic mutation　01.246

体细胞遗传病　somatic cell genetic disease　01.067

体细胞遗传学　somatic cell genetics　01.007

体细胞杂交　somatic hybridization　08.009

* 替代环　displacement loop　03.313

* 替代遗传学　surrogate genetics　01.023

天冬氨酰葡糖胺尿症　aspartylglucosaminuria, AGU　05.100

* 天使综合征　Angelman syndrome　07.009

条件突变　conditional mutation　01.214

条件突变体　conditional mutant　01.232

条件性基因打靶　conditional gene targeting　08.100

条件性基因敲除　conditional gene knock-out　08.101

条件致死　conditional lethal　01.234

条件致死突变　conditional lethal mutation　01.233

调节基因　regulatory gene, regulator gene　03.383

调谐密码子　modulating codon　03.174

调谐子　modulator　03.395

* 跳码　frame hopping, bypassing　03.211

跳跃基因　jumping gene　01.185

贴壁依赖性　anchorage dependence　02.181

铁粒幼细胞贫血　sideroblastic anemia　05.436

* 通读　readthrough　03.212

* 通信连接　communication junction　02.113
同倍体　homoploid　02.392
同步化　synchronization　02.160
同合性　autozygosity　01.088
同核体　homokaryon, homocaryon　02.035
同配性别　homogametic sex　01.090
同线性　synteny　01.133
同向重复［序列］　direct repeat　03.271
同向转运体　symporter　02.077
同型半胱氨酸尿症　homocystinuria　05.065
* 同型分裂　homotypic division　02.347
同义密码子　synonymous codon, synonym codon　03.169
同义突变　same-sense mutation　01.209
同源重组　homologous recombination　08.028
同源二倍化　autodiploidization　02.426
同源二倍体　autodiploid　02.424
同源二价体　autobivalent　02.425
同源基因　homologous gene　03.272
同源模块　synteny　01.195
同源区段　homology segment　03.287
同源染色体　homologous chromosome　02.214
同源［染色体］配对　autosyndetic pairing　02.213
* 同源双链　homoduplex　03.228
同源双链体　homoduplex　03.228
同源性　homology　01.196
同源依赖基因沉默　homology-dependent gene silencing　03.442
同源异倍体　autoheteroploid　02.427
同源异倍性　autoheteroploidy　02.429
同源异形基因　homeobox gene　03.275
同源异形域　homeodomain　03.077

* 童年分裂样障碍　schizoid disorder of childhood　07.010
* 17-酮类固醇还原酶缺陷　17β-hydroxysteroid dehydrogenase deficiency　05.107
β酮硫解酶缺乏症　beta ketothiolase deficiency　05.033
痛风　gout　06.095
突变　mutation　01.202
突变固定　mutation fixation　01.225
突变率　mutation rate　01.226
突变谱　mutational spectrum　01.227
突变热点　mutation hotspot　01.228
突变体　mutant　01.229
* 突变型　mutant　01.229
突变性状　mutant character　01.230
突变学说　mutation theory　01.224
突变延迟　mutational lag　01.231
突变子　muton　01.251
突出末端　protruding terminus　03.229
突触　synapse　02.084
突触囊泡　synaptic vesicle　02.085
* 图距单位　map unit　01.134
* 图雷特综合征　Tourette syndrome　06.016
* 退火　renaturation, annealing　01.091
吞排作用　cytosis　02.162
吞噬体　phagosome　02.073
* 吞饮　pinocytosis　02.152
* 脱甲基化酶　demethylase　03.462
脱嘌呤作用　depurination　01.287
脱氧核糖核酸　deoxyribonucleic acid, DNA　01.164
脱乙酰酶　deacetylase　03.463

W

瓦尔登堡综合征　Wardenburg syndrome　05.370
外胚层发育不良　ectodermal dysplasia　05.193
外切核酸酶　exonuclease　03.036
外显率　penetrance　01.347
外显肽　extein　01.186
外显子　exon　03.269
外显子捕获　exon trapping　08.029
外显子互换　exon exchange　08.030
外显子混编　exon shuffling　08.031

外显子剪接增强子　exonic splicing enhancer, ESE　03.113
外显子跳读　exon skipping　08.032
* 外显子洗牌　exon shuffling　08.031
外显子组　exome　03.270
外源 DNA　foreign DNA　08.136
外源基因　exogenous gene　08.137
完全甲基化位点　fully methylated site　03.470
完全连锁　complete linkage　01.125

晚期基因 late gene 03.421

网状色素性皮病 dermatopathia pigmentosa reticularis, DPR 05.310

* 威尔逊病 Wilson disease 05.245

威廉姆斯综合征 Williams syndrome 04.085

微 RNA microRNA, miRNA 03.363

微胞饮 micropinocytosis 02.153

微管 microtubule 02.074

微管蛋白 tubulin 02.075

* 微管滑动机制 sliding microtubule mechanism 02.154

微管滑动学说 sliding microtubule theory 02.154

微管相关蛋白质 microtubule associated protein, MAP 02.080

微管组织中心 microtubule organizing center, MTOC 02.076

微核 micronucleus 02.507

微核效应 micronucleus effect 02.508

微粒体 microsome 02.078

微缺失 microdeletion 02.509

2p15—p16.1 微缺失综合征 2p15—p16.1 microdeletion syndrome 04.007

微绒毛包涵体病 microvillus inclusion disease 05.311

* 微体 microbody 02.079

微细胞 minicell 02.018

微细胞遗传学 microcytogenetics 01.008

微型染色体 mini chromosome 02.244

* DNA 微阵列 DNA microarray 08.047

尾随序列 tailer sequence 03.274

卫星 DNA satellite DNA 03.232

* 位点特异性重组 site specific recombination 01.187

位点专一重组 site specific recombination 01.187

位置效应 position effect 02.510

温度敏感突变体 temperature sensitive mutant 01.235

* cDNA 文库 complementary DNA library, cDNA library 08.124

稳定型位置效应 stable type position effect 02.183

稳定转染 stable transfection 02.053

* 沃尔夫-赫希霍恩综合征 Wolf-Hirschhorn 04.015

* 沃尔曼病 Wolman disease, WD 05.048

沃纳综合征 Werner syndrome 05.407

沃森-克里克模型 Watson-Crick model 03.017

无丙种球蛋白血症 agammaglobulinaemia 05.312

无过氧化氢酶血症 acatalasia, Takahara disease, acatalasemia, ACAT 05.101

无睑大口畸形综合征 ablepharon macrostomia syndrome, AMS 05.439

无精子症因子 azoospermia factor, AZF 05.438

无 TATA 框启动子 TATA-less promoter 03.288

* 无脉症 polyarteritis 06.033

* 无名 DNA anonymous DNA 03.252

无脑畸形 anencephaly 06.096

无嘌呤嘧啶位点 apurinic apyrimidinic site, AP site 01.262

无手足畸形 acheiropodia 05.313

无丝分裂 amitosis 02.369

无铜蓝蛋白血症 aceruloplasminemia 05.314

无细胞转录 cell-free transcription 03.149

无限细胞系 infinite cell line 02.055

无限增殖化 immortalization 02.054

无效重排 non-productive rearrangement 01.415

无效等位基因 null allele, amorph 01.267

无效突变 null mutation 01.237

无义介导的 mRNA 衰变 nonsense-mediated mRNA decay, NMD 03.443

* 无义密码子 nonsense codon 03.168

无义突变 nonsense mutation 01.208

无义突变体 nonsense mutant 01.236

无义抑制因子 nonsense suppressor 01.268

无义阻抑 nonsense suppression 03.444

* 无着丝粒倒位 akinetic inversion 02.459

无着丝粒断片 acentric fragment, akinetic fragment 02.503

无着丝粒环 acentric ring 02.504

无着丝粒染色体 acentric chromosome, akinetic chromosome 02.505

无着丝粒-双着丝粒易位 acentric dicentric translocation 02.506

五 X 综合征 Penta X syndrome 04.084

舞蹈症-棘红细胞增多症 chorea acanthocytosis 05.412

戊二酸血症Ⅰ型 glutaric acidemia typeⅠ 05.053

戊二酸血症Ⅱ型 glutaric acidemia typeⅡ 05.054

X

西门子大疱性鱼鳞病　ichthyosis bullosa of Siemens, IBS　05.224

西尼尔–勒肯综合征　Senior-Loken syndrome　05.405

* 希尔施普龙病　Hirschsprung disease　06.102

烯醇化酶缺乏症　enolase deficiency　05.102

系谱　pedigree　01.332

系谱分析　pedigree analysis　01.333

系统性红斑狼疮　systemic lupus erythematosus, SLE　06.097

* DP 细胞　CD4CD8 double-positive T cell　02.010

细胞癌基因　cellular oncogene　01.376

细胞表面　cell surface　02.059

细胞毒性 T[淋巴]细胞　cytotoxic T lymphocyte, CTL　02.008

细胞骨架　cytoskeleton　02.082

细胞核学　karyology, caryology　01.025

* 细胞基质　cell matrix, cytoplasmic matrix　02.111

细胞介导免疫应答　cell-mediated immune response　02.163

细胞连接　cell junction　02.069

细胞膜　cell membrane　02.060

细胞黏附分子　cell adhesion molecule, CAM　02.070

细胞培养　cell culture　02.023

细胞谱系　cell lineage　02.004

细胞器　organelle　02.071

细胞器基因组　organelle genome　03.289

细胞融合　cell fusion　02.164

细胞识别　cell recognition　02.165

T 细胞受体　T cell receptor, TCR　02.110

细胞衰老　cell aging, cell senescence　02.166

细胞松弛素 B　cytochalasin B　02.022

细胞外被　cell coat　02.081

细胞系　cell line　02.003

细胞学　cytology　01.024

细胞学说　cell theory　02.001

细胞遗传学　cytogenetics　01.006

细胞因子　cytokine　02.025

细胞杂交　cell hybridization　02.028

细胞质　cytoplasm　02.064

细胞质遗传　cytoplasmic inheritance　02.032

细胞周期　cell cycle　02.362

细胞周期蛋白　cyclin　02.361

* 细胞周期检查点　checkpoint　02.351

细胞株　cell strain　02.020

细菌人工染色体　bacterial artificial chromosome, BAC　01.321

细线期　leptotene, leptonema　02.342

下颌骨颜面发育不全　mandibulofacial dysostosis　05.164

夏格夫法则　Chargaff rules　03.048

先天性白内障　congenital cataract　05.299

先天性鼻泪管阻塞　congenital nasolacrimal duct obstruction　06.098

先天性单肾　congenital solitary kidney　06.099

* 先天性非溶血性黄疸–结合胆红素增高 I 型　Dubin-Johnson syndrome　05.297

先天性腓骨缺失　congenital absence of fibula　05.315

先天性副肌强直症　congenital paramyotonia　05.440

* 先天性肝内胆管发育不良症　Alagille syndrome　05.379

先天性肝内胆管扩张　congenital intrahepatic duct dilatation　05.385

先天性肝纤维化　congenital hepatic fibrosis, CHF　05.441

先天性高胰岛素血症　congenital hyperinsulinism, CH　05.442

先天性骨髓粒细胞缺乏症　congenital myelokathexis　05.316

先天性红细胞生成性卟啉病　congenital erythropoietic porphyria　05.103

先天性疾病　congenital disease　01.066

先天性甲肥厚　pachyonychia congenita　05.317

先天性角化不良　congenital dyskeratosis　05.443

先天性静止性夜盲　congenital stationary night blindness, CSNB　05.444

先天性巨结肠　congenital megacolon　06.102

先天性髋关节脱位　congenital dislocation of hip, CDH　06.103

先天性类脂性肾上腺皮质增生症　congenital lipoid adrenal hyperplasia　05.104

先天性马蹄内翻足　congenital clubfoot　06.104

先天性脑积水　congenital hydrocephalus　06.105

先天性脐疝 congenital umbilical hernia 06.106

先天性青光眼 congenital glaucoma 06.107

先天性缺指畸形 congenital ectrodactyly 05.445

先天性肾上腺皮质增生症 congenital adrenal hyperplasia 05.105

先天性四肢切断综合征 tetra-amelia syndrome 05.318

先天性糖基化障碍 congenital disorder of glycosylation, CDG 05.108

先天性小耳畸形 congenital microtia 06.108

* 先天性小脑蚓部发育不全 congenital cerebellar vermis agenesis 05.398

* 先天性斜颈 congenital torticollis 06.101

先天性心脏病 congenital heart disease 06.109

* 先天性心脏畸形 congenital heart deformity 06.109

先天性夜盲症 congenital night blindness 05.141

* 先天[性]异常 congenital anomaly 01.065

先天性鱼鳞病样红皮症 congenital ichthyosiform erythroderma, CIE 05.325

先天性转铁蛋白缺乏症 congenital atransferrinemia 05.289

先证者 propositus, proband 01.334

纤维肌发育不良 fibromuscular dysplasia, FMD 07.033

纤维荧光原位杂交 fiber fluorescence *in situ* hybridization, fiber FISH 08.103

Ag 显带 Ag-banding 02.259

* G 显带 G-banding 02.261

* N 显带 N-banding 02.262

* T 显带 T-banding 02.266

显微操作 micromanipulation 08.116

显微切割术 microdissection 08.117

显性 dominance 01.335

显性等位基因 dominant allele 01.336

显性负调控 dominant negative regulation 03.445

显性突变 dominant mutation 01.238

显性性状 dominant character 01.075

显性致死 dominant lethal 01.337

线粒体 DNA mitochondrial DNA, mtDNA 01.372

线粒体基因组 mitochondrial genome 01.028

线粒体嵴 mitochondrial crista 02.133

线粒体脑肌病 Kearns-Sayre syndrome, KSS 07.001

线粒体脑肌病伴高乳酸血症和卒中样发作 mitochondrial encephalomyopathy with lactic acidosis and stroke-like episode, MELAS 07.003

线粒体三功能蛋白缺乏症 mitochondrial trifunctional protein deficiency 05.319

线粒体遗传病 mitochondrial genetic disease 01.373

* 线粒体乙酰乙酰基辅酶 A 硫解酶缺乏症 beta ketothiolase deficiency 05.033

* 线状体肌病 rod myopathy 05.320

限性遗传 sex-limited inheritance 01.338

限雄染色体 androsome 02.246

* 限雄遗传 holandric inheritance 01.328

限制点 restriction point 02.384

限制[酶切]位点 restriction site 03.338

* 限制[性]酶 restriction enzyme 01.296

限制性酶切片段 restriction fragment 01.298

* 限制性酶切位点 restriction site 01.297

限制性内切核酸酶 restriction endonuclease 01.296

限制性内切核酸酶位点 restriction endonuclease site 01.297

* 限制性内切酶酶切片段 restriction fragment 01.298

限制性片段长度多态性 restriction fragment length polymorphism, RFLP 03.339

腺苷二磷酸核糖基化 adenosine diphosphate ribosylation 03.472

腺苷二磷酸核糖基转移酶 adenosine diphosphate ribosyltransferase, ADP ribosyltransferase 03.002

腺苷酸琥珀酸裂解酶缺乏症 adenylosuccinate lyase deficiency 05.109

腺苷酸脱氨酶缺乏症 adenosine deaminase deficiency ADA 05.110

腺嘌呤核苷脱氨酶 adenosine deaminase, ADA 03.001

腺嘌呤磷酸核糖基转移酶缺乏症 adenine phosphoribosyltransferase deficiency 05.111

相对性状 relative character 01.072

相互交叉 reciprocal chiasmata 02.385

相互交换 reciprocal interchange 02.472

Piwi 相互作用 RNA Piwi-interacting RNA, piRNA 03.366

相间分离 alternate segregation 02.482

相邻分离 adjacent segregation 02.483

相邻分离-1 adjacent 1 segregation 02.484

相邻分离-2 adjacent 2 segregation 02.485

镶嵌显性 mosaic dominance 01.151

镶嵌现象　mosaicism　01.152

消化性溃疡　peptic ulcer　06.110

消减[基因]文库　subtractive library　08.139

消减 cDNA 文库　subtracted cDNA library　08.140

消减杂交　subtracting hybridization　08.045

* 小耳畸形综合征　congenital microtia　06.108

* T 小管　T-tubule　02.109

小泡　vesicle　02.092

Y 小体　Y body　01.304

X 小体　X body　02.200

小头畸形　microcephaly　05.321

小眼畸形　microphthalmia　07.034

* 协同运输　cotransport, coupled transport　02.175

协同转运　cotransport, coupled transport　02.175

携带者　carrier　01.341

心房颤动　atrial fibrillation, AF　06.111

心肌致密化不全　noncompaction of ventricular myocardium, NVM　06.112

心境障碍　mood disorder　06.113

心–面–皮肤综合征　cardiofaciocutaneous syndrome　05.324

心内膜弹力纤维增生症　endocardial fibroelastosis　05.322

* 心手综合征　Holt-Oram syndrome, HOS　05.323

心脏皮肤综合征　cardiocutaneous syndrome　05.206

DNA 芯片　DNA chip　08.047

锌指蛋白　zinc finger protein, ZNF　03.291

新达尔文学说　neo-Darwinism　01.054

新拉马克学说　neo-Lamarckism　01.055

新生 RNA　nascent RNA　03.115

新生儿筛查　newborn screening　01.432

新生儿血色病　neonatal hemochromatosis　05.446

新生突变　de novo mutation　01.253

新着丝粒　neocentromere　02.386

信号分子　signaling molecule　02.130

* 信号肽　signal peptide　03.205

信号序列　signal sequence　03.205

信使 RNA　messenger RNA, mRNA　03.166

星体　aster　02.387

* 10 型长 QT 间期综合征　familial atrial fibrillation　05.423

* 7 型 QT 间期延长综合征　Andersen syndrome　05.136

* 1 型糖尿病　diabetes mellitus type 1　06.001

* 2 型糖尿病　diabetes mellitus type 2　06.002

Ⅰ型 DNA 拓扑异构酶　DNA topoisomerase Ⅰ　03.021

Ⅱ型 DNA 拓扑异构酶　DNA topoisomerase Ⅱ　03.022

A 型胰岛素抵抗综合征　insulin resistance syndrome type A　06.004

性别决定　sex determination　01.342

性连锁基因　sex-linked gene　01.343

性连锁遗传　sex-linked inheritance　01.344

性连锁致死　sex-linked lethal　01.345

性染色体　sex chromosome, idiochromosome　02.197

性染色体病　sex chromosome disease　04.003

* 性染色质体　sex chromatin body　02.200

性腺发育不全　gonadal dysgenesis　04.078

* 性幼稚嗅觉丧失综合征　Kallmann syndrome, KAL　05.399

性指数　sex index　02.254

性状　character　01.071

* 胸腺不发育　thymus aplasia　05.220

* 胸腺发育不全　22q11.2 deletion syndrome　04.071

胸腺发育不全　thymus hypoplasia　05.220

胸腺嘧啶二聚体　thymine dimer　01.288

雄激素不敏感综合征　testicular insensitivity syndrome　05.326

雄激素性脱发　androgenetic alopecia　06.114

DNA 修复　DNA repair　01.205

DNA 修饰　DNA modification　03.480

修饰基因　modifier gene　01.340

修饰碱基　modified base　01.260

修饰作用　modification　03.008

* SD 序列　Shine-Dalgarno sequence　03.197

Alu 序列　Alu sequence　03.312

选择　selection　02.019

* 选择性剪接　alternative splicing　03.147

选择性转录　alternative transcription　03.150

选择性转录起始　alternative transcription initiation　03.151

选择者基因　selector gene　03.420

血管性痴呆　vascular dementia, VD　06.115

血红蛋白病　hemoglobinopathy　01.068

血清应答元件　serum response element, SRE　03.102

血色病Ⅰ型　hemochromatosis type Ⅰ　05.154

血色素沉着病　haemochromatosis　06.116

血小板促凝活性异常　disorder of platelet coagulant activity　05.447

血小板减少伴桡骨缺如　thrombocytopenia and absent radii, TAR　05.373

血型系统　blood group system　01.412

ABO 血型系统　ABO blood group system　02.108

血影蛋白　spectrin　02.068

血友病　hemophilia　05.327

Y

牙本质发生不全　dentinogenesis imperfecta　05.328

* 雅各布斯综合征　Jacobsen syndrome　04.046

雅霍–莱文综合征　Jarcho-Levin syndrome　07.015

亚氨基甘氨酸尿症　iminoglycinuria　05.112

亚倍体　hypoploid　02.411

亚倍性　hypoploidy　02.412

亚当斯–奥利弗综合征　Adams-Oliver syndrome, AOS　05.377

亚端着丝粒染色体　subtelocentric chromosome　02.243

亚二倍体　hypodiploid　02.413

亚急性坏死性脑脊髓病　sub-acute necrotizing encephalomyelopathy　07.004

亚致死基因　sublethal gene　01.189

* 亚中着丝粒染色体　submetacentric chromosome　02.231

延迟显性　delayed dominance　01.339

* 延迟遗传　delay inheritance　01.371

延胡索酸酶缺乏症　fumarase deficiency　05.113

严紧型质粒　stringent plasmid　03.249

衍生染色体　derivative chromosome　02.465

眼白化病Ⅰ型　ocular albinism typeⅠ　05.155

眼齿指综合征　oculodentodigital syndrome　05.329

眼–口–生殖器综合征　oculo-oral-genital syndrome　06.005

药物基因组学　pharmacogenomics　01.034

* 耶韦尔和朗格–尼尔森综合征　Jervell and Lange-Nielsen syndrome, JLNS　05.330

野生型　wild type　01.155

一基因一多肽假说　one-gene one-polypeptide hypothesis　01.057

一基因一酶假说　one-gene one-enzyme hypothesis　01.058

* 一致序列　consensus sequence　03.237

* 衣被蛋白　coat protein, COP　02.095

医学分子遗传学　medical molecular genetics　01.011

医学遗传学　medical genetics　01.003

* 依赖于 DNA 的 DNA 聚合酶　DNA-dependent DNA polymerase　03.023

* 依赖于 RNA 的 DNA 聚合酶　RNA-dependent DNA polymerase　03.034

依赖于 RNA 的 RNA 聚合酶　RNA-dependent RNA polymerase　03.066

胰岛素依赖型糖尿病　insulin-dependent diabetes, IDDM　06.001

移码　frameshift　01.289

移码突变　frameshift mutation　01.291

移码突变抑制子　frame shift suppressor　01.264

移码抑制　frameshift suppression　01.290

* 移位　transposition　03.357

* 移植抗原　histocompatibility antigen, H antigen　01.403

遗传　heredity, inheritance　01.060

遗传背景　genetic background　01.136

遗传标记　genetic marker　01.175

遗传病　genetic disease, hereditary disease, inherited disease　01.063

遗传重组　genetic recombination　01.110

遗传单位　genetic unit, hereditary unit　01.077

遗传的染色体学说　chromosome theory of inheritance　01.059

* 遗传第三定律　law of linkage　01.118

遗传多态性　genetic polymorphism　01.179

遗传多样性　genetic diversity　01.137

遗传惰性　genetic inertia　01.160

遗传方式　hereditary mode　01.323

遗传风险　inheritance risk　01.433

遗传工程　genetic engineering　08.042

* 遗传过敏性皮炎　atopic dermatitis　06.094

* 遗传力　heritability　01.368

遗传流行病学　genetic epidemiology　01.021

遗传率　heritability　01.368

遗传密码　genetic code　03.160

遗传命名法　genetic nomenclature　01.161

遗传冗余　genetic redundance　03.231
遗传筛查　genetic screening　01.428
遗传体系　genetic system　01.135
遗传信息　genetic information　01.167
遗传性出血性毛细血管扩张症　hereditary hemorrhagic telangiectasia　05.350
遗传性泛发性色素异常症　dyschromatosis universalis hereditaria, DUH　05.448
*遗传性非息肉病性结直肠癌　hereditary nonpolyposis colorectal cancer, HNPCC　05.332
遗传性粪卟啉病　hereditary coproporphyria　05.116
遗传性感觉和自主神经病　hereditary sensory and autonomic neuropathy, HSAN　05.449
遗传性高胆红素血症　hereditary hyperbilirubinemias　06.011
遗传性骨发育不良并肢端溶骨症　hereditary osteodysplasia with acroostedolysis　05.454
遗传性果糖不耐受症　hereditary fructose intolerance　05.114
遗传性痉挛性截瘫　hereditary spastic paraplegia, HSP　05.334
遗传性酪氨酸血症　hereditary tyrosinemia　05.115
遗传性酶病　hereditary enzymopathy　05.001
遗传性球形红细胞增多症　hereditary spherocytosis　05.337
遗传性乳光牙本质　hereditary opalescent dentin　05.335
*遗传性肾炎　Alport syndrome, AS　05.134
遗传性嗜派洛宁异形红细胞症　hereditary pyropoikilocytosis　05.450
遗传性椭圆形红细胞增多症　hereditary elliptocytosis　05.336
遗传性心血管上肢畸形综合征　Holt-Oram syndrome, HOS　05.323
*遗传性血色素沉积症　hereditary hemo chromatosis, HHC　05.446
遗传性牙釉质发育不全　amelogenesis imperfecta　05.338
遗传性运动感觉神经病　hereditary motor-sensory neuropathy, HMSN　05.451
遗传修饰　genetic modification　08.146
遗传学　genetics　01.001
遗传异质性　genetic heterogeneity　01.331
遗传印记　genetic imprinting　03.397

遗传早现　genetic anticipation　01.363
遗传整合　genetic integration　08.036
遗传指纹　genetic fingerprint　01.176
遗传咨询　genetic counseling　01.434
乙基丙二酸脑病变　ethylmalonic encephalopathy　05.117
N-乙酰谷氨酸合成酶缺陷症　N-acetylglutamate synthase deficiency　05.029
已加工假基因　processed pseudogene　03.268
*异倍体　heteroploid　02.437
异倍性　heteroploidy　02.428
*异臂倒位　heterobrachial inversion　02.458
异常剪接　aberrant splicing　03.446
异常密码子　altered codon　03.165
异丁酰辅酶A脱氢酶缺乏症　*iso* butyryl-CoA dehydrogenase deficiency　05.119
异固缩　heteropycnosis, heteropyknosis　02.172
异核体　heterokaryon, heterocaryon　02.040
异核体检测　heterokaryon test　02.039
异化分裂　heterokinesis　02.382
异配性别　heterogametic sex　01.153
异染色体　heterochromosome, allosome　02.255
异染色质　heterochromatin　02.256
异染色质化　heterochromatinization　02.257
异染性脑白质营养不良　metachromatic leukodystrophy, MLD　05.339
*异染周期性　allocycly　02.258
*异态性　heteromorphism　02.272
*异位性皮炎　atopic dermatitis　06.094
异位整合　ectopic integration　08.037
异戊酸血症　isovaleric academia, IVA　05.120
异形二价体　heteromorphic bivalent　02.285
异形染色体　heteromorphic chromosome　02.287
*异型分裂　heterotypic division　02.341
异源倍性　alloploidy　02.431
异源多倍体　allopolyploid　02.432
异源多倍性　allopolyploidy　02.433
异源多元单倍体　allopolyhaploid　02.434
异源二倍体　allodiploid　02.430
异源联会　allosyndesis　02.381
异源[染色体]配对　heterogenetic pairing　02.286
异源双链　heteroduplex　03.230
异源异倍体　alloheteroploid　02.435
异源异倍性　alloheteroploidy　02.436

异质体　heteroplasmon　02.041

异质性　heteroplasmy　02.042

异周性　allocycly　02.258

* 抑癌基因　tumor suppressor gene　01.383

抑郁症　depressive disorder　06.117

抑制基因　suppressor gene　01.192

抑制基因突变　suppressor mutation　01.239

抑制消减杂交　suppression subtractive hybridization,
　SSH　08.105

译码　decoding　03.123

易错修复　error-prone repair　01.295

易感性　susceptibility　01.370

易患性　liability　01.369

易突变基因　mutable gene　01.240

易位　translocation　02.481

* 易位蛋白质　translocon, translocator　02.148

* 易位子　translocon, translocator　02.148

缢痕　constriction　02.252

翼状胬肉　pterygium　06.118

* 银染核仁组织区　Ag-NOR　02.262

* 银显带　Ag-banding　02.259

银屑病　psoriasis　06.119

引物　primer　03.040

隐蔽 mRNA　masked mRNA　03.369

隐蔽剪接位点　cryptic splice site　03.250

隐睾　cryptorchidism　06.052

隐性等位基因　recessive allele　01.103

* 隐性基因　recessive gene　01.103

隐性性状　recessive character　01.076

隐性致死　recessive lethal　01.154

隐眼综合征　cryptophthalmos syndrome　05.195

DNA 印迹法　Southern blotting　08.049

RNA 印迹法　Northern blotting　08.052

印记丢失　loss of imprinting　03.477

印记框　imprinting box　03.468

印记失活　imprinting off　03.478

应答元件　response element　03.418

应答元件结合蛋白　response element binding protein
　03.390

婴儿猝死综合征　sudden infant death syndrome, SIDS
　06.120

* 婴儿孤独症　infantile autism　06.038

婴儿骨皮质增生症　infantile cortical hyperostosis
　05.452

* 婴儿脑积水　congenital hydrocephalus　06.105

婴儿神经轴索营养不良　infantile neuroaxonal dystro-
　phy　05.121

婴儿湿疹　infantile eczema　06.121

* 婴儿型多囊肾病　autosomal recessive polycystic
　kidney disease, ARPKD　05.229

婴儿游离唾液酸贮积病　infantile free sialic acid sto-
　rage disease　05.122

* 荧光小体　fluorescence body, F body　01.304

营养不良型大疱性表皮松解［症］　dystrophic epider-
　molysis bullosa, DEB　05.354

营养基因组学　nutrigenomics　01.033

* 永久杂种　balanced lethal system　02.058

* 永生化　immortalization　02.054

优先分离　preferential segregation　02.288

尤尼斯-瓦龙综合征　Yunis-Varon syndrome　05.408

有被小泡　coated vesicle　02.086

* COPⅠ有被小泡　COPⅠ-coated vesicle　02.096

* COPⅡ有被小泡　COPⅡ-coated vesicle　02.097

有机酸血症　organic acidemia　05.123

有丝分裂　mitosis　02.370

有丝分裂不分离　mitotic nondisjunction　02.290

* 有丝分裂重组　mitotic recombination　01.317

* 有丝分裂促进因子　mitosis promoting factor
　02.325

* 有丝分裂交换　mitotic crossover　01.317

* 有丝分裂期　mitotic phase, M phase　02.367

有丝分裂器　mitotic apparatus　02.291

有丝分裂指数　mitotic index, MI　02.292

有丝分裂中心　mitotic center　02.293

有性杂交　sexual hybridization　01.095

有义密码子　sense codon　03.164

* 有意义链　sense strand　03.114

右位心　dextrocardia　07.035

幼年型特发性关节炎　juvenile idiopathic arthritis, JIA
　06.122

幼年型原发性侧索硬化［症］　juvenile primary lateral
　sclerosis　05.340

* 诱变　induced mutation, mutagenesis　01.269

诱变剂　mutagen　01.270

RNA 诱导沉默复合物　RNA-induced silencing com-
　plex, RISC　03.387

诱导型表达　inducible expression　03.447

诱导性多能干细胞　induced pluripotent stem cell, iPS

cell　08.038

诱发突变　induced mutation, mutagenesis　01.269

诱发突变体　induced mutant　01.241

预测基因　predicted gene　01.169

预测医学　predictive medicine　01.045

* 原癌基因　proto-oncogene　01.376

原代细胞　primary culture cell　02.017

原发性胆汁性肝硬化　primary biliary cirrhosis, PBC　06.123

原发性高血压　essential hypertension, EH　06.124

原发性果糖尿症　essential fructosuria　05.124

原发性视网膜脱离　primary detachment of retina　06.126

原发性先天性青光眼　primary congenital glaucoma, PCG　05.303

原发性纤毛运动不良症　primary ciliary dyskinesia　05.341

原发性血小板增多症　essential thrombocythemia, ET　07.036

* 原发性震颤　essential tremor, ET　06.127

原核　pronucleus　02.294

原生质体融合　protoplast fusion　02.045

圆锥角膜　keratoconus　06.128

远视　hypermetropia　06.129

约翰松–布利泽德综合征　Johanson-Blizzard syndrome　05.199

阅读框　reading frame　03.204

运输蛋白　transport protein　02.138

运输小泡　transport vesicle　02.087

Z

* 杂合体　heterozygote　01.082

杂合突变　heterozygous mutation　01.255

杂合性丢失　loss of heterozygosity, LOH　01.395

杂合优势　heterozygote advantage　02.029

杂合子　heterozygote　01.082

杂交　cross hybridization　01.093

DNA 杂交　DNA hybridization　08.050

杂交探针　hybridization probe　08.107

杂交细胞　hybrid cell　02.030

杂种　hybrid　01.094

载体　vector, vehicle　08.129

载体小件　vectorette　08.148

早老症　progeria　07.023

* 躁狂抑郁性精神病　manic-depressive insanity, MDI　06.130

增变基因　mutator gene　01.265

增变体　mutator　01.266

增量调节　up regulation　03.439

增强体　enhancosome　03.124

增强子　enhancer, enhancer element　03.267

掌跖角化牙周病综合征　syndrome of hyperkeratosis palmoplan and periodontosis　05.342

赭石密码子　ochre codon　03.163

赭石突变　ochre mutation　01.293

赭石抑制基因　ochre suppressor　03.193

真核基因　eukaryotic gene　03.290

真核细胞转化　oncogenesis of eukaryotic cell, transformation of eukaryotic cell　02.057

真性红细胞增多症　polycythemia vera, PV　07.008

枕骨角综合征　occipital horn syndrome　05.343

阵发性非运动源性运动障碍　paroxysmal non-kinesigenic dyskinesia　05.344

* 阵发性极度疼痛障碍　paroxysmal extreme pain disorder, PEPD　05.345

阵发性剧痛症　paroxysmal extreme pain disorder, PEPD　05.345

阵发性睡眠性血红蛋白尿症　paroxysmal nocturnal hemoglobinuria, PNH　06.131

* 震颤麻痹　Parkinson disease, PD　06.013

整倍体　euploid　02.393

整倍性　euploidy　02.394

整臂易位　whole arm translocation　02.486

整单倍体　euhaploid　02.395

整合　integration　08.035

整合表达　integrant expression　08.039

整合膜蛋白　integral membrane protein　02.146

整合序列　integration sequence　08.144

整合抑制　integrative suppression　08.040

整合株　integrant　02.021

整码突变　in-frame mutation　01.294

正干涉　positive interference　01.141

* 正链　plus strand, positive strand　03.114

转导子 transductant 08.033

转化 transformation 02.056

转化基因 transforming gene 01.386

转化体 transformant 08.034

转化细胞 transformed cell 01.387

转化医学 translational medicine 01.046

转化灶 transforming focus 01.388

转化灶单位 focus formation unit, FFU 01.389

转换 transition 01.204

转基因组 transgenome 08.041

* 转甲基酶 transmethylase 03.461

转录 transcription 03.125

* 转录本 transcript 03.090

转录单位 transcription unit 03.087

转录辅激活物 transcriptional coactivator 03.056

转录复合体 transcription complex 03.057

转录后成熟 post-transcriptional maturation 03.128

转录后基因沉默 post-transcriptional silencing 03.131

转录后加工 post-transcriptional processing 03.132

转录后控制 post-transcriptional control 03.133

转录后调节 post-transcriptional regulation 03.130

转录激活 transcriptional activation 03.135

转录激活蛋白 transcription activating protein 03.058

转录激活因子 activating transcription factor, ATF 03.059

转录激活域 transcription activating domain 03.060

转录间隔区 transcribed spacer 03.088

* 转录开始位点 transcription start site 03.089

转录控制 transcriptional control 03.136

转录起始 transcription initiation 03.138

转录起始复合体 transcription initiation complex, TIC 03.061

转录起始位点 transcription initiation site 03.089

转录起始因子 transcription initiation factor 03.062

转录弱化子 transcriptional attenuator 03.139

转录水平调控 transcriptional-level control 03.137

转录调节 transcription regulation 03.127

转录物 transcript 03.090

转录延伸 transcription elongation 03.140

转录因子 transcription factor 03.063

转录增强子 transcriptional enhancer 03.091

转录终止 transcription termination 03.141

转录终止因子 transcription termination factor 03.064

转录终止子 transcription terminator 03.092

转录阻遏 transcription repression 03.142

转录组学 transcriptomics 01.040

转染 transfection 08.108

* 转移 tumor metastasis 01.390

转移 RNA transfer RNA, tRNA 03.194

转移基因 metastatic gene 01.391

转移 RNA 基因 transfer RNA gene, tRNA gene 03.292

转移抑制基因 metastatic suppressor gene 01.392

转运病 transport disease 01.070

* 转运蛋白 transport protein 02.138

* 转运囊泡 transport vesic 02.087

转运体 translocon, translocator 02.148

转座 transposition 03.357

转座酶 transposase 03.358

转座因子 transposable element 03.293

转座子 transposon, Tn 03.294

着丝粒 centromere 02.248

着丝粒 DNA centromeric DNA, CEN DNA 02.249

着丝粒错分 centromere misdivision 02.310

着丝粒分裂 centric split 02.311

着丝粒干涉 centromere interference 01.318

着丝粒交换 centromeric exchange, CME 01.319

* 着丝粒区 primary constriction 02.245

* 着丝粒融合 centric fusion 02.457

着丝粒序列 centromeric sequence, CEN sequence 03.298

* 着丝粒异染色质带 centromeric heterochromatic band 02.260

着丝粒元件 centromere element 02.250

着丝粒指数 centromere index 02.251

着丝粒作图 centromere mapping 01.320

子二代 second filial generation 01.098

子宫肌瘤 uterus myoma 06.137

子宫内膜异位症 endometriosis 06.138

子宫腺肌病 adenomyosis 06.139

子染色体 daughter chromosome 02.312

子细胞 daughter cell 02.313

子一代 first filial generation 01.097

* 自闭症 Kanner syndrome 06.038

自发突变体 spontaneous mutant 01.243

* 自剪接 RNA self-cleaving RNA 03.368

自切割 RNA　self-cleaving RNA　03.368

自杀基因　suicide gene　01.396

自身免疫性多内分泌腺[病]综合征　autoimmune polyglandular syndrome　06.141

自身免疫性多内分泌腺[病]综合征 I 型　type I autoimmune polyglandular syndrome　06.142

自身免疫性多内分泌腺[病]综合征 II 型　type II autoimmune polyglandular syndrome　06.143

自身免疫性甲状腺病　autoimmune thyroid disease　06.140

自噬　autophagy　02.171

* 自体二倍体　autodiploid　02.424

自[体吞]噬体　autophagosome　02.102

自我剪接　self-splicing, self-cleaving　03.144

自由组合　independent assortment　01.108

自由组合定律　law of independent assortment　01.107

自主表型　autophene　01.156

自主复制序列　autonomously replicating sequence, ARS　03.299

* ABCD 综合征　ABCD syndrome　05.358

* CAMFAK 综合征　CAMFAK syndrome　05.384

* EAST 综合征　EAST syndrome　05.361

* FG 综合征　FG syndrome　07.013

* ICF 综合征　ICF syndrome　05.127

* Langer-Giedion 综合征　partial monosomy 8q syn

* LEOPARD 综合征　LEOPARD syndrome　05.206

* MASA 综合征　mental retardation, aphasia, shuffling gait, adducted thumbs syndrome　05.210

* MOMO 综合征　MOMO syndrome　05.364

* PAPA 综合征　PAPA syndrome　05.222

XXY 综合征　XXY syndrome　04.079

* XXXXX 综合征　Penta X syndrome　04.084
drome　04.029

足迹法　footprinting　08.106

* 阻遏蛋白　repressor　03.065

阻遏物　repressor　03.065

阻塞型睡眠呼吸暂停综合征　obstructive sleep apnea syndrome　06.144

组氨酸操纵子　his operon　03.094

组氨酸血症　histidinemia　05.129

组成性基因　constitutive gene　03.423

组成性剪接　constitutive splicing　03.145

组成性突变体　constitutive mutant　01.157

组成性异染色质　constitutive heterochromatin　02.103

* 组成性异染色质带　C-band　02.260

组蛋白密码　histone code　03.469

组蛋白脱乙酰酶　histone deacetylase, HDAC　03.464

* 组织特异性基因　luxury gene　03.415

组织特异性转录　tissue-specific transcription　03.146

组织相容性基因　histocompatibility gene　01.402

组织相容性抗原　histocompatibility antigen, H antigen　01.403

* 组织相容性 Y 抗原　histocompatibility Y antigen, HY antigen　01.404

祖先染色体片段　ancestral chromosomal segment　02.247

最小等位基因频率　minor allele frequency, MAF　01.257

左心发育不良综合征　hypoplastic left heart syndrome　06.145

作图函数　mapping function　01.158

（R-9327.31）

ISBN 978-7-03-069487-4

9 787030 694874 >

定价：128.00 元